药学服务

（供药学、药品经营与管理、中药学等专业用）

主　编　邓庆华　苏湲淇
副主编　刘晓颖　蒋红艳　夏　瀛　郑小红
编　者　（以姓氏笔画为序）

王春玲（陆军军医大学新桥医院）

邓庆华（重庆医药高等专科学校）

邓建华（重庆市石柱县人民医院）

龙　波（重庆市肿瘤研究所）

刘　娟（重庆医科大学附属永川医院）

刘小东（重庆医药高等专科学校）

刘晓颖（重庆医药高等专科学校）

苏湲淇（重庆医药高等专科学校）

李琳彬（重庆市中医院）

郑小红（重庆医药高等专科学校）

胡清伟（重庆医药高等专科学校）

夏　瀛（重庆医药高等专科学校）

徐　露（重庆医药高等专科学校）

曹光秀（重庆医药高等专科学校）

蒋红艳（重庆医药高等专科学校）

谢玉惠（重庆市沙坪坝区陈家桥医院）

谭　娇（重庆医药高等专科学校）

熊　毅（重庆市沙坪坝区人民医院）

薛　强（重庆医药高等专科学校）

中国健康传媒集团
中国医药科技出版社

内 容 提 要

　　本教材系结合专业培养目标和本课程的教学目标、内容与任务要求编写而成。本教材具有专业针对性强、紧密结合岗位知识和职业能力要求、理实一体化、实训技能递进等特点，并广泛吸纳行业专家参与教材的编写。主要包括药学服务概述、药学信息服务与用药教育、用药安全与不良反应监测、处方调剂、常用医学检查指标的解读、常见疾病的用药指导、常见症状的自我药疗、特殊人群的用药指导 8 个模块。实训内容包括 8 个基本技能训练、15 个专项技能训练和 5 个综合技能训练。每个学习任务以"学习目标"开始、"目标检测"结束，正文以"案例导入"的方式引入理论内容，增设"知识链接""知识拓展""课堂互动"等栏目。

　　本教材主要供医药类高职高专药学、药品经营与管理、中药学及其相关专业师生使用。

图书在版编目（CIP）数据

药学服务 / 邓庆华，苏湲淇主编.—北京：中国医药科技出版社，2019.3
ISBN 978-7-5214-0840-9

Ⅰ. ①药… Ⅱ. ①邓… ②苏… Ⅲ. ①药物学–高等职业教育–教材 Ⅳ. ①R9

中国版本图书馆 CIP 数据核字（2019）第 033872 号

美术编辑　陈君杞

版式设计　易维鑫

出版　**中国健康传媒集团**｜中国医药科技出版社

地址　北京市海淀区文慧园北路甲 22 号

邮编　100082

电话　发行：010–62227427　邮购：010–62236938

网址　www.cmstp.com

规格　889×1194mm　¹⁄₁₆

印张　18¾

字数　521 千字

版次　2019 年 3 月第 1 版

印次　2019 年 3 月第 1 次印刷

印刷　三河市百盛印装有限公司

经销　全国各地新华书店

书号　ISBN 978-7-5214-0840-9

定价　**49.00 元**

前 言 / QIAN YAN

2018 年 11 月国家卫生健康委员会和国家中医药管理局联合印发了《关于加快药学服务高质量发展的意见》（国卫医发〔2018〕45 号），提出要进一步转变药学服务模式，提高药学服务水平，满足人民群众日益增长的医疗卫生健康需要，加快药学服务高质量发展。为了更好地适应新形势下药学服务工作的需要，通过广泛的行业和企业调研，并与校外的行业和企业专家，包括临床药师、执业药师、临床专科医生等共同编写本教材，可供药学、药品经营与管理、中药学等相关专业教师与学生使用，同时也可为临床医药工作者提供参考。

本教材以模块化结构、项目导向、任务驱动、案例导入、理实一体为编写特点，在第一版《常见疾病用药指导》的基础上，结合执业药师资格考试要求及临床实际，增加了药学信息服务与用药教育、用药安全与不良反应监测、常用医学检查指标的解读、药历的书写训练等内容，并将基本技能训练、专项技能训练和综合应用能力训练融入教材中，旨在加强学生能力递进式的训练，提升药学服务水平。

本教材内容由药学服务概述、药学信息服务与用药教育、用药安全与不良反应监测、处方调配、常用医学检查指标的解读、常见疾病的用药指导、常见症状的自我药疗、特殊人群的用药指导 8 个模块组成。基本技能训练包括药品基本知识、药品分类、药学信息收集与用药教育、患者用药咨询模拟训练、模拟问病、用药指导、药历的书写等 8 个项目；专业技能训练包括失眠、抑郁症、高血压病、冠心病、高脂血症、急性上呼吸道感染、支气管哮喘、消化性溃疡、急性胃肠炎、缺铁性贫血、泌尿道感染、荨麻疹、甲状腺功能亢进症、糖尿病、痛风的用药指导能力提升共 15 个项目；综合技能训练包括糖皮质激素的合理应用、抗菌药的合理应用、社会药房工作实训、医院门诊药房工作实训、感冒药的社会调查共 5 个项目。

本教材凝聚了每一位编委的辛勤劳动和智慧，并得到了陆军军医大学新桥医院、重庆市肿瘤研究所、重庆市中医院、重庆医科大学附属永川医院、重庆市沙坪坝区人民医院、重庆市沙坪坝区陈家桥医院、重庆市石柱县人民医院、重庆医药高等专科学校等编写单位的大力支持，在此一并表示衷心的感谢。

由于时间仓促，编者水平和经验有限，疏漏或不足之处在所难免，恳请广大师生在使用过程中提出宝贵意见，以利再次修订和进一步完善。

编 者
2019 年 2 月

目 录 / MU LU

项目一 药学服务概述

任务一 药学服务的基本要求

学习目标

1. **知识目标**：掌握药学服务的概念，熟悉药学服务的对象及药学服务的目的。
2. **能力目标**：能熟知药学服务的基本要求。
3. **素养目标**：树立"以人为本"的药学服务理念。

案例导入

案例：中国正在面临不合理用药带来的巨大健康危害。药物伤害已经成为全球面临的重大健康挑战，据世界卫生组织（WHO）数据显示，全球 1/3 的人死亡原因不是疾病本身，而是不合理用药。中国每年有 79 亿人次门诊患者、2.5 亿人次出院患者、60 亿人次药店购药自我药疗患者。由于缺少以患者为核心的处方审核以及药物风险评估，患者也没有接受药物治疗过程的管理，从而导致不合理用药，也大大增加了医疗成本。为进一步加强医疗服务管理，提高医疗服务质量，改善人民群众看病就医感受，国家卫健委等相关部门制定了"进一步改善医疗服务行动计划（2018—2020 年）"，计划指出医疗机构逐步将药学服务、检查检验服务等纳入临床路径管理。同时要求二级以上医院实现药学服务全覆盖，为门诊和住院患者提供个性化的合理用药指导。加强医联体内各级医疗机构用药衔接，对向基层医疗卫生机构延伸的处方进行审核，实现药学服务下沉。指导基层医疗卫生机构医务人员提高合理用药水平，重点为签约服务的慢性病患者提供用药指导，满足患者新需求。

思考：1. 什么是药学服务？药学服务的目的是什么？
2. 药学服务的对象除了患者外，还有哪些？

随着科技进步与医药卫生事业的发展，人们的健康意识逐渐增强，用药需求不断增长。医药卫生体制改革不断深入，破除以药补医机制为切入点和突破口的公立医院综合改革措施逐步推进，医疗机构药学服务工作面临新的任务和挑战。面对新的发展与变化，为适应改革要求，医院药学要正确处理并兼顾国家、患者、医院三者的利益，通过医、药、护三方密切合作，提高医疗服务质量和服务水平，促进药学服务模式转变，维护人民群众健康权益。强调"以人为本"的药学服务理念，以患者为中心，为患者提供全程药学服务，改善患者生活质量，以合理用药为核心，开展药学服务。

一、药学服务的概念

药学服务（pharmaceutical care，PC）是指药师应用药学专业知识向公众（包括医药护人员、患者及家属）提供直接的、负责任的、与药物应用有关的服务（包括药物选择、药物使用知识和药物信息），以期提高药物治疗的安全性、有效性、经济性和适宜性，改善和提高人类生活质量。自从该理念被提出以来，得到了药学界广泛认同，开展药学服务已成为医院药学发展的方向。药学服务是以患者为中心的主动服务，注重人文关怀。由于致病因素的复杂性，要求在药物治疗的过程中，关心患者的心理、行为、环境、经济、生活方式、职业等影响药物治疗的各种社会因素，使药学服务的结果促进患者合理、安全使用药物，达到身心全面康复的目的。

🔔 知识链接

药学服务起源

药学服务最初由美国的 Mikeal 教授在 1975 年提出，1990 年美国的 HeplerCD 和 StrandLM 在《美国医院药学杂志》上对 PC 作了较全面的论述。1993 年，美国医院药师协会对 PC 的统一定义是："药师的使命是提供 PC，PC 是提供直接的、负责的与药物治疗有关的服务，目的是获得改善患者生活质量的确定结果"。这些结果包括治愈疾病、消除或减轻患者的症状、阻止或延缓疾病进程、预防疾病或症状的发生。我国药学服务工作虽然取得一定成绩，但与美国等药学服务开展的比较成功的国家相比，在实践、管理体制和服务模式等方面还存在很大差距。

在医疗卫生事业不断发展的进程中，现代药学的发展主要经历了三个阶段，即传统的以保障药品供应为中心的阶段；参与临床用药实践，促进合理用药为主的临床药学阶段；更高层次的以患者为中心，改善患者生命质量的药学服务阶段。药学服务是在临床药学工作的基础上发展起来的，与传统的药物治疗和药学基础服务有很大的区别，药学服务强调"以人为本"的药学服务理念，从"以药品为中心"转变为"以患者为中心"。从"以保障药品供应为中心"转变为"在保障药品供应的基础上，以重点加强药学专业技术服务、参与临床用药为中心"，从而促进药学工作更加贴近临床，努力提供优质、安全、人性化的药学专业技术服务。

目前我国临床药学界提倡全程化药学服务（integrated pharmaceutical care），即通过药学服务改善公众的生活质量，而不仅仅是解决药物相关性问题。全程化药学服务包括用药前的宣传、教育；用药过程中的顾问、监测及用药后的监测与评价。其特点包括：①广泛性，即涉及任何药物治疗过程（预防性、治疗性、恢复性），任何时间，任何地方；②服务内容，由单纯的治疗发展到预防、保健、康复、治疗；③服务模式，不再等患者上门，而是走出医院的围墙，走到社区，走进家庭；④服务对象，由患者扩大到社会公众。

二、药学服务的对象

药学服务的对象涉及面很广，包括患者及其家属、医护人员和卫生工作者、药品消费者和健康人群。但其服务中心是患者，是一种以患者为中心的主动服务。注重关心或关怀，要求药学人员在药物治疗过程中，关心患者的心理、行为、环境、经济、生活方式、职业等影响药物治疗的各种社会因素。目的是使患者得到安全、有效、经济、合法的治疗药物，达到身心全面康复的目的，实现生活质量的改善和提高。

药学服务需要关注的重点人群包括：①特殊人群，如婴幼儿、老年人、妊娠及哺乳期妇女、肝肾功能不全者、血液透析者、过敏性体质者等；②患有多种疾病、病情复杂，需同时合并应用多种药品者；③需长期或终生用药的慢性病患者；④用药效果不佳，需要重新选择药品或调整用药方案、剂量的患者以及用药后易出现明显的药品不良反应及治疗窗窄需要做血药浓度监测的患者等。

三、药学服务的目的

药学服务的目的是使患者得到安全、有效、经济、适宜的治疗药物，改善和提高患者身心健康，实现改善患者生活质量的既定结果。这些结果包括：①治愈疾病；②消除或减轻症状；③防止疾病或症状发生；④阻止或延缓疾病进程。

　　药学服务还促进药师工作职能的转变，药师的传统职能是调配和发放药品，药师的工作以"药品"为中心，在药学发展的今天，要求药师的工作"以患者为中心"。由于现代技术逐步取代了药师的传统工作，比如自动发药机的出现，迫使药师为自己寻找新的发展前途，药学服务应运而生。药学服务这一新的工作模式要求药师直接面向患者，对患者的药物治疗承担专业责任，提供专业的用药指导。药学服务将大大发挥药师的专业特长，为安全有效的药物治疗把关，从而促进药物安全性的提高，减少药物不良反应的发生率和致死率。药学服务有助于促进合理用药的广泛开展，减少医药资源的浪费，减轻患者的经济负担。

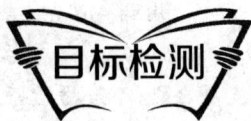

目标检测

一、A 型选择题

1. 药学服务的最主要目的是（　　）
　　A. 改善药品质量　　　　　　　　　　B. 为医生提供合理用药信息
　　C. 改善和提高患者身心健康　　　　　D. 指导护士合理用药
　　E. 增加患者用药依从性

2. 药学服务的重要人群不包括（　　）
　　A. 患有高血压和糖尿病的患者
　　B. 需应用吸入性激素的患者
　　C. 血肌酐＞300μmol/L 者
　　D. 用 2SHRZ/4HR 方案，规律抗结核治疗 1 个月，低热、乏力、盗汗等症未缓解者
　　E. 青壮年，平素健康，患普通感冒

二、X 型选择题

1. 药学服务的对象包括（　　）
　　A. 医生　　　　　B. 患者及其家属　　　　C. 护士　　　　　D. 公众
　　E. 健康人群

2. 现代药学的发展主要经历了（　　）三个阶段
　　A. 传统的以保障药品供应为中心的阶段
　　B. 传统的药学咨询阶段
　　C. 参与临床用药实践，促进合理用药为主的临床药学阶段
　　D. 更高层次的以患者为中心，改善患者生命质量的药学服务阶段
　　E. 更高层次的以患者为中心，预防和保健阶段

（邓庆华）

任务二　药师必备的素质

学习目标

　　1. 知识目标：熟悉从事药学服务的药师应具备的职业道德、专业知识；掌握药师开展药学服务需要具备的专业技能。

2. 能力目标：初步具备从事药学服务所需的各项专业技能。

3. 素养目标：培养良好的职业道德，以专业知识和技能，为患者及公众提供药学服务。

◎ 案例导入

> **案例：**患者，男，79 岁，以"腔隙性脑梗死"入院诊疗，期间发现肺间质纤维化伴多发感染，给予头孢哌酮舒巴坦治疗 5 天后，感染控制不佳，其基础情况差，感染加重，医师欲经验性给予万古霉素 1g，每 12 小时一次，联合治疗。患者肾功能正常，但计算肌酐清除率为 46.17ml/min，药师建议更改万古霉素剂量为 0.5g，每 12 小时一次，用药 4 次后，进行万古霉素的血药浓度检测。用药 2 天后，万古霉素谷浓度为 13.1μg/ml，继续原方案治疗，一周后，患者好转，肾功能未见异常。
>
> **思考：**1. 药师在患者的治疗过程中发现了患者药物治疗中的何种问题，采取了何种措施？
>
> 　　　　2. 药师在此药学服务过程中运用了哪些专业知识和专业技能？

　　新的医疗改革已经在全国实施，全部取消药品加成，破除以药养医。同时，国家卫健委等相关部门已制定了明确的药学服务开展目标和方向。药师开展药学服务工作，发挥药师作用，有利于提升药师服务能力，推动药师职业发展，促进药师立法，发挥药师力量，助力健康中国战略。

　　药师将在药品质量保证、药品供应、处方审核、用药指导、药物治疗方案设计、用药安全性监测、患者和公众教育等方面发挥更重要的作用，这既是体现药师价值的机遇，同时也面临重大的挑战。要使药师能够很好地履行和胜任药学服务的使命，药师必须具有良好的职业道德、药学类专业的教育背景，具备扎实的药学类专业知识和临床医学基础知识以及开展药学服务工作的实践经验和能力。

一、药师应具备良好的职业道德

（一）转变服务观念，转变服务态度

　　医院门诊药房是药师接触患者的最前沿，在医疗市场竞争异常激烈的当今社会，优质的药学服务也将成为医院生存发展的关键因素。药师应及时转变服务理念，由"要我服务"到"我要服务"，体现以人为本的服务理念。药师应充分运用自己丰富的专业知识给予患者或者取药人员正确的指导及建议，对患者进行必要的药品储存、使用等用药知识教育，提高全社会的医药知识常识，提高药物使用安全性，同时也能提高医疗机构的社会责任感和公众形象。对于患者来说，到药房取药是在医院就医的最后一道环节，之前在医生诊治、检查或缴费期间可能产生的种种不满情绪，会发泄到药房工作人员身上。另外，患者本身身体的不适使他们容易情绪烦躁，此时就更需要药师怀着对工作高度的责任心，对患者深厚的同情心，百问不厌的耐心和关心，使用礼貌用语，拉近与患者的距离，充分理解并优质高效地为患者提供服务，安抚患者，建立良好的医患关系。

（二）树立良好的职业道德

　　药师应当将患者及公众的身体健康和生命安全放在首位，以专业知识、技能，尽心、尽职、尽责为患者及公众提供药学服务。应当尊重患者或消费者的价值观、知情权、自主权、隐私权，对待患者或消费者应不分年龄、性别、民族、信仰、职业、地位、贫富，一视同仁。遵守药品管理法律、法规，恪守职业道德，确保药品质量和药学服务质量，科学指导用药，保证公众用药安全、有效、经济、适宜。应当不断学习新知识、新技术，加强道德修养，提高专业水平；知荣明耻，正直清廉，自觉抵制不道德行为和违法行为，努力维护职业声誉。药师还应当与同仁和医护人员相互理解，相互信任，以诚相待，密切配合，建立和谐的工作关系，共同为药学事业的发展和人类的健康奉献力量。

二、药师应具备扎实的专业知识

（一）药学专业知识

不同岗位的药师所要求熟练掌握的专业知识有所不同，但提供药学服务的人员必须具备药学专业背景，具备扎实的药学专业知识，包括药理学、药剂学、药物化学、药物分析、药物治疗学和药事管理法规等专业理论基础知识。

（二）临床医学知识

我国的药学教育仍未完全脱离化学模式的教育，培养出的药学人才主要满足于药物研究、生产、流通和管理方面的需要。这样毕业生在从事医院药学服务工作时就暴露出医学知识的匮乏，既懂药又懂医的复合型药学人才基本依赖于再学习，否则很难介入真正的药物治疗过程。药师要面向临床参与药物治疗，除需要具备丰富的药学知识外，还需要掌握一定的医学知识，如病理学、生理学、诊断学、临床医学等相关知识，否则参与临床工作就很难深入其中，更谈不上"指导临床合理用药"。因此调整知识结构，补充相关医学知识是药师开展药学服务迫切需要解决的问题。

三、药师应具备开展药学服务的专业技能

（一）药师应提供安全的治疗药物

首先要求所提供的药品是合格的、优质的，不仅是内在质量还有外在包装。这就要求药品在采购时，要严格按法律法规要求，从合法的渠道获得药品；在药品的贮存过程中应有一个适宜的放置环境，减少药品的变质；在提供给患者时，应保证药品在该次治疗的服用期间处于安全的有效期内。另一方面，药师应对所提供的药品可能具有的不良反应有比较清晰的了解和掌握，特别是对于药品的严重不良反应更应熟知。在此基础上，药师应对患者详细说明药品的正确使用方法和可能引起的不良反应，特别是严重不良反应，尽量避免药品的不良反应对人体的可能损害。同时还要加强药物不良反应监测，发现任何可能存在的不良反应。

（二）药师应提供有效的治疗药物

要求药师对所提供药品的适应证、作用原理、作用途径、作用特点、作用强弱、使用方法、配伍禁忌、不良反应等性能均有全面的了解。在门诊或药店的药师应对患者的病症作简要了解，善于发现医生处方中的不合理用药，并提出改进意见；临床药师应能向医生提供全面的药品信息和用药方案，帮助医生正确、合理地使用药品。也要求药师积极深入临床，开展治疗药物监测，开展处方分析，进行新制剂和新剂型的研究。

（三）药师应提供经济的治疗药物

由于医疗、医药、医保体制改革的滞后，上涨过高的医药费用给个人、国家和社会带来了很大的经济负担。一方面卫生资源严重不足，另一方面卫生资源严重浪费。这就要求药师掌握药物经济学研究的方法和步骤，有能力对所有备选治疗（包括药物治疗和非药物治疗）方案进行最小成本、成本－效益、成本－效果、成本－效用等方面的综合分析，向患者提供既经济又能提高生活生存质量的治疗方案。这样可以大大降低疾病治疗的总费用，使整个社会的卫生资源得到有效、合理的分配和利用。

（四）药师应以合法的方式提供药品

由于疾病治疗具有一定的复杂性和限制性，医疗医药行业存在较高的风险，药师提供药品的手段和程序均应是合法的。这可以从很大程度上消除可能发生的医疗事故和医疗纠纷，大大提高医疗服务和药学服务的水准。要求药师在国家有关法律法规的基础上，建立一套贯穿药品采购、贮存、调配全过程的切合本部门实际的、高效的、合理的、合法的管理制度和操作规范。

（五）药师应具有良好的沟通能力

药师与患者之间良好的沟通是建立和保持和谐医患关系的基础。通过沟通可使患者获得有关用药的指导，有利于疾病的治疗，提高用药的安全性、有效性和依从性，减少药疗事故的发生。沟通使药师的

服务更贴近患者，患者对治疗的满意度增加，同时确立药师的价值感，提高公众对药师的认知度。药师还应主动与医师、护士沟通，改变过去被动服务的方式，充分发挥药物在疾病治疗过程中的最大效应，减少不良反应的发生，避免用药失误。

（六）药师应具有应对投诉的处理能力

正确妥善地处理患者投诉，可增进患者对药师工作的信任、改善药师的服务。患者投诉的问题主要包括对药师服务态度的不满意，其次也有反映药品质量、药品数量及药品价格方面的问题。如果投诉即时发生，要尽快将患者带离现场，以减缓或转移患者的情绪和注意力，以防对其他服务或其他患者造成不良影响。一般性的投诉可由具有亲和力和善于沟通的当事人的主管或同事接待。接待时尊重患者、保持微笑，善于倾听，化解投诉者的怨气。同时在工作中应注意保存有形的证据，如处方、清单、病历等相关信息，以应对患者投诉。

（七）药师应能够书写药历

药历（medication history）是客观记录患者用药史和药师为保证患者用药安全、有效、经济所采取的措施，是药师以药物治疗为中心，发现、分析和解决药物相关问题的技术档案，也是开展个体化药物治疗的重要依据。书写药历是药师进行规范化药学服务的具体体现。书写药历要客观真实地记录药师实际工作的具体内容，咨询的重点及相关因素。药历的内容应该完整、清晰、易懂，不用判断性的语句。药历的作用在于保证患者用药安全、有效、经济，便于药师开展药学服务。药历由药师填写，作为动态、连续、客观、全程掌握用药情况的记录，内容包括其监护患者在用药过程中的用药方案、用药经过、用药指导、药学监护计划、药效表现、不良反应、治疗药物监测（therapeutic drug monitoring，TDM）、各种实验室检查数据、对药物治疗的建设性意见和对患者的健康教育忠告。

> **知识拓展**
>
> ### 药历的格式
>
> 国外标准格式有：TITRS 模式［主题（title）、诊疗的介绍（introduction）、正文（text）、提出建议（recommendation）、签字（signature）］；SOAP 模式［主诉信息（subjective）、体检信息（objective）、评价（assessment）、提出治疗方案（plan）］等。
>
> 2006 年，中国药学会医院药学专业委员会推荐国内的药历格式：基本情况+病历摘要+用药记录+用药评价，具体内容如下。
>
> 1. 基本情况　患者姓名、性别、年龄、出生年月、职业、体重或体重指数、婚姻状况、病案号或病区病床号、医疗保险和费用情况、生活习惯和联系方式。
>
> 2. 病历摘要　既往病史、体格检查、临床诊断、非药物治疗情况、既往用药史、药物过敏史、主要实验室检查数据、出院或转归。
>
> 3. 用药记录　药品名称、规格、剂量、给药途径、起始时间、停药时间、联合用药、不良反应或药品短缺品种记录。
>
> 4. 用药评价　用药问题与指导、药学监护计划、药学干预内容、TDM 数据、对药物治疗的建设性意见、结果评价。

（八）加强业务学习、提高业务素质

作为一名药师，应及时更新并掌握最新药学信息情报，利用各种信息渠道，收集整理有关药物方面的资料，加强新理论新知识的学习积累，医院也应定期组织药师交流讨论各自为患者服务的心得体会，不断完善自我，全面提升服务水平和业务素质。只有具备了更扎实更先进的专业知识，才能在平时药学服务工作中，赢得患者的信任，解决用药中遇到的难题，提高用药的依从性，提高药品疗效，降低药品不良反应的发生率，减少药源性疾病的发生率，促进患者尽快康复。

知识链接

药师药学服务胜任力评价标准（试行）

中国药师协会　国药协发[2017]5号

适用对象：医疗机构和零售药店药师。目的：规范药学服务行为，提高药物治疗安全性、有效性、经济性。该评价标准的发布，主旨是在药师群体中起到导向、引领作用，为评价合格药师提供参考，也为药学教育提供改革思路和方向。该标准共有6项一级指标、27项二级指标。6项一级指标包括个人素养（10%）、基本知识（12%）、基本技能（14%）、专业知识（22%）、专业技能（22%）、内驱力（20%）。其中最引人注目的是"个人素养"和"内驱力"指标，两项指标权重分别为10%和20%。"个人素养"评价的内容包括诚实守信、认真负责、爱岗敬业、服务意识、严谨有序；"内驱力"评价内容包括影响力、成就感和同理心。

"专业知识"评价的内容包括相关法律法规知识、临床医学知识、药物治疗学知识、药学专业知识。"专业技能"评价的内容包括处方调剂能力、药学咨询能力、药物治疗管理能力、药物治疗评价能力。"基本技能"包括临床思维能力、解决问题能力、团队合作能力、采集与分析信息能力、沟通协调能力、学习发展能力。"基本知识"则包括心理学、药学计算、计算机、外语以及统计学知识。

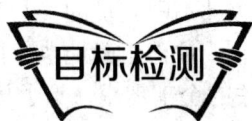

目标检测

一、A型选择题

药师应具备的素质不包括（　　　）

A. 良好的专业知识和专业技能　　　　B. 良好的沟通能力

C. 掌握必要的临床医学知识　　　　D. 精湛的医术

E. 书写药历的能力

二、X型选择题

1. 药历的作用有（　　　）

　　A. 客观记录药师为保证患者合理用药所采取的措施

　　B. 药师解决临床相关问题的技术档案

　　C. 开展个体化药物治疗的重要依据

　　D. 保证患者用药安全、经济、有效

　　E. 便于药师开展药学服务

2. 药历的内容包括（　　　）

　　A. 用药方案和经过　　　　B. 用药指导

　　C. 药效表现和不良反应　　　　D. 各种实验室检查数据

　　E. 对患者的健康教育忠告

三、简答题

从事药学服务的药师应具备哪些专业技能？

（邓庆华）

任务三　药学服务的内容

学习目标

1. **知识目标**：掌握药学服务的具体内容，熟悉药学服务的新进展。
2. **能力目标**：初步具备从事药学服务具体工作的技能。
3. **素养目标**：培养良好的职业道德，以"患者为中心"开展药学服务。

◎ 案例导入

> **案例**：患者，女，43 岁，诊断为双相情感障碍。入院第 6 天，药师参与查房，发现患者有口齿不清、流口水、吞咽困难、肢体僵硬、动作迟缓等表现，了解患者目前口服丙戊酸钠片 0.4g，每日 2 次，利培酮片早 2mg、晚 3mg，药师认为目前患者的表现与利培酮导致的锥体外系反应迟发型运动障碍有关。建议减少利培酮剂量，并使用苯海索对抗利培酮引起的锥体外系反应。医师同意，改利培酮片 2mg，每日 2 次，加用苯海索 2mg，每日 2 次，5 天后患者以上症状缓解。
>
> **思考**：1. 锥体外系的表现有哪些？为何可以用苯海索对抗？
> 　　　　2. 药师在此过程中参与了哪些药学服务的具体工作？

在药物治疗过程中，药物的使用需要通过不同人员的参与和协作才能完成，这个过程包括医生正确地诊断和开医嘱，药师及时准确地调配药品，护士正确地执行医嘱，患者依从医嘱正确用药。药学服务贯穿于整个用药过程，包含与患者用药相关的全部需求，除了传统的药品调剂工作外，还包括处方点评、静脉药物配置、提供药学信息服务、药物咨询服务、参与临床药物治疗、开展治疗药物监测、药物不良反应监测、宣传合理用药知识以及健康教育等。

一、药学服务的具体内容

（一）处方调剂

处方调剂指自接受处方到交付药品的全过程。处方调剂工作是医院药学技术服务的重要组成部分，是医院药房中心工作之一。

药品的调剂工作量约占整个药学部门业务工作的 50%～70%。在医院药学工作中，处方调剂业务是药学部门直接为患者和临床服务的窗口，是药师与医生、护士进行联系、沟通的重要途径。处方调剂工作的质量不仅反映药学部门的形象，也反映医院医疗服务质量。

药学专业技术人员应按操作规程调剂处方药品，一般包括以下过程：有礼貌的接收处方；认真审核处方，做到"四查十对"；准确调配处方；正确书写药袋或粘贴标签，包装；核查处方；呼唤患者的姓名，发药，向患者交付药品，对患者进行用药说明与用药指导。药师进行处方审核过程中，认为存在用药不适宜时，应告知处方医师，及时沟通，请其确认或者重新开具处方。药师发现严重不合理用药或者错误用药，应当拒绝调剂，及时告知处方医师，并应当记录，按照有关规定报告。药师对于不规范处方或者不能判定其合法性的处方，不得调剂。随着药师工作的转型，处方调剂工作正从"具体操作经验服务型"向"药学知识技术服务型"转变。

（二）处方点评

处方点评是根据原卫生部《处方管理办法》《医院处方点评管理规范（试行）》和世界卫生组织门诊处方评价指标等相关法规、技术规范，对处方书写的规范性（格式、完整性）及处方用药的适宜性（用药适应证、药物选择、给药途径、用法用量、药物相互作用、配伍禁忌等）进行评价，发现存在或潜在的问题，重点是对超常用药和不合理用药，进行干预和跟踪管理，促进临床药物合理应用的过程。其目的是提高处方质量，促进合理用药，保障医疗安全。处方点评是医院持续改进医疗质量和药品临床应用管理的重要组成部分，是提高临床药物治疗水平的重要手段。

（三）静脉药物配置

静脉药物配置（phamacy intravenous admixture services，PIVAS）将原来分散在病区治疗室开放环境下进行配置的肠外营养、细胞毒性药和抗菌药等静脉用药，集中由药学专业技术人员在万级洁净、密闭环境下，局部百级净化的操作台上进行配置。其特点是处方经过药师审核，由专门培训的药学专业技术人员严格按照《静脉用药集中调配质量管理规范》和《静脉用药集中调配操作规程》配置，通过多个环节的严格控制，从患者安全、环境污染和医务人员职业暴露多角度降低风险。通过发现并纠正问题处方或用药不当，减少给药错误，建立与临床沟通的直接桥梁。

（四）收集药学情报，提供药学信息服务

药学信息（pharmaceutical information），也称为药物信息或药品信息（drug information，DI）。广义的药学信息包括了药学学科所有方面的信息，甚至还涉及大量的医学学科信息，如药品的研发信息、药品专利信息、药品生产和上市信息、药品价格信息、药品的监督和管理信息、药学教育信息、药学各专业学科的信息、药物使用信息等，都属于药学信息。狭义的药学信息，是指在药物使用领域中与合理用药（安全、有效、经济、适宜）相关的各种药学信息，如药物的安全性和疗效，用法、用量、药物相互作用、配伍禁忌、不良反应及用药注意事项等内容。药学信息服务的目的是指导合理用药，收集药物安全性和疗效等信息，建立药学信息系统，提供用药咨询服务。

（五）提供药物咨询，促进合理用药

药物咨询是药师应用所掌握的药学知识和药品信息，通过当面谈话、电话或网络，为咨询人提供合理使用药物的个性化专业建议的过程。药物咨询是临床药学工作的重要组成部分，是提高临床用药水平不可缺少的途径，是药师参与全程化药学服务的重要环节。药师应主动与医师、护士及患者沟通，改变过去被动服务的方式，充分发挥药物在疾病治疗过程中的最大效应，减少不良反应的发生，避免用药失误。

（六）参与临床药物治疗

药师通过参加查房、会诊、抢救危重患者与病例讨论，根据疾病的病因和发病机制，患者的个体差异，结合药物的作用机制和特点，和临床医师一起参与制定和实施合理的个体化药物治疗方案，并根据药物的治疗效果和不良反应及时评估和调整治疗方案，让患者获得最佳的治疗效果且承受最低的治疗风险。

（七）开展治疗药物监测

治疗药物监测（therapeutic drug monitoring，简称 TDM）是通过测定血液中药物浓度，并利用药代动力学的原理和公式使给药方案个体化，以提高疗效，避免或减少毒性反应，同时也可为药物过量中毒的诊断和处理提供有价值的实验室依据。TDM 的实施使临床医师能通过监测血药浓度知道患者在特定药物剂量治疗下疗效不佳的原因，了解到即使给予患者标准的剂量仍然可能出现毒副作用。因此对于治疗指数低、安全范围窄、不良反应多、长期用药患者以及肝肾功能减退患者有必要进行血药浓度的监测，尽量做到给药方案的个体化。

（八）药物不良反应监测

药物不良反应监测应作为常规工作，由专人负责，把分散的不良反应病例资料汇集起来，并进行因果关系分析，作出客观评价，确定其性质、类型和等级，按要求定期向上一级药物不良反应监测中心报告。其目的是及时发现药物的不良反应，并采取相应的防治措施，减少药源性疾病的发生。

（九）健康教育

在《"健康中国 2030"规划纲要》中指出，推进全民健康生活方式行动，强化家庭和高危个体健康

生活方式指导及干预，开展健康体重、健康口腔、健康骨骼等专项行动。建立健全健康促进与教育体系，提高健康教育服务能力，普及健康科学知识。通过有计划、有目的的教育活动，向人们介绍健康知识、进行健康指导，促使人们自觉地采纳有益于健康的行为和生活方式，消除或减轻影响健康的危险因素，预防疾病、促进健康和提高生命质量。对公众进行健康教育是药学服务工作的一项重要内容。药师开展药学服务，在为患者的疾病提供药物治疗同时，还要为患者及社区居民的健康提供服务。通过开展健康知识讲座、提供科普教育材料以及提供药学咨询等方式，讲授相应的自我保健知识。重点宣传合理用药的基本常识，普及合理用药的理念和基本知识，提高用药依从性。

药学服务要求药学人员利用自己的专业知识和技术来尽量保证对患者的药物治疗能获得满意的结果，并且尽量降低总的医疗费用。不仅要求有一个合适的工作场所和工具以及信息技术的支持，还要求药学人员具有良好的教育背景、广泛的知识、高超的交流能力以及丰富的实践经验。在培养上，除了有药学专业知识外，还应增加更多更全面的医学专业知识。

二、药学服务新进展

（一）药物治疗管理

药物治疗管理（medication therapy management，MTM）是指通过药师提供的药学服务，达到优化药物治疗和提高患者的治疗结局的效果。2004年，由美国多家药师协会/学会共同定义了药物治疗管理的概念：通过重整患者的医嘱或药疗方案，评估药物治疗的有效性、安全性和经济性，核查患者的用药依从性。药物治疗管理是范围广泛的专业活动，包括但不仅限于执行患者的评估和（或）一个全面的药物审查、制定治疗计划、监测药物治疗的有效性和安全性、提高患者的用药依从性，并记录和沟通与医生的联系。以确保药师逐个评估每位患者使用的药物（处方药、非处方药、替代药物、传统植物药、维生素或营养补充剂），来确认每种药物是否适用于病情，是否有效并达到治疗目标，是否存在并发症及患者正在服用其他药物的情况下是否安全，患者是否有能力或愿意按医嘱服药。药师利用专业知识来改善患者的意愿，使服务目标人群受益，特别是患有多种慢性疾病如糖尿病、哮喘、高血压、高脂血症和充血性心力衰竭患者。

🔅 知识链接

药物治疗问题的七种类别

美国Strand教授和同事对于实践过程中可能出现的药物治疗问题进行分类，从而方便执业者去确认、解决和预防有限数量的药物治疗问题。

1. 患者有适应证需要药物治疗，但目前没有给予药物。
2. 患者没有用药的合理适应证却正服用该药物，应停止服药。
3. 患者正在服用一种药物，但对于病情没有效果。
4. 患者没有服用足够剂量的药物以达到治疗效果。
5. 患者正在遭受由于服用药物导致的不良反应，应该停止服药。
6. 患者正在服用过量的药物，且引起了毒性反应。
7. 患者不能或不愿意遵从医嘱服用药物。

这些方法使得执业者可以预测治疗结局，干预患者的药物治疗，使得以某种形式来管理患者的服药问题成为可能。

（二）药学干预

药学干预（pharmacists intervention）即对医师处方的规范性和适宜性进行监测，其一是依据《处方管理办法》对处方的规范性（前记、正文、后记的完整性）逐项检查；同时对处方用药的适宜性进行审查和抽样评价。其二是依据《中国国家处方集》《中华人民共和国药典临床用药须知》《临床诊疗指南》和临床路径等，对长期药物治疗方案的合理性进行干预，对处方的适宜性（诊断与用药）、安全性、经济性进行干预，对药品的用量、用法、疗程、不良反应、禁忌证、有害的药物相互作用和配伍禁忌等进行监控。对发现的问题与医师沟通，及时调整用药方案。干预手段涉及开始新的药物治疗、增加剂量、减少剂量、终止药物治疗、为患者提供具体的药物信息或信息解释等措施。

总之，药学服务的宗旨是提高患者的生命质量和生活质量，不能单纯针对疾病症状对症用药，而需综合考虑患者年龄、职业、既往病史、遗传和基因组学、家族病史、经济状况等，既治疗病症，同时又从预防疾病发展和避免用药不良后果等多方面来选择综合的治疗方案。

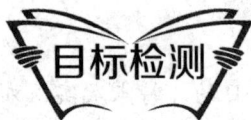

目标检测

一、A 型选择题

1. 有关药学服务的说法错误的是（　　）

　　A. 药学服务从"以药品为中心"转变为"以患者为中心"

　　B. 药学服务贯穿于整个用药过程

　　C. 健康教育也是药学服务的一个内容

　　D. 药学服务的宗旨是提高患者的生命质量和生活质量

　　E. 药学服务的宗旨是减轻患者的经济负担

2. 有关处方点评的说法错误的是（　　）

　　A. 主要对处方的规范性和处方用药的适宜性进行点评

　　B. 处方点评的重点是超常用药和不合理用药

　　C. 处方用药的适宜性包括用药适应证、药物选择、给药途径、用法用量、药物相互作用、配伍禁忌等

　　D. 处方点评的目的减轻患者的经济负担

　　E. 处方点评目的是提高处方质量，促进合理用药，保障医疗安全

二、X 型选择题

1. 药学服务的具体内容包括（　　）

　　A. 处方点评　　　　　B. 健康教育　　　　　C. 药物咨询　　　　　D. TDM

　　E. PIVAS

2. 药学服务的新进展有（　　）

　　A. 处方点评　　　　　B. 药学干预　　　　　C. MTM　　　　　D. TDM

　　E. PIVAS

三、简答题

简述药学服务的具体内容。

（邓庆华）

项目二　药学信息服务与用药教育

任务一　药学信息服务

1. **知识目标**：药学信息服务的概念、目的、特点及实施方式。
2. **能力目标**：学会药学信息服务，会运用药学信息进行服务。
3. **素养目标**：关心患者，提高患者用药依从性。

案例导入

> **案例**：患者，女，8 岁，被诊断为过敏性鼻炎，医师给予西替利嗪 14 滴，一天一次，口服。患者家长误以为西替利嗪滴剂是滴鼻治疗鼻炎的，导致患儿鼻子出现不适。
>
> **思考**：药师如何为患者提供药学信息服务，以避免此类事件的发生？

一、药学信息服务概述

药学信息服务或称药学信息活动，狭义的概念是指向医护人员、药学人员、患者及公众等提供准确、及时、全面的药物相关信息，从而促进合理用药，改善药物治疗效果，提高医疗质量的药学服务活动。广义的概念是指所有涉及药学信息的活动，包括药物的研发、生产、流通、应用和管理各个环节，涵盖药学信息的收集、保管、整理、评价、提供、利用及管理。

药学信息服务的工作内容有药学信息的收集、药学信息的整理和保管、建立医院药品处方集、收集和上报药物不良反应、开展药学信息服务的研究工作等。

二、药学信息服务的目的及特点

（一）药学信息服务的目的

药学信息服务的目的是收集药物安全性和疗效等信息，建立药学信息系统，提供用药咨询服务，使药物得到安全、有效、经济地使用。

1. 促进合理用药　在药物治疗过程中，药物的使用需要通过不同人员的参与和协作才能完成。医师正确地诊断和开医嘱，药师及时准确地调配药品，护士正确地执行医嘱，患者遵从医嘱正确地用药。在这一过程中，药学信息服务将医师、药师、护士和患者紧密地联系起来，以合理用药为目的，形成一个相互协作的整体，发挥着提供药物治疗决策依据、促进各类人员互相沟通的作用，促进合理用药。

2. 提高药物治疗效果　药学信息服务的最终目标是确保药物治疗获得预期的、令人满意的结果。根据现代医疗保健模式的要求，药物治疗的目的已不仅限于缓解症状和治愈疾病，而是提高到维护患者身体和心理健康、改善患者生活质量的高度。对临床用药结果的认识由原来只统计发病率和治愈率，扩大到综合评价患者的身体状况、精神心理状况、社会功能和生活质量改善情况等。

（二）药学信息服务的特点

1. 高技术性 为了适应药学信息服务的发展，药学技术人员必须具备较强的信息获取能力、信息加工处理能力及综合业务能力。高水平的文化素质和合理的知识结构是做好药学信息服务工作的必备条件。药学信息服务人员不仅要具备药学专业的基础理论知识，还要具备计算机及网络知识、较高的外语水平和相关学科的知识。既要成为本专业的行家，也要具备对新知识、新技术快速接受的能力，使自己成为业务精、知识面广、沟通能力强、管理手段先进的药学信息服务专家。

2. 双向性 药学信息服务是双向的，药学技术人员在提供信息服务的同时得到反馈，得到对信息质量、提供信息方式的评估。药学信息服务能帮助医师作出更好的药物治疗决策，避免护理人员不当的给药行为，同时药学技术人员可以获得治疗效果和不良反应等反馈的信息。正确获取和合理利用药学信息是保证药学服务成功实施的重要步骤。

3. 全面性 药学信息服务是全面的。药学信息的内容是全面而完整的，不带有个人的意愿和偏见，其收集与评价是按照科学方法与标准进行的；信息服务的对象是全面的，包括专业与非专业、公众与管理者等各类人群；药学信息服务的手段或途径也是全面的。

4. 开放性 随着自我保健意识的增强，公众主动地参与到卫生保健、药物治疗过程中，药品使用者不再都是患者，药学信息服务对象已经从医疗机构就诊的患者延伸到非处方药品的消费者，延伸到预防阶段药品的潜在使用者。除在医院、社会药房开设用药咨询处，由资深药师解答用药相关的问题，指导患者合理用药外，还应开设社会药学信息服务，为公众提供全方位的药学信息服务，通过面谈、电话或者互联网提供药物治疗有关的服务，及时提供关于疾病预防、药品正确使用等方面的专业指导。

三、药学信息服务的实施

1. 编写文字资料 编写药学信息的文字资料，是传递药学信息的重要方法，其主要的形式有药讯、医院药品处方集、新药介绍、宣传册等。

2. 提供用药咨询服务 药师向医师、护士、患者及公众等提供用药咨询服务。用药咨询服务的内容主要有药品的用法用量、不良反应、相互作用、药物疗效等。

3. 临床药师参与临床药物治疗活动 临床药师通过病区查房，根据患者主诉的不适、异常的实验室检查指标，分析患者的疾病史、用药史与目前用药品种、用法用量，通过收集药学信息综合分析可能发生的药源性疾病。同时，临床药师运用掌握的药学信息，以通俗易懂的形式向患者讲解用药知识、用药后果、注意事项等，以提高患者的用药依从性。

4. 提供辅助工具服务 医院信息系统（HIS）是应用计算机和网络通信设备和技术，为医院及其所属部门提供患者医疗信息、药品、财务、核算、行政管理等统计信息的计算机应用软件系统。医院药学信息系统的建设，可将药物治疗信息咨询系统和实时处方审查系统，以及电子药历系统等第三方软件嵌入网络，实现处方的实时审查、药物相互作用审查、剂量审查、重复用药审查、药物配伍禁忌审查、特殊人群用药审查等功能。还可在局域网上建立主页，发布电子药讯、新药介绍、合理用药、医院药事动态等栏目，方便医护人员上网浏览、查询药学信息、填写药品不良反应报告等。

5. 其他方式 医院可利用宣传栏、电子屏幕设置药物知识宣传栏发布药学信息，社区可通过举办药学知识讲座等进行用药咨询、药品不良反应的收集和咨询工作。

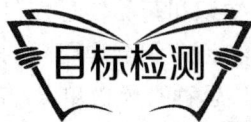

目标检测

一、A 型选择题

1. 药学信息服务的主要目的不包括（　　　）

A. 使药物得到安全、有效、经济地使用　　　B. 促进合理用药

C. 提高药物治疗效果　　　　　　　　　　　D. 收集药学情报，增加医院收入

E. 促进医师、药师、护士之间的沟通

2. 关于药学信息服务的特点不正确的是（　　　）

A. 高技术性　　　　B. 双向性　　　　C. 经济性　　　　D. 全面性

E. 开放性

3. 关于药学信息服务的对象正确的是（　　　）

A. 医师、药师、护士、患者　　　　　　　B. 医师、护士、患者、普通民众

C. 药师、护士、患者、普通民众　　　　　D. 医师、药师、护士、患者、普通民众

E. 药师、患者

二、X 型选择题

药学信息服务的实施方式有（　　　）

A. 宣传册　　　　B. 药学网站　　　　C. 药讯　　　　D. 药品处方集

E. 药学讲座

（蒋红艳）

任务二　用药咨询与健康教育

学习目标

1. **知识目标**：掌握用药咨询的方式、内容、药师主动提供用药咨询的情况及需要特别关注的问题。
2. **能力目标**：能对患者、医师、护士、公众提供用药咨询，能对患者进行宣传教育和健康教育。
3. **素养目标**：关心患者，提高患者用药依从性。

◎ 案例导入

　　案例：高某，男，55 岁，患高血压 8 年，遵医嘱服用医院开的硝苯地平缓释片，经常在头晕时才服用，血压一般在（135～150）/（85～105）mmHg 左右。近期由于降温而感冒，自行到药店购买感冒药服用后，出现头晕头痛难忍，于是去医院检查，血压 165/110mmHg。

　　思考：1. 患者血压控制效果好吗？为什么？

　　　　　　2. 患者为什么在服用感冒药后会出现头晕头痛？

　　　　　　3. 如何对该患者进行健康教育？

一、用药咨询

　　用药咨询是指药师应用所掌握的药学知识和药品信息，包括药理学、毒理学、药品商品学、用药安全、用药评价等相关知识，承接公众对药物治疗和合理用药的咨询服务。用药咨询对保证临床合理用药具有十分重要的意义。通过用药咨询增加了患者的药物知识，帮助患者理解药品说明书和药物不良反应，克服因担心不良反应而出现不敢用药的情形，从而更好地配合治疗，提高依从性；用药咨询还可以提高用药安全性，用药咨询以患者为中心，以全程化药学服务为主线对患者用药结果负责，早期干预药品不良反应，促进社区患者合理用药；用药咨询还提高用药的经济性，通过用药咨询提高公众自我保健、自

我药疗的水平，提高公众的整体身体素质，降低患病率，减少药源性疾病，降低医疗费用，节约资源。

要能提供让患者满意的咨询效果，对药师有四方面的要求：①药学方面，要求药师要掌握药物特性、相互作用以及食物对药物的影响等。②医学方面，要掌握检验数据的临床意义，常见病、多发病的诊断，用药及保健工作。③医药商品学方面，要掌握药品的通用名、商品名、规格、用法、用量和注意事项。④在心理学和道德礼仪方面，要掌握一定的沟通技巧，协调关系，以通俗易懂的方式给患者以专业技术指导。根据药物咨询对象的不同，可以将其分为患者、医师、护士和公众的用药咨询。

（一）患者用药咨询

医药领域是专业性非常强的特殊领域，绝大多数患者不可能较全面地掌握医学或药学知识。药师作为药学专业技术人员，应利用自己所掌握的专业知识指导患者用药，最大限度地提高药物治疗效果，提高用药的依从性，保证用药安全、有效。

1. 咨询环境

（1）咨询处位置　咨询处宜紧临门诊药房或设在药店大堂的明显处，目的是方便患者向药师咨询与用药相关的问题。

（2）标志明确　药师咨询的位置应明确、显而易见，使患者可清晰看到咨询药师。

（3）环境舒适　咨询环境应舒适，并相对安静，较少受外界干扰，创造一个让患者感觉信任和舒适的咨询环境。如果遇到咨询时间较长、老年患者或站立不便的患者，应请患者坐下，药师与患者进行面对面咨询。

（4）适当隐蔽　对大多数患者可采用柜台式面对面咨询的方式；但对某些特殊患者（如计划生育、妇产科、泌尿科、皮肤性病科患者）咨询，要适当隐蔽，使患者放心、大胆地提出问题。

（5）必备设备　咨询台应准备药学及医学的参考资料、书籍以及面对患者发放的医药科普宣传资料。有条件的单位可以配备装有数据库或联网的计算机及打印机，可当场打印患者所需文件。

2. 咨询方式　对于进行咨询服务的药师来说，咨询方式分为主动方式和被动方式。无论是医院药师还是药房药师，都应当主动向患者讲授安全用药知识，向患者发放一些合理用药宣传材料或通过自己的主页向大众宣传促进健康的小知识，这些都算主动服务的一部分。药师日常承接的咨询内容以被动咨询居多，往往采用面对面的方式和借助其他通信工具，比如电话、网络或来信咨询等，由于患者的情况各异，涉及专业角度也不同，希望了解问题的深度也各不相同。因此，药师在接受咨询时需要尽量了解全面的信息，应首先问清患者希望咨询的问题，还可通过开放式提问的方式了解患者更多的背景资料，以便从中判断患者既往用药是否正确，存在哪些问题，然后告之正确的用药信息。

3. 咨询内容　患者向药师咨询的内容一般包括：①药品名称和适应证，包括通用名、商品名、别名。药品适应证与患者病情是否相适应。②用药方法，包括口服药品的正确服用方法、服用时间和用药前的特殊提示。比如胶囊是否可以打开吃；栓剂、滴眼剂、气雾剂等外用剂型的正确使用方法；缓释制剂、控释制剂、肠溶制剂等特殊剂型的用法；如何避免漏服药物以及漏服后的补救方法等。③用药剂量，包括首次剂量、维持剂量；每日用药次数、间隔；疗程。服药后预计疗效及起效时间、维持时间。④其他，如药品的不良反应与药物相互作用；是否有替代药物或其他疗法；药品的鉴定辨识、贮存和有效期；药品价格、报销，是否进入医疗保险报销目录等。

4. 特殊情况下的提示　药师应主动向患者提供咨询的有以下几种情况。

（1）患者同时使用 2 种或 2 种以上含同一成分的药品时；或合并用药较多时。当同一种药品有多种适应证或用药剂量范围较大时。

（2）患者用药后出现不良反应时；或既往曾有过不良反应史。或患者所用的药品近期发现严重或罕见不良反应。或需要进行治疗药物监测（TDM）的患者。

（3）患者依从性不好时；或患者认为疗效不理想、剂量不足以奏效时。患者正在使用的药物中有配伍禁忌或配伍不当时（如有明显配伍禁忌时，药师应第一时间联系该医师以避免发生纠纷）。

（4）使用麻醉药品、精神药品的患者；或应用特殊药物（抗生素、抗真菌药、激素、镇静催眠药、抗精神病药等）的患者。

（5）处方中配药剂量超过规定剂量时（需医师双签字）；处方中用法用量与说明书不一致时；或非药品说明书中所指示的用法、用量、适应证时。药品被重新分装，而包装的标识物不清晰时。

（6）近期药品说明书有修改（如商品名、适应证、剂量、安全性、有效期、贮存条件、药品不良反应）。使用需特殊贮存条件的药品时，或使用临近有效期药品时。

5. 需要特别关注的问题

（1）对特殊人群需注意的问题　①老年人。老年人的记忆力减退，视力、听力和用药依从性差，认知能力下降，因此向他们作解释时语速应放慢，应反复交代药品的用法和禁忌证直至患者听懂；有条件可配备分剂量药盒，并叮嘱老年患者亲属或看护人督促老年人按时、按量服用。②女性患者。对于女性咨询患者，需了解其是否在月经期、是否怀孕、是否备孕、是否哺乳、是否绝经等。妊娠女性或哺乳期妇女更应慎重，因多数药物对胎儿或乳儿有不良后果，不应轻易推荐药品，应劝其看专业医生后再用药。③小儿患者。小儿的肝肾功能尚不成熟，应注意慎重选药，把握剂量，比如较为安全的非处方药维生素 A、维生素 D 也不能过量使用，否则可引起毒性反应，影响小儿生长发育。还要交代家长妥善保管药品，所有药物均应放在小儿不能触及的地方，如果病情三天不见好转应及时就医。④最后患者的疾病情况也是不能忽视的问题。比如，患者有肝、肾功能不全，会影响药物的代谢和排泄，易导致药品不良反应的发生和中毒。

（2）用药交代服务　药师要交代内容有正确的服药时间、正确服药方法、已知药物的副作用及服药后引起的变化、停药时机的教育、患者服药时的饮食禁忌、应分开服用的药物特殊告知，比如老年人等特殊人群等。对患者来说，尽量使用描述性语言以便患者能正确理解，还可以采取语言与书面解释方式同时并用，尽量用不带数字的术语来解释。

（3）为特殊患者应尽量提供书面的宣传材料　比如第一次用药的患者；使用地高辛、氨茶碱等治疗窗窄的药物的患者；或者是用药依从性不好的患者。

（4）尊重患者的意愿，保护患者的隐私　在药学实践工作中，一定要尊重患者的意愿和保护患者的隐私，更不应该将咨询档案等患者的信息资料用于商业目的。

（5）及时回答不拖延　对于患者所咨询的问题，尽量及时解答，对于不能当即答复的，或者答案不十分清楚的问题，不要冒失地回答，要问清对方何时需要答复；待进一步查询相关资料以后，尽快给予正确的答复。拖延太久的答案时常会失去它的意义。

（二）医师用药咨询

医师的咨询侧重于药物资讯、处方用药等问题，包括药物的药效学与药动学、治疗方案和药品选择、国内外新药动态、新药临床评价、药物相互作用、基因组学和肝药酶对药物代谢的影响、妊娠及哺乳期妇女或肝肾功能不全者禁用药品、药品不良反应、药物与化学品的中毒鉴别与解救等信息。药师可着重从以下几个方面向医师提供用药咨询服务。

1. 提高药物治疗效果

（1）新药信息　随着药品研发和制药工艺的快速发展，新药和新剂型不断涌现，带给医师们更多的治疗选择，同时也给他们带来更多的困惑，加上大量仿制药和"一药多名"现象常常使得医师在处方时无所适从。此时需要给予医师们以信息支持，了解新药作用机制、作用靶位、药效学/药动学指标、临床评价等信息，为临床合理使用提供依据。

（2）合理用药信息　特别是在合理使用抗菌药物方面，由于抗菌药物种类多，在合理使用方面医师希望得到药师的信息咨询，如某患者急性上呼吸道感染，高热不退，白细胞计数升高，有青霉素过敏史，痰培养结果对头孢哌酮、头孢曲松钠均高度敏感。开始选用头孢哌酮，皮试结果呈阳性。后改用左氧氟沙星等治疗效果不佳。咨询药师的用药意见，药师详细了解患者情况之后，建议试用与头孢哌酮侧链化学结构差异较大的头孢曲松钠配成浓度为 500μg/ml 的稀释液进行皮试，结果呈阴性。在医护人员密切监护下缓慢静滴，未发现有过敏反应，用药 3 日后热退。尽管应用头孢曲松钠治疗存在一定风险，但基于患者对其他抗菌药物均不敏感，通过药师查阅相关文献，头孢曲松钠与头孢哌酮的侧链结构差异较大，且各种头孢菌素之间均无共同抗原决定簇，每种头孢菌素类药的抗原决定簇并不完全相同，单凭某一头孢菌素药皮试阳性结果就简单地停止应用所有头孢菌素类抗生素，将使患者失去合理用药和及时治疗的机会。特殊人群如肝、肾损伤患者用药要注意调整剂量。对不同年龄段的小儿用药限制及剂量要关注说明书的警示，并结合患儿年龄和体重调整剂量。

（3）治疗药物监测（TDM） TDM是临床药学工作的一项重要内容。目前，治疗药物监测工作已从最初的对地高辛、氨基糖苷类抗生素、抗癫痫药的血药浓度监测扩展到对器官移植者的免疫抑制剂（环孢素、吗替麦考酚酯）的监测等。通过监测，及时了解每个患者的个体血浆药物水平，规避中毒风险，保证了治疗药物的安全有效，延长了患者的寿命。

2. 降低药物治疗风险

（1）药品不良反应（ADR） 药师要承接医师有关ADR的咨询，在及时发现、整理和上报ADR的同时，尚要搜寻国内外有关ADR的最新进展和报道，并提供给临床医师参考。如抗病毒药阿昔洛韦可致急性肾衰竭、肾功能异常及肾小管损害；利巴韦林可致畸、胎儿异常、肿瘤和溶血性贫血；人促红细胞生成素可引起单纯红细胞再生障碍性贫血；肝素诱发血小板减少症（HIT），并由HIT而出现血栓并发症。长时间、大剂量应用头孢菌素类（头孢孟多、头孢唑林、头孢特仑匹酯、头孢泊肟匹酯、头孢曲松、头孢哌酮、头孢甲肟、头孢布烯、头孢唑肟、头孢克肟、头孢美唑）、碳青霉烯类（美罗培南、厄他培南、亚胺培南）、氧头孢烯类（拉氧头孢、氟氧头孢）、头孢霉素类（头孢米诺）等抗生素均可引起牙龈出血、手术创面渗血等反应。原因是上述抗生素在结构中含有甲硫四氮唑结构，与谷氨酸分子结构相似。在肝脏微粒体中，与维生素K竞争性结合谷氨酸-γ羟化酶，可抑制肠道正常菌群，减少维生素K合成，导致维生素K依赖性凝血因子合成障碍并减少（低凝血酶原血症）而致出血。其发生凝血障碍与用量、疗程密切相关。因此，应用头孢菌素类等抗生素时，须注意长期应用宜适当补充维生素K；与抗凝药合用可致大出血，合用时应监测凝血功能。此外，药师应关注药品不良事件（ADE）、新药上市后被召回或撤市的案例，如抗震颤麻痹药培高利特导致的心脏瓣膜病；治疗肠易激综合征药替加色罗存在的严重的心血管不良事件风险（心绞痛、心脏病、中风）；含钆造影剂（钆双胺、钆喷酸葡胺、钆贝葡胺等）应用于肾功能不全者所引起的肾源性纤维化和皮肤纤维化等。对ADR和ADE的防范不能松懈。

（2）禁忌证 药师有责任提示医师防范有用药禁忌证的患者，尤其是医师在使用本专业（科室）以外的药物时。如加替沙星对糖尿病患者可能增加患者出现低血糖或高血糖症状的隐患，并影响肾功能，故糖尿病患者禁用。坦洛新为高选择性肾上腺素能α_1受体阻断药，其中α_1受体又分为α_{1A}、α_{1B}、α_{1C}受体亚型，α_{1A}受体主要分布于前列腺、膀胱颈、尿道平滑肌，而α_{1B}主要分布于血管平滑肌，坦洛新主要选择性阻断泌尿道平滑肌上的α_{1A}受体，改善尿频、夜尿增多和排尿困难等症状，主要用于治疗良性前列腺增生症，而非降压。因此，不能作为抗高血压药应用，尤其是女性。

（3）药物相互作用 氟喹诺酮类药培氟沙星等可致跟腱炎，多发生于跟腱，约半数为双侧，如联合应用糖皮质激素更为危险，严重者可致跟腱断裂。抗抑郁药氟西汀、帕罗西汀若与单胺氧化酶抑制剂（包括呋喃唑酮、异烟肼、异卡波肼、吗氯贝胺、帕吉林、司来吉兰等）合用，易引起5-羟色胺综合征，患者出现高热、兴奋、意识障碍、癫痫发作、肌震颤、高血压危象，甚至死亡，两类药替代治疗时应至少间隔14日。羟甲戊二酰辅酶A还原酶抑制剂（他汀类）可抑制胆固醇（CHO）的合成，降低血浆低密度脂蛋白（LDL-ch）、总胆固醇（TC）和甘油三酯（TG）的水平。但在治疗剂量下与对CYP3A4有抑制作用的药品如环孢素、伊曲康唑、酮康唑、克拉霉素、罗红霉素等合用能显著增高本类药的血浆水平。尤其不宜与吉非贝齐、烟酸合用，合用出现肌无力的致死性横纹肌溶解症。因此，其初始剂量宜小，并将肌病的危险性告之患者，叮嘱他们及时报告所发生的肌痛、触痛或肌无力，并每4周监测肝酶（AST、ALT）和磷酸肌酸激酶（CPK）、肌红蛋白水平。

（三）护士用药咨询

鉴于护理的工作在于执行医嘱、实施药物治疗（注射给药和口服用药），所以他们需要更多地获得有关口服给药的剂量、用法，注射剂配制溶剂、稀释容积与浓度、静滴速度、输液药物的稳定性和配伍禁忌等信息。

1. 药物的适宜溶剂

（1）不宜选用氯化钠注射液溶解的药品 ①普拉睾酮不宜选用氯化钠注射液溶解，以免出现浑浊。②洛铂不能用氯化钠注射液溶解，因可增加洛铂的降解。③两性霉素 B 应用氯化钠注射液溶解可析出沉淀。④红霉素静滴时若以氯化钠或含盐类的注射液溶解，可形成溶解度较小的红霉素盐酸盐，产生胶状不溶物，使溶液出现白色浑浊或结块沉淀。应先溶于注射用水 6～12ml 中，再用 5% 或 10% 葡萄糖注射液稀释。此外，红霉素在酸性溶剂中破坏降效，一般不宜与低 pH 的葡萄糖注射液配伍，可在 5%～10% 葡萄糖注射液中，添加维生素 C 注射液或 5% 碳酸氢钠注射液 0.5ml，使 pH 升高至 5.0 以上，提高稳定性。⑤哌库溴铵与氯化钾、氯化钠、氯化钙等联合使用，可使其疗效降低。⑥氟罗沙星应用氯化钠、氯化钙等注射液溶解，可出现结晶。

（2）不宜选用葡萄糖注射液溶解的药品 ①青霉素结构中含有 β－内酰胺环，极易裂解而失效，与酸性较强的葡萄糖注射液配伍，可促进青霉素裂解为无活性的青霉酸和青霉噻唑酸，宜将一次剂量溶于 50～100ml 氯化钠注射液中，于 0.5～1 小时静脉滴注完毕，既可在短时间内形成较高的血浆浓度，又可减少因药物分解而致敏。②大多数头孢菌素属于弱酸强碱盐，葡萄糖注射液在制备中加入盐酸，两者可发生反应产生游离的头孢菌素，若超过溶解度，会产生沉淀或浑浊，建议更换为氯化钠注射液或加入 5% 碳酸氢钠注射液（3ml/1000ml）。③苯妥英钠属于弱酸强碱盐，与酸性的葡萄糖液配伍可析出苯妥英沉淀。④阿昔洛韦属于弱酸强碱盐，与酸性的葡萄糖液直接配伍可析出沉淀，宜先用注射用水溶解。⑤瑞替普酶与葡萄糖注射液配伍可使效价降低，溶解时宜用少量注射用水溶解，不宜用葡萄糖溶液稀释。⑥依托泊苷、替尼泊苷、奈达铂等在葡萄糖注射液中不稳定，可析出细微沉淀，宜用氯化钠注射液、注射用水等充分稀释，溶液浓度越低，稳定性越大。

2. 药物的稀释容积 注射药品的溶解或溶解后稀释的容积十分重要，不仅直接关系到药品的稳定性，且与疗效和不良反应密切相关。如地诺前列腺素静脉滴注 2mg 与碳酸钠 1mg，溶于 0.9% 氯化钠注射液 10ml 中，摇匀后稀释于 5% 葡萄糖注射液 500ml 中，静滴速度因适应证而不同，中期引产滴速为 4～8μg/min。氢化可的松琥珀酸钠肌内注射宜将 100mg 溶于注射用水或 0.9% 氯化钠注射液 2ml 中；静脉注射时 100～500mg 溶于注射用水或 0.9% 氯化钠注射液 10～20ml 中；静脉滴注时 100～500mg 先溶于注射用水 2ml 中，再稀释于 5%～10% 葡萄糖注射液或 0.9% 氯化钠注射液 100～500ml 中；静脉注射时间 3～5 分钟；静滴时间宜控制在 0.4～2 小时。氯化钾注射液切忌直接静脉注射，应于临用前稀释，否则不仅引起剧痛，且致心脏停搏。静脉滴注时氯化钾的浓度不宜过高，浓度一般不宜超过 0.2%～0.4%，心律失常可用 0.6%～0.7%。头孢曲松钠肌内注射时，1g 溶于注射用水或 1% 利多卡因注射液 3.6ml 作深部肌内注射；静脉注射时溶于注射用水或 0.9% 氯化钠注射液，1g 稀释成 10ml，缓缓推注。静脉滴注时 1g 溶于 5% 葡萄糖注射液、0.9% 氯化钠注射液或右旋糖酐注射液 40～100ml 中；静脉注射时间 2～4 分钟；静脉滴注时间宜控制在 0.4～0.5 小时。尤应注意头孢曲松钠不能与含钙注射液（葡萄糖酸钙、氯化钙、复方氯化钠注射液、乳酸钠林格注射液、复方乳酸钠葡萄糖注射液、含钙的静脉营养液）直接混合，因为会导致微粒形成。对 28 天及以下的新生儿不得在使用头孢曲松的同时静脉给予钙剂，不得在使用或将要使用含钙的静脉注射药品时给予头孢曲松，大于 28 天的患者可以连续使用头孢曲松和含钙溶液，但应在两组输液之间使用可配伍的溶液充分冲洗输液管，对于任何患者都不能在 Y 型管处同时给予头孢曲松和含钙注射液。但尚无静脉注射头孢曲松与口服钙剂，肌内注射头孢曲松与静脉或口服使用钙剂之间相互作用的相关研究。

3. 药物的滴注速度 静脉滴注速度不仅关系到患者心脏负荷，且关系到药物的疗效和稳定性，部分药品滴注速度过快可致过敏反应和毒性反应甚至死亡。如万古霉素不宜肌内注射或直接静脉注射，滴注速度过快可致由组胺引起的非免疫性与剂量相关反应（出现红人综合征），突击性大量注射，可致严重低血压。因此应控制滴注速度，每 1g 至少加入 200ml 液体，静脉滴注时间控制在 2 小时以上。两性霉素 B

静滴速度过快有引起心室颤动和心搏骤停的可能，静脉滴注时间控制在 6 小时以上。抑酸剂雷尼替丁静脉注射速度过快可引起心动过缓，必须控制速度。维生素 K 静脉注射速度过快，可见面部潮红、出汗、胸闷、血压下降，甚至虚脱等并尽量选择肌内注射。此外，静脉滴注时间应控制在 1 小时以上的药物有林可霉素、克林霉素、多黏菌素 B、氯霉素、红霉素、甲砜霉素、磷霉素、环丙沙星、氧氟沙星、左氧氟沙星、莫西沙星、培氟沙星、异烟肼、对氨基水杨酸钠、两性霉素 B、卡泊芬净、氟康唑等。少数注射药物性质不稳定，遇光易变色，在滴注过程中药液必须避光，如对氨基水杨酸钠、硝普钠、放线菌素 D、长春新碱、尼莫地平、左氧氟沙星、培氟沙星、莫西沙星等。

4. 药物的配伍禁忌　应用酚妥拉明 20mg +多巴胺 20mg +呋塞米 20mg 加入 5%葡萄糖注射液 250ml 静脉滴注过程中，可出现黑色沉淀。盐酸多巴胺为一种酸性物质，其分子带有两个游离的酚羟基，易被氧化为醌类，最后形成黑色聚合物，在碱性条件下更为明显。呋塞米注射液呈碱性，与盐酸多巴胺配伍后溶液呈碱性，使多巴胺氧化而形成黑色聚合物。为保证用药安全，建议临床用多巴胺时，不要与呋塞米配伍使用。抗慢性心功能不全药毛花苷丙与氯霉素、氨茶碱、促皮质激素、氢化可的松、辅酶 A、葡萄糖酸钙、水解蛋白、门冬酰胺酶配伍可出现浑浊、沉淀、变色和活性降低；与肝素、卡巴克洛、硝普钠配伍可降低效价；与两性霉素 B、氯化琥珀胆碱、肾上腺素、普萘洛尔、依地酸钠、利血平、呋塞米、谷氨酸钠配伍时发生毒副反应的危险性增大，合用时需要注意。与钙剂配伍时需谨慎。其他配伍禁忌信息可查阅相关图表及专著。

（四）公众用药咨询

伴随社会的高速发展、文明程度的提高和医药学知识的普及，公众的自我保健意识也不断加强，人们更加注重日常保健和疾病预防，也常常会自行在药店购买药物进行自我药疗。药师需要承担起新的责任，主动承接公众自我保健的咨询，积极提供健康教育，增强公众健康意识，减少影响健康的危险因素。尤其是在常见病治疗、减肥、补充营养素等方面给予科学的用药指导，除了药品的用法、适宜的给药时间、注意事项、禁忌证、不良反应及相互作用等外，还应提供关于药品的储存注意事项、运输、携带等方面的信息，使公众对药物的使用有更全面的了解。

（五）药品辅料、包材、用药装置方面的咨询

随着新剂型和给药系统的开发上市，药用辅料、制剂包材、输液管、特殊给药装置等的应用越来越广泛，它们在药物成型、保持药物稳定性及给药过程的稳定性、提高生物利用度、保证药效等方面发挥了积极的作用。但这类材料并非全部都是惰性的，例如有些外用制剂中的辅料丙二醇可引起接触性皮炎，还有些难溶药物的注射液中含有大量丙二醇作为溶剂（如复合维生素、硝酸甘油、依托咪酯、戊巴比妥、劳拉西泮、地西泮、地高辛、苯妥英等），大剂量给药可产生乳酸中毒、溶血、血浆渗透压升高、中枢抑制；输注速度过快引起血栓性静脉炎、呼吸衰竭、低血压、癫痫发作。注射剂的包装材料也各有不同，如紫杉醇注射液需使用非 PVC 输液瓶和输液管给药，否则其活性成分易被 PVC 材料吸附而降低药效甚至失效。对药物辅料引起的不良反应、辅料对主药成分的影响、注射剂包材对药物疗效和稳定性的影响、新型输液装置与传统输液给药装置的区别及优势等常被医生、护士忽略的问题，药师应有独到的理解，并主动提供相关的咨询，保证患者的最佳治疗效果。

二、健康教育

1. 健康生活方式的教育及如何减少危险因素　慢病的预防与管控除了靠药物外，健康的生活方式也是必不可少的。健康生活方式是指有益于健康的习惯化的行为方式，具体表现为：健康饮食、适量运动、不吸烟、不酗酒、保持心理平衡、充足的睡眠、讲究日常卫生等。健康的生活方式不仅可以帮助抵御传染性疾病，更是预防和控制心脑血管病、恶性肿瘤、呼吸系统疾病、糖尿病等慢性非传染性疾病的基础。不健康的生活方式不仅会导致慢性病的发生，还会加剧慢性病患者的病情和影响治疗的效果，给健康带来严重危害。

应有针对性地对不同慢性疾病的患者进行健康教育。对于高血压患者应告知低盐饮食，避免情绪较

大波动，定期监测血压并评估靶器官损害程度；对于糖尿病患者，一定从饮食、运动上严格管理，戒烟限酒，监测血糖，控制血压、血脂水平，避免糖尿病并发症的发生；对于骨质疏松的患者，在补钙治疗的同时应告知增加户外运动，多晒太阳，使钙能够有效沉积到骨骼上，防跌倒的宣教也很重要。

🔵 知识链接

人体健康常用参数如下。

（1）体重指数（BMI）=体重（kg）/身高^2（m）。中国人 BMI<18.5 为体重过低，18.5≤BMI<24.0 为体重正常，24.0≤BMI<28.0 为超重，BMI≥28.0 为肥胖。

（2）肥胖的腰围标准：男性>90cm，女性>85cm。另外，应用腰臀比反映腹部内脏脂肪的堆积。

（3）正常血压<140/90mmHg，

（4）血脂水平：胆固醇 LDL－C<3.1mmol/L，甘油三酯<150mg/dl 或 1.7mmol/L。

2. 教育患者，提高用药依从性　依从性是指患者按照医生的规定进行治疗、与医嘱一致的行为。依从性对患者的药物治疗成功与否具有重要的意义。若患者不服从治疗，不能按规定用药，则不能达到预期的目的和效果，甚至出现一些不良反应。很多原因可能导致患者依从性差，例如，患者未完全理解医嘱，导致用药剂量、时间、方法错误；医生制定的给药方案太复杂，与日常工作生活发生冲突，不能完全执行；药物发挥作用的时间较慢或效果不明显，甚至发生不良反应，导致患者自行调整剂量或换药、停药；药品的包装质量、剂型、颜色、口味等也会影响患者的服药依从性；还有一些患者由于经济问题而停药。

产生不依从的原因很多，药师有责任和义务对患者进行用药教育，宣传药品知识，并采取适当措施，以提高患者依从性。①用药方案尽量简化，使用半衰期较长的药物或缓控释制剂，每日 1 次给药。②针对不同患者人群，可选择符合不同人群生理及心理特点的药物，如儿童及老年人避免选择过大的药片，儿童可选味甜的药品。③要用通俗、简洁的言语向患者说明各个药物的用法用量、注意事项，以及可能产生的不良反应，对老年或耳聋、记忆力差的患者就更要有耐心，最好在药袋或药盒上写清楚，防止错服或误服。④使患者了解药物的重要性，对于效果不易察觉或起效慢的药物，应特别提示患者，告知应坚持服药。⑤告知患者如何鉴别严重不良反应，若发生不良反应，应采取哪些措施，如果遇到一些自己不能判明的情况时要及时与医生或药师联系，千万不能自作主张。⑥对于记忆力差的老年患者可使用分时药盒，或建议家属、照料者监督其服药，增强用药依从性。

3. 分时药盒的使用和用药记录　患者用药依从性差是影响药效的重要因素，也是最容易通过干预而避免的。为提高患者依从性，一些人性化设计的分时药盒逐渐商品化，可部分解决患者漏服药的问题。将每天或每周的药按早、中、晚顺序依次摆放至药盒内，可直观地提示是否存在漏服的情况。而对于记忆力较差的老年人，可以选择电子药盒，设置服药提示铃声，可提高用药依从性。用药记录也可以提高用药依从性，服药后在用药列表上进行标记，既可以防止重复服药，又可以方便医生或药师进行用药的调整。

▶ **课堂互动**

病例摘要：女，43 岁，8 个月以来多饮、多食、多尿、乏力，近来症状加重，来院就诊。体检：体重超重 10%，尿糖（++），空腹血糖 9.5mmol/L，餐后血糖 13.8mmol/L，结合临床表现，初步诊断为 2 型糖尿病。请对该患者进行健康教育。

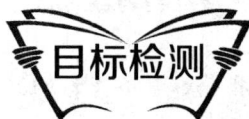

目标检测

一、A 型选择题

1. 下列不是患者用药咨询需要注意的是（　　）

  A. 位置应该紧邻门诊药房或药店大堂，目的是方便患者向药师咨询与用药相关的问题

  B. 药师咨询的位置应明确、显而易见，使患者可清晰看到咨询药师

  C. 创造一个让患者感觉信任和舒适的咨询环境

  D. 对某些特殊患者（如计划生育、妇产科、泌尿科、皮肤性病科患者）咨询，要适当隐蔽，使患者放心、大胆地提出问题

  E. 用药咨询只需要给患者口头上的咨询即可

2. 下列不是药师应主动向患者提供咨询的情况是（　　）

  A. 患者同时使用 2 种或 2 种以上含同一成分的药品时；或合并用药较多时

  B. 患者用药后出现不良反应时；或既往曾有过不良反应史

  C. 患者依从性不好时；或患者认为疗效不理想、剂量不足以奏效时

  D. 药品价格、报销，是否进入医疗保险报销目录等

  E. 超越说明书范围的适应证或超过说明书范围的使用剂量（需医师双签字）

二、X 型选择题

1. 患者用药咨询的内容，包括（　　）

  A. 药品名称包括通用名、商品名、别名　　　　B. 适应证，药品适应证与患者病情是否相对应

  C. 有无同样药效的保健药　　　　D. 用药剂量

  E. 药品的鉴定辨识、贮存和有效期

2. 医师用药咨询，药师需要提供的咨询服务包括（　　）

  A. 新药信息　　　　B. 合理用药信息　　　　C. 治疗药物检测　　　　D. 药品不良反应

  E. 禁忌证

3. 下列可以提高患者的用药依从性的是（　　）

  A. 用药方案尽量简化，使用半衰期较长的药物或缓控释制剂

  B. 针对不同患者人群，可选择符合不同人群生理及心理特点的药物

  C. 要用通俗、简洁的言语向患者说明各个药物的用法用量、注意事项

  D. 使患者了解药物的重要性，对于效果不易察觉或起效慢的药物，应特别提示患者，告知应坚持服药

  E. 告知患者如何鉴别严重不良反应，若发生不良反应，应采取哪些措施，如果遇到一些自己不能判明的情况时要及时与医生联系

（夏　瀛）

任务三　用药指导及患者的依从性

学习目标

1. **知识目标**：掌握用药指导的内容；熟悉影响依从性的因素；了解提高依从性的措施。

2. 能力目标：能根据药物治疗方案向患者介绍药品基本信息、服药方法、不良反应、用药注意事项及其他相关信息以提高患者用药依从性。

3. 素养目标：以患者为中心进行用药指导，具备良好的药学服务意识。

◎ 案例导入

> **案例**：患者，男，65 岁，高血压病史 5 年，医嘱硝苯地平缓释片，一片 10mg，每日 2 次，一次 1 片，血压控制良好。因近两天气温骤降，起床时感觉头晕，早上 8 点自测血压达 175/100mmHg，遂按平时习惯服药。一个小时后仍感觉头晕，复测血压为 168/102mmHg，担心缓释片起效慢，于是又将一片硝苯地平缓释片碾碎后吞服，第二次服药后一小时自测血压降至 135/90mmHg，自我感觉良好。闲来无事的张先生第二次服药两小时后又复测血压发现回升至 160/100mmHg，考虑药物快到有效期了，疗效下降，于是再次碾碎一片药物后吞服。第三次服药后 30 分钟，患者出现头晕、恶心、心悸胸闷，继而出现意识模糊，被家人送往急诊抢救，医生诊断为短时大量服用硝苯地平引起的心源性休克。
>
> **思考**：1. 患者为什么在起床时而不是晚上睡觉时感觉头晕？
>
> 2. 硝苯地平缓释片应如何使用？发药时该怎么进行用药指导？
>
> 3. 如何提高高血压患者的用药依从性？

一、用药指导

随着人们自我保健意识的提高，合理用药成为大众关注的焦点之一。由于大部分患者在治疗过程中并未完全理解临床医生的药物治疗方案，这可能导致患者不能完全或完全没有执行药物治疗方案，从而使药物治疗的疗效下降或消失，甚至产生严重的不良反应。因此为促进患者安全、合理、经济、适当地使用药品，需要药师在治疗一开始对患者进行用药指导。用药指导是指药师综合运用医、药学等知识，用简洁明了、通俗易懂的语言向患者说明药物的使用方法，用药过程可能出现的不良反应及应对措施，同时包括告知患者影响药物疗效的其他注意事项等。用药指导的具体内容包括以下几个方面。

（一）介绍药品基本信息

当患者拿取药品时，药师应使患者了解药物名称、数量及药物作用等药品基本信息，患者明白药物是用于治疗何种疾病或缓解何种症状，可提高患者用药依从性。

（二）介绍用药方法

给药方法包括给药途径、服药时间、服药剂量等信息，药师应根据药物治疗方案及服药对象的差异进行个体化用药指导。

1. 给药途径　常见的给药途径有注射、口服、外用、吸入等，注射给药通常在医院由专业技术人员操作完成，下面主要介绍需要患者主动配合或需患者自行用药的给药途径注意事项。

（1）口服给药　口服是临床最常见，也是最方便的给药途径，但对于某些特殊类型的口服药物药师要注意进行用药指导。首先，服药姿势的要求，口服药物在使用过程中应注意通常取站位或坐位服药，不宜躺着服药，因药物容易黏附于食道壁，可能刺激食道，引起咳嗽或局部炎症，严重的甚至可能损伤食道壁。其次，要提醒患者注意服药时是否需要用水辅助或限制饮水。大部分口服固体制剂需用温水送服，不能干吞，有些患者为了省事或暂时没有温水，选择直接将药物干吞下去这样做一方面可能损伤食道，另一方面没有足够的水来帮助药物溶解，会降低药效。如口腔泡腾片使用时禁止直接口服或口含，应溶于温开水后再服用；磺胺类抗菌药如复方新诺明，服药后应大量饮水，否则易在体内形成结晶性沉淀造成泌尿系统损害。而有些药物服用后需要限制饮水，如止咳糖浆、复方甘草口服溶液服用后应限制饮水，避免降低作用部位的药物浓度，黏膜保护剂嚼碎吞服后也应限制饮水，以免破坏药物在胃中形成的保护层。

在服药过程中，有些患者自觉无法吞咽药品或家长怕孩子噎住，就自作主张把药掰碎、嚼碎、用水或其他饮料溶解后再服用，这样做不仅影响疗效还会增加药物的不良反应。如阿司匹林肠溶片，若掰碎或嚼碎吃会导致药物在胃中就被溶解，无法发挥肠溶制剂保护胃肠黏膜的功效，因此药师在发药时应注意提醒患者对于肠溶制剂、缓控释制剂、多层片剂必须整个咽下而不能掰碎或嚼碎以免破坏特定制剂的基本结构。对于部分吞咽功能不好的患者可让患者服药之前先漱口，用水润湿一下咽喉部，然后再将药片或胶囊放在舌后部，喝水咽下。

对于部分药物，为增强其疗效或减少不良反应，则应指导患者掰碎或嚼碎吃。如大蜜丸，因药品较大药师需要指导患者可洗净双手将药物掰小或嚼碎后喝水吞服，尤其是老人或儿童，以免药品哽在喉咙引起窒息。对于黏膜保护剂（如硫糖铝等），为增加药物与溃疡面的接触，增强疗效，也宜嚼碎后服用。

（2）吸入给药　吸入制剂是利用吸入装置，通过气流带动药物沉积到肺而发挥作用的一种药物形式。吸入装置包括雾化吸入、定量气雾和干粉吸入装置，这些制剂能否发挥药物的疗效很大程度上取决于患者能否掌握正确的使用方法。作为药师，对首次使用吸入装置的患者应指导患者掌握正确的吸入方法，发挥药物的最大疗效。

1）雾化吸入装置：常见的有面罩式和口含式两种，可以主动配合的成人、年长儿可首选口含式，对配合度较低的婴幼儿、老年人则可首选面罩式。雾化前后半小时，尽量避免进食；雾化吸入时不需要患者特意配合呼吸，只需带上雾化装置正常呼吸即可达到治疗效果，相反不适当的特意加深呼吸，不恰当的控制呼气吐气，反而会影响药物疗效，雾化时间控制在10分钟左右；雾化完成后，及时漱口、洗脸，防止残留的药物在局部沉积，产生刺激作用或不良反应。

2）定量气雾吸入装置：常见的有硫酸沙丁胺醇气雾剂、昔萘酸沙美特罗气雾剂、布地奈德气雾剂、丙酸氟替卡松气雾剂等。使用方法为使用前充分摇匀，打开瓶盖，缓慢呼气至最大量；然后立即将气雾剂咬嘴放进口内，并合上嘴唇含着咬嘴。在开始通过口部深深地、缓慢地吸气后，马上按下药罐将药物释出，并继续吸气。屏息十秒或在没有不适的感觉下尽量屏息久些，然后再缓慢地呼气，使尽可能多的药物沉积到下呼吸道；用完后盖回盖子。注意如需多吸一剂时应间隔至少1分钟。

3）干粉吸入装置：常见的有沙美特罗替卡松粉吸入剂、布地奈德福莫特罗粉吸入剂、噻托溴铵粉吸入剂等。①沙美特罗替卡松粉吸入剂为多剂量圆盘形吸入装置，使用方法为：首先检查剂量指示窗，看是否还有足够剂量的药物；一手握住吸入装置外壳，另一手拇指向外推动准纳器的滑动杆使暴露出的吸嘴对着自己，继续向外推动滑杆，直至发出"咔哒"声，表明准纳器已作好准备，注意不要随意拨动滑动杆以免造成药物的浪费；吸入时，首先远离吸嘴，在保证平稳呼吸前提下尽量呼气，切记不要将气呼入准纳器中，然后将吸嘴放入口中，深深地平稳地吸入药物；吸入完毕将吸入装置拿出，同时屏气约10秒或在没有不适的情况下尽量屏住呼吸，然后缓慢恢复呼气；关闭吸入装置时将拇指放在拇指柄上，回拉，听到"咔哒"声表示吸入装置已经关闭。注意若需多吸一剂时，必须先进行剂量装填，再重复以上吸入步骤。②布地奈德福莫特罗粉吸入剂为涡流吸入装置，属于多剂量储库型吸入器，在首次使用本品前，需要对都保装置进行初始化。初始化的操作步骤为旋松并拔出瓶盖，确保红色旋柄在下方；拿直都保，握住红色旋柄部分和都保中间部分，向某一方向旋转到底，再向其反方向旋转到底。在此过程中会听到一次"咔哒"声；重复操作上述步骤一次就完成初始化。使用方法为首先旋转并移去瓶盖，检查剂量指示窗，确保有足够剂量的药物；吸入前一手拿都保瓶体，另一手握住底盖，向某一方向旋转到底，再向反方向旋转到底，听到"咔"一声，即完成一次剂量的装填；吸入时，先轻轻地呼出一口气（勿对吸嘴吹气），将吸嘴含于口中双唇完全包住吸嘴，用力且深长地吸气，即完成一次吸入动作；吸药后约屏气10秒再慢慢呼气；用完后将瓶盖盖紧。注意若需多次吸入时，需首先进行剂量装填，再重复吸入动作。③噻托溴铵粉吸入剂为旋转吸入器，属于单剂量干粉吸入器，使用方法为首先拧开专用吸入器体部，将含药胶囊放入正确位置后合上吸嘴至发出"咔哒"声；此时按压绿侧钮一次，胶囊被刺破，完全深呼吸一次，然后将装置放到嘴上，用嘴唇紧紧含住吸嘴，保持头部垂直，缓慢地深吸气，其速率应足以能听到胶囊振动。吸气到肺部全充满时，尽可能长时间地屏住呼吸，重新开始正常呼吸，重复吸入动作一次，胶囊中的药物即可完全吸出。最后打开吸嘴，倒出用过的胶囊并弃之。关闭吸嘴和防尘帽。

注意，不管是哪种吸入制剂，用完之后都应用温开水漱口，清洗残留在口咽部的药物，特别对于含激素的吸入制剂，可以减少激素的不良反应。

（3）外用给药　常见外用制剂包括眼用制剂、栓剂、喷鼻剂与滴鼻剂、滴耳剂及外用药片等。

1）眼用制剂：常见的有滴眼液和眼膏。在使用前，如有必要先使用消毒棉签擦净患眼的脓性分泌物或眼泪，然后洗净并擦干双手，取坐位或仰卧位给药，使用时左手食指轻轻向下拉开下眼睑呈钩袋状，暴露结膜囊。使用时，如为滴眼液（混悬剂用前需摇匀），则将药物直接滴入拉开的结膜囊内，轻轻闭上眼睛数秒，同时用手指按压鼻泪管约 2 分钟，可以防止药物通过鼻泪管进入口腔带来苦味，也可防止药物经由鼻黏膜吸收后产生全身作用；如为眼膏，则挤出黄豆粒大小轻涂于结膜囊内，眨眼数次，然后轻轻按摩眼睑 2 分钟，使药物分布均匀。滴眼液可白天使用，眼膏宜睡前涂抹，效果较好。注意，如同时使用两种以上的滴眼液，每种药液之间要间隔 5～10 分钟。如同时使用滴眼液和眼膏，用药顺序为先用澄清溶液，再混悬液，最后眼膏，间隔时间同滴眼液。儿童使用眼用制剂后，注意防止不要哭闹以免泪水稀释药物降低疗效。为保证眼用制剂无菌，一般生产时均加有防腐剂，只有少数小包装制剂不含防腐剂，使用时注意药品的保质期，开封后的眼用制剂，使用时间一般不超过 2 周。

2）栓剂：常见有肛门栓和阴道栓。肛门栓使用时患者取侧卧位，小腿伸直，大腿尽量向前屈贴着腹部（儿童可趴在大人腿上），放松肛门，栓的尖端插向肛门并用手指轻轻推进，插入深度为距离肛门口 3～4 厘米（儿童为 2 厘米），然后合拢双腿，保持侧卧位姿势 15 分钟，以防肛门栓被挤出，给药后 1 小时内不要排便。阴道栓使用时患者取仰卧位，保持双膝屈起并分开，用手指轻轻将药物放入阴道，并将栓剂轻推入阴道深处，置入栓剂后，患者应合拢双腿，保持仰卧姿势约 15 分钟，在给药后 1 小时内尽量不要排尿，以免影响药效。注意，栓剂是药物与适宜基质制成的具有一定形状的供人体腔道内给药的固体制剂，其硬度易受气候的影响而改变，在夏季或高温时会使栓剂变得松软而不易使用，使用前可将其置入冰水或冰箱中 20 分钟，待其基质变硬，然后除去外包装，放在手中捂暖以消除尖状外缘，用清水或水溶性润滑剂涂在栓剂的尖端部再使用。

3）喷鼻剂与滴鼻剂：使用喷鼻剂时，将喷头插入鼻腔，尽量避免接触鼻黏膜，按压喷雾器的同时吸气，在抽出喷雾器之前，要保持按压喷雾器，以免鼻腔中黏液和细菌进入容器中。使用滴鼻剂时，保持头后仰，滴头不要接触鼻黏膜，滴入适当剂量，滴完后，用手指轻按几下鼻翼，使药液布满鼻腔，最后，保持头后仰姿势 10～20 秒。注意，滴鼻或喷鼻前应首先将鼻腔清理干净，使用时应将药液滴到或喷到鼻腔侧壁而不是鼻腔正中，以免药液直接流入咽部引起不适感。同时使用几种鼻用制剂，每种药物之间应间隔 5 分钟以上。如需同时使用鼻黏膜血管收缩剂和抗菌药，应先用前者，再用后者。

4）滴耳剂：使用时取坐位侧偏头或侧卧于床上，向后上方牵拉耳廓（儿童应向后下方牵拉），将外耳道拉直，向其中滴入适量药物，使药液沿外耳道缓缓流入耳内，滴药结束后拉住耳廓轻轻摇动或按压耳屏，帮助药液流入耳内，保持滴药姿势 3～5 分钟。注意，为避免刺激内耳前庭器官，导致用药后出现头晕恶心等问题，滴耳液的温度最好和体温保持一致。

5）外用药片：如高锰酸钾片应按 1:5000（0.2g 用 1000ml 水稀释，浓度 0.02%）比例配成水溶液外用，同时还应交代患者避免水溶液浓度过高而灼伤，一般为淡红色即可。克霉唑阴道泡腾片每晚睡前 1 片塞于阴道深处。对于外用药片，药师要特别提醒患者不能口服。

2. 服药时间　要达到药物的最佳治疗效果，必须在适宜的时间服药，而不恰当的服药时间不但会降低药效，延误病情，甚至会加重患者的身体健康问题。口服药物的服药时间有清晨、空腹、餐前、餐时、餐后、睡前等几种类型。

（1）清晨服药　人体肾上腺皮质激素的分泌具有明显的昼夜节律性，早晨 8 点为其生理性分泌的高峰期。因此，长期使用糖皮质激素类药物的患者宜将一日或两日药量于早晨 8 点一次服用，此时给药对垂体及下丘脑的抑制最小，可减少医源性肾上腺皮质功能不全的发生。正常人体血压的波动规律呈"两峰一谷"，长柄杓型，即血压在晚上 2～3 点降至低谷，凌晨血压又上升，至早晨 8～9 点达高峰，然后血压持续在较高水平波动，至下午 4～6 点出现第二个高峰，以后逐渐下降。因此降压药物服药时间以早上 7 点和下午 3 点左右服药为宜，这样可使药物作用达峰时间与血压波动规律的两个高峰期吻合，可有效控制血压，对于每日服用一次的长效降压药如拉西地平、依那普利、氯沙坦、索他洛尔等药物宜选择在早上 7 点左右服药。

（2）空腹服药 一般指餐前 1 小时或餐后 2 小时服药。如抗结核药利福平、治疗骨质疏松的阿仑磷酸钠和甲状腺激素药左甲状腺素钠均宜空腹服药。

（3）餐前服药 指餐前 30 分钟服药，餐前胃内食物少，有利于药物的吸收，一般对胃无刺激性或刺激性小的药物或需要作用于胃部的药物餐前服用。如促胃肠动力药甲氧氯普胺、多潘立酮、西沙必利；消化道黏膜保护剂如硫糖铝、铋剂等均需在餐前服药。注意有些降糖药一定要求在餐前 30 分钟服药，肠溶制剂一般也要求餐前或空腹服药。

（4）餐时服药 指进餐过程中服药，如降糖药二甲双胍、阿卡波糖和预防心绞痛的曲美他嗪等药物宜餐时服药。抗真菌药灰黄霉素难溶于水，与脂肪性食物一同服用可促进药物吸收，提高血浆药物浓度。

（5）餐后服药 指饭后 30 分钟服药，可减少药物对胃肠道的刺激，或食物可促进药物的吸收。如非甾体解热镇痛抗炎药阿司匹林、对乙酰氨基酚、吲哚美辛、布洛芬及铁剂如硫酸亚铁片等均对胃肠道有刺激作用，宜餐后服药；由于食物可增加维生素 B_2、普萘洛尔、苯妥英钠、螺内酯和氢氯噻嗪等药物的吸收，也宜餐后服药。

（6）睡前服药 指睡前 30 分钟服药。人体内胆固醇的合成具有昼夜节律性，在午夜至清晨之间是合成高峰期，故降脂药如洛伐他汀、辛伐他汀、普伐他汀等，宜每日睡前服药。控制哮喘的药物如茶碱、福莫特罗、沙美特罗、孟鲁司特等可睡前服药，以预防哮喘患者在凌晨可能出现的呼吸困难症状。降压药特拉唑嗪需晚上睡前服用，否则易引起体位性低血压。

知识链接

餐前服药与空腹服药的区别

"空腹服药"一般指餐前 1 小时或餐后 2 小时服药。严格的空腹服药是指早晨起床后，早餐前 1 小时服药。"餐前服药"可于各餐前 30～60 分钟服药。

如药品说明书要求"本品应在清晨空腹服药"，这时要保证胃内一定是空腹，药品应于清晨早餐前 1 小时空腹服下，不能擅自做主放到餐后 2 小时服用。清晨空腹服用药物后，注意一定不要立刻进餐，至少在服药 30 分钟后进食食物。

一般意义的空腹与餐前服药可以当成相同意思，均要求在胃内食物较少的情况下服药，如硫糖铝、铋剂、多潘立酮等，既可以说是餐前服药，也可以说是空腹服药。因此，可以认为"空腹服药"要求比"餐前服药"更高。

---

3. 服药剂量 通常按药品说明书上推荐的给药剂量范围服药可获得良好效果，超量服药容易引起中毒，因害怕药物产生毒副作用从而减小剂量给药的做法可能导致无法获得应有药效甚至产生耐药性的后果。患者的服药剂量一般遵医嘱即可，用药指导时叮嘱患者需要调整给药剂量时应先咨询医师或药师，不可擅自加减剂量。

对需要首剂加倍的药物如磺胺类抗菌药（如复方新诺明）、四环素类抗菌药（如米诺环素、多西环素）、广谱抗真菌药（如伏立康唑、氟康唑等）、替加环素、替考拉宁、蒙脱石散等药物，药师需要耐心向患者指导首次及以后的服药剂量并询问患者是否清楚；对部分毒性较大的药物，切记指导患者不能把两次的剂量合并成一次吃；对沙丁胺醇气雾剂、硝酸甘油片等按需使用的药物，由于其使用剂量与患者自觉症状关系密切，需向患者仔细说明。

（三）介绍药物不良反应

药物是把双刃剑，在发挥治疗作用的同时可能带来不良反应。用药指导时为避免患者焦虑，应告知患者药品的常见不良反应，并告知患者如果在用药过程中发生这些常见的、轻微的、已知的、可逆的不良反应，在不影响患者自身身体健康和生活质量时，应该尽量按医嘱用药，如新康泰克、维 C 银翘片等常见抗感冒药中均含有能引起嗜睡作用的成分氯苯那敏，应向患者交代清楚，以防司机或高空作业者服药期间发生安全事故；阿托品类药物服用后可引起口干、面色潮红、心跳加快等不良反应；服利福平后可引起体液变深；服铁剂可引起黑便等均应提前说明。当然如果轻微不良反应持续时间特别长，或患者感觉出现的轻微不良反应令人烦恼、尴尬等，可以告知患者向医生或者药师咨询，在得到肯定答复之前不能擅自停药或减量。

如药物安全范围较窄，毒性较大，药师同时应告知患者药物可能出现的严重不良反应及相应的补救措施。如强心苷类药物在进行用药指导时，应告知患者如出现包括厌食、恶心呕吐、腹泻等临床表现时应注意补钾或考虑停药；如出现神经系统症状如黄绿视时是强心苷类药物停药指征，必须立即停药并及时联系医生。如果患者不能确定是否出现不良反应或已经出现严重的不良反应，最好立即暂停可疑药物，及时去医院治疗。

（四）提醒患者用药注意事项

1. 注意药物之间的相互作用　在疾病治疗过程中，往往需要联合应用多种药品，如联用不当，可使药效减弱或出现毒副作用，药师对存在临床意义的药物相互作用应特别交代。

如氟喹诺酮类药物可与其他药物如抗酸剂中的金属离子钙、铝、镁等在胃中螯合而失效，合用时应先服用氟喹诺酮类药物，3 小时后再服用抗酸剂；蒙脱石散可吸附其他药物而影响吸收，与其他药物合用时，其他药物应在服蒙脱石散前后 1 小时以上服用。许多抗过敏药如阿司咪唑与咪唑类抗真菌药、大环内酯类抗生素合用可发生严重心脏毒性。

2. 注意药物与食物之间的相互作用　如服用甲硝唑、头孢类药物期间若饮酒可产生双硫仑样反应；服强心苷类药物时，因其治疗量与中毒量比较接近，服用期间若大量进食含钙食物可增加强心苷类药物敏感性，致使服用安全剂量也可能导致心脏毒性；服用铁剂治疗缺铁性贫血时，茶叶中的鞣酸不利于铁剂的吸收而影响疗效；服用磺胺类药物忌食酸性水果、果汁和醋，以免在尿中形成结晶而损害泌尿系统等。

3. 其他注意事项　根据药品的特点注意指导患者不宜使用牛奶、茶水、果汁等饮料送服药物。牛奶中含大量钙，易与喹诺酮类药物络合形成大分子，妨碍药物吸收；茶水中含咖啡因、茶多酚、鞣质等，使溶液偏碱性，可与酸性药物发生反应，影响药效；果汁一般属于酸性水溶液，并且其中可能含有鞣质、维生素 C 等还原性物质，会影响部分药物的稳定性。

调节肠道菌群的活菌制剂（如双歧杆菌乳杆菌三联活菌片、枯草杆菌二联活菌颗粒、乳酶生片等）；助消化类酶制剂（胰酶片、酵母片、多酶片等）和维生素 C 等热敏感性药品不宜使用热水送服。

（五）其他用药指导

1. 疗程　有些患者自觉症状好转时，会选择自行缩短疗程，特别是一些需要坚持服药时间较长的患者，如缺铁性贫血、消化性溃疡、细菌性感染等患者，在进行用药指导时药师应特别注意强调药物的疗程。如抗菌药物一般使用至体温恢复正常、症状消退后 72～96 小时，否则容易产生耐药性；对有幽门螺杆菌感染的消化性溃疡患者，为彻底根除致病细菌，需连续用药 10～14 天，否则容易复发；缺铁性贫血患者在检查指标恢复后还需连续用药数月以补充储存铁的不足。

2. 药品保存方法　药品通常会受光、热、水、微生物等外界条件影响而变质，正确保存药品是发挥药效的基础。大多数药物在干燥、避光、通风和阴凉的地方可安全保存；蛋白生物制品和活菌制剂需在低温处保存，如重组人干扰素、枯草杆菌二联活菌颗粒、双歧杆菌乳杆菌三联活菌片均需在冰箱中冷藏保存。胰岛素未开启时应置于冰箱冷藏保存，切勿存放于冰箱冷冻室，而开启后常温保存即可，不必放置冰箱冷藏。一般需要避光的药品，在出厂时会使用棕色瓶或用铝箔等不透明包装，患者暂时不用的剩余药品不要改换外包装，应置于原包装中继续保存。对于糖衣片、糖浆剂等要指导患者保存于儿童不能轻易拿到之处，以免误服引起中毒。

药师在知晓这些用药指导前提下，要通过与患者的交流，指导患者正确服药以避免出现这些药物之间的不良相互作用。在进行用药指导时，药师应该注意以下几点。

（1）尽量采用简洁、易懂的语言，并注意观察患者是否听懂。

（2）对药品疗效不做过分的夸张宣传，也不宜对不常见的不良反应过分强调。

（3）在解答患者问题时，应注意尽可能减少患者的疑虑，增强其对治疗的信心和依从性。

（4）需特别注意，在医院发药窗口，由于时间限制，药师可能无法做到详细对每种药品进行用药指导，此时应指引患者根据自身理解情况决定是否进行用药咨询。

二、患者的依从性

依从性（compliance）是指患者对药物治疗方案的执行程度。可分为完全依从、部分依从（超过或不足剂量用药、增加或减少用药次数等）和完全不依从（完全不服药）三种。部分依从和完全不依从统称为不（非）依从（noncompliance），两者都是药物依从性差的表现。据相关资料表明，46%的患者不按处方剂量服用地高辛，约30%的患者在短期抗菌治疗中不遵医嘱，不依从的后果可能导致医生在监测治疗效果时作出错误判断，甚至可能对患者和社会造成严重后果。影响依从性的因素主要包括患者、药物和疾病三方面。

（一）患者因素

患者是影响用药依从性的关键因素。患者的疾病及生活状态、年龄、文化层次、经济状况等很大程度上直接影响用药依从性。

1. 疾病及生活状态 患者疾病治疗的紧迫感与依从性大小关系密切，对症状明显只需短期用药的疾病，如感冒、过敏性哮喘等患者依从性较高；对经过治疗症状已经缓解的疾病和缺乏症状提醒的慢性疾病患者依从性较低，如高血压、高血脂和糖尿病患者经常会漏服药物。患者合并的基础疾病多，用药品种多，用药时间长会使患者的依从性大大降低。生活作息不规律、过度繁忙、过度紧张等生活习惯和工作环境也容易造成用药依从性差，一些特殊职业者如长途汽车司机、野外工作人员等患者的依从性较差。

2. 年龄因素 随年龄增加，药物依从性统计数据呈正态分布。一般来说，老年人和未成年人依从性较差，中青年人依从性较好。老年人由于记忆力减退，容易忘记自己是否服药及上次服药时间，容易造成漏服或多服。儿童用药的依从性主要取决于监护人，青少年由于学习压力大或存在叛逆心理，用药依从性也较低。

3. 文化层次 一般情况，文化水平越高的患者，对疾病和药物信息了解得越多，越有利于患者理解治疗意图，从而更加配合药物治疗方案，用药依从性较高。相反，文化水平较低的患者由于缺乏必要的疾病和药物基本知识，容易受到非法行医机构和保健品供应商的蛊惑，不信任医师或药师的治疗方案，对用药目的及药物的不良反应存在顾虑，是用药依从性差的主要原因。

4. 经济因素 对于需要长期使用药物支持治疗的患者，如高血压、糖尿病等患者，用药依从性高低与患者的个人经济收入及药品付费方式（自费、医保、公费医疗）直接相关。通常自费患者依从性低于医保和公费医疗患者。有些经济承受能力不足的患者，可能擅自换用比较便宜而疗效较差的药物甚至直接中断药物治疗。

5. 其他影响依从性因素 对一些缺乏生活自理能力，罹患特殊疾病的患者，如精神分裂症患者、重度抑郁症患者，其用药依从性完全取决于监护人，如无监护人协助，可能呈现完全不依从用药。有些患者存在羞怯心理，或存在对医务人员的敬畏心理，当医师或药师进行用药指导时，即使不懂或没听清也不愿或不敢咨询，造成凭自己的错误理解服药。有些患者自觉病情好转而中断服药，有的患者对药物疗效期望过高，未达到主观要求而提前中断治疗。

（二）药物因素

1. 药物治疗方案的复杂程度 方案越复杂，药物依从性越低。用药方案的复杂程度表现为联合用药的品种数、用药次数、给药途径等方面。一般来说，联合用药的品种数越多，用药次数越多，疗程越长，用药依从性越差。

2. 药物剂型 一般内服剂型的依从性高于外用剂型。内服剂型中，片剂的依从性较高；在外用剂型中，软膏剂（包括乳膏）的用药依从性较好。药物剂型的大小也会影响依从性，如药物太小，部分老年人因视力和手指灵活性下降而发生用药困难；药物太大，患者难以下咽，均会导致用药依从性低。制剂带有不良气味及颜色，也可能导致儿童拒绝服药或背着家长把药吐掉；另一方面，如果患儿因为喜欢药物的味道，特别是甜味，容易造成偷偷过量服药。

3. 药物不良反应 是影响患者用药依从性的重要因素，不良反应发生率与早期中断治疗之间有着明显相关性。不良反应越多、越大的药物，用药依从性越差，有些患者的因为害怕药物出现不良反应或已经出现不良反应，会自行选择减少剂量或降低给药频次，而有的患者由于药物的不良反应太大，不得不停止用药。

4. 疗程 疗程越长，用药依从性越差。如缺铁性贫血患者，要求服药时间长达 3～6 个月以补充储存铁的不足，很多患者自觉贫血症状好转后，中断服药或断续服药，从而造成疾病复发率较高。

（三）医务人员因素

医务人员长期以来主要致力于为患者制定安全、有效的药物治疗方案及提供准确、无误的药品调配工作，不注重向患者提供疾病和药物相关信息，缺少与患者的有效沟通，未能让患者完全清楚用药目的、用药方法、用药注意事项等与依从性直接相关的内容。事实上，药品交付患者之时，治疗方案的实施就完全交给患者，患者对药物治疗方案的执行程度直接影响药物疗效，因此提高患者依从性对评估药物治疗方案的有效性及促进患者临床合理用药具有至关重要的作用。

在医疗市场竞争日益激烈的现在，优良的健康服务将成为医院生存发展的重要因素，随着药学服务的发展，患者依从性也受到越来越多的医务人员的重视，而影响依从性的因素非常多，涉及患者、药品、医务人员、社会、家庭等各方面。提高药物依从性是个系统工程，需要多方面的密切配合才能得到根本解决。从医务人员角度，可以从以下几个方面提高用药依从性：一是尽量优化药物治疗方案；二是重视并加强对患者进行用药指导；三是积极开展健康宣教，普及健康知识；四是主动提供用药咨询服务；五是改善服务态度，提高服务质量。

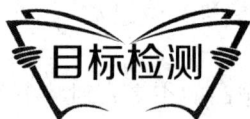

目标检测

一、A 型选择题

1. 糖皮质激素应什么时候服药最好（　　）
   A. 清晨服药　　　　B. 空腹服药　　　　C. 餐时服药　　　　D. 餐后服药
   E. 睡前服药

2. 以下哪种药物不需要餐前服药（　　）
   A. 多潘立酮　　　　B. 硫酸亚铁　　　　C. 阿司匹林肠溶片　　D. 格列本脲
   E. 硫糖铝

3. 以下哪种药物不需要首剂加倍（　　）
   A. 复方新诺明　　　B. 伏立康唑　　　　C. 替加环素　　　　D. 蒙脱石散

E. 阿托品

4. 以下哪项不是影响用药依从性的因素（　　）

　　A. 患者年龄　　　　　　B. 患者文化层次　　　C. 患者经济状况　　　D. 患者婚姻关系

　　E. 患者合并疾病及生活习惯

5. 定量气雾吸入装置的使用方法为（　　）

　　A. 屏→摇→吸→呼→漱　　　　　　　　　　B. 屏→摇→呼→吸→漱

　　C. 摇→吸→呼→屏→漱　　　　　　　　　　D. 摇→呼→吸→屏→漱

　　E. 漱→呼→吸→屏→摇

二、X 型选择题

1. 用药指导的内容包括（　　）

　　A. 药品基本信息　　　B. 用药方法　　　　　C. 不良反应　　　　　D. 用药注意事项

　　E. 其他必要指导

2. 药师在进行用药指导时要注意（　　）

　　A. 尽量采用简洁、易懂的语言，并注意观察患者是否听懂

　　B. 对药品疗效不做过分的夸张宣传，也不宜对不常见的不良反应过分强调

　　C. 在解答患者问题时，应注意尽可能减少患者的疑虑，增强其对治疗的信心和依从性

　　D. 在医院发药窗口，药师可指引患者根据自身理解情况决定是否进行用药咨询

　　E. 为提高患者依从性，药师应指引患者向医生咨询用药方法和注意事项

3. 依从性分为（　　）

　　A. 依从　　　　　　　　B. 完全依从　　　　　C. 部分依从　　　　　D. 不依从

　　E. 完全不依从

4. 影响依从性的因素包括（　　）

　　A. 患者因素　　　　　　B. 药物因素　　　　　C. 医务人员因素　　　D. 社会因素

　　E. 家庭因素

5. 从医务人员角度有哪些措施可提高用药依从性（　　）

　　A. 尽量优化药物治疗方案　　　　　　　　　B. 重视并加强对患者进行用药指导

　　C. 积极开展健康宣教　　　　　　　　　　　D. 主动提供用药咨询服务

　　E. 改善服务态度，提高服务质量

6. 以下哪些因素可影响患者用药依从性（　　）

　　A. 疾病及生活状态　　　B. 年龄　　　　　　　C. 文化层次　　　　　D. 经济承受能力

　　E. 心理因素

三、判断题

1. 硫糖铝片宜嚼碎后服用，可增加疗效。　　　　　　　　　　　　　　　　　　　　（　　）

2. 只有激素类吸入剂型使用后才需要漱口。　　　　　　　　　　　　　　　　　　　（　　）

3. 应指导感冒咳嗽患者服用完止咳糖浆后多饮水。　　　　　　　　　　　　　　　　（　　）

4. 眼膏宜睡前使用。　　　　　　　　　　　　　　　　　　　　　　　　　　　　　（　　）

5. 眼用制剂的使用顺序为混悬液、澄清溶液、眼膏。　　　　　　　　　　　　　　　（　　）

（郑小红）

基本技能训练一　药品基本知识

【实训目的】

1. 掌握新药、假药的标准；熟悉精神药品、麻醉药品、毒性药品、放射性药品与高危药品的主要品种。

2. 能正确解读各种药品标识与说明书。

3. 能根据药品包装、外观进行劣药的初步判断。

【实训条件】

实训药房、药品包装、被鉴别药品。

【实训任务】

1. 解读药品包装标识及说明书。

2. 鉴别变质药品。

【实训步骤】

1. 学生分成 8 组，每组发放教师提前准备好的 5 种药品，学生就药品包装及说明书进行解读（学生可以通过网络平台查询资料）。

2. 每组学生代表就训练结果进行讲述（包括药品包装标识、说明书解读）。

3. 教师就学生发言进行点评，并针对学生未掌握的知识进行讲解。

4. 药品变质的鉴别。该项工作要求学生分小组在实训药房内完成，根据药品包装和药品外观，进行药品变质的初步鉴别。并通过讨论，选派代表陈述鉴别结果及理由，完成实训报告。

【实训思考】

1. 叙述新药、劣药、假药、毒性药品、精神药品、麻醉药品、放射性药品、高危药品的定义。

2. 请说出医院药房对麻醉药品和精神药品的管理规定有哪些？

（刘晓颖）

基本技能训练二　药品分类

【实训目的】

掌握常用药品的分类，能迅速准确进行药品摆放或取药。

【实训条件】

实训药房、塑料装药篮、需取出或摆放的药品清单。

【实训任务】

1. 熟悉实训药房药品分区、分类、摆放形式、药架（药柜）编号。

2. 对药物进行正确分类（按药理学药物分类），要求在规定时间内将药品正确地放入药架（药柜）中。或根据药品清单将药品从药架（药柜）中取出。

【实训步骤】

1. 学生先熟悉实训药房药品分区、分类。

2. 药品分类训练（可任选一种方法）。

（1）方法一：教师给出药品清单（每位同学负责 5 种药品），分四批进入实训药房按药品清单取药，每一批规定在 10 分钟内完成。

（2）方法二：教师给出 5 种药品（附 5 种药品的清单），学生分四批进入实训药房分别将 5 种药品摆放至药架或药柜。并将所摆放的位置编号写在清单上。每一批规定在 10 分钟内完成。

3. 教师核对清单与取出的药品是否相符、核对药品摆放位置是否正确，并给出实训成绩。

【实训思考】

请说出阿莫西林、阿司匹林、奥氮平、依那普利、喷托维林、雷尼替丁、地西泮、呋塞米、二甲双胍、硫酸亚铁、华法林、阿托品的系统分类。

（刘晓颖）

基本技能训练三　药学信息收集与用药教育

【实训目的】

1. 熟悉药学信息服务内容；学会运用药学信息进行服务。
2. 树立以患者为本的服务理念，增强公众合理用药意识。

【实训条件】

多媒体教室、相关药品、网络电子资源。

【实训内容】

1. 收集资料，包括感冒药购买、使用、疾病控制和不良反应；感冒药使用常见误区和使用注意事项。
2. 分组讨论确定用药教育内容、设计药讯版面。
3. 制作药讯并在校内进行用药教育。

【实训步骤】

1. 实训之前要求每个学生在课余时间利用学校数据库及其他网络资料收集关于感冒药物治疗现状、社会人群感冒药使用常见误区及感冒药使用注意事项、国家对相关药物的管理等相关信息；除了电子资料的收集，还要求在校内采用面对面交流的方式，收集校内学生和教职工感冒药购买、使用、疾病控制和不良反应等信息，并做书面记录。
2. 教师讲解药讯制作基本要求。
3. 学生以 6～8 人为一个小组，整理交换所收集的信息，根据发现的问题及收集的资料集体讨论确定用药教育内容，并初步设计药讯版面。
4. 教师巡视并就每组收集信息和确定的用药教育内容进行审核并指导。
5. 学生团队协作按设计方案制作电子药讯。
6. 教师就药讯制作情况进行点评。
7. 选取 1～2 个优秀团队制作的电子药讯，制作纸质版药讯并在校内发放，选取适当时机对全校师生进行相关用药教育。

【实训思考】

药讯制作有什么注意事项？在现场用药教育中需要注意什么问题？

（郑小红）

基本技能训练四　模拟患者用药咨询

【实训目的】

1. 熟悉患者用药咨询的常见内容，能正确解答患者提出的用药咨询问题。
2. 树以患者为本的服务理念，对患者提出的问题进行耐心解释。

【实训条件】

实训药房、用药咨询台、药品。

【实训内容】

1. 复习患者用药咨询的主要内容。

2. 播放教学视频。

3. 学生自行设计患者用药咨询对话。

4. 进行模拟用药咨询训练，同时提交视频作业。

【实训步骤】

1. 师生共同复习患者用药咨询要点，教师强调用药咨询中的注意事项。

2. 观看医院患者用药咨询实况。

3. 每班分为8个小组，分别就以下任意一种疾病的用药进行患者用药咨询对话设计（设计时尽量包括患者用药咨询的主要内容、用药注意事项、用药指导）。

（1）消化性溃疡　硫糖铝、奥美拉唑。

（2）上呼吸道感染　复方感冒灵胶囊。

（3）高血压　卡托普利片、硝苯地平控释片。

（4）肺炎　头孢哌酮。

（5）缺铁性贫血　硫酸亚铁。

（6）支气管哮喘　沙丁胺醇气雾剂。

（7）失眠症　舒乐安定。

4. 进行角色分工，分别扮演药师和患者进行模拟训练，教师巡视指导。患者咨询的药物包括消化性溃疡、感冒、腹泻、咳嗽、发热的用药咨询等。每组讨论并书面设计咨询内容和主解答要点。

5. 按设计方案开始模拟咨询训练，教师巡视指导。

6. 各组分别选派两名同学，进行模拟用药咨询表演。

7. 教师课后对模拟训练视频作业进行点评，网络平台展示优秀作业。

【实训思考】

请说出用药咨询的内容。

（刘晓颖）

基本技能训练五　模拟问病

【实训目的】

1. 初步掌握药学人员问病的内容、方法、技巧。

2. 学会与患者交流沟通及问病时的礼仪。

【实训条件】

实训药房、问病礼仪教学视频。

【实训任务】

1. 书面设计问病情景。

2. 根据设计进行模拟问病训练。

3. 团队展示。

【实训步骤】

1. 教师讲解

（1）问诊的礼仪要求　以教学视频示范。

（2）问病要点　①问主要症状及持续时间；②问诱发因素；③问伴随症状；④问诊疗经过；⑤其他

（视病情选问），如过去史、家族史、药物过敏史、职业、个人嗜好等。

（3）问病方法 教师以感冒为例进行问病示范。

（4）问诊的注意事项 ①态度和蔼，仪表端庄，避免审问式；②避免暗示性提问，引导患者进入疾病；③避免用医学术语，如端坐呼吸，持续性腹痛（病历写作用术语）；④根据患者不同文化程度，采用问诊语言；⑤让患者陈述，不随意打断，但需引导。

2. 问病情景书面设计 以感冒为例，团队通过讨论，集体完成书面问病情景设计方案。

3. 问病训练 团队中每2人为1个小组，按设计方案分别模拟患者和医药人员进行问病练习，教师巡视指导。

4. 团队展示 每个团队选派两名代表展示问病情景，全部完成后教师点评。

5. 完成实训报告。

【实训思考】

假设在社会药房工作，如何对前来购药的患者（顾客）进行简要的问病？

（刘晓颖）

基本技能训练六 用药指导

【实训目的】

1. 初步掌握单一药品的用药指导内容、方法、技巧。

2. 学会与患者或（取药者）交流沟通。

【实训条件】

模拟医药门诊药房、准备常用口服药（如氨茶碱、艾司唑仑、地高辛、联邦止咳露、阿托品等）、气雾剂、外用药品及药品说明书。

【实训任务】

1. 复习用药指导要点，如药品通用名、主要作用、用法用量、必要的不良反应、交代用药注意事项。

2. 模拟医药门诊药房发药时的用药指导。

【实训步骤】

1. 两人一组，选择一种药物，熟悉说明书，查阅资料，写出用药指导要点。

2. 按设计方案，学生模拟药师和患者，相互交替进行用药指导要点练习，教师巡视指导。

3. 教师选取2名学生代表分别扮演门诊发药药师和取药患者，进行模拟用药指导；重点就药品名称、用法用量、常见的不良反应，用药注意事项进行指导。

4. 先由学生点评，教师最后总结，肯定优点，指出不足及改进的方向。

【实训思考】

门诊发药必须交代的要点有哪些？

（刘晓颖）

基本技能训练七 药历的书写

【实训目的】

1. 培养学生对临床资料进行采集、综合分析以及整理与归纳的能力。

2. 学习各科常见疾病。

3. 培训药物分析能力。

【实训条件】

住院病区及在院患者。

【实训任务】

1. 掌握患者资料的采集。

2. 熟悉书写药历的疾病。

3. 培养分析药物的思维。

【实训步骤】

1. 资料收集 带教老师带领学生参与临床查房，在查房过程中各自选择一位患者书写药历。查房结束后学生自行查阅学习所选患者的病种、治疗方案及所使用药物等资料。

2. 药历的书写

（1）患者基本情况 姓名、性别、年龄、住院号、住院时间、出院时间、籍贯、民族、工作单位、联系电话、联系地址、身高、体重、体重指数、体表面积、血型、血压、不良嗜好（烟、酒、药物依赖）。

（2）病历摘要 主诉、现病史、既往病史、既往用药史、家族史、伴发疾病与用药情况、过敏史、药物不良反应及处置史、入院诊断、出院诊断、初始治疗方案分析、初始药物治疗监护计划、其他主要治疗药物。

3. 药物治疗日志的书写

（1）药物治疗日志记录内容 ①入院后首次病程内容已经在首页各栏目中体现，日志部分需记录入院时间和入院诊断。②患者住院期间病情变化与用药变更的情况记录（含治疗过程中出现的新的疾病诊断、治疗方案、会诊情况）。③对变更后的药物治疗方案的评价分析意见与药物治疗监护计划。④用药监护计划的执行情况与结果（包括药师参与情况与结果）。⑤出院带药情况。

（2）每次记录应有学生签名，并注明记录时间（年、月、日）危重患者要记录时刻。

（3）药学带教老师每周不少于两次对药物治疗日志进行点评，并用红色笔填写点评意见。

（4）临床带教老师每周不少于一次对药物治疗日志进行点评，并用红色笔填写点评意见。

（5）入院前三天记录，首程一次，此处两次。以后一般每3天书写记录1次，危重患者随时书写记录。

4. 药物治疗总结

（1）出院时对完整治疗过程的总结性分析意见（重点）。

（2）药师在本次治疗中参与药物治疗工作的总结。

（3）患者出院后继续治疗方案和用药指导（药物治疗日志中若已书写，此处可不写）。

（4）治疗需要的随访计划和应自行检测的指标。

5. 临床带教老师评语 对完整教学药历的评语。

6. 药学带教老师评语 对完整教学药历的评语。

【实训思考】

1. 如果患者出现了不良反应，是否需要在药历上体现？

2. 在书写药历过程中，需要对患者哪些情况进行用药监护？

（谢玉惠）

项目三 用药安全与不良反应监测

任务一 药物警戒

案例导入

> 案例：美国食品药品管理局（FDA）2018年2月22日发布消息，建议在心脏病患者中慎用抗生素克拉霉素，因为几年后会增加潜在的心脏问题或死亡的风险。FDA的建议是基于一项大型临床试验中冠心病患者的一项随访10年研究的评估结果，该临床试验首次发现了这个安全性问题。
>
> 作为评估结果，FDA新增了心脏病患者增加死亡风险的新警告，建议处方医生在此类患者中考虑使用其他抗生素。FDA同时也在克拉霉素药品标签中加入了这项研究结果。作为FDA常规开展的药品安全性监测的一部分，FDA将继续监测使用克拉霉素的安全性报告。
>
> 思考：1. 药物警戒与药品不良反应的联系与区别是什么？
>
> 2. 药物警戒的工作内容有哪些？
>
> 3. 药物警戒的信号来源有哪些，如何识别药物警戒风险信号？

一、概述

1974年，法国人首先创造了"药物警戒（pharmacovigilance，PV）"的概念并赋予药物安全以新的内涵，药物警戒可以理解为检测、守卫、时刻准备应对可能来自药物的危害。中国作为国际药物监测合作计划的成员国正致力于引进这一先进理念和方式，加强国际交流。第一届中国药物警戒研讨会于2007年11月在北京召开，对于提高各界对药物警戒与药物风险管理的认识，增进交流与合作，确保公众用药安全、有效具有非常重要的意义。

（一）药物警戒的含义

WHO将药物警戒定义为发现、评价、认识和预防药品不良反应或其他任何与药物相关问题的科学研究和活动。药物警戒涉及的不仅是药品不良反应，还涉及与药品相关的其他问题，包括不合格药品；用药错误；缺少药物功效的报告；在科学数据缺乏情况下的超说明书用药；急、慢性中毒病例报告；药品致死率估计；药物滥用与误用；药物与其他药物或食品合并使用的不良相互作用。

（二）药物警戒的意义

药物警戒的意义主要包括以下几方面：①从用药安全方面评估、防范、优化患者的医疗质量；②确保用药安全，促进公众健康；③对药品使用的利弊、药品的有效性、风险性进行评估，促进合理用药；④促进对药物安全的理解、宣传教育和培训，推动与公众的有效交流。

（三）药物警戒的作用

1. 药品上市前风险评估 对未上市药品开展药物警戒可及时发现风险。

2. 药品上市后风险评估 根据美国 FDA 统计，近 40 年有 121 种药品撤市，其中 33%发生在上市后 2 年；50%发生在上市后 5 年；半数以上的严重不良反应发生于上市后；10%的药品增加了黑框警示。如 2015 年 7 月，国家食品药品监督管理总局（CFDA）加强对阿司匹林以外所有非甾体类抗炎药（NSAIDs）说明书中关于心脏病发作和脑卒中的安全性警告，建议 NSAIDs 的整个用药过程中，患者和医护人员应对心脏相关副作用保持警惕，患者一旦出现胸痛、呼吸短促或呼吸困难、一个部位或身体一侧无力或口齿不清中的任何一种症状，应立即就医；2017 年 7 月 5 日，CFDA 要求对全身用氟喹诺酮类药品说明书增加"严重不良反应，包括肌腱炎和肌腱断裂，周围神经病变，中枢神经系统的影响和重症肌无力加剧"的黑框警告，并对适应证、不良反应、注意事项等项进行修订。

3. 发现药品使用环节问题 药物警戒可以发现药品使用环节可能发生的超说明书用药，违反操作规程用药（给药间隔、给药速度、溶解顺序等）及其他不合理用药、易混淆药品管理不当等情况给患者用药带来的风险。

4. 发现和规避假、劣药品流入市场 药物警戒的主要工作内容包括：①早期发现未知（新的）药品不良反应及其相互作用，提出新信号。②监测药品不良反应的动态及发生率。③确定风险因素，探讨不良反应机制。④对药物的风险/效益进行定量评估和分析，发布相关信息，促进药品监督管理和指导临床用药。

二、药物警戒与药品不良反应的联系与区别

药物警戒与药品不良反应监测具有很多相似之处，两者最终的目的都是提高临床合理用药水平，保障公众用药安全，改善公众身体健康状况，提高公众生活质量。

但事实上，药物警戒与药品不良反应监测工作有较大区别，主要表现在以下几个方面。①工作对象不同。药品不良反应监测针对质量合格的药品，而药物警戒还涉及质量合格药品以外的其他药品，如质量不合格药品、药物与化合物、药物与食物的相互作用等；②工作范围不同。药品不良反应监测是对药品上市后的监测，而药物警戒涉及药物从研发到上市后使用的整个过程；药物警戒包括药品不良反应监测工作及其以外的其他工作，如用药错误、缺乏药物疗效的报告，急、慢性中毒病例报告等内容；③工作本质不同。药品不良反应监测集中在药品不良反应信息的收集、分析与监测等方面，是一种相对被动的工作方式。而药物警戒是积极主动地开展药物安全性相关的各项评价工作，是对药品不良反应监测工作的进一步完善，是较药品不良反应监测更主动、更前沿、更系统的工作。

三、药物警戒信号

国际医学科学组织委员会（CIOMS）2010 年发表的《药物警戒信号检测实用方面》报告中，将信号定义为："来自某个或多个来源（包括观察性和实验性）的报告信息，提示干预措施与某个或某类不良或有利事件之间存在一种新的潜在的因果关系或某已知关联的新信息，这样的信息被认为值得进一步验证。"

（一）信号来源

1. 被动监测 一般采用自发报告体系（spontaneous reporting system，SRS）是药物警戒工作的基本方式，也是药品安全性信息和各种不良事件报告的主要来源。我国目前采用的是以国家药品不良反应监测中心为首的全国药品不良反应监测技术体系。自发报告体系具有监测时间长、范围广、迅速等优点，但也存在报告不全、漏报、难以定量等缺陷。

2. 主动监测 主动监测是执行预先设定的方案、全面确定不良事件的整体状况。一般来说，在对不良事件个例患者的监测中，主动监测比被动监测系统可获取更全面的数据。定点监测和处方事件监测是两种常用的药物不良事件主动监测方法。随着医疗机构信息化进程的加快，一些医疗机构开始借助优良的信息系统进行 ADR 信号的提取，实现快速预警功能，既体现了主动监测的优点，又节约了人力和时间。

3. 专业刊物发表的病例报道 专业刊物发表的病例报道是获取药物警戒信号的途径之一。如 WHO 编发的《Reaction Weekly》，国家不良反应中心的《药物警戒快讯》《药品不良反应信息通报》《药品不良反应杂志》等多种医药类期刊均有 ADR 报道。

4. 其他 病例随访、登记等方式也是获得药物警戒信号的途径。

（二）信号检测

1. 传统的方法 传统的信号检测方法主要指人工运用医学的定性方法，由有资质的专业人员评估判断，根据信号来源，从一个或汇总多个报告中发现的所谓"可疑报告"。药物警戒风险信号的识别可以从以下几个主要方面进行考虑：①药品说明书中未提及的新的不良反应，尤其是新的严重的不良反应；②药品说明书中提及的不良反应，但频次、严重程度明显增加的；③新的药品–药品、药品–器械、药品–食品之间的相互作用；④新的特殊人群用药或已知的特殊人群用药的新变化；⑤药品使用方面的新风险或已知风险的新变化；⑥药品其他方面的新问题。

2. 计算机辅助的数据挖掘的统计方法 比例失衡测量法是目前药品不良反应信号检测中研究最多，也是唯一在实际监测工作中被广泛应用的数据挖掘技术。所谓"失衡"，即测定数据库中数据分布的"不相称"或"不均衡"。药物安全数据的失衡测量，一般以药品不良事件报告数据库某药与某事件联系在一起被报告的次数为依据，探查数据库中被报告药品与事件间的统计学联系，定量评价既涉及目标药品又涉及目标事件的报告的相对频率。用计算机程序进行的数据挖掘法可计算出一个数值，该数值说明某个药品–不良事件组合的报告频数是否超过了无效值或对照值，以及超过程度的大小。

（三）药物警戒信号种类

药物警戒信号通过评价后，可将事前检出的信号归类为以下几种。

1. 确认的信号 有明确的风险，有必要采取措施以降低风险。

2. 尚不明确的信号 有潜在的风险，需要继续密切监测。

3. 驳倒的信号 并不存在风险，目前不需采取措施。

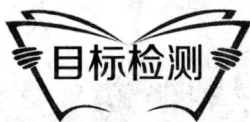

一、A 型选择题

1. 药物警戒的概念为（ ）

    A. 研究药物的安全性

    B. 一种学术上的探讨

    C. 可以了解药害发生的规律，从而减少和杜绝药害，保证用药安全

    D. 发现、评价、认识和预防药品不良作用或其他任何与药物相关问题的科学研究和活动

    E. 评价用药的风险效益比

2. 药物警戒的意义不包括（ ）

    A. 从用药安全方面评估、防范、优化患者的医疗质量

    B. 确保用药安全，促进公众健康

    C. 对药品使用的利弊、药品的有效性和风险性进行评价，促进合理用药

    D. 促进对药物安全的理解、宣传教育和培训，推动与公众的有效交流

E. 制定和执行药品保管制度

3. 药物警戒信号中确认的信号（　　）

A. 有明确的风险，有必要采取措施以降低风险

B. 有潜在的风险，需要继续密切监测

C. 有潜在的风险，不需要继续密切监测

D. 并不存在风险，目前不需采取措施

E. 不存在风险，但需要继续监测

4. 药物警戒信号中确认驳倒的信号（　　）

A. 有明确的风险，有必要采取措施以降低风险

B. 有潜在的风险，需要继续密切监测

C. 有潜在的风险，不需要继续密切监测

D. 并不存在风险，目前不需采取措施

E. 不存在风险，但需要继续监测

二、简答题

药物警戒与药品不良反应的联系与区别有哪些？

（熊　毅）

任务二　用药错误及防范策略

学习目标

1. **知识目标**：掌握用药错误的定义、原因和类型，熟悉各级用药错误的识别，了解我国用药安全进展。
2. **能力目标**：掌握防范用药错误的策略及药师在防范用药错误中的作用，能针对用药错误制定防范方案。
3. **素养目标**：收集、上报并关注用药错误，确保患者用药安全。

案例导入

　　案例：患者行血药浓度检查时药师发现地高辛达到中毒浓度 6.7ng/ml（正常值 0.8～2.2ng/ml，中毒浓度＞2.0～2.5ng/ml），仔细询问病史，发现患者除服用医生医嘱的地高辛 0.12mg/d 外，还服用自带药品地高辛 0.25mg/d，而患者本人并不知晓自带药品中也有地高辛，以致地高辛中毒。

　　思考：1. 什么是用药错误？

　　　　　　2. 该用药错误属于第几级用药错误？

　　　　　　3. 防范用药错误的策略及防范不同环节用药错误的措施有哪些？

一、用药错误的基本知识

（一）用药错误的概念与用药安全进展

　　2011 年我国卫生部颁布的《医疗机构药事管理规定》将用药错误（medication error，ME）定义为合格药品在临床使用过程中出现的，任何可以防范的用药不当。

　　美国用药错误报告与防范协调委员会（the national coordinating council for medication error reporting and prevention，NCC MERP）将用药错误定义为医疗过程中任何可以防范的，可能引起或导致不恰当的药物

应用或伤害患者的事件。这类事件与专业实践、医疗用品、常规流程和系统有关，可发生于处方开具、处方传递、药品标签、包装、命名、调剂、分发、管理、教育、信息、监测、药品使用等多个环节中。2015 年中国医院协会的数据，医疗失误中用药错误所占比率：美国为 24.7%，每年因用药错误而致死的患者数在 44000～98000；中国为 23.68%，超过 60% 的医疗事故与 ME 有关。

（二）用药错误因素分析

1. 用药错误的根源　用药是一个过程，依次包括正确的诊断、处方或医嘱，调配，患者遵医嘱接受治疗，药效监测，治疗结束或修改治疗方案，开始新一轮的治疗。用药过程的参与者有医师（处方者）、药师、患者及其监护人士、护士及相关的医务人员（如药物监测技师及行政负责人）。

在用药系统中，上述用药过程的 6 个环节与所涉及的 6 类人员是否都能做到合理用药，是保证用药过程不出错误的关键。由人才、资源、环境、工作量、质量管理支撑的诸多关键环节的最佳组合，才能构成一个完善的用药系统。可见用药不出差错并非易事，出了差错，首先可以从用药系统而非个人身上找原因。

2. 用药错误的原因　产生用药错误的原因比较复杂，可能是流程标准化不够、信息系统不完善、输液泵等设备故障以及缺乏监测，也可能是医务人员未遵守医疗规范、对药物相关知识了解不充分，缺乏患者的病程资料、记忆错误、转达失误、识别患者身份错误，遗漏核对、药物储存不当、配制错误等，还存在患者不能遵医嘱等多方面问题。常见的错误原因可概括为以下 6 方面。

（1）管理因素　①国家相关法规或医疗机构管理制度落实不够；②管理部门监管不到位，缺少专职的管理机构和人员；③监测网不统一；④没有建立健康的安全用药文化。

（2）流程因素　①医疗机构内部缺乏有效沟通，诸多用药环节衔接不畅，如换班及口头医嘱等环节；②从处方到用药整个过程中的信息系统错误。

（3）环境因素　①工作环境欠佳，如光线不适，噪声过强，工作被频繁打断等；②工作空间狭小，药品或给药装置等摆放混乱。

（4）设备因素　①信息系统落后，不能发挥基本的用药错误识别和防范功能；②设备老化，易出故障；③新型设备应用不熟练，程序配制错误，医务人员未能及时识别并采取相应的措施。

（5）人员因素　①知识不足；②未遵守规章制度或操作规程；③培训缺乏或培训内容欠妥、陈旧甚至错误；④与患者沟通不足，尤其是患者用药教育不足；⑤人力资源不足。

（6）药品因素　①药品名称、标签、包装等外观或读音相似、一品多规等；②特定剂型、特殊用法（如鞘内注射）；③给药剂量计算复杂；④药品储存条件特殊。

（三）用药错误的分级（NCC MERP 分级方法）

NCC MERP 根据造成的后果将用药错误分为 9 级，并不断修订，这些定义和标准被美国 FDA 等国家行政部门及其他国家广泛采用。

A 级：客观环境或条件可能引发差错（差错隐患）。

B 级：发生差错但未发给患者，或已发给患者但未使用。

C 级：患者已使用，但未造成伤害。

D 级：患者已使用，需要监测差错对患者的后果，并根据后果判断是否需要采取措施预防和减少伤害。

E 级：差错造成患者暂时性伤害，需要采取预防措施。

F 级：差错对患者的伤害可导致患者住院或延长住院时间。

G 级：差错导致患者永久性伤害。

H 级：差错导致患者生命垂危，需要应用维护生命的措施（如心肺复苏、除颤、插管等）。

I 级：差错导致患者死亡。

［案例 1］相似的药品包装外观或标签。

说明：此类型为潜在的差错，如医务人员审核不严或就诊环境拥挤、嘈杂等极有可能导致差错的发生，需加强管理防范差错，因此属于 A 级用药错误。

[案例2] 患者，男，75 岁，诊断为糖尿病。医生为患者开具二甲双胍缓释片，调配药师误调配为普通二甲双胍片，发药药师发现药品和处方不符，更正错误，最后患者拿到正确药品。

说明：①差错确实发生；②差错未累及患者；③患者未用药前，差错已经被发现或被阻止，因此该用药错误属于 B 级，实际工作中一般也称作"内部差错"。

[举例3] 患者，男，40 日（新生儿）。因轻度咳嗽 10 天，间断性抽搐 3 天入院进行治疗、医院诊断为佝偻病性低钙血症、上呼吸道感染、药物性皮疹，医嘱给予 10%葡萄糖 7ml 加 5%氯化钙，缓慢静脉注射。药师取药时误将 10ml 的 10%氯化钾注射液当成是 10ml 的 5%氯化钙发出。护士在配液过程中误将氯化钾当作氯化钙吸取了 5ml，加入到 10%葡萄糖 7ml 中，给患儿静脉缓慢注射。静脉给药后，患儿病情加重、面色苍白、口周发灰、继而双瞳孔放大、对光反射消失、呼吸心跳停止死亡。

说明：①差错确实发生；②差错累及患者；③可能是导致患者死亡的直接原因。该用药差错属于 I 类差错。

二、用药错误的防范策略

（一）用药错误的类型

用药错误包括处方错误、转抄错误、调剂错误、给药错误、患者用药依从性错误、监测错误等以及其他错误，详见表 3-1。

表 3-1　用药错误的环节和类型

错误环节		错误类型	释义
技术环节	处方（医嘱）开具与传递	处方错误	药物选择[基于适应证、禁忌证、已知过敏反应、现有药物治疗情况]；相互作用（包括中西药及食物药物相互作用）；重复给药及其他因素不当；剂量、剂型、数量、疗程不当；给药途径、时间、频次、速率不当；溶媒、浓度不当；处方潦草导致辨认错误等
		处方传递错误	处方传递过程中出现的错误。如护士转抄错误，收费处转抄错误，医生口头医嘱未再次确认等
	调剂错误与分发	调剂错误	药物品种、规格、剂型、剂量、数量等与处方规定不符
		药品配制错误	未能正确配制药物（包括分装、溶解、稀释、混合及研碎等）
		书写错误	在药袋、瓶签等包装上标注患者姓名、药品名称、规格及用法用量等书写错误或书写不清
	给药与监测	患者身份识别错误	将患者甲的药给了患者乙
		给药技术错误	给药时使用的程序或技术不当。例如，给药途径错误；给药途径正确，但位置错误；给药速度不适宜；溶媒不适宜等
		用药时间/时机错误	未按规定的给药时间间隔或特定的给药时机给药
		给药顺序错误	给药顺序不当导致错误
		遗漏错误	未能将医嘱药物提供给患者，或者患者漏服药物
		用药依从性错误	患者未按要求进行治疗，用药行为与医嘱不一致
		监测错误	监测缺失，监测方法不适宜、监测数据评估不适宜
	用药指导	用药指导错误	医生、药师、护士指导患者用药不正确或未指导
管理环节	药品管理	药品储存不当	药品没有按照标准储存条件储存，导致变质失效
		药品摆放错误	药品摆放不合理导致调配、给药错误
	信息技术	程序错误、系统错误	药品信息系统设计和维护错误

（二）用药错误的防范策略

1. 技术策略　用药错误技术策略主要包括以下 4 方面，按其有效性由强到弱分为 4 级。

（1）第 1 级　实施强制和约束策略，包括执行国家对于医疗机构药品一品双规的规定，使用药物通用名，预混、预配，计算机系统限定用法、用量、给药途径，暂停使用，医疗机构药品品种数量限定，抗菌药物的分级使用限制，以及抗肿瘤药物的分级使用限制等。

（2）第 2 级　实施自动化和信息化，包括计算机医嘱系统、电子处方、单剂量自动分包机、整包装发药系统、条形码等。

（3）第 3 级　制定标准化的标识和流程，包括高危药品标识，音似形似药品标识，药品多规格标识，标准操作流程，以及指南、共识、技术规范等。

（4）第 4 级　审核项目清单和复核系统，包括处方审核、对高危药品和细胞毒药物配制加强核对、以及使用两种不同方法确认患者身份和药品等。

2. 管理策略

（1）建立用药安全相关法规及管理组织　国家相关部门应尽快出台用药错误监测报告管理办法，并完善用药安全相关法律法规，统一报告监测途径，实现医师、药师、护士等信息共享，打破行业壁垒，加强横向联合。医疗机构应该设立内部的用药安全管理组织。建议在药事管理与药物治疗学委员会领导下，成立医疗、护理和药学等部门共同参加的工作小组，建立本医疗机构用药错误监测与报告管理体系，并纳入医疗机构质量管理体系。医疗机构应健全用药安全相关规章制度和技术操作规范并实施，包括药师"四查十对"、护士"三查七对"的管理规定；超说明书用药规定；自备药、高危药品、易混淆药品、毒麻精放药品管理制度以及临床试验用药管理制度等。

（2）倡导健康的用药安全文化　医疗机构应倡导非惩罚性用药安全文化，应让每一位医务人员都认识到用药错误监测与报告是一项保障患者用药安全、提高医疗质量、降低执业风险的积极而有意义的工作。鼓励临床医生、护士和药师等人员主动参与用药错误的监测报告。医疗机构应制定有效措施保障落实，保护当事人、报告人和患者的信息。

（3）配备充足的人力资源　医疗机构应配备充足的人力资源，减少或避免医务人员因工作负担过重引发疲倦、注意力不集中等人为因素造成的用药错误。

（4）加强基于岗位胜任力的专业技能培训　医疗机构应加强医务人员基于岗位胜任力的专业技能培训，将用药错误的识别和防范作为培训内容之一。做好新职工的岗位培训，加强专业技能考核，实现理论到实践的转变，减少因专业知识及技能欠缺而引起的用药错误，及时分享用药错误案例，防患于未然。

（5）提供必要的工作空间和自动化/信息化设备　医疗机构应改善医务人员的工作环境，尽可能提供足够的工作空间和适宜的工作环境；配备自动化设备，加强信息化建设，减少不必要的人工操作。

（6）建立合理、简明、顺畅、严谨的工作流程　医疗机构的用药过程是一个涉及内部多个部门，多个岗位，需协调多个环节共同完成的过程。科学、简明且可追溯的流程，清晰、严谨且可操作的岗位职责，有利于提高质量，提高效率，保证患者安全；而冗长、繁杂的流程，往往是产生用药错误的重要原因之一。在构建了适宜的组织管理系统和医疗安全文化、恰当的人员配备和培训之后，还需要借助适宜的信息化设备和合理的标准操作流程，提高工作效率和保障患者用药安全。

（三）药师在防范用药错误中的作用

随着我国政府及社会各界对合理用药的重视程度不断提升，在防范用药错误的工作中，药师在预防、发现、评估等方面均发挥了日益关键的作用，主要体现在以下几个方面。

1. 面向医师的用药错误防范

（1）药师应按照"四查十对"处方调剂原则严格审方，对处方中不符合治疗原则、未按药品说明书规定用药等问题，应及时与开方医师沟通和确认，对严重用药错误可拒绝调配以防范处方开具错误。

（2）参与患者药物治疗和评估（包括用药史、过敏史、给药评估、治疗效果评估、潜在的用药风险评估等），为医师提供必要的药物数据，如 pH、给药速度、剂量换算、配伍禁忌等，以保证医师开具正确的处方和医嘱。

（3）对 HIS 系统中易导致医师开方操作错误的问题，及时收集并协助相关人员进行系统防范和调整。

（4）协助临床医师做好药物上市后临床观察、收集、整理、分析、反馈药物安全信息。

2. 面向药师的用药错误防范

（1）做好药品管理工作　做好药品保管及效期检查，按照药品贮藏条件正确保管药品，确保药品质量；保持工作环境有序整洁，规范药品管理，尤其是麻醉药品、精神药品、高危药品、易混淆药品、冷藏药品、病区药品、患者自备药品等的管理；积极开展临床用药动态监测与评估，加强抗菌药、抗肿瘤药、激素类药、辅助药物等的临床使用管理，保障药品从购进到使用全过程中质量及使用安全。

（2）保证药品的正确配发　药师在工作时应集中精神，确保执行双人核对，严格执行"四查十对"处方调剂原则审查处方；遇到有疑问的处方，不主观设想或猜测，应与处方医师联系并经确认或修正后方可发药。

（3）做好患者用药指导　发药药师应尽可能为每位患者在药盒或药袋上标明用法用量，同时做好用药交代，避免因书写不清楚导致患者服药错误；对有特殊用法或使用条件的药品，药师应做重点交代，如胰岛素的贮存方法，喷雾或吸入剂的使用方法，头孢类抗生素输注后 7 天内禁饮酒等特殊提示。

（4）定期进行学习　药师应定期进行药品专业知识的学习，掌握最新的药品政策法规，临床诊疗指南及药品安全信息等，紧跟医药发展的最新动态，更好地开展药学服务。

3. 面向护士的用药错误防范

（1）药师应指导护士做好病区药品管理工作，包括药品储存、效期和特殊药品管理等。协助护士对病区基数药品做好效期登记并建立定期检查制度，指导护士正确储存基数药品和科室常用药品。规范特殊药品的管理，包括高危药品、毒麻药品等。

（2）提供药物配制方法，指导护士进行正确的静脉药物配置操作，如加药顺序、配伍信息、稳定性数据等，确保静脉用药安全。

（3）药师应协助护士，保证科学执行治疗方案，获得药物最佳疗效。通过护士配液观察、患者给药观察等方式，帮助发现用药错误的隐患，及时纠正不合理用药行为，确保用药方案科学、有效地执行。

（4）向护士介绍合理用药知识，结合护理需求，有针对性地开展药品知识培训，包括药品名称、作用、分类、服用剂量和次数、最佳服药时间、配伍禁忌、给药途径、给药速度、不良反应等。通过培训，让护士认识药品，知道如何正确使用药品，有效减少用药错误的发生。

4. 面向患者的用药错误防范

（1）向患者或家属了解既往用药史、过敏史，做好药物重整服务。对于存在重复用药或交叉过敏的潜在风险，药师要对患者进行有针对性的用药教育，避免发生用药错误。患者既往用药史是病情评估中很重要的一部分，不只是老年人，包括很多年轻人，对所服用的药品并不熟悉。同一种药品在不同的医院，甚至同一家医院不同的药房（如门诊、住院药房）可能因为包装的差别，使患者误认为是不同的药品，从而导致重复用药，发生用药错误，甚至导致药源性疾病。

（2）加强患者的用药教育，指导患者正确用药，包括发药交代和患者出院教育。药师在给患者或家属发药时要讲明各种药物的下列几方面情况：药名、治疗目的及患者能观察到的治疗效果；服药剂量、次数和途径；特殊剂型指导；服药的持续时间；常见较轻的副作用、不良反应（需及时停药和就医的情况）；储存条件及储存方法，尽量做成醒目标签贴到药盒上或简明的用药教育卡，让患者一目了然；专业用语要用通俗易懂的语言向患者解释清楚，如饭前、饭中、饭后、空腹所指的具体时间；有特殊使用要求的药物，要做到详细的说明和演示，如喷雾剂、胰岛素注射用笔的使用方法等；存在用药风险的药物，对于风险点要对患者反复强调、加强记忆，如对乙酰氨基酚每日最大剂量、抗组胺药服后不能驾车等。通过用药指导，教会患者正确用药，减少用药错误的发生。同时药师还要鼓励患者配合医生的药物治疗，改善依从性，正确完成药物治疗。

（3）向患者宣传用药科普知识，发放用药教育手册。药师要从最基本的药品知识开始，帮助人们正确认识药品，了解药品保管常识，同时介绍自行用药的危害等，提高居民用药安全意识。

（4）为患者提供用药咨询服务。医疗机构应开通用药咨询专线或用药咨询网络平台，随时解答患者的用药问题，尽可能做到发现问题并及时解决问题。

总之，用药错误是在用药过程中普遍存在的、影响和威胁患者安全的重要问题。尽管发生率高、不易察觉，但是却可以通过有效的管理得以预防。药师应充分发挥药学专业特长，加强与医护患的协作，发挥其在防范用药错误中的主导作用，最终实现临床用药的合理化、规范化，预防和减少用药错误的发生，促进临床安全合理用药。

三、我国用药错误的监测与上报

根据《医疗机构药事管理规定》第二十一条规定："医疗机构应当建立药品不良反应、用药错误和药品损害事件监测报告制度。"

1. 用药错误的监测　用药错误的发生率和（或）严重程度很难预测。由于医院规模、患者类型、药物使用及用药错误判定等不同，用药错误的发生数量及严重程度的评估差异极大。用药监测的方法有多种，包括自愿报告、病历审查、计算机监测和直接观察等方法。

2. 用药错误的报告　2012 年，我国建立了国际合理用药网络（INRUD）中国中心组临床安全用药监测网。这是基于我国目前用药安全现状构建的一套适合用于全国范围内各医院的用药差错报告体系。该用药差错报告体系具有非惩罚性，并承诺对报告人或当事人的信息保密。开展用药差错报告，有利于预防和减少用药错误的发生。发生用药差错，鼓励自愿报告。用药错误采取网络实时报告，登录 INRUD 中国中心组临床安全用药监测网，进入用药错误上报界面，根据系统提示，完成上报。

▶ **知识拓展**

欧盟药物警戒的内容及法律框架

一、欧盟药物警戒的内容

欧盟药物警戒的基本内容包括：收集和管理药品安全性数据；评估数据，为安全性问题制定决策；主动进行风险管理以尽量降低与药品使用相关的潜在风险；采取行动以保护公众健康；与利益相关者和公众进行沟通并向其公布相关信息；对行动结果进行评价，对关键程序进行审查。直接参与药物警戒活动过程的相关方包括患者、医生、药剂师、护士和其他卫生保健专业人士；监管机构主要包括欧洲药品管理局（EMA）和各成员国药品监管机构；制药企业。

二、欧盟药物警戒体系的法律框架

欧盟药物警戒的法律框架主要由相关法规和指令组成。欧盟完整规范的法律法规不仅为欧盟药物警戒体系的建立提供法律支持，而且还在法律层面上明确了责任主体及其义务。此外通过制定技术指南对药物警戒工作加以指导和规范。

1. 明确各责任主体职责　通过不断修订药物警戒法规，2010 版新法规明确责任主体职责和与之配套的检查与法律责任。其中 EMA 在药品批准和监督方面起关键作用，而企业是药品安全监测和风险管理的主体。EMA 负责协调欧盟药物警戒工作，其主要职责包括建立并维护 Eudravigilance 数据库；建立定期安全性更新报告（PSURs）储存库，建立并维护欧洲药品监管机制门户网站，制定药品信息电子化提交格式；定期审查药物警戒活动；评估风险管理体系；与 WHO 合作等。

2. 制定相关技术指南　欧盟通过制定一系列技术指南文件来促进药物警戒活动的有效实施。作为目前工作准则的《药物警戒实践指南》（GVP），其内涵的 16 个模块几乎涵盖了所有药物警戒的内容，包括药物警戒系统及其质量体系、药物警戒系统主文件、药物警戒检查、风险管理体系、ADR 的管理和报告、PSURs、上市后安全性研究（PASS）/信号管理、补充监测、药物警戒的公众参与、安全信息沟通以及风险最小化措施的工具和效价指标等。通过这些指南文件，各相关责任方可更好地开展其药物警戒工作，履行其药物警戒职责。

警戒摘要：2018 年 2 月，欧盟药物警戒风险评估委员会（PRAC）完成了对类维生素 A 类药物的评估，并建议更新防范怀孕的措施，同时包括可能发生神经精神疾病风险的警告（如抑郁、焦虑和情绪变化）。在审查过程中，PRAC 评估了可获得的数据，包括已发表的文献和上市后的不良反应报告，并通过专门的利益相关方会议和连续的书面咨询形式，征求患者和医务人员的意见，最终形成了以上建议。

警戒分析：①该药物警戒是对上市后药物的风险评估。②通过评估，PRAC 证实所有口服类维生素 A 类药物可能会对胎儿有害，因此不得在怀孕期间使用。此外，除非符合防范妊娠计划（PPP）的条件，否则育龄期妇女不得服用类维生素 A 类药物阿维 A 酸、阿利维 A 酸和异维 A 酸。③该药物警戒信号来源主要采用的是主动监测的方法，执行预先设定的方案、全面确定不良事件的整体状况。

四、用药错误案例分析

[案例一] 患者，男，11 岁。因皮疹、鼻炎到医院就医，医师处方欲开具氯苯那敏（扑尔敏），但电脑录入时误录为格列齐特缓释片（达美康），药房药师也发成达美康。患者服药第 2 天，胃口大增，饭量增加 3 倍，第 3 天早上突然出现嗜睡、口吐白沫、呼之不应、出汗、四肢发冷等情况，立即送医院就诊。经检查，患者血糖大大低于正常值，医生认为是误服格列齐特缓释片导致的低血糖反应，经住院治疗后康复。

错误分析　该案例属因医务人员用药错误导致患者出现严重的药品不良反应，依据用药错误差错分级属于 F 级，主要原因是该用药差错导致患者出现严重的低血糖，经住院治疗后才得以康复。用药错误环节和原因分析：①开具处方差错。医生在处方开具时，混淆了相似药品名称（音似）；处方开具后，未认真履行核对义务，对处方进行再次审核，导致氯苯那敏（扑尔敏）误录为达美康，是导致本次用药错误的第一直接原因；②给药环节错误。药师在处方审核调剂中，未认真执行"四查十对"的处方调剂原则，未认真审核医生诊断与用药的适宜性，是导致本次用药错误的第二直接原因。③缺乏患者用药教育。医生和药师与患者之间缺乏有效沟通、患者对用药目的、时间、疗程等没有充分了解，是导致本次用药错误的第三直接原因。④管理原因。对 HIS 系统中易导致医师开方操作错误的问题，未及时收集并协助相关人员进行系统防范和调整，是导致本次用药错误的系统原因。

[案例二] 患者，男，62 岁，因哮喘发作使用氨茶碱缓释片治疗，因其认为缓释剂型的茶碱片作用时间长，觉得每天早上使用 1 次即可，遂将医生医嘱每 12 小时 1 次私自更改为 1 次/日。连续用药 1 周后，每天夜间仍有哮喘发作，须使用应急的沙丁胺醇气雾剂控制。在复诊中才知道，由于自己未严格执行医嘱，晚上少用药 1 次，导致夜间哮喘发作。

错误分析　该案例属于 E 级用药错误，差错造成患者暂时性伤害，需要采取预防措施。本案例中，李先生因擅自修改药品用法，导致夜间出现哮喘发作，需用药治疗后方能缓解。用药错误原因和分析：①人员因素。医生及药师未认真履行用药告知义务，尤其是特定剂型药品的用法及相关知识的用药交代，是出现用药错误的主要原因；②缺乏患者用药教育。医院对患者用药教育不足，导致李先生对特定剂型药物的作用特点不了解，用药依从性降低；③药品及管理因素。特定剂型操作管理流程不健全，人员培训不到位，是导致本次用药错误的系统性原因。用药错误的防范：进一步完善特定剂型药品的操作管理流程，加强人员培训，防范系统性用药错误；医务人员应加强与患者的有效沟通与用药知识宣教，告知患者用药目的、注意事项及不良反应的识别与防范措施，尽可能降低患者自行服药中可能带来的用药风险。

[案例三] 患者，女，45 岁，因胃肠炎、低钾血症来院救治，但补钾效果不理想。经其他医生会诊

后，提示需要补镁。因为镁缺失，肾小管上皮细胞钠钾泵失活，钾的重吸收出现障碍，导致钾丢失过多。医生开出 0.9%NS 500ml+10%KCI 15ml+50%MgSO$_4$ 10ml 静脉滴注。药房审核处方时发现 50%硫酸镁为外用溶液非注射液，不能静脉使用，遂要求医生改处方为 25%硫酸镁注射液静脉滴注，避免了一场差错的发生。

错误分析　该案例属于 B 级用药错误，发生差错但未发给患者，或已发给患者但未使用。本案例中，医生处方误将 25%硫酸镁注射液开具为 50%硫酸镁注射液，但药师发药审核时，及时杜绝了用药错误的发生。用药分析：25%硫酸镁注射液可作为抗惊厥药，还降低血压，常用于妊娠高血压，治疗先兆子痫和子痫，也用于治疗早产；50%硫酸镁溶液则具有导泻、利胆、消炎去肿的作用。两药虽然名称相同，但浓度不同，其功效作用、用药途径大相径庭。如果使用错误，后果不堪设想。用药错误防范：加强医务人员专业知识培训，严格执行"四查十对"等各项操作规程，加强医务人员之间沟通与交流，防止此类药错误事件的发生。

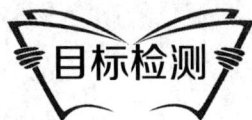

目标检测

一、A 型选择题

1. 用药错误是指合格药品在临床使用过程中出现的，任何（　　）的用药不当

　A. 可以防范　　　　B. 不可预知　　　　C. 非计划

　E. 可以发现　　　　D. 不能发现

2. 安全用药的文化是鼓励大家（　　）

　A. 追究责任　　　　B. 及时自愿上报　　　　C. 回避患者

　E. 有偿上报　　　　D. 不报告

3. 用药错误分为（　　）

　A. 4 层 9 级　　　　B. 3 层 9 级　　　　C. 2 层 10 级

　E. 4 层 8 级　　　　D. 5 层 10 级

4. E 级用药错误是指（　　）

　A. 客观环境或条件可能引发差错

　B. 患者已使用，但未造成伤害

　C. 差错造成患者暂时性伤害，需要采取预防措施

　D. 差错对患者的伤害可导致患者住院或延长住院时间

　E. 患者已使用，需要监测差错对患者的后果，并根据后果判断是否需要采取措施预防和减少伤害

5. 调剂药师在调剂药品时，将茶碱缓释片错拿成莫西沙星片（两样均为细长浅绿色药盒），发药药师发药时及时发现，请调剂药师更换成正确药品。该用药错误属于（　　）

　A. A 级　　　　B. B 级　　　　C. E 级

　D. D 级　　　　E. F 级

6. 药师在指导合理用药时应正确交代给药途径及给药方法，下列交代内容错误的是（　　）

　A. 活菌制剂不能用超过 40℃的水送服

　B. 肠溶片要整片吞服，不宜咀嚼服用

　C. 栓剂是外用制剂，不可口服

　D. 泡腾片可以溶解在温开水中服用，也可以作为咀嚼片服用

　E. 骨架型缓释片服用后，会随粪便排出类似完整的药片骨架，告知患者不用疑惑

7. 患者，女，1 岁 6 个月，因感冒发烧到医院就诊，医生处方对乙酰氨基酚滴剂，药师误为对乙酰

氨基酚片，患者家属拿到药品后不知道如何服用，询问药师，此时药师才发现发错了药。针对该类型用药错误，有效的防范措施是（　　　）

    A. 采用电子处方系统　　　　　　　　B. 双人核对

    C. 采用两种方式核对患者身份　　　　D. 告知药品贮藏条件

    E. 使用药品通用名

二、B 型选择题

[1～3]

    A. 合格药品在正常用法用量下出现的与用药目的无关的反应

    B. 发现、评价、认识和预防药品不良反应或其他任何与药物相关问题的科学研究和活动

    C. 药品在正常用法用量下出现的与用药目的无关的反应

    D. 合格药品在临床使用过程中出现的，任何可以防范的用药不当

    E. 合格药品在临床使用过程中出现的，任何可以预知的用药不当

1. 药物警戒是指（　　　）

2. 药品不良反应是指（　　　）

3. 用药错误是指（　　　）

[4～8]

    A. 管理及流程因素　　　B. 人员因素　　　　C. 药品因素

    D. 环境因素　　　　　　E. 设备因素

4. 药师未严格执行"四查十对"的处方调剂原则出现的用药错误，引起此错误的因素为（　　　）

5. 因药房面积狭小，药品未严格按其剂型及主治功能分区摆放，容易导致用药错误的因素是（　　　）

6. 因水溶性维生素和脂溶性维生素包装均是西林瓶浅蓝色标签，药师将两药分开摆放，并贴上看似与听似的标签，是为了防范引起用药错误的（　　　）

7. 医生在开具某种不熟悉药品时，想通过信息系统查阅该药品说明书，但信息系统没有该功能，容易导致用药错误的因素是（　　　）

8. 医院未建立住院患者自备药品管理制度，导致患者在住院期间因重复服用氨茶碱片而出现茶碱中毒症状，经抢救后患者方好转。导致该事件用药错误的因素是（　　　）

三、X 型选择题

1. 造成用药错误的人员因素有（　　　）

    A. 知识不足

    B. 未遵守规章制度或操作规程

    C. 培训过多、过杂，造成医务人员时间与精力不足，导致用药错误

    D. 与患者沟通不足，尤其是患者用药教育不足

    E. 人力资源不足

2. 用药错误包括（　　　）

    A. 处方开具或转抄错误　　　　　　B. 调剂错误

    C. 给药错误　　　　　　　　　　　D. 患者用药依从性错误及监测错误

    E. 其他错误

3. 用药错误防范的管理策略有（　　　）

    A. 实施强制和约束策略

    B. 建立用药安全相关法规及管理组织

    C. 配备充足的人力资源

    D. 倡导健康的用药安全文化

    E. 加强基于岗位胜任力的专业技能培训

四、案例分析题

患者，男，70 岁。因肺部感染合并心力衰竭，医生查房时口头医嘱为加用地高辛 0.125mg，每日 1 次。临床药师审核医嘱时发现电脑医嘱为 0.25mg，每日 1 次，与医生所述剂量不符，及时通知医生更正，但此时患者已使用 1 次，需要监测地高辛可能造成的不良反应。

1. 该用药错误属于几级用药错误并说明原因。
2. 产生该用药错误的因素有哪些？如何防范该类用药错误？

（熊　毅）

任务三　药品不良反应监测与报告

学习目标

1. **知识目标**：掌握药品不良反应的相关概念及特点，熟悉药品不良反应监测机构及其主要职责。
2. **能力目标**：掌握药品不良反应报告的要求，能收集并上报药品不良反应。
3. **素养目标**：关注出现不良反应的患者，促进临床安全合理用药。

案例导入

案例：最初沙立度胺作为镇静剂治疗早孕反应，用于妇女妊娠期控制精神紧张，防止孕妇恶心，并且有安眠作用。因此，此药又被叫作"反应停"。1961 年在全球因反应停引起的海豹儿畸胎有 12000～14000 例，成为迄今为止世界上最大的药物灾难事件。"反应停事件"后，许多国家开始重视药品不良反应与监测。

思考：1. 药品不良反应与药品不良事件的定义及区别是什么？

2. 新的药品不良反应与严重的药品不良反应分别包括哪些？

3. 怎么监测和上报药品不良反应？

随着新药开发使药品品种和数量不断增多，以及合并用药与长疗程用药现象不断增加，药品不良反应的严重性逐渐引起人们的高度重视，而药品不良反应监测更成为全球共同关注的热点。

一、药品不良反应概述

（一）药品不良反应相关概念

1. 药品不良反应（adverse drug reaction，ADR） 我国《药品不良反应报告和监测管理办法》对药品不良反应的定义是指合格药品在正常用法用量下出现的与用药目的无关或意外的有害反应。而世界卫生组织（WHO）对药品不良反应的定义是指预防、诊断、治疗疾病或改变生理功能过程中，人接受正常剂量的药物时出现的任何有害的且非预期的反应。

2. 药品不良事件（adverse drug event，ADE） 药物治疗过程中出现的不良临床事件，它不一定与该药有因果关系。

3. 不良事件（adverse event，AE） 是指治疗期间所发生的任何不利的医疗事件。不良事件若发生于药品治疗期间则称为药品不良事件，但该事件并非一定与用药物有因果关系，但如果存在因果关系则为药品不良反应。

4. 药品严重不良反应/事件 指因使用药品引起以下损害情形之一的反应：①引起死亡；②致癌、致畸、致出生缺陷；③对生命有危险并能够导致人体永久的或显著的伤残；④对器官功能产生永久损伤；⑤导致住院或者住院时间延长；⑥导致其他重要医学事件，如不进行治疗可能出现上述所列情况的。

5. 新的药品不良反应 是指药品说明书中未载明的不良反应。说明书中已有描述，但不良反应发生的性质、程度、后果或者频率与说明书描述不一致或者更严重的，按照新的药品不良反应处理。

6. 药品突发性群体不良反应/事件 是指同一药品（指同一生产企业生产的同一药品名称、同一剂型、同一规格的药品）在使用过程中，在相对集中的时间、区域内，对一定数量人群的身体健康或者生命安全造成损害或者威胁，需要予以紧急处置的事件。

7. 药品不良反应的发生率 ①十分常见：发生率≥1/10；②常见：1/100＜发生率＜1/10；③偶见：1/1000＜发生率＜1/100；④罕见：1/10000＜发生率＜1/1000；⑤十分罕见：发生率＜1/10000。

8. 其他说明

（1）怀疑药品 是指患者使用的怀疑与不良反应发生有关的药品。

（2）并用药品 指发生此药品不良反应时患者除怀疑药品外的其他用药情况，包括患者自行购买的药品或中草药等。

（3）用法用量 包括每次用药剂量、给药途径、每日给药次数，例如：5mg，口服，每日2次。

（二）药品不良反应分类

1. 根据药品不良反应发生的原因分类

（1）副作用 指药物按治疗剂量使用时，伴随治疗作用同时出现，与固有药理作用相关、但与用药目的无关的作用。一般多较轻微呈一过性、可逆性功能变化，但却难以避免。例如，阿托品作为麻醉前给药抑制腺体分泌，则术后常胀气，尿潴留为副作用，当阿托品用于解除胆道痉挛时，心悸、口干成为副作用。该不良反应通常是由药物作用选择性低所造成的。

（2）毒性反应 由于患者个体差异、病理状态或合用其他药物等原因，造成相对用药剂量过大或用药时间过长，对人体某种功能或器质方面所带来的危害性反应。该反应有些是可逆的，有些是不可逆（药源性疾病）的。根据发生的快慢程度，毒性反应分为急性毒性和慢性毒性两种。急性毒性一般发生较快，多损害循环、呼吸及神经系统功能，而慢性毒性一般发生较缓，多损害肝、肾、骨髓、内分泌等器官功能。致癌作用、致畸作用、致突变作用三致反应为药物的特殊毒性，也属于慢性毒性的范畴。由于这些特殊毒性发生延迟，在早期不易发现，而且其表现可能和非药源性疾病相似，所以很难将它与引起的药物联系起来，因此需特别引起注意。

（3）后遗效应 是指停药后血药浓度已降至最低有效浓度以下时残存的药理效应。例如，服用巴比妥类催眠药后次晨出现乏力、困倦等宿醉现象。

（4）继发反应 是由于药物的治疗作用所引起的不良后果，又称治疗矛盾。例如，广谱抗生素长期应用可改变正常肠道菌群的关系，使肠道菌群失调导致二重感染。

（5）停药反应（亦称回跃反应或反跳现象） 指长期用药后突然停药，出现原有疾病或症状加剧的现象。如长期应用可乐定，突然停药后次日血压急剧回升。

（6）变态反应 也称过敏反应，是药物作为半抗原进入体内与机体蛋白结合为抗原后，经过致敏过程而发生的反应，过敏体质患者容易发生。这种反应的发生与药物固有药理效应和剂量无关，反应的严重程度因人因药而异，表现为皮疹、血管神经性水肿、哮喘、血清病、过敏性休克等。变态反应的致敏物质比较复杂，可以是药物本身或其代谢产物，也可以是药物制剂中的杂质。

（7）特异质反应 少数先天性遗传异常的患者对某些药物特别敏感，很小的剂量即可引起超出常人的强烈的药理效应。这种反应的性质与药物固有药理作用基本一致，反应的程度与剂量成比例，拮抗药救治可能有效。例如，假性胆碱酯酶缺乏者，应用琥珀胆碱后，由于延长了肌肉松弛作用而易出现呼吸暂停反应。

（8）依赖性 指反复地（周期性或连续性）用药所引起的人体心理、生理或两者兼有的对药物的依赖状态（瘾癖），表现出一种强迫性连续或定期用药的行为。精神（心理）依赖性是指凡能引起令人愉快意识状态的任何药物即可引起精神依赖性，精神依赖者为得到欣快感而不得不定期或连续使用某种药物。身体（生理）依赖性是指用药者反复应用某种药物造成一种适应状态，停药后产生戒断症状，使人非常痛苦，甚至危及生命。例如，阿片类和催眠镇静药在反复用药过程中，先产生精神依赖性，后产生生理依赖性。

2. 根据药品不良反应与药理作用的相关性分类

（1）A 型不良反应　属剂量相关性不良反应，主要是由于药物的药理作用增强所致，其程度轻重与用药剂量有关，一般容易预测，发生率较高而死亡率较低。A 型不良反应包括副作用、毒性反应、后遗效应、首剂效应、继发反应、停药反应等。

（2）B 型不良反应　属剂量不相关性不良反应，该类反应是一种与正常药理作用无关的异常反应，是否发生通常与剂量无关联，难以预测。其发生率低，但死亡率高。药物的过敏反应、特异质反应属于此类。

（3）C 型不良反应　是一种剂量和时间依赖性不良反应，该类反应发生缓慢，与剂量逐渐累积相关，发生率低。例如长期应用肾上腺皮质激素对下丘脑－垂体－肾上腺皮质的抑制属此类不良反应。

（4）D 型不良反应　是一种时间依赖的迟发性不良反应，此类反应发生率低通常与药物剂量相关，随着药物的应用其效应逐渐显现。药物的致畸作用、致癌作用，以及迟发性运动障碍等属此类反应。

（5）E 型不良反应　属撤药反应，发生于停药后，发生率低。停用吗啡后出现的戒断症状，停用β受体拮抗剂后出现的反跳现象等属此类不良反应。

（6）F 型不良反应　属治疗意外失败型不良反应，该反应与药物剂量相关，药物之间的相互作用是导致其发生的原因，发生率高。例如联合用药过程中应用了特异性药物代谢酶抑制剂可引起此类反应。

3. 根据药品不良反应的严重程度　将药物不良反应分为轻度、中度、重度和严重四个等级。轻度不良反应指有症状出现，但很轻微，例如消化道不适、轻微头痛、疲乏、全身不适等；中度不良反应症状稍重，但能很好地耐受，不影响正常工作，例如较大面积的皮疹、视觉障碍、肌肉震颤、排尿困难、认知障碍、血液成分（白细胞、血糖等）的改变；重度不良反应症状较重，影响正常生活，患者难以忍受，需要停药或对症处理，例如严重肝功能异常、心律失常、严重过敏反应等；严重不良反应症状严重，危及患者生命，致死或致残，须立即停药或紧急处理，例如肝功能衰竭、严重的心律失常等。

二、药品不良反应监测

药品上市前都需经过一系列的临床试验研究，但这并不足以完全保证药物治疗的安全性。这是由于上市前的临床试验存在其固有的局限性：病例少；研究时间短；经过筛选的试验对象与上市后的实际用药人群有差别，老年人、儿童、孕妇和有并发症的患者常被排除在临床试验之外；用药方案与观测指标受限。由于药品上市前研究存在的这些局限性，一些发生率较低、潜伏期较长的药物不良反应只有在药品上市后广泛应用的过程中才有可能被发现和认识。因而，被正式批准上市的药品，并不意味着对其临床评价的结束，而是表明已具备在社会范围内对其进行更深入研究的条件。其中药品不良反应监测更是药物上市后研究的重要内容。主要的药品不良反应监测方法包括以下几种。

（一）自愿呈报系统

又称黄卡制度，因英国的报告卡为黄色而得此名。这是一种自愿而有组织的报告制度，监测中心通过监测报告单位把大量分散的不良反应病例收集起来，经整理、分析因果关系评定后储存，并将不良反应信息及时反馈给各监测报告单位以保障用药安全。目前，世界卫生组织国际药物监测合作中心的成员国大多采用这种方法。我国也采用该系统监测药品不良反应。自愿呈报系统的优点为简单易行，监测覆盖面大，耗资少可发现罕见的 ADR；缺点为资料可有偏差有漏报现象，且难于避免。

（二）医院集中监测系统

集中监测系统是指在一定时间、范围内根据研究目的进行的监测，分为患者源性监测和药物源性监测。患者源性监测即以患者为线索了解用药及药品不良反应情况。药物源性监测即以药物为线索对某一种或几种药物的不良反应进行考察。集中监测系统的优点为结果较自愿呈报制度监测结果可靠、漏报率低，可以计算 ADR 的发生率以及进行流行病学研究。缺点为耗资大，花费人力物力多，由于监测范围受限制，代表性不强，结果差异大。

（三）记录联结系统

通过一种独特方式把各种分散的信息（如出生、婚姻、住院史、处方、家族史等）联结起来，可能会发现与药品有关的事件即记录联结系统，它是 ADR 监测的一种较好方法，计算机的应用，大大有利于这一系统的实施。但建立专门系统，费用昂贵。成功的应用如牛津记录联结研究，发现服镇静剂与交通事故间高度相关。

（四）药物流行病学研究方法

1. 病例对照研究　以一组发生 ADR 的患者和一组或几组没有发生 ADR 的患者（对照）作为研究对象，比较它们与过去某个或某些因素的暴露是否有关，或暴露程度与 ADR 发生是否有关。该方法的优点为适用于少见 ADR 的原因研究，所需样本量小；适用于潜伏期长的疾病，短期内可得到结果；可同时研究一种 ADR 和多种因素的关系；周期短，费用低。缺点为容易产生偏倚，不能计算率和率比。本研究关键在于进行病例对照研究时，要有很好的设计和正确解释，研究中需注意下列问题：①正确选定研究因素。调查是否成功，在于是否把真正原因包括进来，所以尽可能对所起作用因素多选几个。②病例选择。诊断必须准确无误。③对照组的选择。要考虑到均衡性，如年龄、性别、职业、习惯等一致性。④资料收集。应注意调查表的设计应简洁而全面，调查员的质量控制；可通过谈话，通信手段直接对研究对象索得，也可利用各种记录如病史卡、死亡登记等。⑤结果分析和解释。利用计算机出来数据，进行相关检验，结果解释的正确。

2. 前瞻性队列研究法　按照人群是否暴露于某因素，将人群划分为暴露组和非暴露组，随访观察一段时间，观察这个期间内两组人群发生不良反应的情况，比较两组的结果发生率，以研究暴露和结局之间是否有联系和联系程度。优点为可收集到所有的资料；患者随访可持续进行；可估计相对和绝对危险度；假设可产生，亦可得到检验。缺点为资料可能偏；易遗漏；假若不良反应发生率低时，为获行统计学检验病例数，就要扩大对象人群或延长时间而增加了难度；费用高。

三、药品不良反应报告

《药品不良反应报告和监测管理办法》规定，药品生产企业（包括进口药品的境外制药厂商）、药品经营企业、医疗卫生机构是药品不良反应报告的主体，同时鼓励个人报告药品不良反应。药品不良反应实行逐级、定期报告制度，必要时可以越级报告。

（一）药品不良反应报告的适用群体

1. 个人发现药品引起的不良反应/事件，应及时就近在当地医疗机构进行诊断、治疗，并可向所在地县级以上药品不良反应监测机构或（食品）药品监督管理部门报告，也可直接向所在地（自治区、直辖市）药品不良反应监测机构或药品监督管理局报告，必要时提供相关的病历资料。

2. 药品生产、经营企业和医疗卫生机构必须指定专（兼）职人员负责本单位生产、经营、使用药品的不良反应报告和监测工作。每季度集中向所在地的省级药品不良反应监测中心报告，其中新的或严重的药品不良反应应于发现之日起 15 日内报告，其中死亡病例须立即报告；其他药品不良反应应当在 30日内报告。有随访信息的，应当及时报告。

（1）报告途径　药品生产、经营企业和医疗机构获知或者发现可能与用药有关的不良反应，应当通过国家药品不良反应监测信息网络报告；不具备在线报告条件的，应当通过纸质报表报所在地药品不良反应监测机构，由所在地药品不良反应监测机构代为在线报告。

（2）配合调查　药品生产、经营企业和医疗机构应当配合药品监督管理部门、卫生行政部门和药品不良反应监测机构对药品不良反应或者群体不良事件的调查，并提供调查所需的资料。

（3）档案管理　药品生产、经营企业和医疗机构应当建立并保存药品不良反应报告和监测档案。

3. 各级药品不良反应监测机构应当对本行政区域内的药品不良反应报告和监测资料进行评价和管理。从事药品不良反应报告和监测的工作人员应当具有药学、医学、流行病学或者统计学等相关专业知识，具备科学分析评价药品不良反应的能力。

（二）药品不良反应报告制度

1. 省、自治区、直辖市药品不良反应监测中心，应每季度向国家药品不良反应监测中心报告所收集的一般不良反应报告；对新的或严重的不良反应报告应当进行核实，并于接到报告之日起 3 日内报告，同时抄报本省、自治区、直辖市（食品）药品监督管理局和卫生厅（局）；每年向国家药品不良反应监测中心报告所收集的定期汇总报告。

2. 国家药品不良反应监测中心应每半年向国家药品监督管理局和卫健委报告药品不良反应监测统计资料，其中新的或严重的不良反应报告和群体不良反应报告资料应分析评价后及时报告。

（三）药品不良反应报告的范围

1. 我国《药品不良反应报告和监测管理办法》要求药品生产、经营企业和医疗卫生机构做到以下几点。

（1）新药监测期内的药品应报告该药品发生的所有不良反应，每年向所在地省级药品不良反应监测中心汇总报告 1 次；新药监测期已满的药品，报告该药品引起的新的和严重的不良反应，在首次药品批准证明文件有效期届满当年汇总报告 1 次，以后每 5 年汇总报告 1 次。

（2）进口药品自首次获批准进口之日起 5 年内，每年汇总报告 1 次该进口药品发生的所有不良反应。进口药品满 5 年的，报告该进口药品发生的新的和严重的不良反应，同时每 5 年汇总报告 1 次。在其他国家和地区发生的新的或严重的不良反应，代理经营该进口药品的单位应于不良反应发现之日起 1 个月内报告国家药品不良反应监测中心。

（3）发现群体不良反应，应立即通过电话或者传真等方式向所在地县级药品监督管理部门、卫生主管部门以及药品不良反应监测中心报告，必要时可以越级报告。省级药品监测管理部门应立即会同同级卫生部门组织调查核实，并向国务院药品监督管理部门、卫健委和国家药品不良反应监测中心报告。

2. WHO 监测中心要求医务人员和药品生产与供应人员报告药品不良反应的范围如下。

（1）未知的、严重的、罕见的、异乎寻常的不可预测的药品不良反应。

（2）属于已知的不良反应，其程度和频率有较大改变的，以及其他医生认为值得报告的。

（3）对新药应全面监测报告，不论该反应是否已在说明书中注明。

（四）药品不良反应报告程序

药品不良反应报告程序图如下。

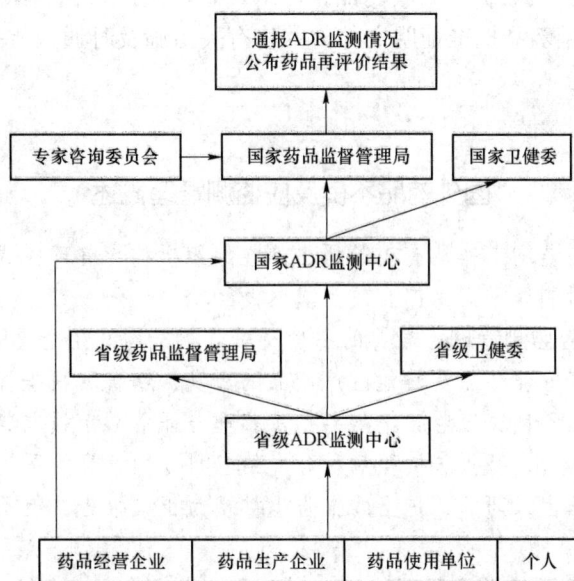

（五）药品不良反应因果关系的评判原则

目前国际上对药品不良反应因果关系判断的常用方法如下。

1. 诊断试验法 包括体内和体外激发试验。

2. 问卷评分综合判断法 如 Karch 和 Lasagna 评价法计分推算法等。

3. 统计学分析法 包括贝叶鉴别诊断法、泊松分布判断法、利用死亡率统计调查不良反应的原因。我国国家药品不良反应监测中心制定药品不良反应关联性分析方法以及澳大利亚、瑞典、新西兰等国的评价方法在 Karch 和 Lasagna 评价方法的基础上发展而来。

Karch 和 Lasagna 评价方法将产生药品不良反应因果关系的确实程度分为肯定、很可能、可能、不太可能和不可能 5 级。药品不良反应报告中因果关系评价准则常包括以下 5 方面。

（1）用药与不良反应的出现有无合理的时间关系。

（2）所出现的不良反应是否符合该药品已知的不良反应类型。

（3）停药或减量后，反应是否消失或减轻。

（4）再次使用可疑药品后是否再次出现同样反应。

（5）所出现的不良反应能否合并用药作用、患者病情的进展、其他治疗的影响来解释。具体评判见表 3-2。

表 3-2 药品不良反应关系判断表

因果关系	1	2	3	4	5
肯定	+	+	+	+	-
很可能	+	+	+	?	-
可能	+	+	±	?	±
不太可能	+	-	±	?	±
不可能	-	-	-	-	+

（六）药品不良反应报告的处理

所有的报告将会录入数据库，专业人员会分析药品和不良反应/事件之间的关系。根据药品风险的普遍性或者严重程度，决定是否需要采取相关措施，如国家相关监管部门可以要求企业开展药品安全性、有效性相关研究。必要时应当采取责令修改药品说明书，暂停生产、销售、使用和召回药品等措施，对不良反应大的药品，应当撤销药品批准证明文件，并将有关措施及时通报相关部门。

> **知识拓展**
>
> **国外药品不良反应监测管理概述**
>
> 国外开展药品不良反应监测工作已有较长历史，在组织机构、管理模式、报告制度、报告处理、信息反馈以及相应的处罚机制等方面，都有较为成熟的经验。
>
> **1. 瑞典的药品不良反应监测管理** 瑞典的不良反应监测机构设在瑞典医疗产品局，该局隶属瑞典卫生社会事务部，负责监督管理药品及其他医疗产品的开发、销售。报告程序一般为：基层单位收集不良反应信息→报告给地区不良反应监测中心→初步整理与评估→上报瑞典医疗卫生产品局药品警戒部，药品警戒部有专门的负责人将报告按照病种分发给各科专门负责的医生，对报告进行具体分析、评价。这些报告主要来自医生，药师、护士的报告也被视为正式报告，但不良反应监测部分不会接受来自患者的报告。
>
> **2. 澳大利亚的药品不良反应监测管理** 澳大利亚最权威的药品安全组织（TGA）下设药品不良反

应处，具体负责药品不良反应病例报告的收集、分析、整理与评价，并与 TGA 其他相关部门共同协商以进一步采取相应措施。澳大利亚的不良反应报表称为"蓝卡"，其不良反应监测部门每年都会定期向一线临床医生提供该卡。通常每个医院都有一个药剂师专门负责收集蓝卡，并定期递交给不良反应监测部门。对发现的不良反应，政府鼓励消费者通过热线直接联系药剂师，由药剂师作出专业判断。

3. 美国的药品不良反应监测管理　美国 FDA 的药品评价研究中心负责对美国上市药品不良事件的收集、分析、管理。药品评价研究中心下设 10 个部门，其中"药物流行病学与统计学办公室"下的"药品安全性办公室"具体负责上市药品不良反应的监管，其机构职责是确保食品、人用药物、兽药、生物制品和医疗器械的安全和有效，包括放射电子医疗产品的安全。对所监管的产品，一经发现任何不符合法规的情况，FDA 即给与纠正，把一切不安全的和非法的产品从市场撤除。

▶▶ **课堂互动**

　　患者，女，55 岁。有高血压、心衰和 2 型糖尿病病史。因腹痛并向背部放射，恶心、呕吐、食欲减退、头痛、发热（38.7℃）和黄疸等症状入院。近 6 个月以来服用地高辛（0.25mg/d）、氢氯噻嗪（25mg/d）、罗格列酮（1mg）和二甲双胍（500mg）。2 个月前为预防骨质疏松开始服用阿法骨化醇（2μg/d）和钙剂（1000mg/d）。实验室检查以下指标升高：淀粉酶 549U/L，血糖 9.21mmol/L，白细胞 14.4×10^9/L，胆红素 72μmol/L，血钙 3mmol/L。超声检查显示胰腺水肿，未见结石和囊肿。判断为药物所致胰腺炎。

　　[用药分析] 可疑药物为氢氯噻嗪、阿法骨化醇和钙剂，应停用可疑药物，并对症治疗。有报道指出应用治疗剂量噻嗪类利尿剂 2 周至 1 年可以诱发胰腺炎，其机制可能是该类药物减少钙离子自肾脏排泄，升高血钙浓度，增加胰腺管结石发生的危险性，以及增加胰蛋白酶原向胰蛋白酶的转化。另外，阿法骨化醇的不良反应之一是血钙浓度升高。氢氯噻嗪与阿法骨化醇的相互作用可以增加血钙升高的危险性，增加胰腺炎发生的概率。此外，氢氯噻嗪与地高辛相互作用可能引起恶心、呕吐和心律失常等。

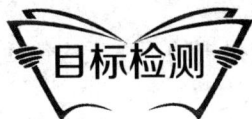

目标检测

一、A 型选择题

1. 应按照规定报告所发现的药品不良反应不包括（　　　）

　　A. 药品研发机构　　　　B. 药品生产企业　　　　C. 药品经营企业

　　D. 医疗机构　　　　　　E. 进口药品的境外制药厂商

2. 药品生产、经营企业和医疗机构获知或者发现药品群体不良事件的报告时限是（　　　）

　　A. 15 日内　　　　　　B. 立即　　　　　　　C. 1 日内

　　D. 2 日内　　　　　　E. 3 日内

3. 根据《药品不良反应报告和监测管理办法》，药品不良反应是指（　　　）

　　A. 不合理用药可能造成的有害反应

　　B. 长期用药对器官功能产生永久损伤的有害反应

　　C. 合格药品在正常用法下导致的致畸反应

　　D. 合格药品在正常用法用量下出现的与用药目的无关的有害反应

　　E. 正常用法用量下出现的能预测的有害反应

二、B 型选择题

[1～2]

    A. A 类药品不良反应

    B. B 类药品不良反应

    C. 新的药品不良反应

    D. 所有不良反应

    E. 药物相互作用引起的不良反应

1. 新药监测期内的国产药品须报告其引起的（　　）

2. 新药监测期已满的其他国产药品须报告其引起的（　　）

[3～6]

    A. 应在 30 日内报告

    B. 应在 15 日内报告

    C. 应在 5 日内报告

    D. 应在 3 日内报告

    E. 应立即报告

根据《药品不良反应报告和监测管理办法》，药品生产、经营企业和医疗卫生机构

3. 发现群体不良反应（　　）

4. 发现药品不良反应引起的死亡病例（　　）

5. 发现新的或严重的药品不良反应（　　）

6. 发现群体不良反应、新的或严重的以外的其他药品不良反应（　　）

三、X 型选择题

1. 个人发现新的或严重的药品不良反应可以向（　　）

    A. 主治医师报告

    B. 药品生产企业报告

    C. 药品经营企业报告

    D. 当地的药品监督管理部门或卫生行政部门报告

    E. 当地的药品不良反应监测机构报告

2. 对新药监测期已满的国产药品，应报告的不良反应包括（　　）

    A. 药物相互作用引起的不良反应

    B. 说明书中未载明的不良反应

    C. 服用后导致死亡的不良反应

    D. 服用后导致住院时间延长的不良反应

    E. 所有可疑的不良反应

3. 下列情形属于药品严重不良反应的有（　　）

    A. 因服用药品导致住院或住院时间延长的不良反应

    B. 因服用药品导致显著的或者永久的器官功能损伤的不良反应

    C. 因服用药品导致显著的或者永久的人体伤残的不良反应

    D. 因服用药品产生致畸、致癌、致突变的不良反应

    E. 因服用药品危及生命的不良反应

（刘　娟）

任务四　学会正确使用药品说明书

学习目标

1. **知识目标**：熟悉药品说明书的管理原则及规定，药品说明书的书写要求及作用。
2. **能力目标**：能够正确阅读和应用药品说明书。
3. **素养目标**：具备良好的职业道德。

药品说明书是药品信息最重要的来源之一，是医师、药师、护师和患者治疗用药时的科学依据，还是药品说明书生产、供应部门向医药卫生人员和人民群众宣传介绍药品特性，指导合理、安全用药和普及医药知识的主要媒介。根据我国《处方管理办法》的规定，医师应当根据医疗、预防、保健需要，按照诊疗规范、药品说明书中的药品适应证、药理作用、用法、用量、禁忌、不良反应和注意事项等开具处方。在医疗纠纷等事件的处理中，医疗人员是否按照药品说明书中的规定用药，往往是判断其是否应当承担法律责任的关键依据，因此药品说明书在医疗上也具有重要的法律意义。

一、药品说明书的管理原则

《药品管理法》中规定了药品说明书管理的基本原则。其中第 54 条规定，药品包装必须按照规定印有或者贴有标签并附有说明书。说明书上必须注明药品的通用名称、成分、规格、生产企业、批准文号、产品批号、生产日期、有效期、适应证或者功能主治、用法、用量、禁忌、不良反应和注意事项。麻醉药品、精神药品、医疗用毒性药品、放射性药品、外用药品和非处方药的标签，必须印有规定的标志。《药品管理法实施条例》第 46 条进一步明确，药品包装、标签、说明书必须依照《药品管理法》第 54 条和国务院药品监督管理部门的规定印制。

根据《药品管理法》和《药品管理法实施条例》，2006 年 3 月 15 日，国家食品药品监督管理局制定发布了《药品说明书和标签管理规定》，在中华人民共和国境内上市销售的药品，其说明书和标签应当符合该规定的要求。

（一）药品说明书的核准原则

药品说明书由国家药品监督管理局予以核准。药品说明书的审查和核准是药品注册过程中的重要审评内容之一，在新药、仿制药品和进口药品等获准注册的同时，也一并得到核准。药品生产企业生产供上市销售的最小包装必须附有说明书。

（二）药品说明书内容说明的原则

为了保护公众健康和指导正确合理用药，药品生产企业可以主动提出在药品说明书上加注警示语，国家药品监督管理局也可以要求药品生产企业在说明书上加注警示语。药品说明书表述应当科学、规范、准确。非处方药说明书还应当使用容易理解的文字表述，以便患者自行判断、选择和使用。药品说明书的文字应当清晰易辨，标识应当清楚醒目。药品说明书应当使用国家语言文字工作委员会公布的规范化汉字，增加其他文字对照的，应当以汉字表述为准。

（三）药品名称和注册商标的使用原则

药品说明书中标注的药品名称必须符合国家药品监督管理局公布的药品通用名称和商品名称的命名原则，并与药品批准证明文件的相应内容一致。药品说明书中禁止使用未经注册的商标以及其他未经国家药品监督管理局批准的药品名称。

（四）专有标识的印制原则

麻醉药品、精神药品、医疗用毒性药品、放射性药品、外用药品和非处方药品等国家规定有专用标识的，其说明书必须印有规定的标识。其中除运输等的大包装标签外，药品标签专有标识应当彩色印制，非处方药和外用药品说明书专有标识可以单色印制，但非处方药要在专有标识下标明甲类还是乙类。

二、药品说明书的管理规定

药品说明书由药品生产企业在药品研究过程中制定，在药品注册申请时一并提交审批，经国家药品监督管理局审核批准后，即成为药品的法定文件，不得擅自更改。药品说明书的具体格式、内容和书写要求由国家药品监督管理局制定并发布。

（一）药品说明书的内容规定

1. 基本原则 药品说明书应当包含药品安全性、有效性的重要科学数据、结论和信息，用以指导安全、合理使用药品。

2. 成分列出的规定 药品说明书应当列出全部活性成分或者组方中的全部中药药味。注射剂和非处方药还应当列出所用的全部辅料名称。药品处方中含有可能引起严重不良反应的成分或者辅料的，应当予以说明。

3. 使用统一或规范的专用词汇 药品说明书对疾病名称、药学专业名词、药品名称、临床检验名称和结果的表述，应当采用国家统一颁布或规范的专用词汇，度量衡单位应当符合国家标准的规定。

4. 注明不良反应信息 药品说明书应当充分包含药品不良反应信息，详细注明药品不良反应。药品生产企业未根据药品上市后的安全性、有效性情况及时修改说明书或者未将药品不良反应在说明书中充分说明的，由此引起的不良后果由该生产企业承担。

（二）药品说明书的格式和书写要求

1. 处方药格式和书写要求 国家药品监督管理部门印发了《化学药品和治疗用生物制品说明书规范细则》《预防用生物制品说明书规范细则》《放射性药品说明书规范细则》《中药、天然药物处方药说明书格式》《中药、天然药物处方药说明书内容书写要求》《中药、天然药物处方药说明书撰写指导原则》等规范了处方药说明书格式和内容，供药品生产企业参照执行。处方药说明书的格式和书写要求规定如下。

处方药说明书格式示意

核准日期
修改日期

特殊药品、外用药品标识位置

×××说明书
"请仔细阅读说明书并在医师指导下使用"
（警示语位置）

【药品名称】

【成分】

【性状】

【功能主治】或【适应证】*

【规格】

【用法用量】

【不良反应】

【禁忌】

【注意事项】

【孕妇及哺乳期妇女用药】

【儿童用药】

【老年用药】

【药物相互作用】

【临床试验】

【药理毒理】

【药代动力学】

【贮藏】

【包装】

【有效期】

【执行标准】

【批准文号】

【生产企业】

注：*化学药品和治疗用生物制品说明书此项为【适应证】。

（1）核准和修订日期　核准日期为国家药品监督管理局批准该药品注册的时间。修改日期为此后历次修改的时间。核准和修改日期应当印制在说明书首页左上角。修改日期位于核准日期下方，按时间顺序逐行书写。

（2）特殊药品、外用药品标识　麻醉药品、精神药品、医疗用毒性药品、放射性药品和外用药品等专用标识在说明书首页右上方标注。其中中药和天然药物的说明书中，按医疗用毒性药品管理的药材及其饮片制成的单方制剂，必须标注医疗用毒性药品标识。凡国家标准中用法项下规定只可外用，不可口服、注射、滴入或吸入，仅用于体表或某些特定黏膜部位的液体、半固体或固体中药、天然药物，均需标注外用药品标识；对于既可内服，又可外用的中药和天然药物，可不标注外用药品标识。

（3）说明书标题　"×××说明书"中的"×××"是指该药品的通用名称。

（4）忠告语和警示语　忠告语"请仔细阅读说明书并在医师指导下使用"必须标注在说明书标题下方。如果有对药品严重不良反应及其潜在的安全性问题的警告，以及药品禁忌、注意事项及剂量过量等需提示用药人群特别注意的事项等警示语，应当在说明书标题下以醒目的黑体字注明。无该方面内容的，不列该项。

（5）【药品名称】　化学药品和生物制品按下列顺序列出。

通用名称：中国药典收载的品种，其通用名称应当与药典一致；药典未收载的品种，其名称应当符合药品通用名称命名原则。

商品名称：未批准使用商品名称的药品不列该项。

英文名称：无英文名称的药品不列该项。

汉语拼音：

中药和天然药物按顺序列出通用名称、汉语拼音。

（6）【成分】　化学药列出活性成分的化学名称、化学结构式、分子式、相对分子质量。复方制剂可以不列出每个活性成分的上述内容，可表达为"本品为复方制剂，其组分为："。组分按一个制剂单位（如每片、粒、支、瓶等）分别列出所含的全部活性成分及其量。中药和天然药物应列出处方中所有的药味或有效部位、有效成分等。但对于处方已列入国家秘密技术项目的品种，以及获得中药一级保护的品种，可不列此项。注射剂应当列出全部辅料名称，处方中含有可能引起严重不良反应辅料的，也应当列出该辅料名称。

（7）【性状】　包括药品的外观、臭、味、溶解度以及物理常数等。

（8）【功能主治】或【适应证】　化学药品和治疗用生物制品应根据该药品的用途，采用准确的表述方式，明确用于预防、治疗、诊断、缓解或者辅助治疗某种疾病（状态）或者症状。预防用生物制品则是列【接种对象】，注明适宜接种的易感人群、接种人群的年龄、接种的适宜季节等。中药和天然药物应与国家批准的该品种药品标准中的规格一致。

（9）【规格】　是指每支、每片或其他每一单位制剂中含有主药（或效价）的重量或含量或装量。生物制品应标明每支（瓶）有效成分的效价（或含量及效价）及装量（或冻干制剂的复溶后体积）。有两种以上规格的应当分别列出。预防用生物制品应明确该制品每 1 次人用剂量计有效成分的含量或效价单位，及装量（或冻干制剂的复溶后体积）。中药和天然药物应与国家批准的该品种药品标准中的规格一致。

（10）【用法用量】　包括用法和用量两部分。需按疗程用药或者规定用药期限的，必须注明疗程、期限。应当详细列出该药品的用药方法，准确列出用药的剂量、计量方法、用药次数以及疗程期限，并应当特别注意与规格的关系。预防用生物制品没有【用法用量】而是列【免疫程序和剂量】，应当明确接种部位、接种途径（如肌内注射、皮下注射、划痕接种等）。特殊接种途径的应描述接种的方法、全程免疫程序和剂量（包括免疫针次、每次免疫的剂量、时间间隔、加强免疫的时间及剂量）。每次免疫程序因不同年龄段而不同的，应当分别作出规定。冻干制品应当规定复溶量及复溶所用的溶媒。中药和天然药物应与国家批准的该品种药品标准中的用法用量一致。

（11）【不良反应】　实事求是地详细列出该药品不良反应并按不良反应的严重程度、发生频率或症状系统性的列出。另外，中药和天然药物尚不清楚有无不良反应的，可在该项下以"尚不明确"来表述。预防用生物制品应列出接种后可能出现的偶然或者一过性反应的描述，以及对于出现的不良反应是否需要特殊处理。

（12）【禁忌】　列出禁止使用或者暂缓使用该制品的人群或者疾病情况。中药和天然药物尚不清楚有无禁忌的，可在该项下以"尚不明确"来表述。

（13）【注意事项】　列出使用时必须注意的问题，包括需要慎用的情况（如肝、肾功能的问题），影响药物疗效的因素（如食物、烟、酒），用药过程中需观察的情况（如过敏反应，定期检查血象、肝功能、肾功能）及用药对于临床检验的影响等。滥用或者药物依赖性内容可以在该项目下列出。中药和天然药物如有与中医理论有关的证候、配伍、妊娠、饮食等注意事项，应在该项下列出。处方中如含有可能引起严重不良反应成分的复方制剂，必须列出成分中化学药品的相关内容及注意事项。尚不清楚有无注意事项的，可在该项下以"尚不明确"来表述。预防用生物制品中以特殊接种途径进行免疫的制品，应明确接种途径，如注明"严禁皮下或肌内注射"。还应标示下列内容：使用前检查包装容器、标签、外观、有效期是否符合要求，疫苗包装容器开启时，对制品使用的要求（如需振摇），冻干制品的重溶时间等，疫苗开启后应在规定的时间内使用，以及由于接种该制品而出现的紧急情况的应急处理办法等。减毒活疫苗还需在该项下注明本品为减毒活疫苗，不推荐在该疾病流行季节使用。

（14）特殊人群用药　【孕妇及哺乳期妇女用药】【儿童用药】【老年用药】分别着重说明该药品对妊娠、分娩及哺乳期母婴的影响，可否应用本品及用药注意事项，儿童由于生长发育的关系而对于该药品在药理、毒理或药动学方面与成人的差异，可否应用本品及用药注意事项，以及老年人由于机体各种功能衰退的关系而对于该药品在药理、毒理或药动学方面与成人的差异，并写明可否应用本品及用药注意事项。

（15）【药物相互作用】　列出与该药产生相互作用的药品或者药品类别，并说明相互作用的结果及合并用药的注意事项。未进行该项实验且无可靠参考文献的，应当在该项下予以说明。

（16）【药物过量】　详细列出过量应用该药品可能发生的毒性反应、剂量及处理方法。未进行该项实验且无可靠参考文献的，应当在该项下予以说明。

（17）【临床试验】【药理毒性】【药代动力学】　是该药的临床试验、药理毒性、药动学等的研究结果，主要供医师和药师用药决策参考。

（18）【贮藏】　具体条件的表示方法按《中国药典》要求书写，并注明具体温度。例如，阴凉处（不超过 20℃）保存。生物制品应当按照规定明确该制品保存和运输的条件，尤其应当明确温度条件。

（19）【包装】　包括直接接触药品的包装材料和容器及包装规格，并按该顺序表述。

（20）【有效期】　以月为单位表述。

（21）【执行标准】　包括执行标准的名称、版本，如《中国药典》2015 年版三部。或者药品标准编号，如 WS4－(S－067)－2005Z。

（22）【批准文号】　指该药品的药品批准文号，进口药品注册证号或者医药产品注册证号。麻醉药品、精神药品、蛋白同化制剂和肽类激素还需注明药品准许证号。批准文号是药品生产合法的标志。如国药准字H×××号，"H"是代表化学药品，"Z"是代表中药，"S"是生物制品，"J"是进口药品等。

（23）【生产企业】　国产药品该项内容应当与《药品生产许可证》载明的内容一致，进口药品应当与提供的政府证明文件一致，并按下列方式列出。

　　企业名称：

　　生产地址：

　　邮政编码：

　　电话和传真号码：须标明区号。

　　网址：如无网址可不写，此项不保留。

2. 非处方药格式和书写要求　国家药品监督管理部门印发的《化学药品非处方药说明书规范细则》《中成药非处方药说明书规范细则》等明确了非处方药说明书格式和书写要求，以规范和指导药品生产企业撰写、制定非处方药药品说明书。

非处方药说明书格式示意

非处方药、外用药品标识位置

×××说明书

"请仔细阅读说明书并按说明使用或在医师指导下购买和使用"

（警示语位置）

【药品名称】

【成分】

【性状】

【作用类别】*

【功能主治】或【适应证】**

【规格】

【用法用量】

【不良反应】

【禁忌】

【注意事项】

【药物相互作用】

【贮藏】

【包装】

【有效期】

【执行标准】

【批准文号】

【生产企业】

如有问题可与生产企业联系

注：*中药非处方药药品说明书中无此项；**其中化学药非处方药说明书中此项为【适应证】，中药非处方药说明书中此项为【功能主治】。

非处方药说明书的书写除应当科学、规范、准确外，还应当使用容易理解的文字表述，以便患者自行判断、选择和使用。其与处方药说明书书写要求不同之处主要体现在以下方面。

（1）非处方药、外用药品标识　与处方药说明书中的专有标识一样，在说明书首页右上方标注。非处方药专有标识按《关于公布非处方药专有标识及管理规定的通知》规定使用。

（2）忠告语和警示语　忠告语"请仔细阅读说明书并按说明使用或在医师指导下购买和使用"必须标注，且应采用加重字体印刷，在说明书标题下方。警示语是指需特别提醒用药人在用药安全方面需特别注意的事项。有该方面内容，应当在说明书标题下以醒目的黑体字注明。无该方面内容的，不列该项。

（3）【药品名称】　按下列顺序列出。

通用名称：属《中国药典》收载的品种，其通用名称应当与药典一致；药典未收载的品种，其名称应当符合药品通用名称命名原则。

商品名称：未批准使用商品名称的药品不列该项。

英文名称：无英文名称的药品不列该项。

汉语拼音：

（4）【成分】　处方组成及各成分含量应与该药品注册批准证明文件一致。成分含量按每一个制剂单位（如每片、粒、包、支、瓶等）计。单一成分的制剂需写明成分通用名称及含量，并注明所有辅料成分，表达为"本品每×含×××。辅料为×××"。复方制剂需写明全部活性成分组成及各成分含量，并注明所有辅料成分。表达为"本品为复方制剂，每×含×××。辅料为×××"。中成药除中药保护品种外，必须列出全部处方组成和辅料，处方所含成分及药味排序应与药品标准一致。处方中所列药味其本身为多种药材制成的饮片，且该饮片为国家药品标准收载的，只需写出该饮片名称。

（5）【性状】　包括药品的外观（颜色、外形）、气、味等，依次规范描述。性状应符合药品标准。

（6）【作用类别】　按照国家药品监督管理局公布的该药品非处方药类别书写，如"解热镇痛类"。

（7）【功能主治】【适应证】　按照国家药品监督管理局公布的非处方药适应证或功能主治内容书写，并不得超出国家药品监督管理局公布的该药品非处方药适应证或功能主治范围。

（8）【规格】　是指每支、每片或其他每一单位制剂中含有主药的重量、含量或装量。生物制品应标明每支（瓶）有效成分的效价（或含量）及装量（或冻干制剂的复溶后体积）。计量单位必须以中文表示。每一说明书只能写一种规格。

（9）【用法用量】　用量按照国家药品监督管理局公布的该药品非处方药用量书写。数字以阿拉伯数字表示，所有重量（或容量）单位以汉字表示。用法可根据药品的具体情况，在国家药品监督管理局公布的该药品非处方药用法用量和适应证范围内描述，用法不能对用药人有其他方面的误导或暗示。需提示患者注意的特殊用法用量应当在注意事项中说明。老年人或儿童等特殊人群的用法用量不得使用"儿童酌减"或"老年人酌减"等表述方法，可在【注意事项】中注明"儿童用量（或老年人用量）应咨询医师或药师"。

（10）【不良反应】　实事求是地详细列出该药品已知的或者可能发生的不良反应。并按不良反应的严重程度、发生频率或症状的系统性列出。国家药品监督管理局公布的该药品不良反应内容不得删减。

（11）【禁忌】　列出该药品不能应用的各种情况，如禁止使用该制品的人群或者疾病情况。国家药品监督管理局公布的该药品禁忌内容不得删减。【禁忌】内容应采用加重字体印刷。

（12）【注意事项】　列出使用时必须注意的问题，包括需要慎用的情况（如肝、肾功能的问题），影响药物疗效的因素（如食物、烟、酒），孕妇、哺乳期妇女、儿童、老人等特殊人群用药，用药对于临床检验的影响，滥用或药物依赖情况，以及其他保障用药人自我药疗及安全用药的有关内容。中成药如有与中医理论有关的证候、配伍饮食等注意事项，应在该项下列出。中药和化学药品组成的复方制剂，应注明本品含××（化学药品通用名称），并列出成分中化学药品的相关内容及注意事项，国家药品监督管理局公布的该药品注意事项内容不得删减；还必须注明以下内容："对本品过敏者禁用，过敏体质者慎用""本品性状发生改变时禁止使用""如正在使用其他药品，使用本品前请咨询医师或药师""请将本品放在儿童不能接触的地方"。对于可用于儿童的药品必须注明"儿童必须在成人监护下使用"。处方中含兴奋剂的品种应注明"运动员应在医师指导下使用"。对于是否适用于孕妇、哺乳期妇女、儿童、老人等特殊人群尚不明确的，必须注明相应人群在医师指导下使用。【注意事项】内容应采用加重字体印刷。

（13）【药物相互作用】　列出与该药产生相互作用的药品及合并用药的注意事项。未进行该项实验且无可靠参考文献的，应当在该项下予以说明。本品必须注明"如与其他药物同时使用可能会发生药物相互作用，详情请咨询医师或药师"。

知识拓展

非处方药和外用药的专有标识

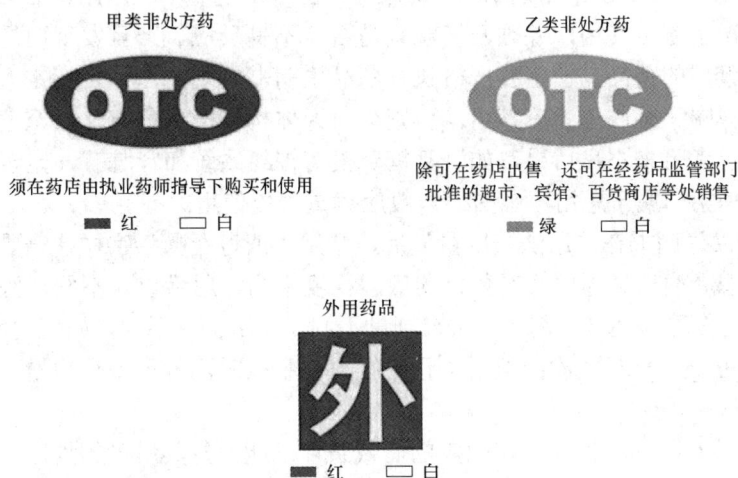

甲类非处方药

OTC

须在药店由执业药师指导下购买和使用

■ 红　□ 白

乙类非处方药

OTC

除可在药店出售　还可在经药品监管部门
批准的超市、宾馆、百货商店等处销售

■ 绿　□ 白

外用药品

外

■ 红　□ 白

（三）药品说明书的发布和修改

1. 药品说明书的发布和适用　如前所述，药品说明书是由药品生产企业根据其所生产药品品种的研究数据制定的，国家药品监督管理局在药品注册时将药品说明书随药品注册批件核发给申请人（生产企业），企业据此印制说明书并随药品包装一起提供给使用者。因此同一品种、剂型、规格，但有不同企业生产的药品其说明书内容也不尽相同。但一般而言，同一品种、剂型规格，生产厂家不同，其说明书的内容应彼此接近，不应有较大的差异。为规范药品说明书内容，国家药品监督管理部门在药品包装、标签、说明书规范整顿过程中，先后发布了六批化学药品说明书。为进一步规范非处方药说明书和标签的管理，到 2018 年 7 月 31 日截止，相关部门对已公布的非处方药品说明书范本进行了修订，并发布了 1194 个非处方药化学药品说明书范本和 4700 个非处方药中药说明书范本，供厂家参照撰写。在具体的药品监督及医疗事件处理过程中，应以经国家药品监督管理部门批准的企业印制的附在药品包装内的真实药品说明书为执法和处罚依据，国家局网站上公布的药品说明书和《中国药典》中刊载的药品说明书样本并非真实药品说明书，不能作为执法和处罚依据。

2. 药品说明书的修改　为保证药品说明书及时反映药品有效性、安全性信息，维护患者用药安全，药品生产企业应当主动跟踪药品上市后的安全性、有效性情况，需要对药品说明书进行修改的，应当及时提出申请。根据药品不良反应监测、药品再评价结果等信息，国家药品监督管理局也可以要求药品生产企业修改药品说明书。自 2017 年以来，共有 38 个批次 249 个药品说明书被修改，其中以化学药为主，主要是由于 2017 年 7 月 5 日关于氟喹诺酮类的药品说明书修改涉 132 个药品。药品说明书获准修改后，药品生产企业应当将修改的内容立即通知相关药品经营企业、使用单位及其他部门，并按要求及时使用修改后的说明书和标签。药品说明书核准日期和修改日期应当在说明书中醒目标示。

（四）阅读药品说明书注意事项

在阅读药品说明书时，主要了解和掌握药品说明书上的有效期、生产日期、用法用量、适应证、禁忌、不良反应、注意事项、储藏方法等内容。

1. 处方药和非处方药　药品分类管理是根据药品安全性、有效性，依其品种、规格、适应证、剂量及给药途经等的不同，将药品分为处方药和非处方药，并作出相应的管理规定。国家药品监督管理部门将特殊管理的药品、毒性或潜在影响使用不安全的药品、因使用方法的规定（注射剂）、用新化合物制备的新药等规定为处方药，处方药必须凭执业医师或执业助理医师处方才可调配、购买和使用。非处方药则是指为方便公众用药，在保证用药安全的前提下，经国家卫生行政部门规定或审定后，不需要医师或其他医疗专业人员开写处方即可购买的药品，一般公众凭自我判断，按照药品标签及使用说明就可自行使用，非处方药在美国又称为柜台发售药品（over the counter drug），简称 OTC 药。

2. 慎用、禁用和忌用　慎用指应用药品时要谨慎，但不是绝对不能应用，必须慎重考虑，权衡其利弊，在利大于弊的情况下方可使用，并须密切观察是否有不良反应，一旦发现问题，必须立即停药。禁用即禁止使用，凡属禁用的药品，一定要严格执行药品说明书的规定，禁止特定人群使用。如吗啡能抑制呼吸中枢，支气管哮喘和肺心患者应禁用，否则会对人体构成严重危害，甚至危及生命。忌用即避免使用，有些药物会给患者带来不良后果，如氨基糖苷类对神经系统和肾脏有一定毒性作用，故患耳鸣疾病及肾功能障碍者应忌用。属于忌用范围的，一般应尽量避免使用。

3. 或遵医嘱　药品说明书在"用法与用量"后，常用"或遵医嘱"字样。一是因为说明书上的剂量是常用剂量，但由于患者病情、体质及对药物的敏感程度不同，用量也就不同，医生可根据具体情况具体处理；二是因为药物作用的性质与剂量有关，剂量不同，作用也就不同，如阿司匹林是常用的退热药，退热剂量一般为 0.3～0.6g，一日 3 次；但用于预防缺血性中风时，就须减少用量，一般 75～100mg，临睡前服一次即可发挥作用。

4. 有效期　药品的有效期是指药品在规定的储藏条件下能保持其质量的期限。一般药品在正常的储藏条件下能较长期地保持有效性，但是某些药品如抗生素、生物制品、某些化学药品和放射性药品等，即使在正常的储藏条件下，其效价（或含量）会逐渐下降，甚至会增加毒性，以至无法使用。因此，为保证这部分药品的质量，保证用药安全，常根据其稳定性试验和留样观察，预测或掌握其效价（或含量）下降至不合格的时间，规定药品在一定储藏条件时的有效使用时限，这就是药品的有效期。它是直接反映了稳定药品的内在质量的一个重要指标，这类药品必须严格遵守其特定的贮藏条件，又要在规定的期限内使用，才能保证药品有效性和安全性，两者不可忽视。因此，加强有效期药品的管理，是保证用药安全、有效的重要条件，且不可忽视。

（1）有效期的标注的日期计算　按照国家药品监督管理局批准的注册标准执行，治疗用生物制品有效期的标注自分装日期计算，其他药品有效期的标注自生产日期计算。

（2）药品有效期表述形式　①国产上市药品有效期的表示。A. 直接标明失效期：某年某月，是指该药在该年该月的 1 日起失效。如标有"失效期：2016 年 10 月"的药，只能使用到 2016 年 9 月 30 日。B. 直接标明有效期按年月顺序，一般表达可用有效期至某年某月，或用数字，是指该药可用至有效期最末月的月底。如标有"有效期至 2016 年 7 月"的药，该药可用到 2016 年 7 月 31 日。也可表达为"有效期至 2016.07""有效期至 2016/07""有效期至 2016－07"等，年份用 4 位数表示，月份用 2 位数表示（1～9 前加 0）。C. 标明有效期年数或月数这种方式标出的药品有效期，可根据药品生产日期推算，一般规定生产日期即批号用 6 位数字表示，前两位表示年份，中间两位表示月份，末尾两位表示日期。如标"批号 150815"，有效期 2 年的药，其有效期是到 2017 年 8 月 14 日。②进口药品有效期的表示。进口药品常以"Expiry date"（截止日期）表示失效期，或以"Use before"（在……之前使用）表示有效期。各国药品有效期的标注不完全相同，有时难以辨别，为避免造成差错，应了解不同的写法，并注意识别。

美国：按月－日－年顺序排列，如 9/10/2016 或 Sep.10th 2016，即 2016 年 9 月 10 日。

欧洲国家：按日－月－年顺序排列，如 10/9/2016 或 10th Sep.2016，即 2016 年 9 月 10 日。

日本：按年－月－日排列，如 2016－9－10，即 2016 年 9 月 10 日。

在标明有效期的同时，一般尚标有生产日期，因此可以按照生产日期来推算有效期限为多长。

值得注意的是，药品的有效期不是绝对的，而是有条件限制的，这就是药品的标签及说明书中所指明的贮存方法。如果贮存方法发生了改变，药品的有效期就只能作为参考，而不是一个确定的保质时间了。一旦药品从原包装内分出，如拆开盒子、打开瓶盖等开始使用时，则不再适合长期保存，且应及时使用。

》课堂互动

阅读下列药品说明书，回答有关问题。

银翘解毒片说明书

OTC

【药品名称】银翘解毒片

【汉语拼音】YINQIAO JIEDU PIAN

【主要成分】金银花、连翘、薄荷、荆芥、淡豆豉、牛蒡子（炒）、桔梗、淡竹叶、甘草。辅料为硬脂酸镁。

【性状】本品为红棕色的片剂。气芳香，味微苦。

【药理作用】主要有发汗，解热，抗病原微生物，抗炎，镇痛，抗过敏，增强免疫功能等作用。

【功能主治】辛凉解表，清热解毒。用于风热感冒，症见发热头痛、咳嗽口干、咽喉疼痛。

【用法用量】口服。4片/次，2~3次/日。

【注意事项】忌烟、酒及辛辣、生冷、油腻食物。

1. 如何判别银翘解毒片是中药还是西药？是处方药还是非处方药？

2. 说明书中提供了哪些安全用药的信息？说明书是否完整？还缺乏哪些信息？

3. 还可以与大家讨论哪些有关安全用药的问题？

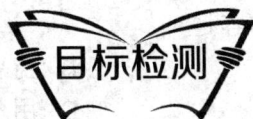

目标检测

一、A 型选择题

1. 以下对药品说明书的说法不正确的是（　　）

　　A. 是具有法律意义的重要文件　　　　B. 是药物信息情报最基本、最重要的来源

　　C. 是指导医生用药的唯一依据　　　　D. 可指导人们正确储藏和保管药品

　　E. 与药品研制、生产、销售、使用等环节密切相关

2. 药品说明书应标明药品成分是指（　　）

　　A. 必须列出所有药品的化学名称

　　B. 复方制剂仅需列出所含各成分的名称

　　C. 列出制剂中含有的辅料

　　D. 中药的主要成分系指处方中所含主要药味、有效部位或有效成分

　　E. 中药复方制剂主要药味排序可按笔画为序

3. 根据《药品说明书和标签管理规定》，下列药品有效期标注格式错误的是（　　）

　　A. 有效期至 2012/11/16　　　　　　B. 有效期至 16/11/2012

　　C. 有效期至 2012.11　　　　　　　　D. 有效期至 2012 年 11 月

　　E. 有效期至 2012 年 11 月 16 日

二、B 型选择题

[1～4]

A. H   B. Z   C. B

D. F   E. S

1. 在药品批准文号中，中药使用的字母是（　　）

2. 在药品批准文号中，生物药品使用的字母是（　　）

3. 在药品批准文号中，药用辅料使用的字母是（　　）

4. 在药品批准文号中，化学药品使用的字母是（　　）

[5～7]

A. 有效期至 10 月/2013 年   B. 有效期至 2011 年 11 月 30 日

C. 有效期至 2013 年 11 月 30 日   D. 有效期至 2013 年 11 月 1 日

E. 有效期至 2013 年 10 月 30 日

根据《药品说明书和标签管理规定》

5. 生产日期为 2011 年 10 月 31 日，有效期 2 年，药品有效期至（　　）

6. 生产日期为 2011 年 11 月，有效期 2 年，药品有效期至（　　）

7. 失效期为 2011 年 12 月的药品，药品有效期至（　　）

三、X 型选择题

1. 以下项目中必须在药品说明书中注明的是（　　）

A. 药品通用名、成分、规格   B. 适应证或功能主治

C. 不良反应和注意事项   D. 生产日期和有效期

E. 生产企业和批准文号

2. 处方药说明书中【药品名称】项下包括（　　）

A. 通用名   B. 英文名   C. 化学名

D. 商品名   E. 汉语拼音

3. 药品说明书中的注意事项包括的内容是（　　）

A. 影响药物疗效的因素   B. 药品慎用的情况

C. 用药过程中需观察的情况   D. 用药对于临床检验的影响

E. 药品的相互作用

4. 我国药品说明书的内容包括（　　）

A. 药品名称、药品成分   B. 药品的药理、毒理作用及药物动力学

C. 药品适应证、用法用量   D. 不良反应、禁忌、注意事项

E. 有效期、批准文号

（刘　娟）

项目四　处方调剂

任务一　认识处方

学习目标

1. **知识目标**：掌握处方的概念，处方的分类及处方的格式。
2. **能力目标**：能识别处方的类别和处方的格式。
3. **素养目标**：明确处方的意义。

案例导入

> **案例**：患者，女，25岁，因失眠就诊，医生开具下列处方。
> Rp:
> 地西泮片　5mg×50片
> 用法：每次10mg，3次/日，口服
> 思考：请分析该处方是否合理。

为规范处方管理，提高处方质量，促进合理用药，保障医疗安全，根据《执业医师法》《药品管理法》《医疗机构管理条例》《麻醉药品和精神药品管理条例》等有关法律、法规，卫生部于2007年2月发布了《处方管理办法》（卫生部令第53号），于2007年5月1日起施行。《处方管理办法》共分8章63条，全文对处方管理的一般规定、处方权的获得、处方的开具、处方的调剂、监督管理、法律责任等作了明确的规定。依据《处方管理办法》，下面就处方的一般知识作简单介绍。

一、处方的概念

处方是指由注册的执业医师和执业助理医师（以下简称医师）在诊疗活动中为患者开具的、由取得药学专业技术职务任职资格的药学专业技术人员（以下简称药师）审核、调配、核对，并作为患者用药凭证的医疗文书。

二、处方的意义

处方具有法律性、技术性和经济性。

（一）法律性

因开具处方或调剂处方所造成的医疗差错或事故，医师和药师分别负有相应的法律责任，所以要求医师和药师在处方上签字。医师具有诊断权和开具处方权但无调配权；药师具有审核调配处方权，但无诊断和开具处方权。

（二）技术性

开具或调剂处方者都必须由经过医药院校系统专业学习，并经资格认定的医药卫生技术人员担任。

医师对患者作出明确的诊断后，在安全、有效、经济的原则下，开具处方，处方写明药品的名称、规格、数量及用量用法等。药学技术人员按医师处方准确快捷地调配，并将药品发给患者应用，同时进行用药指导，表现出开具或调剂处方的技术性。

（三）经济性

处方是药品消耗的凭证和原始依据，是药品经济收入的凭证和原始依据，也是患者在治疗疾病全过程中用药的真实凭证。

三、处方的分类

处方由各医疗机构按规定的格式统一印制，印刷用纸应根据实际需要用颜色区分，并在处方右上角以文字注明。麻醉药品处方、急诊处方、儿科处方、普通处方的印刷用纸分别为淡红色、淡黄色、淡绿色、白色，并分别在右上角标注"麻""急诊""儿科"，普通处方右上角不用标注。处方按性质可分为以下 3 种。

1. 法定处方　指《中华人民共和国药典》、国家药品监督管理局颁布标准中收载的处方，具有法律的约束力。

2. 医师处方　是医师为患者诊断、治疗和预防用药所开具的处方。

3. 协定处方　是医院药剂科与临床医师根据医院日常医疗用药的需要，共同协商制定的处方。该类处方适合大量配制和储备，仅限于在本单位使用。

四、处方的格式

处方格式由前记、正文和后记三部分组成。

（一）前记

前记包括医疗机构名称、费别、患者姓名、性别、年龄、门诊或住院号、科别或病区和床位号、临床诊断、开具日期等，并可添加特殊要求的项目。麻醉药品和第一类精神药品处方还应包括患者身份证明编号，代办人姓名、身份证明编号。

（二）正文

正文以 Rp 或 R（拉丁文 Recipe "请取"的缩写）标示，分别列出药品的名称、剂型、规格、数量、用法和用量。

（三）后记

后记有医师签名或者加盖专用签章，药品金额以及审核、调配、核对、发药的药学专业技术人员签名或加盖专用签章。

处方实例（以普通药品处方为例）：

×××××医院   普通

处方签

姓名：   性别：   年龄：

科别：   门诊号或住院号：

费别：   开具时间：　　年　月　日

诊断：

Rp:

药品通用名称　　　规格　数量

Sig：用法用量

药品通用名称　　　规格　数量

Sig：用法用量

药品通用名称　　　规格　　数量

Sig：用法用量

医师签章：　　　发药药师：　　　调配药师：　　　药品金额：

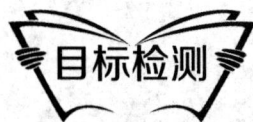

目标检测

一、A型选择题

1. 处方按性质可分为（　　　）

   A. 法定处方、普通处方、医师处方　　　B. 法定处方、普通处方、协定处方

   C. 法定处方、普通处方、麻醉药品处方　　D. 法定处方、医师处方、协定处方

   E. 普通处方、协定处方、医师处方

2. 有关协定处方叙述错误的是（　　　）

   A. 各个医院的协定处方可以通用

   B. 适于大量配制和储备

   C. 便于控制药品的品种和质量

   D. 可提高工作效率，减少患者取药等候时间

   E. 是药剂科与临床医师根据日常医疗用药的需要，共同协商制定的处方

3. 处方前记不包括的内容是（　　　）

   A. 医院的名称　　　B. 患者姓名　　　C. 药物名称　　　D. 临床诊断

   E. 开具日期

二、B型选择题

[1～2]

   A. 医疗机构名称　　　B. 临床诊断　　　C. 开具日期　　　D. 用法用量

   E. 药品金额

1. 属于处方正文的内容为（　　　）

2. 属于处方后记的内容为（　　　）

（苏湲淇）

任务二　处方的书写

学习目标

1. **知识目标**：熟悉处方书写的基本要求，掌握处方中常见的外文缩写及含义，熟悉处方中容易混淆的中文药名。

2. **能力目标**：能判断处方书写格式的正确性，能读懂处方常用缩写。

3. **素养目标**：能正确对待处方。

> 案例：医生给一位高血压伴冠心病的患者开写下列处方。
>
> Rp：
>
> 消心痛　15mg×60
>
> 用法：每次 15mg，2 次/日，口服
>
> 寿比山　2.5mg×30
>
> 用法：每次 2.5mg，1 次/日，口服
>
> 思考：请分析该处方是否合理。

一、处方的书写方法

（一）处方书写的基本要求

1. 患者一般情况，临床诊断填写清晰、完整，并与病历记载相一致。

2. 每张处方限于一名患者的用药。

3. 字迹清楚，不得涂改；如需修改，应当在修改处签名并注明修改日期。

4. 患者年龄应当填写实足年龄，新生儿、婴幼儿每日、月龄，必要时要注明体重。

5. 西药和中成药可以分别开具处方，也可以开具一张处方，中药饮片应当单独开具处方。

6. 无论西药、中成药处方，每一种药品应当另起一行，每张处方不得超过 5 种药品。

7. 中药饮片处方的书写，一般应当按照"君、臣、佐、使"的顺序排列；调剂、煎煮的特殊要求注明在药品右上方，并加括号，如布包、先煎、后下等；对饮片的产地、炮制有特殊要求的，应当在药品名称之前写明。

8. 药品用法用量应当按照药品说明书规定的常规用法用量使用，特殊情况需要超剂量使用时，并注明原因和再次签名。

▶ **课堂互动**

下列哪些药品名称医师可以在处方中开具？

康泰克、NaCl、庆大霉素、白加黑、甲巯咪唑、沐舒坦、吗丁啉。

9. 药品名称应当使用规范的中文名称书写，没有中文名称的可以使用规范的英文名称书写；医疗机构或者医师、药师不得自行编制药品缩写名称或者使用代号；书写药品名称、剂量、规格、用法、用量要准确规范，药品用法可用规范的中文、英文、拉丁文或者缩写体书写，但不得使用"遵医嘱""自用"等含糊不清字句。

10. 除特殊情况外，应当注明临床诊断。

11. 开具处方后的空白处应画一斜线，以示处方完毕。

12. 处方医师的签名式样和专用签章必须与药学部门留样备查的式样一致，不得任意改动，否则应重新登记留样备案。

13. 药品剂量与数量一律用阿拉伯数字书写。剂量应当使用法定剂量单位；重量以克（g）、毫克（mg）、微克（ug）、纳克（ng）为单位；容量以升（L）、毫升（ml）为单位。片剂、丸剂、胶囊剂、散剂、颗粒剂分别以片、丸、粒、袋为单位；溶液剂以支、瓶为单位；软膏及乳膏剂以支、盒为单位；注射剂以支、瓶为单位，应注明含量；中药饮片以剂为单位。

（二）处方中常见的外文缩写及含义

医师在书写处方正文时，如药物的用法（包括剂量、服用时间及次数）和调配方法等内容，经常采用拉丁文缩写或者英文缩写表示。药师应掌握处方中常用的外文缩写，并理解其中文含义。处方中常见的外文缩写及含义见表2-1。

表2-1　处方常见外文的缩写

服药次数		剂型		给药途径		单位	
q.h	每小时	Aq	水剂	i.h.	皮下的	g	克
q.4h	每4小时	Cap	胶囊	i.m.	肌内注射	kg	千克
q.d.	每天	Inj.	注射剂	i.v.	静注	mg	毫克
q.n	每晚	Liq	液体	iv.gtt.	静滴	μg	微克
b.i.d.	每日2次	Mist	合剂	p.o.	口服	IU	国际单位
t.i.d.	每日3次	Sol.	溶液	O.D.	右眼	L	升
q.i.d.	每日4次	Tab	片剂	O.S.	左眼	ml	毫升
q.o.d.	隔日1次	ung.	软膏剂	O.L.	左眼	U	单位
p.r.n.	必要时	NS	生理盐水	O.U.	双眼		
s.t.	立即（statim）	OTC	非处方药				
a.c.	餐前						
p.c.	餐后						
a.m.	上午						
p.m.	下午						

二、处方中容易混淆的中文药名

化学药品的品种很多，名称各异；有些药品的名称在中文表述上极为相似，如他巴唑（抗甲状腺药甲巯咪唑）和地巴唑（抗高血压药）、消心痛（抗心绞痛药硝酸异山梨酯）和消炎痛（非甾体消炎镇痛药吲哚美辛）、异丙嗪（抗组胺药）和氯丙嗪（抗精神病药）、克林霉素（林可霉素类抗菌药）和克拉霉素（大环内酯类抗生素）、氟哌酸（氟喹诺酮抗菌药诺氟沙星）和氟哌啶醇（抗精神病药）、氟胞嘧啶（抗真菌药）和氟尿嘧啶（抗肿瘤药）。

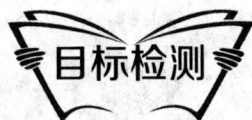

目标检测

一、A型选择题

1. 医师开具处方应当使用（　　）
   A. 通用名、商品名、相关部门公布的药品习惯名称
   B. 药品通用名称、新活性化合物的专利药品名称和复方制剂药品名称
   C. 通用名、商标名、商品名
   D. 通用名、商标名、新活性化合物的专利药品名称
   E. 通用名、商品名、新活性化合物的专利药品名称

2. 青霉素常采用的剂量单位是（　　）
   A. IU　　　　　B. mg　　　　　C. g　　　　　D. μg

E. ng

3. 开具西药、中成药处方，每一种药品应当另起一行，每张处方的药品不得超过（　　）

　　A. 3 种　　　　　　　B. 4 种　　　　　　　C. 5 种　　　　　　　D. 6 种

　　E. 7 种

二、B 型选择题

[1～4]

　　A. 抗真菌药　　　　　B. 抗肿瘤药　　　　　C. 抗病毒药　　　　　D. 抗结核药

　　E. 抗生素

1. 氟尿嘧啶属于（　　）

2. 氟胞嘧啶属于（　　）

3. 阿糖腺苷属于（　　）

4. 阿糖胞苷属于（　　）

（苏湲淇）

任务三　处方调剂、核查与发药

学习目标

1. **知识目标**：熟悉处方调剂操作规程，掌握处方调剂程序和处方调配技能。

2. **能力目标**：学会审查处方并判断处方正确性。

3. **素养目标**：能明确药学工作者的职责。

◎ 案例导入

> **案例**：患者，女，50 岁，因气促、喘息、肺部有哮鸣音就诊，诊断为支气管哮喘急性发作，医生开写下列处方。
>
> Rp:
>
> 沙丁胺醇气雾剂　28mg×1 支
>
> 用法：喷雾吸入，2 喷（约 400ug）/次，3 次/日
>
> 特布他林片　2.5mg×20 片
>
> 用法：每次 2.5mg，3 次/日，口服
>
> **思考**：请分析该处方是否合理。

一、调剂资质

必须要由取得药学专业技术职务任职资格的人员方可从事处方调剂工作。药师在执业的医疗机构取得处方调剂资格。药师签名或者专用签章式样应当在本机构留样备查。具有药师以上专业技术职务任职资格的人员负责处方审核、评估、核对、发药以及安全用药指导。药师应该凭医师处方调剂处方药品，非经医师处方不得调剂。

二、调剂操作规程

药师应当按照操作规程调剂处方药品，认真审核处方，准确调配药品，正确书写药袋或粘贴标签，注明患者姓名和药品名称、用法、用量，包装。向患者交付药品时，按照药品说明书或者处方用法，进行用药交代与指导，包括每种药品的用法、用量、注意事项等。

三、调剂程序

调剂的程序是医师开具处方→药师接收审核处方（合理处方药师签名后进入下一环节，不合理处方联系处方医师请其确认或重新开具处方并再次进入处方审核流程）→收费→调配处方→核对检查→发药→用药指导。

（一）收方

从患者（或其家属）手中接受医师的处方。

（二）审查处方

审查处方是保证调剂工作质量的重要一步，是确保用药安全有效，防止医疗用药差错事故的有效方法。因此要求处方审查人员要有较高的业务素质和耐心细致的工作态度。处方审查的内容如下。

1. 处方各项是否完整 药学专业技术人员应当认真逐项检查处方前记、正文和后记书写是否清晰、完整，并确认处方的合法性。其中包括处方类型（麻醉药品处方、急诊处方、儿科处方、普通处方），处方开具时间，处方的报销方式（公费医疗专用、医疗保险专用、部分自费、自费等），有效性，处方正文内容（主要是药品名称、剂型、规格、数量、用法和用量）是否完整，医师签字的规范性等。

2. 对处方用药适宜性进行审核

（1）是否注明过敏试验及结果的判定 有些药品如 β 内酰胺类、氨基糖苷类、局麻药、生物制品（抗毒素、血清、疫苗）等药品在给药后极易引起过敏反应，甚至出现过敏性休克。为安全起见，需根据情况在注射给药前进行皮肤敏感试验，皮试后观察 15～20 分钟，以确定皮试结果。

（2）处方用药与临床诊断的相符性 处方用药须与临床诊断密切相符，药师应审查处方用药与临床诊断的相符性。药物根据其用途，采用准确的表述方式，明确用于预防、治疗、诊断、缓解或者辅助治疗某种疾病或者症状。在制定治疗方案和开具处方时，药物的适应证与患者病理、病因、病情、临床诊断相符合。

（3）剂量、用法的正确性 剂量、用法的审查时将药品使用剂量控制在安全范围内，防止剂量过小不能达到目的，剂量过大造成毒性反应。老年人和儿童的组织器官及其功能与成人不同，使用药品的剂量要进行适量的调整。同时，对于肝肾功能不全的患者，也应根据其损害程度酌情减少剂量。审查方法是应依据病情，成人按药品说明书或《中华人民共和国药典临床用药须知》等规定的常用量进行治疗，不得超剂量。特殊情况下，因治疗需要，必须超剂量时，经处方医师重新签名并注明修改日期后方可调配。小儿剂量要按照年龄、体重、体表面积等折算，老人剂量一般为成人用量的 3/4。药师在审核处方时应注意核对剂量和剂量单位，同时注意单位时间内进入机体的药量，特别是静注或静滴时的速度，过快也会造成单位时间内进入体内药量过大而引起毒性反应。

（4）选用剂型与给药途径的合理性 在上市的药品中，大多数药品有多种剂型，如硝苯地平有普通剂每片 10mg、控释片每片 20mg、胶囊剂每粒 5mg、喷雾剂每瓶 100mg。同一药物的不同剂型，可能药物含量不同，用法也不同，对药物的吸收和疗效会产生很大的影响。因此，《处方管理办法》中规定，医疗机构进同一通用名称药品的品种，注射剂型和口服剂型各不得超过两种。正确的给药途径是保证药品发挥治疗作用的关键之一，也是药师审核处方的重点，在审核处方时一定避免发生差错。因为有些药品给药途径不同，不仅影响药物作用出现的快慢和强弱，还可以改变药物的作用性质。如硫酸镁溶液，口服给药时可产生导泻作用，注射给药时可产生降血压和抗惊厥的作用，外用还可以消肿止痛。因此，调剂人员应熟悉各种药品常用的给药途径，以便根据药物作用性质和病情需要正确调剂，同时还要审查剂型与给药途径是否相符，以便根据病情和药物性质作出适当的选择。

（5）是否有重复给药现象　注意一药多名现象及中成药中是否含化学药成分。我国药品一药多名的现象比较严重，同一通用名药品常有多种不同的商品名，在临床用药上存在较大的安全隐患，易致重复用药、用药过量或中毒。另外，伴随着中药、化学药联合应用和复方制剂的出现，合并使用 2 种或多种药物的现象很多，但若两者配合不当，亦可引起不良反应。或者在不明确中成药中所含化学药成分时，尚可造成累加用药，出现用药重叠、过量。

知识拓展

某些含有化学药成分的中成药品种表

中成药名	内含主要的化学药成分
消渴丸	格列本脲
维 C 银翘片	对乙酰氨基酚、氯苯那敏
重感冒灵片	氯苯那敏、安乃近
新复方大青叶片	对乙酰氨基酚、咖啡因、异戊巴比妥
胃泰康胶囊	氢氧化铝、三硅酸镁、罗通定
珍菊降压片	可乐定、双氢克尿噻
复方罗布麻片	胍乙啶、肼苯哒嗪、双氢克尿噻
清咳散	溴己新
咳喘膏	异丙嗪

（6）是否有潜在临床意义的药物相互作用和配伍禁忌　药物相互作用和配伍禁忌也属于用药适宜性内容，药物相互作用是指两种或两种以上的药物合并或先后使用时，所引起的药物作用和效应的变化。药物相互作用既可能产生对患者有益的结果，使疗效协同或毒性降低，也可能产生对患者有害的结果，使疗效降低或毒性增强，有时还会带来严重后果，甚至危及生命。药物相互作用可发生在体内的药动学、药效学方面的作用，也可发生在体外的相互作用。

1）体外配伍变化：是指药物使用前由于调剂混合发生的物理或化学变化，如固体药物产生潮解、液化和结块等现象，液体药物出现变色、浑浊、沉淀、降解失效等变化，乳液、混悬剂等非均相液体药剂发生改变等。如青霉素与巴比妥类、维生素类等配伍可出现浑浊、沉淀、变性和活性降低。甘露醇与头孢类、盐溶液、抗肿瘤药等配伍可出现浑浊、沉淀、变性和活性降低。

2）体内配伍变化：是指药物配伍使用后在体内药理作用的变化，引起了药效协同或拮抗、减弱，或者使毒副作用增强。

3）药物相互作用对临床药效学的影响：①作用相加或增加疗效。如磺胺甲噁唑与甲氧苄啶合用，分别抑制二氢叶酸合成酶和二氢叶酸还原酶，对细菌的叶酸合成起到双重阻断作用。β-内酰胺类抗生素与β-内酰胺酶抑制剂合用，使 β-内酰胺类抗生素免受破坏。②协同作用和减少药品不良反应。如普萘洛尔与硝酸酯类在联合用于治疗心绞痛时有协同作用，能减少各自的不良反应。③敏感化作用。一种药物可使机体对另一种药物的敏感性增强，即为敏感化作用。如排钾利尿药和强心苷合用，排钾利尿剂可降低血钾浓度，从而使心脏对强心苷的敏感性增强，易致心律失常。④拮抗作用。两种药物在同一或不同作用部位或受体上发生拮抗即为拮抗作用。如吗啡拮抗药纳洛酮，可拮抗阿片类药物的作用，用于吗啡中毒的解救等。⑤增加药品不良反应和毒性。肝素与阿司匹林（抗血小板聚集）、双嘧达莫（抗血小板聚集）、非甾体抗炎药（易致胃肠道出血）、右旋糖苷（血容量扩充药）合用，有增加出血的危险，氨基糖苷类与依他尼酸、呋塞米、万古霉素合用，可增加耳毒性和肾毒性。

4）药物相互作用对临床药动学的影响：①影响吸收。四环素类与药物中的金属离子（钙、镁、铝、铋、铁等无机盐）络合；减慢排空，增加吸收，抗胆碱药（如阿托品、颠茄）可延缓排空；加快排空，减少吸收，甲氧氯普胺（胃复安）、多潘立酮（吗丁啉）、西沙必利可促进排空。②影响分布。药物与血浆蛋白结合率的大小是影响药物在体内分布的重要因素。游离型药物＋血浆蛋白 $\rightleftharpoons$ 血浆蛋白结合型药物，亲和力强的置换亲和力弱的，使后者游离型增多，疗效增强。如阿司匹林与口服磺酰脲类降糖药、抗凝血药等合用，可使后者的游离型药物增加，血浆药物浓度增高。③影响代谢。对代谢的影响主要包括酶诱导作用和酶抑制作用。肝药酶诱导作用使合用的药物加速代谢而提前失效。具有酶诱导作用的药物有巴比妥类、苯妥英钠、卡马西平、利福平。酶抑制作用使合用的药物代谢减慢，体内浓度增加。具有酶抑制作用的药物有氟康唑、红霉素、异烟肼、西咪替丁等。④影响排泄。有些药物可竞争性地抑制肾小管的排泄、分泌和重吸收等功能，增加或减慢药物的排泄。如丙磺舒、阿司匹林、吲哚美辛、磺胺药等可减少青霉素从肾小管的排泄，使青霉素的血药浓度增高，血浆半衰期延长，毒性增加。

（7）其他用药不适宜情况。

（三）处方的划价

医师处方经收方审查后，按处方所列药品的名称、规格和数量，计算所用药品价格标明在处方上，患者交费后调剂人员予以调配。目前多采用计算机计价，由于计算机收费系统在药品调剂工作中的应用，电脑计价已基本取代了人工划价。

（四）处方的调配

经审查合格的处方应及时调配，为确保配方准确无误，应注意做到以下几点。

1. 严格遵守操作规程，必须做到"四查十对"。包括查处方，对科别、姓名、年龄；查药品，对药名、剂型、规格、数量；查配伍禁忌，对药品性状、用法用量；查用药合理性，对临床诊断。准确数取或称取药品，严禁用手直接取药或不经称量估计取药。

2. 配方前要仔细检查核对装药瓶标签上的药品名称、规格、用法用量等。

3. 要有秩序地进行调配，急诊处方药随到随配，其余处方按先后顺序进行调配。装药瓶等用后要及时放回原处，防止忙中出差错。

4. 发出的药品应正确书写药袋或粘贴标签，注明患者姓名和药品名称、用法、用量，向患者交付药品时，按照药品说明书或者处方用法，进行用药交代与指导，包括每种药品的用法、用量、注意事项等。

5. 药品配齐后，与处方逐条核对药名、剂型、规格、数量和用法。

6. 调配好一张处方的所有药瓶后再调配下一张处方，以免发生差错。

7. 书写注射通知单，应将患者姓名、药品名称、规格、剂量、每日注射次数、注射方法等项目书写在注射通知单上（注射前必须进行皮肤过敏试验的药物，必须见到过敏试验结果方可发药），以便护士依据注射通知单要求给患者注射。

8. 对于不规范处方或不能判定其合法性的处方，不得调剂。

9. 核对后，配方人必须签名。

10. 调剂麻醉药品、精神药品及医疗用毒性药品时应按照相应法规进行调配使用。

（五）核对检查

处方药品调配结束后应进行核对。核对是保证配方质量、确保用药安全的重要步骤，必须由药师以上药学专业技术职务资格的人员负责复核。处方药品核查应由另一药师进行，再次全面认真地审核一遍处方内容，核查内容包括仔细核对所取药品与处方药品的名称、规格、用法、用量、数量及患者姓名是否一致，用药注意事项是否书写完整，并应逐个检查药品外观质量（包括形状、颜色、澄明度等）是否合格及确认有效期。经核对所配处方正确无误后，核对人员签字。

（六）发药

发药是调配工作的最后一个环节，必须把好这一关。发药时应主动热情、态度和蔼，并且应注意做好以下工作。

1. 确认患者身份，以确保药品发给相应的患者，防止差错事故发生。

2. 核对药品与处方的相符性，检查药品剂型、规格、剂量、数量、包装，并签字。

3. 发现配方错误，应将药品和处方退回配方人，及时更正。

4. 对照处方逐一向患者交代每种药品的使用方法和注意事项，也可帮助发现并纠正配方和发药中的差错。

5. 对于特定的用法与用量以及特殊的使用方法等应详细说明，直至取药者完全理解。

6. 如发放外用药剂应说明用药部位及方法，且强调"不得内服"。混悬剂、乳剂发放时要交代"用时摇匀"。抗组胺药、镇静药和催眠药服用期间要嘱咐不得驾驶车辆等。服药后可引起大小便颜色改变的也应向患者交代。

7. 某些食品对药物会产生不良影响。因此，发放药品时，应根据药物的特性，告知患者用药时应控制哪些饮食摄入，以提高药物的疗效。

8. 尊重患者隐私。

9. 尽量解答患者问题，或建议到药物咨询窗口。

10. 对理解服药标签有困难的患者或老年人，需耐心仔细地说明药品的用法并辅以更详细、明确的服药标签。

（七）用药咨询

用药指导是指由药师对患者进行合理用药指导和宣传，针对患者的具体用药进行个体化的用药指导。咨询的主要内容有药品的适应证、用法用量、不良反应、配伍禁忌、贮存方法、药价及是否录入社会医疗保险报销目录等信息。

医疗术语专业性非常强的特殊领域，绝大多数患者是不可能掌握较全面的医药学知识的，而药师是最熟悉每一个药品的专业人员。药师利用自己掌握的专业知识直接为患者指导用药，可以最大程度上提高患者的药物治疗效果，提高用药的依从性、有效性和安全性。

1. 依从性 当患者能遵守医师确定的治疗方案及服从医护人员和药师对其健康方面的指导时，就认为这一患者具有依从性，反之则为不依从。患者如果缺乏依从性可能导致治疗失败或者严重中毒，所以提高依从性可保证药物的治疗效果。

2. 提高依从性的方法

（1）简化治疗方案 由于某些患者用药品种较多，且用法大多是每日3~4次，患者难以按时用药，如果能将用药方案的复杂性降低到最低程度，将有利于提高患者的依从性。例如，采用长效、缓释或控释制剂，将每日服药次数减少为1次。

（2）改善服务态度 医师开具处方应执行"处方规则"，做到安全、有效、经济的合理用药。药师应不断提高调配处方的水平，认真审方、调配，发药时应耐心交代用药方法，门诊可设立用药咨询窗口，从多角度对患者进行正确用药方面的指导，对毒副作用较大的药品以及一些特殊用药方法更应详细交代，尽量使患者能掌握用药方法与注意事项，让患者自觉提高依从性。

（3）改进药品包装 药品包装上的标签应醒目、通俗、简单明了，必要时可附加标签以示补充。

知识拓展

部分剂型的使用方法

剂型	使用方法
舌下片	①含服时把药品放于舌下 ②含服时间一般在 5 分钟，保证药物充分吸收 ③不要咀嚼或吞咽药物 ④含服后 30 分钟不宜吃东西或饮水
气雾剂	①用前将气雾剂摇匀 ②将双唇紧贴近喷嘴，缓缓呼气，尽量将肺部气体排尽 ③于深呼吸的同时摁压气雾剂阀门，使舌头向下 ④屏住呼吸 10～15 秒，然后用鼻子呼出气体 ⑤用温水清洗漱口
缓控释剂	①除非另有规定，一般应整片或整丸吞服，严禁嚼碎 ②每日仅用 1～2 次，服药时间宜在清晨起床后或睡前
滴眼液	①洗净手，头向后仰，眼向上望，用拇指和食指轻轻将下眼睑拉开成一袋状 ②将药液从眼角侧滴入眼袋内，一次滴 1～2 滴，勿将滴管口接触眼睑或睫毛，以免污染 ③滴后轻闭眼 1～2 分钟，同时用手指轻轻按压内眦，以免药液流入口腔 ④若使用两种药液，应间隔 10 分钟
透皮贴剂	①用药前将所要贴敷部位的皮肤清洗干净 ②取出贴片，贴于皮肤上，轻轻按压使边缘与皮肤贴紧，不宜热敷 ③皮肤有破损、溃烂、渗出、红肿的部位不要贴敷 ④每日更换一次
阴道栓	①洗净双手，除去栓剂外封物，可利用置入器或戴手套 ②患者仰卧床上，双膝屈起分开，将栓剂尖端部向阴道口塞入，并用手以向下向前的方向轻轻推入阴道深处 ③置入后患者合拢双腿，保持仰卧姿势约 20 分钟 ④给药后 1～2 小时内应尽量避免排尿，应于睡前给药，以便药物充分吸收 ⑤月经期停用

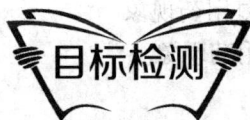

目标检测

一、A 型选择题

1. "四查十对"的内容不包括（　　）
   A. 查处方，对科别、姓名、年龄
   B. 查药品，对药名、剂型、规格、数量
   C. 查合理用药，对临床诊断
   D. 查配伍禁忌，对药品性状、用法用量
   E. 查药物相互作用，对药品包装、使用方法

2. 对于处方调剂说法错误的是（　　）
   A. 调配药品时应注意药品的有效期，以确保用药安全
   B. 对处方所列药品不得擅自更改或代用
   C. 对有配伍禁忌或者超剂量的处方，应当拒绝调配
   D. 必须详细询问患者的病史及用药史
   E. 必要时经处方医师更正或重新签字，方可调配

3. 处方调配的过程一般是（　　）

    A. 调配→核对→审方→发药→交代用药　　B. 审方→调配→核对→发药→交代用药

    C. 核对→调配→审方→发药→交代用药　　D. 调配→发药→审方→核对→交代用药

    E. 核对→调配→发药→审方→交代用药交

二、B 型选择题

[1～4]

    A. 保护药物免受破坏　　　　　　　　　B. 促进机体利用

    C. 敏感化作用　　　　　　　　　　　　D. 拮抗作用

    E. 增加毒性作用

1. 铁剂与维生素 C 合用属于（　　）

2. 排钾利尿剂可使血浆钾离子浓度降低，此时应用强心苷类药物，容易发生心律失常属于（　　）

3. 纳洛酮与吗啡合用属于（　　）

4. 氨基糖苷类抗生素与万古霉素合用（　　）

三、X 型选择题

1. 处方审查的内容有（　　）

    A. 药品名称、剂型、规格、数量的审查　　B. 药物剂量的审查

    C. 药品用法的审查　　　　　　　　　　　D. 药物配伍禁忌的审查

    E. 药品外包装的审查

2. 关于处方调剂下列说法正确的是（　　）

    A. 调剂处方过程中须做到"四查十对"

    B. 一般处方 3 日有效

    C. 药师调配完处方后需由另一名药师进行核查

    D. 药师必须按照说明书上的用法用量向患者交代服法

    E. 药师在审查处方时发现不利于患者用药处，应拒绝调配

3. 有关重复用药的叙述正确的是（　　）

    A. 重复用药是指两种或两种以上同类药物，同时或序贯应用，导致药物作用重复

    B. 重复用药易发生药品不良反应和用药过量

    C. 一药多名现象是导致重复用药的原因之一

    D. 西药与中成药合用不会发生重复用药现象

    E. 西药与中成药合用会发生重复用药现象

（苏溇淇）

任务四　处方的管理

学习目标

    1. 知识目标：熟悉麻醉药品和精神药品处方、医疗毒性药品处方以及电子处方的管理、处方保存的规定、处方点评制度；了解处方权的规定。

    2. 能力目标：掌握处方调剂的质量管理。

    3. 素养目标：能明确药学工作者的职责。

◎ **案例导入**

案例： 患者，男，50 岁，血压 156/96mmHg，诊断为 1 级高血压，医生开写下列处方。
Rp：
吲达帕胺片　2.5mg×20
用法：按服。
思考： 请分析该处方是否合理。

2007 年 5 月 1 日起施行的《处方管理办法》，对处方的开具、审查、调剂、保管的相应机构和人员作出了具体的规定，进一步完善了我国的处方制度。

一、处方权的规定

经注册的执业医师在执业地点取得相应的处方权。经注册的执业助理医师在医疗机构开具的处方，应当经所在执业地点执业医师签名或加盖专用签章后方有效。试用期人员开具处方，应当经所在医疗机构有处方权的执业医师审核并签名或加盖专用签章后方有效。进修医师由接收进修的医疗机构对其胜任本专业工作的实际情况进行认定后授予相应的处方权。执业医师经考核合格后取得麻醉药品和第一类精神药品的处方权，药师经考核合格后取得麻醉药品和第一类精神药品调剂资格。医师需在注册的医疗机构签名留样备案后方可开具处方。医师被责令暂停执业、被责令离岗培训期间或被吊销执业证书后，其处方权即被取消。

二、处方管理办法

（一）麻醉药品和精神药品处方管理

医师应当按照卫生部制定的麻醉药品和精神药品临床应用指导原则，开具麻醉药品和精神药品处方。

1. 门（急）诊癌症疼痛患者和中、重度慢性疼痛患者需长期使用麻醉药品和第一类精神药品的，首诊医师应当亲自诊查患者，建立相应的病历，要求其签署《知情同意书》。病历应当留存：二级以上医院开具的诊断证明；患者户籍簿、身份证或者其他相关有效身份证明文件；为患者代办人员身份证明文件。除需长期使用麻醉药品和第一类精神药品的门（急）诊癌症疼痛患者和中、重度慢性疼痛患者外，麻醉药品注射剂仅限于医疗机构内使用。

2. 门（急）诊患者麻醉药品、第一类精神药品注射剂每张处方为一次常用量；控缓释制剂，每张处方不得超过 7 日常用量；其他剂型，每张处方不得超过 3 日常用量。哌醋甲酯用于治疗儿童多动症时，每张处方不得超过 15 日常用量。第二类精神药品一般每张处方不得超过 7 日常用量；对于某些特殊情况或者慢性病的患者，处方用量可以适当延长，医师应当注明理由。

3. 为门（急）诊癌症疼痛患者和中、重度慢性疼痛患者开具的麻醉药品、第一类精神药品注射剂，每张处方不得超过 3 日常用量；控缓释制剂，每张处方不得超过 15 日常用量；其他剂型，每张处方不得超过 7 日常用量。医疗机构应当要求长期使用麻醉药品和第一类精神药品的门（急）诊癌症患者和中、重度慢性疼痛患者，每 3 个月复诊或者随诊一次。

（二）医疗毒性药品处方的管理

医疗用毒性药品（以下简称毒性药品）是指毒性剧烈、治疗剂量与中毒剂量相近、使用不当会导致人中毒或死亡的药品。开具医疗用毒性药品的处方应当严格遵守有关法律、法规和规章的规定。医疗用毒性药品、放射性药品的处方用量应当严格按照国家有关规定执行。医疗毒性药品的调配与使用必须严格按有关管理办法进行。

医疗单位供应和调配毒性药品，凭医生签名的正式处方。国营药店供应和调配毒性药品，凭盖有医生所在的医疗单位公章的正式处方。每次处方剂量不得超过 2 日用量。调配处方时，必须认真负责，计量准确，按医嘱注明要求，并由配方人员及具有药师以上技术职称的复核人员签名盖章后方可发出。对处方未注明"生用"的毒性中药，应当付炮制品。如发现处方有疑问时，须经原处方医生重新审定后再行调配。处方一次有效，取药后处方保存 2 年备查。此类药应专人专柜加锁保管。

（三）电子处方的管理

医师利用计算机开具、传递普通处方时，应当同时打印出纸质处方，其格式与手写处方一致，打印的纸质处方经签名或者加盖签章后有效。药师核发药品时，应当核对打印的纸质处方，无误后发给药品，并将打印的纸质处方与计算机传递处方同时收存备查。

（四）处方保存的规定

普通处方、急诊处方、儿科处方保存期限为 1 年，医疗用毒性药品、第二类精神药品处方保存期限为 2 年，麻醉药品和第一类精神药品处方保存期限为 3 年。处方保存期满后，经医疗机构主要负责人批准、登记备案，方可销毁。

三、处方调剂的质量管理

药品是用来诊断、治疗和预防疾病的特殊商品，有时小剂量即可引起较大的生理病理反应，所以，准确调配处方是实现患者安全有效使用药品的关键，一旦调配时发生差错事故，轻者延误患者的治疗，重者给患者带来生理和心理创伤，甚至造成死亡。因此，处方调剂质量管理体现在处方调配应严格执行《处方管理办法》和医疗保险制度中的各项规定，在日常调配中预防差错的发生，提高药疗的安全性。

1. 差错类型

（1）调配错误　①医师不了解药品品名、剂量、用法、规格、配伍变化而书写错误的处方，收方、调配及发药者未能检查发现，依照错误处方调配；②调配者错误调配药品、规格、剂量，或配发过期失效、发霉变质的药品。

（2）标示错误　调配人员在药袋、瓶签等容器上标示患者姓名、药品名称、用法、用量时发生错误，或张冠李戴，致使患者错拿他人的药品。

（3）其他　如配发变质失效的药品；或特殊管理药品未按国家有关规定执行，造成流失者；或擅自脱岗，延误急重患者的抢救等行为。

2. 差错的处理

（1）建立本单位的差错处理预案。

（2）当患者或护士反映药品差错时，应立即核对相关的处方和药品；如果是发错了药品或错发了患者，药师要立即按照本单位的差错处理预案迅速处理并上报部门负责人，以便及时妥善处理，避免差错对患者造成进一步的伤害。任何隐瞒、个人私下与患者达成协议的做法都是错误的。

（3）根据差错后果的严重程度，分别采取救助措施，如请相关医师帮助救治，到病房或患者家中更换、致歉、随访，尽可能地取得患者及家属谅解。

（4）如遇到患者自己用药不当、请求帮助，应积极提供救助指导，并提供用药教育。

（5）认真总结经验教训，平时发现有调配缺陷就应该及时分析，不轻易放过。一旦发生差错，必须认真、及时总结经验、教训。应按岗位责任层层把关，堵塞漏洞。认真吸取差错教训，做到差错原因未找准不放过；责任者未接受教训不放过；防止措施未定好不放过。

3. 调剂工作评估　对调剂工作进行评估，可以反映调剂工作质量优劣。其评估的指标主要有以下几方面。

（1）配方差错率　配方差错是指配错药品品种、数量、剂型、用法、用量等，且患者已经服用。配方差错率是配错药品的次数占配方处方总数的比率。差错事故直接影响到调剂质量，应采取措施避免差错事故发生。为方便查找原因，总结经验，采取防范措施，调剂科室应建立配方差错登记本。

（2）不合格处方漏检率　不合格处方是指医师处方书写不符合《处方管理办法》的规定，书写错误，用法、用量错误或能产生不良配伍的处方。不合格处方漏检率是指调配人员在调配处方审方时应该检出而未检出的不合格处方数占配方总数的比率。通常在每月或每季质量检查时，为方便操作可随机抽取 100 张处方来检测其中的不合格处方数。该指标可以反映出调剂人员在调配处方时是否认真审核处方。

（3）发出不合格药品数　不合格药品是指发出的药品中有过期失效、含量不准、发霉、变质、药品标签严重污染等。在平时的调剂工作中若有患者来院反映，应及时登记，定期进行检查，如实填写"不合格药品登记表"。

（4）配方复核率　配方复核率是指配发出药品的处方，经过复核的处方数占配方总数的百分比。配方复核是防止差错事故的重要措施。

（5）药品损耗率　是指因调剂室保管不当造成药品的过期失效、破损和流失等，可用损耗药品金额数占药品总金额数的比率来衡量。

四、处方点评制度

处方点评是根据相关法规、技术规范，对处方书写的规范性及药物临床使用的适宜性（用药适应证、药物选择、给药途径、用法用量、药物相互作用、配伍禁忌等）进行评价，发现存在或潜在的问题，制定并实施干预和改进措施，促进临床药物合理应用的过程。处方点评是医院持续进行医疗质量改进和药品临床应用管理的重要组成部分，是提高临床药物治疗水平的重要手段。

医疗机构应当建立处方点评制度，填写处方评价表，登记并通报不合理处方，对处方实施动态监测及超常预警，对不合理用药及时予以干预。

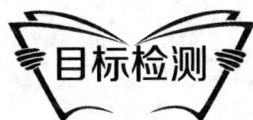

目标检测

一、A型选择题

1. 普通处方的印刷用纸颜色为（　　）

    A. 白色　　　　　　　B. 淡黄色　　　　　　　C. 淡绿色　　　　　　　D. 淡红色

    E. 淡蓝色

2. 麻醉药品处方应保留（　　）

    A. 1 年　　　　　　　B. 2 年　　　　　　　C. 3 年　　　　　　　D. 4 年

    E. 5 年

二、B型选择题

[1～4]

    A. 滴丸剂　　　　　　B. 泡腾片剂　　　　　　C. 透皮贴剂　　　　　　D. 膜剂

    E. 缓、控释制剂

1. 一般应整片或整丸吞服的制剂（　　）

2. 可供口服或黏膜外用的制剂（　　）

3. 可迅速崩解和释放药物的制剂（　　）

4. 多用于病情急重者的制剂（　　）

[5~8]

    A. 1~3日量   B. 3~7日量   C. 2周量   D. 1月量

    E. 2月量

5. 特殊慢性病，如结核、糖尿病的处方可开（　　　）

6. 急诊处方应开（　　　）

7. 一般门诊处方应开（　　　）

8. 普通慢性病可开（　　　）

（苏湲淇）

项目五　常用医学检查指标的解读

任务一　血液与尿液检查

学习目标

1. **知识目标**：掌握血常规及尿常规检查的常见指标项目的参考范围，熟悉血常规及尿常规检查的各项指标的临床意义；了解红细胞、白细胞以及血小板的生理功能。

2. **能力目标**：能够分辨血常规报告和尿常规报告中的异常值，并结合临床其他特征判断患者疾病的状况。

3. **素养目标**：关爱患者，根据患者监测指标调整用药。

案例导入

案例：患者，女，45岁，因半年来常感觉头晕，无力，近日又出现发热、尿少色红来院就诊。查体：体温38.6℃，贫血貌，脾大，浅表淋巴结未及肿大，皮肤及黏膜无出血、瘀斑。血常规检查结果：RBC $2.50×10^{12}$/L；Hb 75g/L；Hct 0.21；MCV 71.9fl；MCH 26.1pg；MCHC 338g/L；WBC $16.1×10^9$/L，Plt $136×10^9$/L。尿常规检查结果：尿蛋白质++；红细胞5～8个/HP；白细胞25～30个/HP。

思考：1. 患者哪些指标可以判断贫血？属于哪种类型的贫血？

2. 白细胞升高，可能是由哪些疾病引起？

3. 尿常规检查结果并结合患者临床表现，最可能的诊断是什么？

医学检查指标为诊断疾病的重要依据，亦是疾病治疗中需要监控的指标。药师在参与设计临床药物治疗方案时，要善于学习和掌握常用医学检查的基础数据，并了解其指标的主要临床意义，以便于与医师沟通，观察疾病的病理状态和进程，对药物治疗方案和疾病的监测指标作出判断，提高疗效和减少药品不良反应的发生概率。

一、血常规检查

（一）概述

血液是由血细胞和血浆组成的红色黏稠混悬液。血细胞包括红细胞、白细胞和血小板。血液通过循环系统与全身各个组织器官密切联系，参与机体呼吸、运输、防御、调节体液渗透压和酸碱平衡等各项生理活动，维持机体正常新陈代谢和内外环境的平衡。在病理情况下，除了造血系统的各种疾患直接累及血液外，各组织器官的病变也可直接或间接地引起血液发生相应的变化，比如全身各组织的感染性炎症可引起血液内白细胞总数和分类计数的改变。血常规检查即血细胞常规检验，是血液检验项目中最基础最常用的检验。通过观察血细胞的数量变化及形态分布，诊断疾病，是医生判断病情的常用辅助检查手段之一。此外，血常规检查还是观察治疗效果、用药或停药、继续治疗或停止治疗、疾病复发或痊愈的常用指标。

血常规检查即采集静脉血或末梢毛细血管血来帮助诊断病情，具体血液分析方法有手工法和仪器分析法。手工法为一种传统方法，通过显微镜来检测红细胞、红细胞计数、白细胞计数和白细胞分类等。仪器分析法则通过仪器来检测血液。随着检验技术自动化的发展，现在的血常规检验主要是由仪器检测完成的。其检查项目包括有红细胞计数（RBC）、血红蛋白（Hb）、白细胞（WBC）、白细胞分类计数及血小板（PLT）等，通常可分为三大系统，即红细胞系统、白细胞系统和血小板系统。

（一）红细胞系统检查

红细胞是血液中数量最多的有形成分，起源于骨髓造血干细胞。红细胞的主要生理功能是作为氧和二氧化碳的呼吸载体和维持酸碱平衡等。红细胞系统检查主要用于贫血的诊断，其包括红细胞计数（RBC）、血红蛋白（Hb）、血细胞比容（Hct）、红细胞平均体积（MCV）、红细胞平均血红蛋白量（MCH）和红细胞平均血红蛋白浓度（MCHC）及红细胞形态检查。

1. 细胞计数（RBC）

【参考区间】

成年男性：$(4.0\sim5.5)\times10^{12}$/L

成年女性：$(3.5\sim5.0)\times10^{12}$/L

儿童：$(4.2\sim5.2)\times10^{12}$/L

【临床意义】

（1）生理性变化　年龄与性别的差异、精神因素、剧烈体力运动和劳动、气压减低、妊娠和老人等因素都会影响红细胞的数量。

（2）病理性减少　见于临床各种原因的贫血。通过红细胞计数、血红蛋白测定或血红细胞比容测定可诊断贫血，明确贫血程度。贫血原因分析应结合体检进一步检查。按病因将贫血分为造血原料不足性贫血（如缺铁性贫血、巨幼细胞贫血）、骨髓造血功能减退性贫血（如再生障碍性贫血、白血病）、急性、慢性红细胞丢失过多性贫血（如手术或创伤后急性失血、消化性溃疡）、红细胞破坏过多性贫血（如溶血性贫血）以及其他疾病造成或伴发的贫血。

（3）病理性增多　见于原发性红细胞增多（是一种骨髓异常增生的疾病）、继发性红细胞增多（是骨髓对缺氧的一种代偿或是对骨髓的刺激）、相对性红细胞增多（由呕吐、严重腹泻等原因导致的血液浓缩所致）。

2. 血红蛋白（Hb）　血红蛋白又称血色素，由亚血红素和珠蛋白组成，是红细胞的主要组成部分，血红蛋白在体内的作用主要为运输氧和二氧化碳。

【参考区间】

成年男性：$120\sim160$g/L

成年女性：$110\sim150$g/L

新生儿：$170\sim200$g/L

婴儿：$110\sim120$g/L

儿童：$120\sim140$g/L

【临床意义】

血红蛋白与红细胞的临床意义近似，血红蛋白的升高和降低可参考红细胞升高与降低的临床意义，但在贫血程度的判断上优于红细胞计数。需要注意的是：

（1）某些疾病，血红蛋白和红细胞浓度不一定能正确反映全身红细胞的总容量。如大量失血时，在补充液体前，虽然循环血容量缩小，但血液浓度很少变化，从血红蛋白浓度来看，很难反映存在贫血。

（2）发生大细胞性贫血或小细胞低色素贫血时，红细胞计数与血红蛋白浓度不成比例。大细胞性贫血的血红蛋白浓度相对偏高，小细胞低色素贫血的血红蛋白减低，但红细胞计数可正常。

3. 血细胞比容（Hct）　血细胞比容是指一定体积的全血中红细胞所占体积的相对比例。Hct 的高低与红细胞数量、平均体积及血浆量有关，主要用于贫血、真性红细胞增多症和红细胞增多的诊断，血液稀释和血液浓缩变化的测定，红细胞平均体积和红细胞平均血红蛋白浓度的计算等。

【参考区间】

成年男性：0.40～0.50L/L

成年女性：0.37～0.48L/L

【临床意义】

（1）血细胞比容降低是诊断贫血的指标，若红细胞数量正常，血浆量增加，为假性贫血。

（2）血细胞比容增加可因红细胞数量绝对增加或血浆量减少所致。Hct<0.2，可导致心力衰竭和死亡；Hct>0.6，则与自发性凝血有关。Hct 的主要应用价值为：①临床补液量的参考；②真性红细胞增多症诊断的指标；③计算红细胞平均指数的基础。

4. 红细胞平均指数（MCV、MCH 及 MCHC） 红细胞平均指数包括平均红细胞体积（MCV）、平均红细胞血红蛋白量（MCH）和平均红细胞血红蛋白浓度（MCHC）。这三项参数均是通过红细胞数、血红蛋白浓度和血细胞比容中的两项间接计算得出的值。

【参考区间及临床意义】

红细胞平均指数可用于贫血形态学分类，提示贫血的可能原因和对贫血进行鉴别诊断。正常人各型贫血时，红细胞平均指数的参考区间和临床意义见表 5-1。

表 5-1 正常成年人静脉血红细胞平均指数的参考区间及临床意义

贫血 形态学分类	MCV（fl） （82～100）	MCH（pg） （27～34）	MCHC（g/L） 316～354	临床意义
正细胞性贫血	正常	正常	正常	急性失血、急性溶血、再生障碍性贫血等
大细胞性贫血	增高	增高	正常	叶酸、维生素 B_{12} 缺乏或吸收障碍
单纯小细胞性贫血	降低	降低	正常	慢性炎症、尿毒症等
小细胞低色素性贫血	降低	降低	降低	铁缺乏、维生素 B_6 缺乏、慢性失血等

5. 红细胞形态检查 红细胞形态检查是通过血涂片染色后对血片中的红细胞的形态进行观察，常见的红细胞异常主要表现在红细胞的大小、形态、染色性及包涵体等几个方面。红细胞形态检查与血红蛋白测定、红细胞计数结果相结合可粗略推断贫血原因，对贫血诊断和鉴别诊断有很重要临床价值。将细胞分布均匀的血涂片，进行染色（如瑞氏染色）后，根据各种细胞和成分各自的呈色特点，在显微镜下进行观察和识别。

【参考区间】

正常红细胞形态特点为瑞氏染色血涂片显示成熟红细胞形态呈双凹盘形，少数呈椭圆形。细胞大小一致，平均为 7.2μm，淡粉红色，中央 1/3 为生理性淡染区，胞质内无异常结构。

【临床意义】

各种病因作用于红细胞生理过程的不同阶段，可引起红细胞相应的病理变化，致使红细胞产生特殊的形态学改变，包括红细胞的大小、形态、染色和内涵物的异常。

（1）红细胞体积大小变化

1）小红细胞：直径<6μm，病理情况见于缺铁性贫血、珠蛋白生成障碍性贫血、遗传性球形细胞增多症等。

2）大红细胞：直径>10μm，常见于 RBC 生成加速、肝病或脾切除后、巨幼细胞贫血、溶血性贫血等。

3）巨红细胞：直径>15μm，见于叶酸或维生素 B 缺乏所致的巨幼细胞贫血、肝病等。

4）红细胞大小不均：RBC 之间直径相差 1 倍以上，常见于中度以上的增生性贫血（尤为巨幼细胞贫血）。

（2）红细胞形状异常

1）球形细胞：直径<6μm，厚度常>2μm，似小圆球状，无中心淡染区，主要见于遗传性和获得性球形细胞增多症（>20%），也见于自身免疫性溶血性贫血。

2）椭圆形细胞：椭圆形或长圆形，>25%有诊断价值，常见于遗传性椭圆形细胞增多症（>25%）、各种溶血性贫血。

3）靶形细胞：中央部染色较深，其外周苍白，而细胞外缘又深染，形如射击之靶，见于各种低色素性贫血（如珠蛋白生成障碍性贫血），也见于阻塞性黄疸、脾切除后、肝病。

4）口形细胞：红细胞中央苍白如鱼口状，常见于遗传性口形红细胞增多症（>10%）、某些溶血性贫血及肝病患者等。

5）镰形细胞：红细胞呈镰刀状、月牙形，见于镰状细胞性贫血。

6）棘形细胞：细胞外周为不规则棘刺状，棘刺长度和形状不一，见于先天性β-脂蛋白缺乏症、脾切除后、严重肝细胞疾病等。

7）新月形细胞：新月形，见于阵发性睡眠性血红蛋白尿等某些溶血性贫血。

8）泪滴形细胞：形如泪滴，多见于骨髓纤维化、骨髓病性贫血。

9）缗钱状形成：红细胞相互串联，似缗钱状，见于多发性骨髓瘤、巨球蛋白血症、高纤维蛋白原血症。

10）红细胞形态不整：出现不规则的奇异形状，如豆状、梨形、蝌蚪状、麦粒状和棍棒形等，易见于巨幼细胞贫血、重型珠蛋白生成障碍性贫血和机械或物理因素所致的红细胞破坏，如弥散性血管内凝血、血栓性血小板减少性紫癜等引起的微血管病性溶血性贫血。

（3）红细胞内血红蛋白含量改变

1）正常色素性：除见于正常人外，可见于急性失血、再生障碍性贫血和白血病等。

2）低色素性：红细胞中心苍白区扩大，常见于缺铁性贫血、珠蛋白生成障碍性贫血、铁粒幼细胞性贫血、某些血红蛋白病。

3）高色素性：红细胞中心淡染区消失，着色较深，常见于巨幼细胞贫血、溶血性贫血等。

4）嗜多色性：红细胞未成熟，尚存嗜碱性物质，见于各种增生性贫血（尤其是溶血性贫血）。

5）细胞着色不一：多见于铁粒幼细胞性贫血。

（4）红细胞结构异常

1）嗜碱性点彩红细胞：胞质内灰蓝色点状颗粒，形态大小不一、多少不等。见于铅、汞、银等金属中毒及硝基苯、苯胺等中毒时，常作为铅中毒诊断的筛选指标，还可见于骨髓增生旺盛或有紊乱现象的贫血，如溶血性贫血、巨幼细胞贫血、恶性肿瘤、骨髓纤维化等。

2）豪-焦小体：胞质内含1~2μm的暗紫红色圆形小体。见于脾切除后、无脾症、脾萎缩、脾功能低下、红白血病、某些贫血（如巨幼细胞贫血）。

3）卡波环：RBC胞质中紫红色细线圈状结构，呈环形或8字形。常与豪焦小体同时存在，可见于白血病、巨幼细胞贫血、增生性贫血、铅中毒或脾切除后。

4）寄生虫：当感染疟原虫、微丝蚴、杜利什曼原虫时，可见红细胞胞质内出现相应的病原体。

5）有核红细胞：见于各种溶血性贫血、白血病或骨髓转移行肿瘤。

（二）白细胞系统检查

白细胞的主要功能是防卫作用，不同种类的白细胞通过不同方式、不同机制消灭病原体、消除过敏、参加免疫反应，是机体抵抗病原微生物等异物的主要防线。白细胞检验是血常规检查中的重要内容之一，临床应用广泛，主要用于了解机体有无感染及感染类型，了解骨髓中白细胞造血情况及监测临床用药等。白细胞系统检查主要包括白细胞计数（WBC）、白细胞分类计数（DC，即粒细胞、淋巴细胞和单核细胞的百分比与绝对值）和白细胞形态学检查。

1. 白细胞计数（WBC） 是指计数单位体积外周血液中所含的各种白细胞的总数。白细胞计数结果仅反映循环池中的粒细胞数量。影响白细胞计数的因素较多，其总数高于或低于正常值均为异常现象，必要时应结合白细胞分类计数和白细胞形态等指标综合判断。

【参考区间】

成人：（4.0～10.0）×10⁹/L

新生儿：（15.0～20.0）×10⁹/L

6个月到2岁：（11.0～12.0）×10⁹/L

儿童：（5.0～12.0）×10⁹/L

【临床意义】

（1）生理性升高　可见于剧烈运动、酷暑和严寒、饱餐或沐浴、情绪紧张、新生儿、妊娠末期、分娩等。

（2）病理性升高　常见于急性感染（如化脓性球菌所致的败血症、急性风湿热等）、严重的组织损伤及大量血细胞破坏（如严重烧伤、心肌梗死等）、急性大出血、急性中毒、恶性肿瘤、白血病（常见于急、慢性粒细胞白血病）以及有机磷农药、催眠药等化学药的急性中毒。

（3）病理性降低　①疾病。主要见于流行性感冒、麻疹、粒细胞缺乏症、再生障碍性贫血、白血病、各种原因所致的脾功能亢进等疾病。②用药。应用磺胺药、解热镇痛药、部分抗生素、抗甲状腺制剂、抗肿瘤药等。某些血液病，如再生障碍性贫血时，呈"三少"表现。③革兰阴性菌感染（伤寒、副伤寒）、结核分枝杆菌感染、病毒感染（风疹、肝炎）、寄生虫感染（疟疾）。④其他，如放射线、化学品（苯及其衍生物）等的影响。

知识链接

类白血病反应

类白血病反应是指机体对某些刺激因素所产生的类似白血病表现的血象反应。外周血中白细胞数大多明显增高，并可有数量不等的幼稚细胞出现，但红细胞和血小板一般无改变，骨髓增生很少达到白血病的程度，当病因去除后，类白血病反应也逐渐消失。引起类白血病反应的病因很多，以感染和恶性肿瘤最多见，其次还有急性中毒、外伤、休克、急性溶血或出血、大面积烧伤及过敏等。

---

2. 白细胞分类计数（DC）　白细胞是外周血常见的有核细胞，根据形态特征，可分为粒细胞、淋巴细胞和单核细胞三类。粒细胞胞质中含有特殊颗粒，据颗粒特点分为中性粒细胞、嗜酸性粒细胞和嗜碱性粒细胞三个亚类。中性粒细胞又分为中性分叶核粒细胞、中性杆状核粒细胞两类。由于各种白细胞的功能不同，血液中它们的数量及形态变化所引起的临床意义也不同，因而仅对白细胞总数计数是不够的，还必须对各种白细胞分别计数，即称为白细胞分类计数。

【参考区间】

白细胞分类计数参考区间见表5-2。

表5-2　白细胞分类计数参考区间（成人）

白细胞分类	百分率（%）	绝对值（×10⁹/L）
中性粒细胞	40～75	1.8～6.3
嗜酸性粒细胞	0.4～8.0	0.02～0.52
嗜碱性粒细胞	0～1.0	0～0.06
淋巴细胞	20～50	1.1～3.2
单核细胞	3～10	0.1～0.6

本参考区间适用于静脉血的仪器检测法。此参考区间来源于中华人民共和国卫生行业标准 WS/T405—2012。

【临床意义】

（1）中性粒细胞　中性粒细胞为血液中的主要吞噬细胞，在白细胞中占的比例最高，在急性感染中起重要作用，具有吞噬和杀灭病毒、疟原虫、隐球菌、结核分枝杆菌等的作用。由于中性粒细胞在白细胞中所占百分比最高，因此它的数值增减是影响白细胞总数变化的常见原因，一般情况下两者的临床意义一致。但是淋巴细胞、嗜酸性粒细胞等的数量改变也会引起白细胞总数的变化，如果白细胞总数与中性粒细胞数量变化不一致，还需要具体分析原因。

1）中性粒细胞生理性增多：剧烈运动、情绪激动、寒冷、新生儿、妊娠五个月以上及分娩时，另外每天下午较上午高。

2）中性粒细胞病理性增多：急性、化脓性局部或全身性感染（如脓肿、败血症）；中毒（如尿毒症、早期汞中毒、铅中毒、催眠药、有机磷中毒）；出血和其他疾病（如急性出血、恶性肿瘤、严重组织损伤、血管栓塞等）。

3）中性粒细胞病理性减少：伤寒、副伤寒、疟疾、布氏杆菌病、某些病毒感染（如乙肝、麻疹、流感）、血液病、过敏性休克、脾功能亢进、自身免疫性疾病；重金属或有机物中毒、放射线损伤；抗肿瘤药、苯二氮䓬类镇静药、磺酰脲类胰岛素促泌剂、抗癫痫药、抗真菌药、抗病毒病、抗精神病药、部分非甾体抗炎药等有可能引起中性粒细胞减少。

（2）嗜酸性粒细胞

1）嗜酸性粒细胞增多：超敏反应性疾病（支气管哮喘、血管神经性水肿、食物过敏等）、肠寄生虫（如蛔虫、钩虫等）、血液病（如慢性粒细胞白血病）、某些皮肤病（如银屑病、湿疹等）、某些恶性肿瘤（如霍奇金病）、某些传染病（如猩红热）、应用某些药物（如罗沙替丁、咪达普利，或头孢拉定、头孢氨苄、头孢呋辛钠、头孢哌酮等头孢菌素类抗生素）等。

2）嗜酸性粒细胞减少：伤寒、副伤寒、手术后严重组织损伤，长期应用肾上腺皮质激素或促皮质素、坎地沙坦西酯（ABR）、甲基多巴等，一般临床意义不大。

（3）嗜碱性粒细胞　嗜碱性粒细胞增见于慢性粒细胞白血病、嗜碱性粒细胞性白血病（可达20%以上，多为幼稚型）、过敏性疾病（溃疡性结肠炎、超敏反应等）、骨髓纤维化和某些转移癌时也可见增多。由于嗜碱性粒细胞所占百分率甚低，故其减少多无临床意义。

（4）淋巴细胞　淋巴细胞主要分为T细胞、B细胞和自然杀伤细胞三大类，是人体主要的免疫细胞，主要功能是参与体液免疫、细胞免疫和分泌淋巴因子。

1）淋巴细胞增多：急、慢性淋巴细胞白血病；某些病毒或细菌性感染所致的传染病（如流行性腮腺炎）、结核感染恢复期等。再生障碍性贫血、粒细胞缺乏等因中性粒细胞明显减少以致淋巴细胞百分率相对增高。婴幼儿期属生理性增多。

2）淋巴细胞减少：免疫缺陷病、流行性感冒恢复期、药物治疗如环磷酰胺以及自身免疫性疾病等。严重化脓性感染时，由于中性粒细胞显著增加，导致淋巴细胞相对减低。此外，发生各种中性粒细胞增多症时，淋巴细胞相对减少。

（5）单核细胞　正常儿童外周血中的单核细胞较成人稍多，平均9%，出生后2周的婴儿可呈生理性单核细胞增多，可达15%以上。病理性增多见于某些感染（如亚急性感染性心内膜炎、疟疾、黑热病等，急性感染的恢复期，活动性肺结核）；某些血液病（如粒细胞缺乏症的恢复期、单核细胞白血病、骨髓增生异常综合征等）。单核细胞减少意义不大。

3. 外周血异常白细胞形态　白细胞异常形态主要是指中性粒细胞和淋巴细胞的异常，在血涂片中检查出异常白细胞对临床诊断及治疗有重要的意义。

（1）中性粒细胞的核象变化　①核左移指外周血中幼稚或杆状核粒细胞增多，见于急性白血病，急性化脓性细菌感染，急性中毒，急性溶血。正常妊娠、缺氧及低血压也可出现细胞核左移现象。②核右移指外周血中5叶核及5叶核以上的中性粒细胞核＞3%时，见于营养性巨幼细胞贫血，恶性贫血，化疗及炎症恢复期。

（2）中性粒细胞的毒性变化　在严重传染病、化脓性感染、败血症、中毒、恶性肿瘤、大面积烧伤等情况下，中性粒细胞有下列形态改变：大小不均、中毒颗粒、空泡、Dohle体、退行性变上述变化反映细胞损伤的程度，可以单独出现，也可同时出现。

（3）中性粒细胞的其他异常形态　①巨多核中性粒细胞。细胞体积较大，核分叶常在5叶以上，核染色质疏松。见于巨幼细胞贫血、抗代谢药物治疗后。②棒状小体（Auer小体）。细胞质中出现呈紫红色细杆状物质，1条或数条，见于急性白血病，急性粒细胞白血病和急性单核细胞白血病可见棒状小体，而急性淋巴细胞白血病则无，故用有助于鉴别急性白血病的类型。

（4）淋巴细胞的异常形态　①异型淋巴细胞。在传染性单核细胞增多症、病毒性肺炎、病毒性肝炎、流行性出血热等病毒性感染或过敏源刺激下，可使淋巴细胞增生，出现某些形态学变化，称为异型淋巴细胞。②卫星核淋巴细胞。胞质中主核旁出现小核，见于长期化疗、放疗，常作为致畸、致突变的指标之一。

（三）血小板检查

血小板是由骨髓造血组织中的巨核细胞产生，具有维持血管内皮完整性、黏附、聚集、释放、促凝和血块收缩等功能，通过这些功能维持着正常人体的初期止血作用。血小板检查是对血液中的血小板进行定量与定性分析，常用于判断机体止凝血功能及监测临床用药。血小板检查中主要的项目为血小板计数（PLT）。血小板计数是测定单位容积血液中的血小板数量，血小板计数是止血、凝血检查的常用筛选试验之一。其计数方法有显微镜计数法、血液分析仪法和流式细胞仪法。

【参考区间】

（125～350）×10^9/L

【临床意义】

1. 生理变化　血小板数量随着时间和生理状态的不同而变化，午后稍高于早晨；春季低于冬季；平原居民低于高原居民；月经前减低，月经后增高；妊娠中晚期增高，分娩后减低；运动、饱餐后增高，休息后恢复；静脉血的血小板计数比毛细血管血高10%。

2. 某些药物的影响　①引起血小板增多的药物有口服避孕药雌激素、肾上腺素、头孢菌素类、干扰素、类固醇、普萘洛尔、免疫球蛋白、重组人红细胞生成素等。②引起血小板减少的药物有对乙酰氨基酚、阿司匹林、化疗药物、氯霉素、H_2受体阻断药、盐酸氯喹、氯噻嗪、奎尼丁、苯妥英钠、利福平、磺胺、氯霉素、硝酸甘油、三环类抗抑郁药等。

3. 病理变化　血小板减少是引起出血的常见原因。当血小板计数为（20～50）×10^9/L时，可有轻度出血或手术出血；低于20×10^9/L，可有较严重出血；低于5×10^9/L时，可导致严重出血。血小板超过400×10^9/L为血小板增多。病理性血小板减少和增多的原因及临床意义见表5-3。

表5-3　血小板病理性变化的原因及临床意义

血小板变化	原因	临床意义
减少	生成障碍	急性白血病、再生障碍性贫血、放射性损伤、巨幼细胞贫血等
	破坏过多	免疫性血小板减少症、脾功能亢进、系统性红斑狼疮等
	消耗过多	DIC、血栓性血小板减少性紫癜等
	分布异常	脾大、血液被稀释等
	先天性	新生儿血小板减少症、巨大血小板综合征等
增多	原发性	慢粒、原发性血小板增多症、真性红细胞增多症等
	反应性	急性化脓性感染、大出血、急性溶血、肿瘤等
	其他	外科手术后、脾切除等

二、尿常规检查

尿液是血液经过肾小球滤过、肾小管和集合管重吸收和排泄所产生的终末代谢产物。尿液的组成和性状分析可反映机体的代谢状况，并受机体各系统功能状态的影响，通过排泄尿液，可排出体内的代谢废物、异物、毒物等，同时调节水、电解质代谢及酸碱平衡，借以维持机体内环境的平衡。尿常规检查包括一般性状检查、化学检查和显微镜检查三个方面，尿常规检查主要是通过尿液分析仪和显微镜人工镜检来进行分析检测的。尿常规检查不仅对泌尿系统疾病的诊断、疗效观察有临床意义，而且对其他系统疾病的辅助诊断、预后判断、监护安全用药也有重要参考价值。

（一）一般性状检查

一般性状检查包括尿量、尿色、尿的气味及尿比重的检查。

1. 尿量 是指 24 小时内排出体外的尿液总量。

【参考区间】

成人：1000～2000ml/24h

儿童：按体重计算尿量，为成人的 3～4 倍

【临床意义】

（1）多尿 指成人 24 小时尿量超过 2500ml，儿童 24 小时尿量超过 3000ml。

1）生理性多尿：见于食用含水量多的食物，精神紧张、服用利尿剂、咖啡因等药物。

2）内分泌疾病：如甲状腺功能亢进、原发性醛固酮增多症等。

3）肾脏疾病：如慢性肾盂肾炎、高血压肾病、慢性肾衰竭早期等。

4）代谢性疾病：糖尿病。

（2）少尿或无尿 24 小时尿量在 400ml 以下称为少尿，而 24 小时尿量在 100ml 以下称为无尿。

1）肾脏疾病：如急性肾小球肾炎、慢性肾炎急性发作、急性肾功能衰竭等。

2）各种原因所引起的休克、严重脱水或电解质紊乱、尿路梗阻。

2. 颜色与透明度 尿液颜色主要源于尿色素、尿胆原、尿胆素，尿色的深浅常与食物、药物及尿量多少有关。尿液透明度一般以浑浊度表示，可分为清晰透明、轻微浑浊、浑浊、明显浑浊 4 个等级。正常尿液混浊的原因主要为结晶所致。病理性浑浊尿的原因为尿中含有白细胞、红细胞及细菌。尿液中如有黏蛋白、核蛋白也可因尿液 PH 变化而析出产生浑浊。

【参考区间】

正常新鲜的尿液为淡黄色、清晰透明的液体。放置一段时间后可见微量絮状沉淀。

【临床意义】

（1）红色 尿液内含有一定量的红细胞时尿液呈红色，医学上称为血尿。常见于肾结核、肾肿瘤、肾或泌尿道结石、急性肾小球肾炎、肾盂肾炎、膀胱炎等。也可见于出血性疾病，如血小板减少性紫癜、血友病等。注意，当服用色素、药物等也会造成红色的尿液，需认真鉴别。

（2）酱油或浓茶色 见于蚕豆病、黑尿热、急性肝炎、阵发性睡眠性血红蛋白尿及血型不合的输血反应等。

（3）乳白色 见于丝虫病、结核、肿瘤、胸腹部创伤或某些原因引起肾周围淋巴循环受阻。此外，当患者患有泌尿系统感染疾病时，如膀胱炎、肾盂肾炎等，尿液放置后可见白色云絮状沉淀。注意，正常尿中，如含多量磷酸盐时，尿液也可呈乳白色，尤其是在冬季气温低时最为多见。

（4）黄色 见于阻塞性黄疸、肝细胞性黄疸。这是因为尿内含有大量的结合胆红素而造成的。也可见于在服用某些药物后，如呋喃唑酮、维生素 B_{12}、黄连素等。

（5）蓝绿色 见于尿布蓝染综合征，也可见于尿蓝母、靛青生成过多的某些胃肠疾病。

3. 尿比重（SG） 尿比重是指在 4℃条件下尿液与同体积纯水的重量之比。尿比重可粗略反映肾脏的浓缩与稀释功能。

【参考区间】

成人：随机尿 1.003～1.030；晨尿：1.015～1.025

新生儿：1.002～1.004

【临床意义】

尿比重的高低多与尿量的多少有关，一般情况下，尿量越多，尿比重就越低。

（1）尿比重增高 多见于急性肾炎、糖尿病、休克或脱水患者。

（2）尿比重减低 多见于慢性肾衰竭、尿崩症患者。

（3）药物影响 右旋糖酐、造影剂、蔗糖等可引起比重增高；氨基糖苷类、锂、甲氧氟烷可尿比重减低。

4. 气味 正常尿液微弱芳香气味，长时间放置后，因尿素分解可出现氨臭味。进食某些食物，如蒜、葱后也可使尿液呈特殊气味。一些疾病可使新鲜尿液出现异常气味，如尿液呈烂苹果气味，则多见于糖尿病酮症酸中毒的患者。

（二）尿液化学检查

1. 酸碱度（pH） 尿液酸碱度，简称为尿酸度，通常用氢离子浓度的负对数（pH）来表示。尿液酸碱度改变可受疾病、用药及饮食的影响。尿液久置后，因细菌分解尿素，可使酸性尿变为碱性尿。酸碱度检测主要用于了解机体酸碱平衡和电解质平衡情况，是临床诊断呼吸性或代谢性酸/碱中毒的重要指标。

【参考区间】

正常饮食条件下：晨尿，多为弱酸性，pH 5.5～6.5；随机尿，pH 4.5～8.0。

【临床意义】

（1）强酸性的新鲜尿（尿酸碱度降低） 见于代谢性或呼吸性酸中毒、糖尿病酮症酸中毒、痛风、尿酸盐和胱氨酸结石、尿路结核、肾炎、失钾性的代谢性碱中毒、严重腹泻及饥饿状态；另外，应用酸性药物，如维生素 C、氯化铵等，使尿液 pH 降低。

（2）强碱性的新鲜尿（尿酸碱度增高） 见于代谢性或呼吸性碱中毒、感染性膀胱炎、长期呕吐、草酸盐和磷酸盐结石症、肾小管性酸中毒；另外，应用碱性药物，如碳酸氢钠、乳酸钠、氨丁三醇等，使尿液 PH 增高。

2. 蛋白质（PRO） 正常人 24 小时尿液中的尿蛋白含量极微，应用一般定性方法常检测不出。但当人体肾脏的肾小球通透能力亢进（肾炎）或血浆中低分子蛋白质过多，蛋白质进入尿液中，超过肾小管的重吸收能力，便会出现蛋白尿。此外，当近曲小管上皮细胞受损，重吸收能力降低或丧失，也会产生蛋白尿。

【参考区间】

定性：阴性或弱阳性。

定量：<100mg/L 或<150mg/24h

【临床意义】

（1）生理性增高 由剧烈运动、发热、低温刺激、精神紧张导致，或妊娠期妇女也会有轻微蛋白尿。

（2）肾脏疾病 如急、慢性肾炎，各种原因引起的肾病综合征。

（3）泌尿系统疾病或其邻近器官疾病 如肾盂肾炎、膀胱炎或肾结核、慢性盆腔炎等。

（4）其他疾病 如浆细胞病、血管内溶血性疾病、急性肌肉损伤、酶类增高性疾病等。

（5）药物肾毒性 应用氨基糖苷类抗生素（庆大霉素）、多肽类抗生素（多黏菌素）、抗肿瘤药（甲氨蝶呤）、抗真菌药（灰黄霉素）、抗精神病药（氯丙嗪）等。

3. 尿葡萄糖（GLU） 尿液中糖类主要为葡萄糖，在正常情况下含量极微，用一般检测方法呈阴性反应。尿液中出现葡萄糖取决于血糖水平、肾小球滤过葡萄糖速度、近端肾小管重吸收葡萄糖速度和尿流量。通常人尿糖值为 0.1～0.3g/24h 或 50～150mg/L。当血糖阈值超过肾阈值或肾阈降低时，肾小球滤过葡萄糖量超过肾小管重吸收的最大能方时，则出现糖尿。

【参考区间】

定性：阴性。

【临床意义】

尿糖阳性常见于糖尿病、甲状腺功能亢进、嗜铬细胞瘤等；由于进食大量含糖食品、脑血管意外、急性心肌梗死时，也可呈现暂时性高血糖和一过性糖尿；此外，应用药物（肾上腺皮质激素、口服避孕药、蛋白同化激素）也可引起尿糖阳性。

4. 尿酮体（KET） 尿酮体是尿中乙酰乙酸、β-羟丁酸、丙酮的总称，是机体脂肪氧化代谢产生的中间产物，当糖代谢发生障碍、脂肪分解增多、酮体产生速度超过机体组织利用速度时，可出现酮血症，酮体血浓度一旦超越肾阈值，就可产生酮尿。

【参考区间】

定性：阴性。

【临床意义】

尿酮体检查有助于糖尿病酮症酸中毒（尿酮体阳性），并能与低血糖、心脑疾病、乳酸中毒或高血糖高渗透性糖尿病昏迷相区别（尿酮体阴性）；此外，剧烈运动、急性胃肠炎伴严重脱水、妊娠剧吐或过度饥饿等，也可能会出现尿酮体阳性。

5. 尿胆红素

【参考区间】

定性：阴性。

【临床意义】

尿胆红素检查主要用于黄疸的诊断和鉴别诊断。尿胆红素阳性见于肝细胞性黄疸、胆汁淤积性黄疸，而溶血性黄疸时为阴性。

6. 亚硝酸盐

【参考区间】

定性：阴性。

【临床意义】

当泌尿系存在感染，硝酸盐转变为亚硝酸盐的量增多，尿中亚硝酸盐可呈阳性。

7. 尿胆原（UR0）

【参考区间】

定性：为阴性或弱阳性。

定量：0～6μmol/24h

【临床意义】

尿内尿胆原在生理情况下仅有微量，在饥饿、饭后、运动等情况时稍有增加，但如尿液稀释 4 倍以上仍呈阳性，表示尿胆原增多，为病理指征。尿内尿胆原增多常见于肝功能受损、顽固性便秘、肠梗阻等患者。

8. 尿液隐血（BLD） 尿液中如混合有 0.1% 以上血液时，肉眼可观察到血尿，血液量在 0.1% 以下时，仅能通过潜血反应发现。尿液隐血即反映尿液中的血红蛋白和肌红蛋白，正常人尿液中不能测出。

【参考区间】

定性：阴性。

【临床意义】

（1）引起尿隐血阳性的疾病 创伤（如心瓣膜手术、严重烧伤），阵发性血红蛋白尿及引起血尿的疾病（如肾炎、疟疾、肾结石），微血管性溶血性贫血溶（血性尿毒症、肾皮质坏死）等。

（2）引起尿血红蛋白阳性的药物 阿司匹林、磺胺类药、万古霉素、卡那霉素、吲哚美辛、他汀类、秋水仙碱、吡罗昔康、硝基呋喃类。

（3）引起尿肌红蛋白阳性的药物　酒精类药物、两性霉素 B、海洛因、巴比妥类中毒。

（三）显微镜检查

尿液的显微镜检查内容主要包括细胞、管型和结晶。

1. 尿沉渣细胞

（1）红细胞　尿红细胞形态变化受渗透压、pH 及在体外放置的时间等因素的影响。正常人尿沉渣镜检红细胞为 0 - 偶见/高倍视野。当尿沉渣镜检红细胞超过 3 个/高倍视野，但肉眼所见尿液颜色没有异常时，称为镜下血尿。如果 1L 尿中含血量在 1ml 以上，肉眼能观察到尿呈红色，称为肉眼血尿，常见于急性肾小球肾炎、慢性肾炎、肾结核、肾肿瘤或急性膀胱炎等。

（2）白细胞　正常人尿沉渣镜检白细胞加脓细胞不超过 5 个/高倍视野。当超过 5 个/高倍视野，就称为镜下脓尿。常见于急性肾小球肾炎、肾盂肾炎、肾结核、膀胱炎或尿道炎等；女性白带混入尿液时，也可发现较多的白细胞。另外，由药品所致的过敏反应，尿中会出现多量嗜酸性粒细胞。

（3）上皮细胞　尿液中所见的上皮细胞可由肾、肾盂、输尿管、膀胱、尿道等处脱落而混入，正常尿液中可见少量上皮细胞。当上皮细胞大量出现时，表示泌尿系统有炎症。

2. 尿沉渣管型　管型是蛋白质在肾小管、集合管内凝聚形成的圆柱体。当尿液内出现大量管型，则表明肾脏已经发生了实质性的病变。根据管型内所含物质的不同又可分为不同类型，若含有细胞，则为细胞管型；若含退行性的细胞碎屑，则为颗粒管型；若含脂肪滴，则为脂肪管型。尿沉渣管型异常见于急、慢性肾小球肾炎，急、慢性肾盂肾炎及肾病综合征。此外，尿沉渣管型异常尚可见于应用多黏菌素、磺胺嘧啶、磺胺甲噁唑、顺铂等药物所致。

3. 尿沉渣结晶　尿液中常见的结晶体有尿酸盐、草酸钙、磷酸盐类等，该类结晶来源于食物或盐类代谢的结果，一般无临床意义。

（1）病理性结晶　如亮氨酸结晶、酪氨酸结晶，见于急性重症性肝炎患者；胱氨酸结晶见于先天性胱氨酸尿患者；尿酸结晶见于痛风；胆固醇结晶见于膀胱炎和肾盂肾炎；胆红素结晶见于黄疸、急性重症型肝炎、肝癌、急性磷中毒等。

（2）药物性结晶　服用磺铵药后，尿液内可出现大量的磺铵结晶；在急性磷、氯仿或四氯化碳中毒时，尿中可出现亮氨酸和酪氨酸结晶。

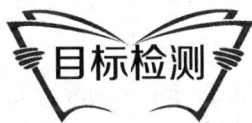

目标检测

一、A 型选择题

1. 正常人白细胞分类，中性粒细胞所占百分比为（　　）

　　A. 20%～40%　　　　　B. 0.5%～5.0%　　　　C. 40%～75%　　　　D. 10%～70%

　　E. 3%～8%

2. 无尿是指（　　）

　　A. 一天无小便　　　　B. <100ml/24h　　　　C. <400ml/24h　　　　D. <10ml/24h

　　E. <200ml/24h

3. 最能反映贫血的实验室检查指标为（　　）

　　A. 红细胞计数　　　　B. ALT　　　　　　　　C. 网织红细胞计数　　D. 血红蛋白定量

　　E. 血沉

4. 尿量增多，比重增高见于（　　）

　　A. 大量饮水后　　　　B. 糖尿病　　　　　　　C. 急性肾小球肾炎　　D. 慢性肾小球肾炎

　　E. 肾病综合征

5. 镜下血尿指离心沉淀后的尿沉渣在每高倍镜视野中平均见到的红细胞为（　　）

　　A. 1个　　　　　　　B. 2个　　　　　　　C. 3个　　　　　　　D. 4个
　　E. 5个

6. 淋巴细胞增多，多见于（　　）

　　A. 化脓菌感染　　　　B. 病毒感染　　　　C. 皮肤病　　　　D. 寄生虫病
　　E. 过敏性疾病

7. 某患者白细胞数增多，中性粒细胞达90%，伴核左移多提示（　　）

　　A. 严重化脓性感染　　B. 白血病　　　　C. 伤寒　　　　D. 病毒感染
　　E. 贫血

8. 红细胞比容是指（　　）

　　A. 占全血容积的百分比　　　　　　　　　B. 占全血质量的百分比
　　C. 与血清容积之比　　　　　　　　　　　D. 与血管容积之比
　　E. 与血浆容积之比

二、X型选择题

1. 下列易引起周围血白细胞增多的是（　　）

　　A. 严重组织损伤　　B. 急性大出血　　　C. 急性中毒　　　D. 化脓菌感染
　　E. 伤寒

2. 下列情况红细胞增多，是由于红细胞浓缩造成的是（　　）

　　A. 频繁腹泻　　　　B. 肺源性心脏病　　　C. 连续呕吐　　　D. 妊娠后期
　　E. 大面积烧伤

（吴立翔　喻　垚）

任务二　肝肾功能检查

▌学习目标

1. **知识目标**：掌握肝肾功能检查的常见指标项目的参考范围；熟悉肝肾功能检查的常见指标的临床意义；了解肝脏和肾脏的基本生理功能。

2. **能力目标**：能够分辨肝功能报告和肾功能报告中的异常值，并结合临床其他特征判断疾病的状况。

3. **素养目标**：关爱患者，根据患者监测指标调整用药。

◎ 案例导入

　　案例：患者，男，55岁，务工人员。因食欲减退、乏力、腹胀、腹泻半个月在门诊就诊。生化检查结果：ALT 155U/L；AST 195U/L；TBIL 38.5μmol/L；DBIL 11.5μmol/L；TP 55g/L；ALB 29g/L；ALP 210U/L；γ-GT 95U/L。查体：面色偏黑，体温38℃，体重减轻，轻度黄疸，肝（脾)大，可见蜘蛛痣，叩诊提示腹腔有积液，未见明显的皮肤及黏膜出血。

　　思考：1. 根据以上结果并结合患者临床表现，该患者初步诊断最可能是什么？

　　　　　　2. 根据结果判断这种是否为"胆酶分离"现象？

　　　　　　3. 除了上述项目外，与肝硬化相关的检验项目还有哪些？

一、肝功能检查

肝脏是人体内最大的实质性腺体，具有十分重要和复杂的生理功能。首先是人体内各种物质代谢和加工的中枢，把门静脉从肠道吸收来的营养物质进行加工，变成人体内自己的成分供应全身，并将多余的物质加以贮存，如糖、蛋白质、脂肪；又把动脉血带来的代谢产物进行加工利用，或把不能利用的加以处理，再由肾脏或胆道排泄，以此维持和调节人体内环境的稳定、水电解质平衡和血容量的稳定。其次，肝脏还有生物转化和解毒功能，所有进入人体的药物或毒物等，都会在肝脏发生氧化、还原、水解、结合等化学反应，不同程度地被代谢，最后以原型药或代谢物的形式排出体外。

由于肝细胞不断地从血液中吸取原料，难以避免遭受有毒物质或病毒、毒素和寄生虫的感染或损害，轻者丧失一定的功能，重者造成肝细胞坏死，最后发展为肝硬化、肝癌或肝功能衰竭，甚至发生肝性脑病。当肝脏发生病变或肝内、外胆道梗阻时，易引起肝细胞内物质代谢紊乱，导致血液中某些生物化学成分的改变。临床实验室通过检测相应生物化学指标评价肝脏的生理或病理状况。肝功能检查对肝胆疾病预防、早期诊断、治疗决策及预后评估等都有重要的价值。

（一）肝脏酶学检查指标

检测肝胆疾病常用的酶有丙氨酸氨基转移酶（又称谷丙转氨酶，ALT）、门冬氨酸氨基转移酶（又称谷草转氨酶，AST）、碱性磷酸酶（ALP）、γ-谷氨酰基转移酶（γ-GT或GGT）、单胺氧化酶（MAO）、5'-核苷酸酶（5'-NT）、腺苷脱氨酶（ADA）等。这些酶都能较为准确地反映肝胆系统的炎症或坏死性病变。

1. 反映肝实质细胞损害为主的酶类（ALT、AST）

【参考区间】

谷丙转氨酶（ALT）：男性9～50U/L，女性7～40U/L

谷草转氨酶（AST）：成年人8～40U/L

【临床意义】

（1）在各种酶学检查中，ALT和AST能敏感地反映肝细胞损伤与否及损伤程度。各种急性病毒性肝炎、药物或酒精引起急性肝细胞损伤时，血清ALT最敏感，在临床症状如黄疸出现之前ALT就急剧升高，同时AST也升高，但是AST升高程度不如ALT，AST/ALT比值<1；在慢性肝炎和肝硬化时，AST升高程度超过ALT，故AST/ALT比值测定有助于反映的是肝脏损伤程度及肝病的鉴别诊断。

（2）在重症肝炎时，由于大量肝细胞坏死，血中ALT逐渐下降，而此时胆红素却进行性升高，即出现"胆酶分离"现象，这常常是肝坏死的前兆。

（3）其他肝胆系统疾病，如胆石症、胆囊炎、肝癌和肝瘀血时，ALT中度升高。一般情况下，AST升高幅度低于参考范围上限10倍，若超过400U/L，大多数可能为肝炎患者。

（4）急性软组织损伤、剧烈运动、服用药物（长期服用抗结核药如异烟肼、利福平、氮唑类抗真菌药以及抗抑郁药等，停药后肝功能迅速恢复正常）、喝酒、感冒等均可一过性ALT、AST水平升高。

（5）AST在心肌含量最丰富，其次是肝脏（以及骨骼、肌和肾）。因此，AST升高但不伴ALT升高提示可能存在心肌或骨骼肌损伤。

🔒 **知识链接**

药物性肝损伤

药物性肝损伤（Drug-Induced Liver Injury，DILI），是指在使用某种或几种药物之后，由于药物本身或其代谢产物而引起的不同程度的肝脏损伤，或是由于特殊体质对药物的超敏感性或耐受性降低所导致的肝脏损伤或炎症。

服用有肝毒性的药物或接触某些化学物质，如氯丙嗪、异烟肼、奎宁、水杨酸、氨苄西林、利福平、四氯化碳、乙醇、汞、铅、有机磷等亦可使 ALT 活力上升。常见可致 ALT 活力上升的其他药物主要如下。

1. 抗生素 四环素、利福平、林可霉素、克林霉素、羧苄西林、苯唑西林、氯唑西林、多黏菌素、头孢呋辛、头孢美唑、头孢曲松、头孢哌酮、头孢他啶、拉氧头孢、头孢地嗪、伊米配能/西司他丁等均偶可引起血清 AST 或 ALT 升高。尤其红霉素类的酯化物可致肝毒性，常在用药后 10～12 日出现肝肿大、黄疸、AST 或 ALT 升高等胆汁淤积表现。其中依托红霉素对肝脏的损害比红霉素大，主要表现为 AST 或 ALT 升高。

2. 抗真菌药 氟康唑、伊曲康唑等可致血清 AST 一过性升高。灰黄霉素大剂量时有肝毒性，可见 AST 或 ALT 升高，个别人出现胆汁淤积性黄疸。酮康唑偶可发生肝毒性，表现为乏力、黄疸、深色尿、粪色白、疲乏、AST 及 ALT 一过性升高，另有引起急性肝萎缩而致死的报道。

3. 抗病毒药 阿昔洛韦、泛昔洛韦可致 ALT 及 AST 升高。

4. 血脂调节药 应用 HMG–CoA 还原酶抑制剂（他汀类血脂调节药）连续 1 年以上者有 2%～5% 可观察到无症状的 AST 及 ALT 异常。

2. 反映胆汁淤积为主的酶类（ALP、γ–GT）

【参考区间】

碱性磷酸酶（ALP）：成年人 40～150U/L，1～12 岁 <500U/L，男性 12～15 岁 <750U/L

γ–谷氨酰转移酶（γ–GT）：男性 11～50U/L，女性 7～32U/L

【临床意义】

（1）碱性磷酸酶（ALP）为一组单酯酶，广泛存在于人体组织和体液中，正常成年人血清中的 ALP 主要来自肝脏和骨骼。碱性磷酸酶可催化磷酸酯的水解反应，并有转移磷酸基的作用。当上述器官病变时，此酶的活性增强。ALP 增高可见于：①肝胆疾病，如阻塞性黄疸、胆道梗阻、结石、胰腺头癌、急性或慢性黄疸性肝炎、肝癌、肝外阻塞。②骨骼疾病，如骨损伤、骨疾病、变形性骨炎症（Paget 病），使成骨细胞内有高度的 ALP 释放入血，如纤维骨炎、骨折恢复期、佝偻病、骨软化症、成骨不全等，因为 ALP 生成亢进，血清 ALP 或活性升高。③用药，如 HMG—CoA 还原酶抑制剂（他汀类血脂调节药）的不良反应，可导致 ALP 升高。

（2）γ–谷氨酰转移酶（γ–GT）主要存在于血清及除肌肉外的所有组织中，如肾、胰、肝、大肠、心肌组织中，其中以肾脏最高。γ–GT 升高见于：①肝胆疾病。肝内或肝后胆管梗阻者血清 γ–GT 上升最高，可达正常水平的 5～30 倍，γ–GT 对阻塞性黄疸性胆管炎、胆囊炎的敏感性高于碱性磷酸酶，原发性或继发性肝炎患者的 γ–GT 水平也高，且较其他肝脏酶类上升显著；传染性肝炎、脂肪肝、药物中毒者的 γ–GT 中度升高，一般为正常参考值的 2～5 倍；γ–GT 是酒精性肝损伤的重要指标，而且非常敏感。随着急性肝炎治疗后疾病好转和逐步康复，ALT 下降非常迅速，很快可以恢复正常，但是 γ–谷氨酰转肽酶的恢复却十分缓慢。因此，常常将 γ–谷氨酰转肽酶恢复正常作为急性肝炎彻底痊愈的标志。如果 γ–谷氨酰转肽酶迟迟不恢复正常，急性肝炎有转化为慢性肝炎的可能。但是 γ–谷氨酰转肽酶不能单独作为肝炎的诊断指标，必须与其他检验项目一起联合诊断。②胰腺疾病。急、慢性胰腺炎，胰腺肿瘤可达参考上限的 5～15 倍。囊纤维化（胰纤维性囊肿瘤）伴有肝并发症时 γ–GT 值可升高。③其他疾病，如脂肪肝、心肌梗死、前列腺肿瘤。④用药。抗惊厥药苯妥英钠、镇静药苯巴比妥或乙醇常致 γ–GT 升高。

（3）ALP、γ–GT 水平升高可见于急慢性病毒性肝炎、酒精性肝病、肝硬化、肝癌。ALP、γ–GT 水平异常升高，伴 ALT、AST 水平异常升高，考虑存在肝细胞损伤坏死伴肝内胆汁淤积。ALP、γ–GT 水平异常升高，ALT、AST 水平升高不明显，考虑存在肝内肝外胆道阻塞或自身免疫性肝炎。根据 γ–GT

和 ALP 值的变化可以辅助判断 ALP 的来源：ALP 升高，GGT 正常，表明 ALP 来自于骨骼或肠道；若二者均升高，表明 ALP 来自肝脏，提示肝胆系统存在疾病。

3. 反映肝纤维化为主的酶类（MAO）

【参考区间】

血清单胺氧化酶（MAO）：0～11U/L

【临床意义】

（1）血清单胺氧化酶的活性高低能反映肝脏纤维化的程度，是诊断肝纤维化的重要指标。

（2）各型肝炎急性期患者血清单胺氧化酶活性不增高，但在暴发性重症肝炎或急性肝炎中有肝坏死时，由于线粒体被破坏，血清单胺氧化酶活性可升高。

（3）单胺氧化酶活性升高还见于甲亢、糖尿病合并脂肪肝、充血性心衰及肢端肥大症等。

（二）肝脏合成功能指标

反映肝细胞蛋白合成功能的指标有总蛋白（TP）、白蛋白（ALB）、前白蛋白（PA）、胆碱酯酶（ChE）、凝血酶原时间（PT）。它们都是由肝细胞合成的，当肝细胞合成功能下降时，以上指标在血液中浓度也降低，其降低程度与肝细胞合成功能损害程度呈正相关。

1. 血清总蛋白、白蛋白、球蛋白和白球比检测 血清白蛋白、γ–球蛋白、β–球蛋白均由肝脏细胞合成，总蛋白为白蛋白和球蛋白之和。血浆蛋白具有维持正常的血浆胶体渗透压、运输、机体免疫、凝血和抗凝血及营养等生理功能。当肝脏受损时，血浆蛋白减少，在炎症性肝细胞破坏和抗原性改变时，可刺激免疫系统致γ–球蛋白比例增高，总蛋白量变化不大，白蛋白和球蛋白比值（A/G）会变小，甚至发生倒置。为了反映肝脏功能的实际情况，在做血清总蛋白测定的同时，尚需要测定白球比（A/G）。

【参考区间】

血清总蛋白：成人 60～84g/L

白蛋白：成人 35～50g/L

球蛋白：23～35g/L

白球比（A/G）：1.5～2.5:1

【临床意义】

（1）血清总蛋白 血清总蛋白的参数常与白蛋白、球蛋白及血清蛋白电泳等指标综合分析。

1）血清总蛋白增高：①各种原因脱水所致的血液浓缩，总蛋白浓度相对增高，如呕吐、腹泻、休克、高热、肾上腺皮质功能减退等。②血清蛋白合成增加，如多发性骨髓瘤、巨球蛋白血症等。

2）血清总蛋白降低：①各种原因引起的血清蛋白质丢失和摄入不足，如营养不良、消化吸收不良。②血清水分增加而被稀释，可导致总蛋白浓度相对减少，如水钠潴留或静脉应用过多的低渗溶液。③患有多种慢性消耗性疾病，如结核、肿瘤、急性大出血、严重烧伤、甲亢、慢性肾脏病变、肾病综合征、胸腹腔积液、肝功能障碍、蛋白质合成障碍。

（2）白蛋白 白蛋白在肝脏合成，属于非急性时相蛋白，在维持血浆胶体渗透压、体内运输、营养方面均起着非常重要的作用。

1）白蛋白浓度降低：①摄入不足、消化吸收不良。②消耗增加，多种慢性疾病，如结核、恶性肿瘤、甲亢；或蛋白丢失过多，如急性大出血、严重烧伤、慢性肾脏病变。③合成障碍，主要是肝功能障碍，若持续低于30g/L，则提示有慢性肝炎或肝硬化。

2）白蛋白浓度增高：见于严重失水而致的血浆浓缩。

（3）球蛋白 球蛋白是多种蛋白质的混合物，增高主要以γ–球蛋白增高为主。

1）球蛋白增高：①炎症或慢性感染性疾病，如结核、疟疾、黑热病、麻风病、血吸虫病、肝炎、亚急性心内膜炎。②自身免疫性疾病，如风湿热、红斑狼疮、类风湿关节炎、肝硬化。③骨髓瘤和淋巴瘤、原发性巨球蛋白血症。

2）血清球蛋白浓度降低：主要是合成减少。①生理性减少：出生后至 3 岁。②免疫功能抑制，如应用肾上腺皮质激素和免疫抑制剂。③低 γ – 球蛋白血症。

（4）A/G 比值

1）A/G 比值小于 1，提示有慢性肝炎、肝硬化、肝实质性损害、肾病综合征。

2）急性肝炎早期，白蛋白量可不变或稍低，γ – 球蛋白量轻度增多，所以血清总蛋白量可以不变。此时白蛋白量仍高于球蛋白，因此 A/G 比值仍可正常。A/G 比值的动态变化，有助于观察病情的发展与预后，如病情恶化时，白蛋白逐渐减少，A/G 比值下降；A/G 比值持续倒置提示预后较差。

2. 血清前白蛋白（PA）

【参考区间】

0.28～0.35g/L

【临床意义】

（1）PA 的检测可特异性的反映肝损伤，是药物中毒引起肝损害的敏感指标，其特异性与敏感性高于其他肝功能检测。在病毒性肝炎中，有 30% 患者血清 ALB 正常而 PA 降低，多数患者血清 PA 下降超过 50%。在肝细胞损害严重的病例中 PA 始终处于低值。

（2）在肝细胞损害较轻，预后良好的病例中，随着病情的好转，血清 PA 迅速恢复正常。动态观察 PA 升高明显者预后好，降低或升高不明显者预后差，故观察 PA 早期动态变化能作为肝衰竭预后的判断指标之一。

（3）作为一种灵敏的营养蛋白质指标，PA 在急性炎症、恶性肿瘤、肝纤维化或肾炎时其血浓度下降。

3. 反映肝脏分泌和排泄功能的项目（TB、DB、TBA） 反映肝脏分泌和排泄功能的项目有总胆红素（TBil）、直接胆红素（DBil）、总胆汁酸（TBA）等。

【参考区间】

血清总胆红素：3.4～17.1μmol/L

血清直接胆红素：0～3.4μmol/L

血清总胆汁酸：餐后 2.40～14.0μmol/L

【临床意义】

（1）总胆红素的临床意义　总胆红素升高见于病毒性肝炎、药物或酒精引起的中毒性肝炎、溶血性黄疸、恶性贫血、阵发性血红蛋白尿症及新生儿黄疸、内出血等。检测胆红素用于判断有无黄疸及黄疸的程度和类型。总胆红素在 17.1～34.2μmol/L 时为隐性黄疸，34.2～171μmol/L 时为轻度黄疸；171～342μmol/L 时为中度黄疸；＞342μmol/L 时为重度黄疸。

（2）直接胆红素的临床意义　根据是否直接与重氮试剂反应将胆红素分为直接胆红素（DB）和间接胆红素（IB）。直接胆红素，又称为结合胆红素是指经过肝脏处理后，总胆红素中与葡萄糖醛酸基结合的部分。直接胆红素升高说明肝细胞处理胆红素后的排出发生障碍，即发生胆道梗阻。如果同时测定 TB 和 DB，可以鉴别诊断溶血性、肝细胞性和梗阻性黄疸，见表 5–4。

表 5–4　三种类型黄疸的实验室鉴别诊断

类型	血清		尿液		粪便颜色
	直接胆红素	间接胆红素	尿胆红素	尿胆原	
正常人	无或极微	有	阴性	少量	棕黄色
溶血性黄疸	轻度增加	明显增加	阴性	明显增加	加深
肝细胞性黄疸	中度增加	中度增加	阳性	轻度增加	变浅
梗阻性黄疸	明显增加	轻度增加	强阳性	减少或无	变浅或无

（3）血清总胆汁酸的临床意义　总胆汁酸升高见于各类肝胆疾病，在急性肝细胞损伤发病初期急剧升高并达峰值，然后与 AST 几乎同时恢复至正常水平。TBA 测定对监测病情很有价值，在急性病毒性肝

炎康复期,餐后血清总胆汁酸是最灵敏的指标,若持续升高则说明患者肝细胞损伤严重或向慢性肝炎转化。

目前,肝功能在临床上开展的试验种类繁多,不下几十种,单项指标只能反映肝脏功能或肝病变的某一方面,到现在为止仍然没有一种试验能反映肝脏的全部功能。因此,为了获得比较客观的肝功能结论,应当选择多种肝功能试验组合,必要时要多次复查。另外,肝功能检查是诊断肝胆系统疾病的一种辅助手段,如果要对疾病正确诊断,还必须结合患者病史、体格检查及影像学检查等,进行全面综合分析。

二、肾功能检查

肾脏是人体最重要的器官之一,其功能主要是分泌和排泄尿液、废物、毒物和药物;调节和维持体液容量和成分(水分和渗透压、电解质、酸碱度);维持机体内环境(血压、内分泌)的平衡。肾脏疾病是临床常见病、多发病,各种肾脏疾病均可造成机体代谢紊乱与体液生物化学的改变。因此,肾功能检查在指导肾脏疾病诊断和治疗方面有着重要的价值。临床常用于检查肾功能的指标是血尿素氮、肌酐、β_2-微球蛋白、尿酸、胱抑素 C 等。

(一)血尿素氮(BUN)

尿素是人体蛋白质的代谢产物,氨在肝脏尿素循环中也合成尿素。血清尿素氮主要是经肾小球滤过而随尿液排出体外,比例约占 90% 以上。当肾实质受损害时,肾小球滤过率降低,致使血液中血清尿素氮浓度增加,因此通过测定尿素氮,可了解肾小球的滤过功能。

【参考区间】

成人:2.9~8.2mmol/L

【临床意义】

1. 血尿素氮增高

(1)肾脏疾病　慢性肾炎、严重的肾盂肾炎等。肾功能轻度受损时,尿素氮检测值可无变化。当此值高于正常值时,说明有效肾单位的 60%~70% 已受损害。因此,尿素氮测定不能作为肾病早期肾功能不全的测定指标,但对肾衰竭,尤其是氮质血症的诊断有特殊的价值。

(2)泌尿系统疾病　泌尿道结石、肿瘤、前列腺增生、前列腺疾病使尿路梗阻等引起尿量显著减少或尿闭时,也可造成血清尿素氮检测值增高(肾后性氮质血症)。

(3)其他　脱水、高蛋白饮食、蛋白质分解代谢增高、水肿、腹水、胆道手术后、上消化道出血、妊娠后期妇女、磷砷等化学物质中毒等,心输出量减少或继发于失血或其他原因所致的肾脏灌注下降均会引起 BUN 升高(肾前性氮质血症)。

2. 血清尿素氮降低　急性肝萎缩、中毒性肝炎、类脂质肾病等。

(二)血肌酐(Cr)

血肌酐的浓度取决于人体的产生和摄入与肾脏的排泄能力,血肌酐基本不受饮食、高分子代谢等肾外因素的影响。在外源性肌酐摄入量稳定,体内肌酐生成量恒定的情况下,其浓度取决于肾小球滤过功能。因此,血肌酐浓度可在一定程度上准确反映肾小球滤过功能的损害程度。肾功能正常时,肌酐排出率恒定,当肾实质受到损害时,肾小球的滤率就会降低。当滤过率降低到一定程度后,血肌酐浓度就会急剧上升。

【参考区间】

成年男性:59~104μmol/L

成年女性:45~84μmol/L

【临床意义】

1. 血肌酐增高

(1)肾脏疾病　急慢性肾小球肾炎、肾硬化、多囊肾、肾移植后的排斥反应等,尤其是慢性肾炎者,Cr 越高,预后越差。当上述疾病造成肾小球滤过功能减退时,由于肾的储备力和代偿力还很强,所以,在早期或轻度损害时,血中肌酐浓度可以表现为正常,仅当肾小球滤过功能下降到正常人的 30%~50%

时，血中肌酐数值才明显上升。在正常肾血流条件下，血肌酐浓度为176～355μmol/L时，提示有中度至严重肾损害。血肌酐和尿素氮同时测定更有意义，如两者同时增高，表示肾功能已受到严重的损害。尿毒症时肌酐可达1.8mmol/L，为尿毒症的诊断指标之一。

（2）其他　休克、心力衰竭、肢端肥大症、巨人症、失血、脱水、剧烈活动。

2. 血肌酐降低　见于进行性肌肉萎缩、白血病、贫血、肝功能障碍及妊娠等。

（三）血β₂-微球蛋白（β₂-MG）

【参考区间】

1.0～3.0mg/L

【临床意义】

血β₂-微球蛋白是由淋巴细胞、血小板、多形核白细胞产生的一种小分子蛋白，其绝大部分在近端肾小管吸收，是反映近端小管受损的非常灵敏和特异的指标，能较好地了解肾小球滤过功能。其增高见于以下几点。

1. 肾功能减退　如各种急性或慢性肾炎、肾衰竭、糖尿病肾病、肾肿瘤、肾移植排斥反应等。在评估肾小球滤过功能方面，比血肌酐更灵敏。

2. 恶性肿瘤　原发性肝癌、肺癌、胃癌、多发性骨髓瘤、恶性淋巴瘤等。

3. 自身免疫性疾病　系统性红斑狼疮、类风湿关节炎、自身免疫性溶血性贫血等。

（四）血尿酸（UA）

【参考区间】

0～416μmol/L

【临床意义】

尿酸是体内嘌呤类代谢的终末产物，主要经肾脏排泄，因而测定血尿酸能够了解肾脏的功能。增高见于以下几点。

1. 痛风　血尿酸增高是诊断痛风的主要依据。

2. 肾脏病变　急性或慢性肾炎、肾盂肾炎、肾结核等可使血尿酸升高。

3. 恶性肿瘤　各种恶性肿瘤都可导致血尿酸升高。

（五）血胱抑素C（CysC）

【参考区间】

0.6～2.5mg/L

【临床意义】

血CysC浓度与肾功能损害程度高度相关，能够准确反映人体GFR的变化。在肾功能仅轻度减退时，敏感性高于血肌酐。血CysC可用于糖尿病性肾病肾脏滤过功能早期损伤的评价、高血压肾功能损害早期诊断、肾移植患者肾功能的恢复情况评估、血液透析患者肾功能改变监测、老年人肾功能评价、儿科肾病的诊断、肿瘤化疗中肾功能的监测等。

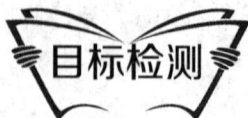

目标检测

一、A型选择题

1. 血中总胆红素量多少时，临床出现黄疸（　　　）

　　A. <3.4μmol/L　　　　B. 3.4～17.1μmol/L　　　C. 17.1～34.2μmol/L　　D. >34.2μmol/L

　　E. 3.4～6.8μmol/L

2. 关于尿素氮和肌酐的描述，错误的是（　　　）

A. 尿素氮和酐同时测定能更好反映肾小球滤过功能

B. 尿素氮和肌酐均不是肾功能早期受损的指标

C. 肌酐可作为肾功早期受损的指标

D. 尿素（尿素氮）对尿毒症的诊断有特殊意义

E. 尿素氮与肌酐比值为 10/1

3. 急性传染性肝炎时血清中最早增高的是（　　）

A. 丙氨酸氨基转移酶（ALT）　　　　　B. 乳酸脱氢酶（LDH）

C. 碱性磷酸酶（ALP）　　　　　　　　D. γ–谷氨酰转移酶（γ–GT）

E. 门冬氨酸氨基转移酶（AST）

4. 痛风的实验室诊断指标是（　　）

A. 尿素　　　　　　B. 肌酐　　　　　　C. 肌酸　　　　　　D. 尿酸

E. 胱抑素 C

5. 长期服用可致碱性磷酸激酶升高的药物（　　）

A. 伊曲康唑　　　　B. 阿昔洛韦　　　　C. 氯丙嗪　　　　　D. 异烟肼

E. 辛伐他汀

6. 肝脏病实验室检查中最活跃的一个部分为（　　）

A. 酶活性检查　　　B. 蛋白质检查　　　C. 脂类检查　　　　D. 胆红素检查

E. 胆汁酸检查

7. 某患者检查发现血 ALT 200U/L，TP 56U/L，A 24g/L，G 32U/L，MAO 活性增高，最可能的病是（　　）

A. 肝硬化　　　　　　　　　　　　　　B. 原发性肝癌

C. 慢性活动性肝炎　　　　　　　　　　D. 亚急性肝炎

E. 急性肝炎

8. 慢性肝病时，血清蛋白检测结果为（　　）

A. 总蛋白升高并伴有白蛋白增高　　　　B. 甲胎蛋白升高

C. 白蛋白降低，球蛋白升高　　　　　　D. 前白蛋白明显升高

E. 白蛋白升高，球蛋白降低

二、X 型选择题

1. 表现为血肌酐检测值增高的疾病有（　　）

A. 急性肾小球肾炎　　B. 肾移植术后排异　　C. 休克　　　　D. 类风湿关节炎

E. 胃十二指肠溃疡

2. 下列肝功能检查中，可提示肝病患者病情严重的是（　　）

A. A/G＜1　　　　　B. 胆酶分离　　　　C. AST/ALT＜1　　　D. β–γ 桥出现

E. 前白蛋白值极低

（吴立翔　喻　垚）

任务三　其他常用生化检查

学习目标

1. 知识目标：血糖、糖化血红蛋白、总胆固醇、甘油三酯、低密度脂蛋白胆固醇、高密度脂蛋白胆

固醇、载脂蛋白、肌酸激酶及血尿酸的参考范围和临床意义。

2. 能力目标：学习并掌握常用生化检查的基础数据及临床意义，能对药物治疗方案和疾病的检测指标作出判断。

3. 素养目标：关爱患者，根据患者不同的疾病状态调整用药。

◎ **案例导入**

案例：患者，男，68岁，身高168cm，体重65kg，因多饮多食体重减轻，身体无力来医院就诊。血液生化指标检测结果如下：血糖14.85mmol/L，糖化血红蛋白6.8%，8.63mmol/L，TG 6.58mmol/L，HDL 1.52mmol/L，LDL 4.52mmol/L。

思考：1. 该患者生化指标是否正常？

2. 该患者最可能被诊断为哪些疾病？

一、血糖及其相关指标检查

（一）血糖（blood sugar，GLU）

1. 简述 血糖是指血液中的葡萄糖。葡萄糖是人体的重要能量来源，大部分储存于肝脏和肌肉内，人体每天都需要消耗很多的葡萄糖来为身体的各组织脏器提供能量。血糖值是糖尿病诊断的重要依据。当空腹血糖≥7.0mmol/L，或餐后2小时血糖≥11.1mmol/L，或任意时间血糖≥11.1mmol/L，如若伴随有症状，测量一次即可诊断为糖尿病。

血糖的来源：①食物中的淀粉、肌内肌糖原、牛奶乳糖、蔗糖和麦芽糖等经消化吸收而生成葡萄糖；②肝糖原的分解；③脂肪和蛋白质的转化。

血糖的去路：①氧化后转为能量；②转化为肝糖原、肌糖原；③转化为脂肪和蛋白等其他营养成分。

正常情况下，在胰岛素、胰高血糖素、肾上腺素、糖皮质激素等激素的参与下，葡萄糖的合成、分解与代谢处于动态的平衡状态，因此血糖会处于一定的范围内，保持相对的稳定。

2. 检测类型 血糖的检测主要有两种类型。

（1）空腹血糖（fasting blood glucose，FBG） 是指在空腹（至少8～10小时禁食，饮水除外）后或清晨空腹状态，采血所检定的血糖值。空腹血糖为诊断糖尿病最常用和最重要的检测指标，反应了胰岛B细胞功能，一般代表基础胰岛素的分泌功能。空腹血糖是衡量胰岛功能的重要指标，也是诊断糖尿病的指标之一。注意，空腹血糖最好在清晨6点～8点采血测量，采血前不使用降糖药、不进食、不运动。

（2）餐后血糖（postprandial blood glucose，PBG） 是指餐（早、中、晚餐）后2小时的血糖测定值。餐后血糖代表葡萄糖负荷后的血糖水平，反映胰岛B细胞的储备功能（即进食后食物刺激B细胞分泌胰岛素的能力）以及饮食控制和药物治疗的综合疗效。餐后血糖是早期诊断2型糖尿病的重要指标。因为许多早期糖尿病患者的空腹血糖不一定高，但因其胰岛素分泌功能已经受损，受高糖刺激后反应较差，因而表现为餐后血糖明显升高。此外，餐后高血糖还是导致糖尿病慢性并发症的重要因素。注意，测定"餐后2小时血糖"应从吃第一口饭开始计时，到满2小时采血测量，不能从吃完饭后才开始计算时间，否则检测结果不准确。

临床通过监测空腹、餐后血糖数值的变化来诊断疾病，掌握糖尿病的病情和治疗效果。

【参考范围】

空腹血糖正常范围3.9～6.1mmol/L（葡萄糖氧化酶法）。

空腹血糖≥7.0mmol/L，两次重复测定可诊断糖尿病。

空腹血糖≥11.1mmol/L，表示胰岛素分泌极少或缺乏，不必进行其他检查，即可诊断为糖尿病。

餐后1小时血糖正常范围6.7～9.4mmol/L，最大不超过11.1mmol/L。

餐后 2 小时血糖正常范围≤7.8mmol/L。

餐后 2 小时血糖＞7.8mmol/L，需进一步做 75g 口服葡萄糖耐量试验，才能作出糖尿病诊断。

餐后血糖≥11.1mmol/L，表明胰岛素分泌极少或缺乏。因此，空腹血糖显著增高时，不必进行其他检查，即可诊断为糖尿病。

3. 临床意义

（1）血糖增高　血糖的增高分为生理性、病理性及药源性增高。

1）生理性增高：①餐后 1～2 小时；②运动、紧张、惊恐、应激状态；③一次性进食大量的糖类。

2）病理性增高：①胰岛功能低下，导致胰岛素分泌不足的糖尿病、高血糖。②升高血糖的激素分泌增多。例如嗜铬细胞瘤、肾上腺素皮质功能亢进（库欣综合征）、腺垂体功能亢进（肢端肥大症）、甲状腺功能亢进、巨人症、胰高血糖素瘤等。③肝和胰腺疾病，如严重肝病、坏死性胰腺炎、胰腺癌等。④其他疾病，如重症脑炎、颅内出血、中枢神经系统感染、颅脑外伤、甲亢、心肌梗死、慢性胰腺炎等。

3）药源性增高：①使用了肾上腺糖皮质激素（地塞米松、泼尼松、泼尼松龙、甲泼尼松、氢化可的松等）、肾上腺素等药物可引起糖代谢紊乱，使血糖升高。②甲状腺激素（左甲状腺素钠、碘塞罗宁钠）可降低胰岛素水平。③利尿剂（呋塞米、依他尼酸、氢氯噻嗪）可抑制胰岛素释放，使糖耐量降低，血糖升高。④加替沙星可致严重或致死性血糖双向紊乱。⑤非甾体抗炎药（阿司匹林、吲哚美辛、阿西美辛等）偶可引起高血糖。⑥抗精神病药（氯氮平、奥氮平、喹硫平、阿立哌唑、利培酮、齐拉西酮、氯丙嗪、奋乃近三氟拉嗪等）可引起葡萄糖调节功能异常，从而诱发或加重原有糖尿病。⑦β受体阻断药也可使血糖升高。

（2）血糖降低　血糖的降低分为生理性、病理性及药源性降低。

1）生理性降低：剧烈运动、空腹、饥饿、妊娠、哺乳。

2）病理性降低：①胰岛素 B 细胞瘤，导致胰岛素分泌增多，引起低血糖。②升血糖的激素分泌减少。腺垂体、肾上腺皮质功能减退（艾迪生病）、甲状腺功能减退等。③先天性糖原代谢酶缺乏。④长期营养不良、胃大部分切除后、肝癌、重症肝炎、糖原积累病、酒精中毒等。

3）药源性降低：①胰岛素、磺酰脲类促胰岛素分泌药等降糖药过量。②β受体阻断药、水杨酸类药物、磺胺药、乙醇过量等。

（二）糖化血红蛋白（glycosy hemoglobin，Ghb）

1. 简述　糖化血红蛋白是葡萄糖与红细胞中的血红蛋白的结合物。糖化血红蛋白通过缓慢、持续且不可逆的糖化反应而形成，并持续于红细胞的生命周期（120 天）。糖化血红蛋白生成的多少与血糖水平的高低及高血糖的持续时间呈正比关系，并且糖化血红蛋白比血糖值要稳定。因此，测定糖化血红蛋白和血红蛋白的百分率，能客观地反映糖尿病患者过去 2～3 月内的平均血糖水平。糖尿病患者 Ghb 的理想控制目标为<7%。糖化血红蛋白是控制糖尿病的金指标，它不会受饮食、运动及血糖波动的影响。血糖控制良好的糖尿病患者应 2～3 个月检测一次 Ghb，控制不佳者 1～2 个月至少检测一次 Ghb。

检测糖化血红蛋白不仅有助于轻症、2 型、"隐性"糖尿病的早期诊断，还可以帮助了解糖尿病患者的长期血糖控制情况。Ghb 采用亲和色谱或高效液相色谱检测，正常值范围为 4.0%～6.0%。

2. 临床意义

（1）糖化血红蛋白增高见于糖尿病。高于 7% 则说明 2～3 个月来血糖均高于正常水平。对于病因未明又在输注葡萄糖的昏迷患者，测定糖化血红蛋白可排除与糖尿病有关的昏迷。

（2）糖化血红蛋白降低常见于贫血、红细胞更新率增加等。

二、血脂及其相关指标检查

血脂是指血浆中的中性脂肪和类脂的总称，是生命细胞代谢的基础物质。血脂由以下成分组成：①胆固醇（TC），包括游离胆固醇和胆固醇酯，占血脂的 1/3，主要用于细胞浆膜、类固醇激素和胆汁酸的合成；②甘油三酯（TG），占血脂的 1/4，主要参与人体内的能量代谢；③磷脂（PL），包括卵磷脂、脑磷脂、丝氨酸磷脂、神经磷脂等，其中 70%～80% 是卵磷脂，占血脂的 1/3，PL 也是生物膜的主要成分；④游离脂肪酸（FFA），约占血脂的 5%～10%，FFA 是机体能量的来源。由于血液中的脂类不溶于水，所以血脂需要与载脂蛋白结合生成脂蛋白，才能溶解在血浆中进行血液循环。脂蛋白根据密度从小到大可分为乳糜微粒（CM）、极低密度脂蛋白（VLDL）、低密度脂蛋白（LDL）及高密度脂蛋白（HDL）四种。

血脂的检测主要是检测血清中的总胆固醇、甘油三酯、低密度脂蛋白胆固醇和高密度脂蛋白胆固醇四个指标。通过血脂的检测，不仅可以诊断高血脂、动脉粥样硬化、冠心病、糖尿病、肥胖等脂质代谢紊乱性疾病，还可以协助诊断原发性胆汁性肝硬化、肾病综合征、肝硬化等疾病。

（一）总胆固醇（total cholesterol，TC）

1. 简述　总胆固醇是指血液当中所有脂蛋白所含胆固醇的总和，包括游离胆固醇（30%）和胆固醇酯（70%）。人体内胆固醇主要来自食物（1/4）和肝脏的乙酰辅酶 A 合成（3/4）。肝脏是合成、储藏和供给胆固醇的主要器官，主要合成时间是在夜间。胆固醇的水平易受饮食、遗传、年龄、性别、精神等多种因素的影响，且男性高于女性，体力劳动者低于脑力劳动者。由于胆固醇水平影响因素多，因此很难制定总胆固醇的统一参考值。但由于血清总胆固醇与动脉粥样硬化、冠心病、脑卒中等心脑血管疾病关系密切，血清总胆固醇的测定已成为血脂分析的常规项目。通过对总胆固醇的检测，可对降脂药的效果进行检测，也可作为动脉粥样硬化等心脑血管疾病风险性的评价指标，但不能作为诊断指标。

【参考范围】

成人：2.86～5.98mmol/L

儿童：3.12～5.20mmol/L

胆固醇酯/总胆固醇：0.60～0.75

注意，总胆固醇应在禁食 12～16 小时后测定，抽血前一天不饮酒和剧烈运动，以减少饮食及其他因素的影响。

2. 临床意义

（1）胆固醇升高

1）生理性升高：吸烟、饮酒、精神紧张。

2）病理性升高：①高脂血症、动脉粥样硬化所致的心脑血管疾病、糖尿病、高血压、肾病综合征、类脂性肾病等。③急性失血、慢性肾炎肾病期、肾病综合征、类脂性肾病糖尿病、甲状腺功能减退、胆道梗阻、饮酒过量及家族性高胆固醇血症。

3）药物源性升高：糖皮质激素类药物、环孢素、阿司匹林、避孕药、维生素 A、β受体激动剂、利尿剂。

（2）胆固醇降低

1）病理性降低：严重感染、甲状腺功能亢进、各种脂蛋白缺陷状态、肝硬化、恶性肿瘤、营养吸收不良、肺结核、癌症晚期、巨细胞性贫血等。此外，女性月经期也可降低。

2）药源性降低：卡那霉素、肝素、维生素 C、雌激素、甲状腺激素、钙通道阻滞剂等。

（三）甘油三酯（triglyceride，TG）

1. 简述　甘油三酯是甘油和 3 个脂肪酸所形成的脂。TG 是人体贮存能量的形式。根据甘油三酯来源，分为外源性和内源性两类。内源性甘油三酯主要在肝脏中合成，其次为脂肪组织。外源性甘油三酯是由食物中摄取的脂肪由肠黏膜吸收得到，在进食高糖、高脂、高热饮食后，外源性甘油三酯显著升高，且以乳糜微粒形式存在。甘油三酯大约占总脂的 25%，是组成乳糜微粒和极低密度脂蛋白的主要成分，并直接参与胆固醇和胆固醇酯的合成。

甘油三酯的主要功能是供给与储存能源，还可固定和保护内脏，但甘油三酯也是导致动脉粥样硬化的危险因素之一。血清甘油三酯的测定是血脂分析的常规项目。

【参考范围】0.56～1.70mmoL/L

注意，TG 应在禁食 12 小时后测定，采血前 2～3 天尽可能少摄入含脂质的食物。

2. 临床意义

（1）甘油三酯增高

1）生理性升高：肥胖、长期食用高脂食物、大量饮酒、吸烟。

2）病理性升高：原发性高脂血症、家族性高甘油三酯血症、动脉硬化、高脂血症动脉粥样硬化、甲状腺功能减退、糖尿病、胰腺炎、肝胆疾病（脂肪肝、胆汁淤积）、阻塞性黄疸、皮质增多症、严重贫血、肾病综合征等。

（2）甘油三酯减少 甲状腺功能亢进、肾上腺皮质功能降低、营养不良、肝功能严重障碍、脑梗死等。

（四）低密度脂蛋白胆固醇（low density lipoprotein cholesterol，LDL－ch）

1. 简述 血浆中的低密度脂蛋白（LDL）是运输内源性胆固醇的载体，LDL 可将肝内合成的胆固醇运输到肝外组织，满足组织细胞对胆固醇的需求。LDL－ch 是空腹血浆中的主要脂蛋白，约占血浆脂蛋白的 2/3。检测 LDL－ch 可反映出 LDL 的多少，LDL－ch 的含量与心血管疾病的发病率以及病变程度密切相关。LDL－ch 是属于坏的胆固醇，会使脂肪沉积于血管壁上，形成粥样斑块，形成血栓阻塞血管，产生心绞痛、心肌梗死的冠状动脉疾病，现公认为是导致动脉粥样硬化的主要因子。

临床上通过检测 LDL－ch 来判断早期动脉粥样硬化的危险性，及检测降脂药物的治疗效果。

【参考范围】2.1～3.1mmoL/L

2. 临床意义

（1）LDL－ch 增高

1）生理性增高：长期高脂饮食、饮酒、吸烟、肥胖超重、妊娠。

2）病理性增高：Ⅱa 型或Ⅱb 型高脂蛋白血症、肾病综合征、肝功能异常、慢性肾衰竭、糖尿病、神经性厌食、甲状腺功能减退、血卟啉症等。

3）药源性增高：雄激素、糖皮质激素、β受体阻断药。

（2）LDL－ch 降低

1）生理性降低：营养不良、运动量过大、摄入脂肪过低、创伤。

2）病理性降低：甲状腺功能亢进、严重肝脏疾病、慢性贫血、肠吸收不良、骨髓瘤、急性心肌梗死等。

（五）高密度脂蛋白胆固醇（high density lipoprotein cholesterol，HDL－ch）

1. 简述 高密度脂蛋白胆固醇为血清蛋白之一，主要由肝脏合成，可将胆固醇从肝外组织转运到肝脏进行代谢，最终转化为胆汁酸排出体外，从而防止游离胆固醇在肝外细胞上的沉积，因此具有抗动脉粥样硬化的作用。HDL－ch 是好胆固醇，能促进外周胆固醇的消除，是冠心病的保护因子。临床上常同时测定高密度脂蛋白和血清总胆固醇，并根据它们的比值作为冠心病的信息指标。

【参考范围】1.2～1.65mmol/L

2. 临床意义

（1）HDL－ch 降低

1）生理性降低：肥胖、吸烟、严重营养不良、创伤等。

2）病理性降低：冠心病、动脉粥样硬化、心肌梗死、糖尿病、肝硬化、重症肝炎、慢性肾功能不全等。

（2）HDL－ch 升高 常无临床意义，常与劳累，使用了雌激素、胰岛素、烟酸、维生素 E 等药物有关，适当休息和停药可恢复正常。

（六）血清载脂蛋白（apolipoprotein，apo）

1. 简述 载脂蛋白为血浆脂蛋白中的蛋白部分，通过与血脂结合将血脂运输到机体各组织进行代谢和利用。载脂蛋白主要在肝脏合成，小部分在小肠合成，分为 apoA、apoB、apoC、apoD、apoE 五大类。检测载脂蛋白可对早期冠心病的发病风险（尤其是有动脉粥样硬化家族史的家族）进行识别和评估，也可检测降脂药的治疗效果。

2. 载脂蛋白 A（apoA） 载脂蛋白 A 是 HDL 的主要结构蛋白，apoA 又分为了 apoA Ⅰ、apoA Ⅱ、apoA Ⅲ、apoA Ⅳ四类亚型，其中 apoA Ⅰ 和 apoA Ⅱ 占 apoA 总蛋白的 90%，而 apoA Ⅰ 浓度是 apoA Ⅱ 的 3 倍。由于 apoA Ⅰ 浓度最高，检测 apoA Ⅰ 具有重要的临床意义，常用 apoA Ⅰ 水平来反映 HDL 的水平，用于评价和预测冠心病的危险性。而 apoA Ⅱ、apoA Ⅲ、apoA Ⅳ因意义不明确，尚未开展临床检测。

【参考范围】1.00～1.60g/L

3. apoA 的临床意义

（1）apoA Ⅰ 的增高 说明冠心病发病风险降低。常见于酒精性肝炎、高 α 脂蛋白血症。

（2）apoA Ⅰ 的降低 常见于冠心病、肾病综合征、营养不良、肝功能低下、糖尿病、急性心肌梗死、家族性 apoA Ⅰ 缺乏症、家族性 α 脂蛋白血缺乏症。

4. 载脂蛋白 B（apoB） 载脂蛋白 B 是 LDL 的主要结构蛋白，存在于 LDL 的表面，占 LDL 总蛋白的 97%。apoB 分为 apoB48 和 apoB100 两种亚型，LDL 的载脂蛋白是 apoB100，临床检测的 apoB 一般为 apoB100。apoB 水平可直接反映 LDL 的水平。

【参考范围】
男性 0.43～1.28g/L
女性 0.42～1.12g/L

5. apoB 的临床意义

（1）apoB 的升高 常见于冠心病、动脉粥样硬化、糖尿病、甲状腺功能降低、肾病综合征、肾衰竭。

（2）apoB 的降低 恶性肿瘤、甲状腺功能亢进、营养不良等。

三、磷酸肌酸与血尿酸

（一）肌酸激酶（creatine kinase，CK）

1. 简述 肌酸激酶也叫磷酸激酶或肌酸磷酸激酶（CPK），在人体中主要存在于骨骼肌、脑、心肌及平滑肌中。CK 是一个与体内能量代谢密切相关的酶，在临床上主要用于诊断骨骼肌和心肌疾病。CK 值越高，骨骼肌、心肌受损程度越严重。在急性心肌梗死发病 2～4 小时，CK 值开始上升，梗死后 12～48 小时，CK 值达到高峰，梗死后 2～4 天，CK 值恢复正常。

【参考范围】18.0～198.0U/L

2. 临床意义

（1）肌酸激酶增高

1）生理性增高：剧烈运动后、分娩者、新生儿、安装人工起搏器、电休克、泌尿系统检查等。

2）病理性增高：急性心肌梗死、病毒性心肌炎、脑梗死、脑出血、乙醇中毒、癫痫、惊厥、肌肉损伤、挤压综合征等。

3）药源性增高：他汀类药物、贝特类药物、有机磷、拉米夫定、替比夫定、特布他林、沙丁胺醇、呋塞米、吲达帕胺、茶碱等。

（2）肌酸激酶降低

1）病理性降低：甲状腺功能亢进、肝硬化、病毒性肝炎、酒精性肝炎、败血症、感染性心内膜炎等。

2）药源性降低：糖皮质激素、口服避孕药、卡托普利等。

（二）血尿酸（blood uric acid，UA）

1. 简述 尿酸是人体内核酸中嘌呤代谢的最终产物，正常情况下，人每天生成尿酸 600mg，排泄尿酸 600mg，尿酸处于动态平衡状态。但如果人体产生过多的尿酸（白血病、肿瘤或摄入高嘌呤食物）或肾小管重吸收发生障碍，尿酸的生成大于排泄，可导致血液中的尿酸含量增高，形成尿酸结晶沉积在关节腔中，引起急性炎症和剧烈疼痛，诱发痛风。

【参考范围】

男性：180～440μmol/L

女性：120～320μmol/L

2. 临床意义

（1）血尿酸增高

1）生理性增高：剧烈运动、禁食、食用高嘌呤食物、摄入过多木糖醇。

2）病理性增高：高尿酸血症、痛风、白血病、恶性肿瘤、急慢性肾炎、肾结核等。

3）药源性增高：三氯甲烷、四氯化碳及铅中毒，使用阿司匹林、氢氯噻嗪、利血平、胰岛素、环孢素、吡嗪酰胺、乙胺丁醇、维生素C等。

（2）血尿酸减少　常见于高糖、高脂饮食，恶性贫血，范科尼综合征。

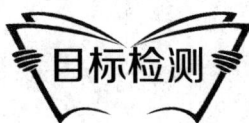

目标检测

A 型选择题

1. 空腹血糖正常范围是（　　　）

　　A. 5.0～7.0mmol/L　　　　　　　　　B. 3.9～6.1mmol/L

　　C. 2.0～3.6mmol/L　　　　　　　　　D. 6.1～8.0mmol/L

　　E. 7.1～8.0mmol/L

2. 餐后血糖≥（　　　）mmol/L，可诊断为糖尿病

　　A. 3.9　　　　　B. 6.1　　　　　C. 7.0　　　　　D. 11.1　　　　　E. 12.1

3. 能客观地反映糖尿病患者过去2～3个月内的平均血糖水平的是（　　　）

　　A. 空腹血糖　　　B. 餐后血糖　　　C. 糖化血红蛋白　　D. 糖化血清蛋白　　E. 随机血糖

4. 总胆固醇升高常见于（　　　）

　　A. 严重感染　　　B. 甲状腺功能亢进　　C. 营养不良　　　D. 高脂血症　　　F. 肝硬化

5. 甘油三酯降低可见于以下情况，除（　　　）

　　A. 糖尿病　　　B. 低脂蛋白血症　　　C. 甲状腺功能亢进　D. 肝功能障碍　　E. 营养不良

6. 被认为是好胆固醇，血液中含量较高为好的是（　　　）

　　A. CM　　　　B. VLDL　　　　C. LDL　　　　D. HDL　　　　E. TG

7. LDL 增高不会见于以下情况的是（　　　）

　　A. 肾病综合征　　B. 高脂血症　　C. 糖尿病　　　D. 肠吸收不良　　E. 高血压

8. 急性心肌梗死时，特异性升高的酶是（　　　）

　　A. 乳酸脱氢酶　　B. 谷草转氨酶　　C. 谷丙转氨酶　　D. 肌酸激酶　　E. 胆碱酯酶

9. 肌酸激酶增高常见于（　　　）

　　A. 甲状腺功能亢进　B. 肝硬化　　　C. 肌肉损伤　　　D. 败血症　　　E. 病毒性肝炎

10. 痛风的发病原因之一是血液中某种物质浓度过高，形成沉淀结晶所致，这种物质是（　　　）

　　A. 钙　　　　B. 尿酸　　　　C. 血脂　　　　D. 镁　　　　E. 尿素氮

（徐　露）

基本技能训练八　学会解读常用的医学检查指标

【实训目的】

1. 熟悉肝功能、肾功能、血糖、血脂的生化检验目的和临床意义。

2. 学会解读常见生化检验报告。

3. 树立以患者为本的服务理念。

【实训条件】

实训药房、几种常见的生化检验报告。

【实训内容】

1. 面授。

2. 分组讨论几种生化检验报告单。

3. 学生模拟表演——教师点评。

【实训步骤】

1. 教师使用幻灯片（ppt）介绍化验单的概念、检测目的、种类、格式、临床意义。

2. 每班分为 8 个小组并进行角色分工，分别扮演药师和患者进行模拟训练。

3. 患者咨询主题：肝功能检测化验单、肾功能检测化验单、血脂化验单、糖代谢化验单，抽签任选一个主题进行练习。每个组准备 2~3 张化验单进行解读。

4. 每组讨论并书面设计咨询内容和解答要点。

5. 按设计方案开始模拟咨询训练，教师巡视指导。

6. 各组分别选派两名同学，进行化验单咨询解读表演。

7. 教师点评。

【实训思考】

请说出几种常见的生化检验单的检验目的和临床意义。

（徐　露）

项目六　常见疾病的用药指导

任务一　失眠症的用药指导

学习目标

1. **知识目标**：掌握失眠的治疗原则和药物选择；熟悉失眠的临床表现；了解失眠的含义。
2. **能力目标**：能指导失眠患者合理应用药物。
3. **素养目标**：关心失眠患者，提高患者用药依从性。

案例导入

案例：患者，男，55岁，10年前因工作繁忙，引起严重失眠、头痛等，诊断为失眠症，10年间先后服用阿普唑仑、三唑仑、氟西泮、硝西泮、舒乐安定等苯二氮草类药物，从未间断，每晚服药剂量逐渐增加。患者主诉安眠药就像"毒品"一样使他无法摆脱。

思考：1. 这是药物的什么不良反应？
　　　2. 假如你是药房工作人员，应如何指导患者应用此类药物？

一、概述

失眠是一种常见病理、生理现象，人们在不同场合（如考试前夕）可有不同程度的失眠，这是一种正常心理反应。失眠症是指睡眠的发动与维持发生障碍致使睡眠的质和（或）量不能满足个体正常需要的一种状况。常表现为入睡困难、维持睡眠困难、早醒。失眠可使患者出现焦虑、抑郁或恐惧心理，导致精神活动效率下降，妨碍社会功能。

从不同国家成人样本的研究获得的普通公认的结论是人群中大约有30%的人患有一种或多种失眠症状，包括入睡困难、维持睡眠困难、早醒，不能消除疲劳或睡眠质量差。

知识链接

睡眠障碍

睡眠障碍通常分为四类：睡眠的发动与维持困难（失眠），白天过度睡眠（嗜睡），24小时睡眠—觉醒周期紊乱（睡眠—觉醒周期障碍），睡眠中的异常活动和行为（睡行症、夜惊、梦魇）。

二、临床特征

失眠表现形式为入睡困难、睡眠不实（觉醒过多过久）、睡眠表浅（缺少深睡）、早醒和睡眠不足等。

失眠的常见伴随症状有多梦，多为令人不快和恐惧的噩梦；宿醉，即醒后感到不适，依然疲乏；白天困倦；精神症状，如注意力不集中，思维迟钝等；躯体症状，如食欲减退、消化不良、头痛等。

失眠的主要表现形式在睡眠脑电图或多导睡眠图上均有具体的量化标准。如入睡困难是指入睡潜伏期≥30分钟；睡眠不实是指全夜≥5分钟的觉醒次数2次以上，或者全夜觉醒时间≥40分钟，或者觉醒时间占睡眠总时间的10%以上；早醒是指睡眠醒起时间比平时提前30分钟。失眠症的诊断主要靠问诊，必要时做多导睡眠图明确客观诊断，并参照中国精神障碍分类与诊断标准第三版诊断标准。

1. 症状标准 患者几乎以失眠为唯一的症状，包括难以入睡，维持睡眠困难，易醒，多梦，早醒，醒后不易再睡，或自觉睡眠明显不足，不舒服或痛苦，以及醒后疲劳感，白天思睡等，并具有失眠和极度关注失眠结果的优势观念。

2. 严重标准 对睡眠数量、质量的不满引起明显的痛苦或社会功能受损。

3. 病程标准 至少每周发生3次，并至少已1个月。

4. 排除标准 排除躯体疾病或精神障碍症状导致的继发性失眠者，为原发性失眠者。

三、治疗原则及药物选择

（一）治疗原则

失眠症的治疗包括非药物治疗和药物治疗。非药物治疗措施有消除引起失眠的原因、睡眠健康教育、生活指导与适当的体育锻炼、放松训练等。药物治疗作为辅助治疗手段，可合理选用各种镇静催眠药。

药物治疗中应遵循以下原则：①明确诊断，尽早治疗；②药物剂量宜小量开始逐步递增，尽可能采用最小有效量，使不良反应减至最少，提高服药依从性，疗效不佳时根据不良反应和耐受情况调整剂量；③换药或联合用药原则，如服用4～6周后效果不明显，可考虑换药，换用同类另一种药物或作用机制不同的另一类药物。必要时可考虑两种药物联合应用。

（二）药物选择

1. 药物的分类 根据药物开发时间和化学结构的差异，可将药物分为第一、二、三代镇静催眠药。

（1）第一代镇静催眠药 包括巴比妥类、水合氯醛、三溴合剂等。由于第一代镇静催眠药不良反应较多，目前已很少作为镇静催眠药使用。

（2）第二代镇静催眠药 由于价廉和比较安全，在临床上使用广泛。目前临床常用的有苯二氮䓬类（BZ）药物。

（3）第三代镇静催眠药 主要有佐匹克隆、右佐匹克隆、扎来普隆、唑吡坦等。此类药物安全性高，但价格昂贵。

表6-1 常用治疗失眠的药物及其用法用量

分类	药物	用法用量
第一代镇静催眠药	苯巴比妥	口服，成人常用量为30～100mg，晚上一次顿服
	异戊巴比妥（阿米妥）	口服，成人常用量为100～200mg，晚上一次顿服
	戊巴比妥	口服，0.1～0.2g，睡前服
	司可巴比妥（速可眠）	口服，0.1～0.2g，睡前服，尚可皮下注射，1次0.1g
	水合氯醛	成人常用量为口服或灌肠0.5～1.0g，睡前一次，口服宜配制成10%的溶液或胶浆使用，灌肠宜将10%的溶液再稀释1～2倍灌入。小儿常用量为一次按体重50mg/kg或按体表面积1.5g/m²，睡前服用，一次最大限量为1g
	三溴合剂	口服，每次10ml，1日3次
第二代镇静催眠药	地西泮（安定）	口服，每次5～10mg，睡前服用
	氯氮卓（利眠宁）	口服，10～20mg，睡前服用
	艾司唑仑	口服，1～2mg，睡前服

续表

分类	药物	用法用量
第二代镇静催眠药	阿普唑仑	口服, 0.4~0.8mg, 睡前服
	三唑仑	口服, 0.25~0.5mg, 睡前服
	咪达唑仑（速眠安）	口服, 每次 15mg, 睡前服
第三代镇静催眠药	佐匹克隆	口服, 7.5mg, 临睡时服; 老年人最初临睡时服 3.75mg, 必要时 7.5mg; 肝功能不全者, 服 3.75mg 为宜
	右佐匹克隆（文飞）	口服, 成年人起始剂量为 2mg, 睡前服, 可根据临床需要起始剂量为或增加到 3mg
	扎来普隆（惠宁）	口服, 成人一次 5~10mg, 睡前服用或入睡困难时服用
	唑吡坦（思诺思）	口服, 成人每日 10mg。老年人和体质虚弱者每日 5mg

2. 药物的选择 目前临床使用最多的镇静催眠药有苯二氮䓬类（BZ）药物,其次为非苯二氮䓬类（BZ）药物。苯二氮䓬类（BZ）药物可作为失眠的初期治疗,但因苯二氮䓬类（BZ）药物有依赖风险、过度镇静和认知损害等不良反应,因此,此类药物应限于短期应用,一般在持续应用 4 周后需逐渐减量至完全停药。第三代镇静催眠药的非苯二氮䓬类（BZ）药物发生记忆损伤和依赖性的风险低,但价格较贵。佐匹克隆为短效镇静催眠药,适用于入睡困难,夜间易醒或早醒等暂时和短期的失眠。右佐匹克隆是佐匹克隆的右旋异构体,适用于慢性失眠,可增加睡眠时间,减少夜间觉醒和早醒次数。扎来普隆起效快,适用于入睡困难的短期治疗。唑吡坦作用快,服药后 30 分钟起作用,适用于失眠症的短期治疗。

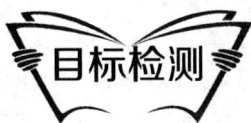

目标检测

一、A 型选择题

1. 有关失眠症的诊断标准,以下正确的是（ ）

　　A. 每周失眠 2 次,持续 1 个月以上　　　　　B. 每周失眠 3 次,持续 1 个月以上

　　C. 每周失眠 3 次,持续 2 个月以上　　　　　D. 每周失眠 2 次,持续 2 个月以上

　　E. 每周失眠 3 次,持续 3 个月以上

2. 嗜睡症最主要的临床表现是（ ）

　　A. 抑郁伴发嗜睡　　　　　　　　　　　　　B. 脑器质性疾病引起的睡眠过多

　　C. 白天睡眠过多　　　　　　　　　　　　　D. 睡眠中呼吸暂停

　　E. 睡眠时间不足

3. 患者,女,42 岁,由于工作紧张、焦虑,导致晚上不能正常入睡,时常用安眠药来帮助睡觉,易导致成瘾的药物是（ ）

　　A. 氯丙嗪　　　　　　B. 氯丙咪嗪　　　　　　C. 氯硝西泮　　　　　D. 帕罗西丁

　　E. 吗啡

4. 失眠症治疗时最常用的药物是（ ）

　　A. 地西泮　　　　　　B. 氯丙嗪　　　　　　　C. 多塞平　　　　　　D. 奋乃静

　　E. 阿米替林

二、X 型选择题

1. 常见的睡眠障碍有（ ）

　　A. 入睡困难　　　　　　　　　　　　　　　　B. 早醒

　　C. 易醒且醒后入睡困难　　　　　　　　　　　D. 嗜睡

　　E. 睡行症

2. 关于苯二氮䓬类的药理作用，正确的是（　　　）

    A. 抗焦虑作用
                        B. 作用于大脑 5-羟色胺受体

    C. 镇静、催眠作用
                     D. 抗惊厥作用

    E. 镇痛作用

（蒋红艳）

专业技能训练一　失眠症的用药指导能力提升

一、失眠症的用药指导要点

1. 常用镇静催眠药药名介绍　地西泮、阿普唑仑、艾司唑仑。

2. 主要作用介绍　以上药物均有镇静催眠、抗焦虑作用。

3. 用法用量介绍　详见表 6-1。

4. 用药注意介绍　地西泮又名安定，用于催眠可睡前服用。长期应用可致耐受性与依赖性，突然停药有戒断症状产生，故不能长期用药。常见不良反应包括嗜睡、头昏、乏力，个别可产生兴奋、睡眠障碍，但停药后可消失。切记不要擅自加量，过量可出现精神错乱、呼吸困难等，若过量中毒可用氟马西尼解救。青光眼，新生儿，妊娠期、哺乳期妇女禁用。阿普唑仑又名佳静安定，艾司唑仑又名舒乐安定，其作用及用药注意事项与地西泮相似。

二、失眠症的用药指导实训

【实训目的】

1. 熟悉失眠症的主要临床特征。

2. 能为患者提供用药咨询服务。

【实训条件】

实训药房及相关治疗药物、用药咨询台。

【实训内容】

1. 模拟问病情景对话练习。

2. 模拟用药咨询服务。

【实训步骤】

1. 分组进行模拟问病情景对话

医师：您好！请问有什么可以帮助您的？

患者：我晚上睡不好觉，失眠。

医师：这种情况有多长时间了？

患者：1 周多了。

医师：您能说一下具体的表现吗？

患者：主要是晚上很长时间才能睡着，或者睡着后很早就醒了。

医师：通常您什么时间上床睡觉？早晨什么时间醒来？

患者：一般十一点开始睡觉，但常两、三点才能睡着，有时几乎整夜都无法入睡。早晨 4 点左右就醒了。

医师：您除了失眠还有其他不舒服吗？

患者：就是睡不好觉，白天一点精神都没有，头晕脑胀的，我觉得自己快崩溃了。

医师：您想一下，发生这种情况有原因吗？

患者：最近要考试，压力有些大。

医师：哦，那您去医院看过吗？吃什么药没有？

患者：没有。

医师：请问您是做什么职业的？过去健康情况如何？对什么药过敏吗？

患者：我是在读博士，以前身体很好，除感冒以外没什么病，也很少吃药，也不过敏。

医师：根据您的表现应该是由于学习压力较大引起的失眠，目前可以通过服用药物帮助您睡眠。

2. 模拟用药咨询服务　假设医生为上述患者开了一种治疗药物口服，而患者想进一步了解用药的相关知识，前来用药咨询台向药师进行咨询，请每个小组设计一用药咨询情景对话，并按设计进行用药咨询服务模拟训练。

【实训思考】

地西泮分别用于抗焦虑、镇静、催眠时剂量一样吗？

（刘晓颖）

任务二　抑郁症的用药指导

学习目标

1. **知识目标：** 掌握抑郁症的治疗原则和药物选择；熟悉抑郁症的临床表现；了解抑郁症的含义。
2. **能力目标：** 能对抑郁症患者提供用药咨询和用药指导。
3. **素养目标：** 关心抑郁症患者，提高患者用药依从性。

案例导入

> **案例：** 患者，男，30岁，近一年来经常情绪低落，对日常活动丧失兴趣，工作时精力减退，自我评价低，曾2次自杀未遂。被诊断为抑郁症。
>
> **思考：** 该患者的治疗药物如何选择？

一、概述

抑郁症是以持续的心境恶劣与情绪低落、兴趣缺失、思维活动缓慢、言语动作减少、精力不足等为主要临床特征的精神障碍，常伴随认知或精神运动障碍或躯体症状等。

根据国际精神疾病流行病学调查（ICPS，2003）资料，在全球10个国家（包括美洲、欧洲和亚洲）37000成人样本中，抑郁症的终身患病率为3%～16.9%，大多数国家为8%～12%，亚太地区资料显示为1.1%～19.9%。抑郁症可分为内源性抑郁症、继发性抑郁症及其他类型抑郁症。抑郁症的发生与遗传、生物化学、心理、社会等多种因素有关，其发病机制尚未完全清楚。目前认为主要有以下三个方面：单胺能神经通路信号异常；下丘脑-垂体-肾上腺轴功能亢进；海马体积减小和神经可塑性下降。

知识链接

抑郁症的疾病负担

WHO（1993）的全球疾病负担（GBD）的合作研究，分析了1990年、并预测了2020年各国的疾病负担。发现1990年全球疾病负担的前5位排序为：下呼吸道感染、围产期疾病、腹泻、AIDS、抑郁症；而在15~44岁年龄组的前10位疾病中，有5项为神经精神疾病（抑郁症、自杀与自伤、双相障碍、精神分裂症和酒/药物依赖）。全球的神经精神疾病负担中抑郁症、自杀分别为17.3%、15.9%，高居榜首；抑郁症占伤残调整生命年（DALY）减少的4.2%；抑郁症和自杀占5.9%。提示抑郁症、自杀/自伤是精神障碍中导致疾病负担损失最大的问题，应予重视。研究还预测，到2020年抑郁症将成为继冠心病后的第二大疾病负担源。

二、临床特征

抑郁发作以情感低落、思维迟缓、意志活动减退和躯体症状为主要临床表现。临床表现较轻者称为轻抑郁，严重时可出现精神病性症状。反复抑郁发作者称为复发性抑郁。中国精神障碍分类与诊断标准第三版有关抑郁症的诊断标准如下。

1. 症状标准 以心境低落为主要特征且持续至少2周，此期间至少有下述症状中的四项：①丧失兴趣、无愉快感，精力减退或疲乏感；②精神运动性迟滞或激越；③自我评价低，自责或有愧疚感；④联想困难，或自觉思考能力下降；⑤反复出现想死的念头，或有自杀、自伤的行为；⑥睡眠障碍如失眠、早醒或睡眠过多；⑦食欲降低或体重明显减轻；⑧性欲减退。

2. 严重标准 社会功能受损，给本人造成痛苦或不良后果。

3. 病程标准 符合症状标准和严重标准，至少持续2周；可存在某些分裂症状，但不符合分裂症的诊断。若同时符合分裂症的症状标准在分裂症状缓解后，满足抑郁发作至少2周。

4. 排除标准 排除器质性精神障碍，或精神活动性物质和非成瘾物质所致抑郁。

三、治疗原则及药物选择

（一）治疗原则

抑郁症的治疗以药物治疗为主，根据患者的临床特征选择不同的抗抑郁药物治疗；对有严重消极自杀企图或抗抑郁药物治疗无效的抑郁症患者可采用电抽搐治疗；心理治疗应贯穿治疗的全过程，以提高疗效和治疗依从性，预防复发。抗抑郁药物能有效缓解抑郁心境及伴随的焦虑、紧张和躯体症状，有效率为60%~80%。

1. 个体化用药原则 全面考虑患者的症状特点、年龄、躯体状况、药物耐受性、有无并发症等，因人而异地个体化合理用药。

2. 剂量逐步递增原则 尽可能使用最小有效剂量，使不良反应减至最少，以提高服药依从性，小剂量疗效不佳时，根据不良反应和耐受情况逐渐增至足量（有效药物上限）和足够长的疗程（4~6周以上）；

3. 换药或联合用药原则 如仍无效，可考虑换用同类另一种药或作用机制不同的另一类药。当换药治疗无效时，可考虑2种抗抑郁药联合使用（一般不主张联用2种以上抗抑郁药）。

4. 早发现、早治疗原则 抑郁症的发展通常是由轻度到重度，若在轻度抑郁时及早发现并及早治疗，预后通常会较好，且治疗时间可缩短。

5. 倡导全程治疗原则 即急性期、巩固期和维持期治疗。

6. 其他原则 积极治疗与抑郁同时存在的其他躯体疾病、物质依赖和焦虑障碍等。

（二）药物选择

1. 药物的分类 抗抑郁药物按化学结构可分为三环类抗抑郁药（TCAs）、四环类抗抑郁药和其他类抗抑郁药。根据作用机制可分为5-HT和NA再摄取抑制剂（SNRIs）、选择性5-HT再摄取抑制剂（SSRIs）、选择性NE再摄取抑制剂（NRIs）、单胺氧化酶抑制剂（MAOIs）、NA能及特异性5-HT能抗抑郁药（NASSAs）、NE和DA再摄取抑制剂（NDRIs）等。常用抗抑郁药物的分类和剂量范围见表6-2。

表 6-2 常用抗抑郁药物及其用法用量

分类	药物	用法用量
三环类抗抑郁药（TCAs）	去甲替林	口服，每次 10mg，每日 3~4 次。需要时可渐增至每次 25mg，每日 3 次
	阿米替林	口服，成人常用量开始一次 25mg，一日 2~3 次，然后根据病情和耐受情况逐渐至一日 150~250mg，一日 3 次，高量一日不超过 300mg，维持量一日 50~150mg
	氯米帕明（安拿芬尼）	口服，初始剂量一次 25mg，一日 2~3 次，1~2 周内缓慢增加至治疗量一日 150~250mg，高量一日不超过 300mg
	地昔帕明	口服，开始每次 25mg，每日 3 次，渐增至每次 50mg，每日 3 次。维持为每日 100mg
	多塞平（康普）	口服，开始一次 25mg，一日 2~3 次，以后逐渐增加至一日总量 100~250mg。高量一日不超过 300mg
	丙咪嗪（达舒平）	口服，开始一次 25~50mg，一日 2 次，早上与中午服用，以后逐渐增加至一日总量 100~250mg。高量一日不超过 300mg。维持量一日 50~150mg
	噻奈普汀钠（达体朗）	口服，每次 12.5mg，每日 3 次，于三餐（早、中、晚）前服用
	阿莫沙平	口服，开始每次 50mg，每日 3 次，以后渐加量至每次 100mg。严重病例可增至每日 600mg
四环类抗抑郁药	马普替林（路滴美）	口服，成人常用量开始一次 25mg，一日 2~3 次，根据病情需要隔日增加 25~50mg。有效治疗量一般为一日 75~200mg，高量不超过一日 225mg。维持剂量一日 50~150mg，分 1~2 次口服
	米安色林	口服，成人开始时一日 30mg，根据临床效果逐步调整剂量。有效剂量为一日 30~90mg（一般为一日 60mg）
单胺氧化酶抑制剂（MAOIs）	吗氯贝胺	口服，开始剂量为一次 50~100mg，一日 2~3 次。逐渐增加至一日 150~450mg，高量为一日 600mg
选择性 5-HT 再摄取抑制剂（SSRIs）	氟西汀（百忧解）	口服，一日 20~60mg，一日 1 次
	帕罗西汀（赛乐特）	口服，一次 20mg，一日 1 次
	舍曲林（西同静、乐元、左洛复）	口服，一次 50mg，一日 1 次，治疗剂量范围为一日 50~100mg
	氟伏沙明	口服，起始剂量为每日 50~100mg，晚上一次服用。逐渐增量直到有效。常用有效剂量为一日 100mg，个别病例可增至每日 300mg
	西酞普兰（多弗、喜普妙）	口服，一日 1 次，开始剂量一日 20mg，如临床需要，可增加至每日 40~60mg
	艾司西酞普兰	口服，起始剂量一日 1 次 10mg，一周后可以增至一日 1 次 20mg，早晨或晚上口服
NA 突触前转运抑制剂	托莫西汀（择思达）	口服，一日 40~75mg，分 2 次服用
选择性 NE 再摄取抑制剂（NRIs）	瑞波西汀（叶洛抒）	口服，一次 4mg，一日 2 次。2~3 周逐渐起效。用药 3~4 周后视需要可增至一日 12mg，分 3 次服用。每日最大剂量不超过 12mg
5-HT 和 NA 再摄取抑制剂（SNRIs）	文拉法辛（博乐欣）	口服，开始剂量为一次 25mg，一日 2~3 次，逐渐增至一日 75~225mg，分 2~3 次服用。最高量为一日 350mg 或遵医嘱
	度洛西汀（欣百达）	口服，一日 20~60mg，分 2 次服用
	米那普仑	口服，一日 50~100mg，分 2 次服用
NA 能及特异性 5-HT 能抗抑郁药（NASSAs）	米氮平	口服，起始剂量为一日 30mg，逐渐加大剂量至获最佳疗效。有效剂量通常为一日 15~45mg，一日一次
5-HT 受体拮抗剂/再摄取抑制剂（SARIs）	曲唑酮	口服，一日 50~400mg，分 2 次服用

2. 药物的选择

（1）抗抑郁药物的选择 应综合考虑临床症状特点、药物作用特点、患者躯体状况和耐受性、既往用药史等选择合适的药物。①伴有明显激越者可优先选用有镇静作用的抗抑郁药，如帕罗西汀、氟伏沙明、米塔扎平、曲唑酮、文拉法辛、阿米替林与氯米帕明。②伴有强迫症状者可优先选用 SSRIs 和氯米帕明。③伴有精神病性症状者可优先选用阿莫沙平，不宜使用安非他酮，且往往需要在抗抑郁药的基础上合用舒必利、利培酮、奥氮平等抗精神病药。④伴有明显失眠和焦虑症状者宜选用 TCAs，也可合用苯二氮䓬类。⑤伴有明显精神运动性迟滞者，选用丙米嗪、吗氯贝胺为佳。⑥非典型抑郁者可选用 MAOIs、SSRIs。⑦伴有躯体疾病者可优先选用安全性高、不良反应少、耐受性好和药物相互作用少的抗抑郁药如 SSRIs（但氟伏沙明的药物相互作用较多）和 SARIs。⑧既往用药史对复发患者的选药尤其重要。治疗曾经有效、后因减量或停药而导致复发者，用原药大多仍有效；曾经足量足疗程应用仍无效、或充分的维持治疗仍不能阻止复发者，应更换药物。应注意氟西汀需停药 5 周才能换用 MAOIs，其他 SSRIs 需停药 2 周，MAOIs 停用 2 周后才能换用 SSRIs。

（2）治疗分期　治疗分期可分为急性治疗期、巩固治疗期和维持治疗期。①急性治疗期：急性期治疗 6～8 周，主要目的是控制症状。一般抗抑郁药物奏效较慢，需连续用药 2～4 周才逐渐开始起效，治疗有效率与时间呈线性关系。如果用药治疗 4～6 周无效，改用其他作用机制不同的药物可能有效。②巩固治疗期：主要目的是预防症状复燃。在急性期治疗达到症状缓解后，应继续巩固治疗 4～6 个月。药物剂量一般同急性期治疗剂量。③维持治疗期：主要目的是预防复发。药物剂量可适当减少，维持治疗的时间因人而异。首次抑郁发作应维持治疗 6～8 个月；若有 2 次以上的复发，特别是近 5 年有 2 次发作者应维持治疗 2～3 年；多次复发者主张长期维持治疗。

（3）难治性抑郁症的药物治疗　难治性抑郁症的概念目前尚无统一的标准，较严谨的标准是用现有的 2 种或 2 种以上不同化学结构的抗抑郁药，经足够剂量、足够疗程（6 周以上）治疗，无效或收效甚微者。难治性抑郁症约占抑郁症的 10%～20%。对难治性抑郁症可采取以下治疗策略：①增加抗抑郁药物剂量至最大治疗剂量的上限；②抗抑郁药物合用锂盐、甲状腺激素、丁螺环酮、苯二氮䓬类、第二代抗精神病药、抗癫痫药等增效剂；③两种不同类型或不同药理作用机制的抗抑郁药物联合使用。

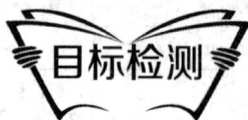

目标检测

一、A 型选择题

1. 可用于治疗抑郁症的药物是（　　）
   A. 五氟利多　　　　　B. 丙咪嗪　　　　　C. 奋乃静　　　　　D. 氟哌啶醇
   E. 碳酸锂

2. 不属于三环类的抗抑郁药是（　　）
   A. 米帕明　　　　　　B. 地昔帕明　　　　C. 马普替林　　　　D. 阿米替林
   E. 阿莫沙平

3. 抑郁症的急性期，抗抑郁药物治疗至少（　　）
   A. 1～2 周　　　　　B. 2～4 周　　　　　C. 4～6 周　　　　　D. 6～8 周
   E. 10～12 周

4. 关于抑郁症的生化研究结果，目前多数学者认为是（　　）
   A. 去甲肾上腺素的活性升高导致抑郁　　　B. 5-羟色胺降低导致抑郁发作
   C. 去甲肾上腺素含量增加导致抑郁发作　　D. 5-羟色胺升高导致抑郁发作
   E. 多巴胺代谢产物高香草酸升高，导致抑郁

5. 以下不属于 SSRIs 类抗抑郁剂的是（　　）
   A. 帕罗西汀　　　　　B. 吗氯贝胺　　　　C. 舍曲林　　　　　D. 西酞普兰

E. 氟伏沙明

6. 三环类抗抑郁药的副作用主要是（　　）

    A. 锥体外系症状　　　　B. 过敏反应　　　　C. 心血管系统反应　　D. 粒细胞减少

    E. 失眠

二、X 型选择题

1. 抗抑郁药物包括（　　）

    A. 三环类抗抑郁药　　　　　　　　　　B. 单胺氧化酶抑制剂

    C. 选择性 5 - 羟色胺再摄取抑制剂　　　D. 5 - HT 和 NA 再摄取抑制剂

    E. 四环类抗抑郁药

2. 抑郁发作的临床特征有（　　）

    A. 情绪低落，自我感觉差　　　　　　　B. 思维迟缓，反应迟钝

    C. 生活疏懒，不修边幅　　　　　　　　D. 意志活动减退

    E. 情绪高涨

（蒋红艳）

专业技能训练二　抑郁症的用药指导能力提升

一、抑郁症的用药指导要点

1. 常用代表药物介绍　阿米替林、吗氯贝胺、马普替林、氟西汀、帕罗西汀、舍曲林、西酞普兰、文拉法辛。

2. 主要作用介绍　抗抑郁药通过不同的途径增强中枢 5 - HT 能神经和（或）NA 能神经的功能而发挥缓解抑郁心境及伴随的焦虑、紧张和躯体症状。阿米替林为三环类抗抑郁药，适用于焦虑性或激动性抑郁症的治疗，抗胆碱作用明显。吗氯贝胺适用于各种类型的抑郁症。氟西汀抗抑郁作用与三环类药物相似，但其镇静作用较小。可用于轻、重型抑郁症和抑郁性神经症。西酞普兰适用于各种抑郁症，文拉法辛适用于神经衰弱、各种疾病伴发的抑郁状态、焦虑症、恐惧症、失眠等。

3. 用法用量介绍　详见表 6 - 2。

4. 用药注意介绍

（1）三环类抗抑郁药　不良反应较多，用药时应给患者作好用药宣教。

1）抗胆碱能反应：出现口干、便秘、视物模糊、尿潴留、心动过速、眼压升高等；一般随治疗的继续患者可逐渐耐受。前列腺肥大、青光眼禁用。

2）心血管系统反应：体位性低血压、心律失常、房室传导阻滞等。故用药期间应密切观察，并随时配合心电图检查，一旦发生上述反应立即停药。严重心血管患者禁用。

3）中枢神经系统反应：过度镇静，可采用每晚睡前 1 次服用。

4）体重增加：可向患者解释停药后体重就可恢复，不必担心，也不需作特殊处理。

5）过量中毒：服用常规剂量的 10 倍就可致死。应给家人交代注意患者服药剂量，尤其是有自杀倾向的患者，避免过量中毒。

（2）SSRIs　本类药物安全性相对较好，不良反应较轻。

1）胃肠道反应，故嘱患者饭后服药。

2）中枢神经系统反应，出现激惹、头晕头痛、焦虑、紧张、失眠等。可用苯二氮䓬类对抗，不能与MAOIs 合用。

（3）MAOIs　吗氯贝胺明显的不良反应是恶心，故应指导患者饭后服用。

（4）SNRIs　文拉法辛的安全性和耐受性较好。常见有胃肠道反应和头痛、失眠、紧张、血压升高等，

故用药期间应定期检查血压，高血压患者慎用。

（5）其他　给患者解释所有的抗抑郁药都不会立即起效；为避免漏服，减少药物的不良反应，可要求患者每天同一时间服药；抗抑郁药无成瘾性。

二、抑郁症的病例分析

患者，女，20岁，自觉情绪低落5个月，5个月前因失恋出现入眠困难或早醒，常无故哭泣，对以前的业余爱好失去兴趣，觉得没有能力胜任最基本的工作，食欲下降，体重减轻，白天精力差。觉得人生没意思。医生诊断为"抑郁症"。给予丙米嗪和阿普唑仑治疗。

要求：1. 针对上述患者的用药情况，请模拟药师的用药指导？

2. 如何作好患者的心理疏导？

（刘晓颖）

任务三　高血压的用药指导

学习目标

1. 知识目标：掌握高血压药物的分类、作用特点、不良反应、用药注意事项及药物治疗；熟悉高血压的临床表现、诊断、分级；了解高血压的流行病学特点。

2. 能力目标：能对高血压患者提供用药咨询、用药指导以及患者的宣传教育和用药教育。

3. 素养目标：关心高血压患者，提高患者用药依从性，以及血压达标。

◎ 案例导入

> **案例**：患者，男，41岁，平时工作忙、压力大、活动少、体型偏胖，体检发现血压高，随后多次测血压约148/96mmHg，自己感觉血压升高不多，同时无头昏、头痛、胸闷、心悸等症状，所以未监测血压及控制血压。
>
> **思考**：1. 患者的血压需要监测、管理吗？
>
> 2. 如果血压需要管理，生活上需要注意哪些事项？
>
> 3. 如果选择高血压药物干预，推荐哪类高血压药物？

一、概述

高血压是指在静息状态下动脉收缩压和（或）舒张压增高（收缩压≥140mmHg或舒张压≥90mmHg），可伴有心脏、血管、脑和肾脏等器官功能性或器质性改变的全身性疾病。分为原发性高血压和继发性高血压。我国人群近五十年来高血压患病率呈明显上升趋势，据《中国居民营养与慢性病状况报告（2015年）》显示，2012年中国≥18岁居民高血压患病率为25.2%，中国患高血压人数为2.7亿，约每4个成年人中有1人患有高血压；患病率城市高于农村（26.8%比23.5%），男性高于女性，并且随年龄增加而显著增高。此外，我国人群高血压流行还有两个比较显著的特点：从南方到北方，高血压患病率递增；不同民族之间高血压患病率存在一些差异。

高钠、低钾膳食是我国大多数高血压患者发病的最主要危险因素。超重和肥胖将成为我国高血压患病率增长的又一重要危险因素。此外饮酒、精神紧张、缺乏体力活动也是其危险因素。我国高血压患者总体的知晓率、治疗率和控制率明显较低，据2012年全国调查结果显示分别为46.5%、41.1%和13.8%。高血压是心脑血管疾病的第一危险因素，如果发现血压高而不控制，预期寿命会减少约 15 年。

知识链接

高血压趣闻

　　1733 年，牧师，海耶斯，用一根长 270 厘米的玻璃管，插入马的颈动脉内，首次测量到动物的血压。1856 年，医生们开始用这种恐怖的方法测量人的血压。

　　1836 年左右，认为高血压是血液过多所致，采用放血治疗高血压。

　　1896 年，意大利医生 RivA－RoCCi 发明的袖带血压计问世后，才有高血压这一名称，促使了现代医生常用的水银血压计的产生。

　　目前我国血压水平的分类为正常血压、正常高值、高血压。其标准适用于 18 岁以上任何年龄的男、女性。而判断高血压需在未使用降压药物、非同日 3 次测量血压的情况下进行。根据血压升高水平，又进一步将高血压分为 1 级、2 级和 3 级（表 6–3）。

表 6–3　血压水平分类和高血压分级

分类	收缩压（mmHg）		舒张压（mmHg）
正常血压	＜120	和	＜80
正常高值	120～139	和（或）	80～89
高血压	≥140	和（或）	≥90
1 级高血压（轻度）	140～159	和（或）	90～99
2 级高血压（中度）	160～179	和（或）	100～109
3 级高血压（重度）	≥180	和（或）	≥110
单纯收缩期高血压	≥140	和	＜90

注：当收缩压和舒张压分属于不同级别时，以较高的分级为准。

二、临床特征

（一）高血压的症状

原发性高血压起病缓慢，早期多无症状，随着病程的延长患者可有以下症状。

1. 头痛　部位多在后脑，并伴有恶心、呕吐等症状。若经常感到头痛，而且很剧烈，同时伴恶心作呕，就可能是向恶性高血压转化的信号。

2. 眩晕　女性患者出现较多，常在突然蹲下或起立时感觉明显。

3. 耳鸣　双侧耳鸣，持续时间较长。

4. 心悸气短　常因高血压所致的心肌肥厚、心脏扩大、心肌梗死或心功能不全引起。

5. 失眠　多为入睡困难或早醒、易做噩梦、易惊醒。这与大脑皮质功能紊乱及自主神经功能失调有关。

6. 肢体麻木　常见手指、脚趾麻木或皮肤如蚁行感，手指不灵活。身体其他部位也可能出现麻木，还可能感觉异常，甚至半身不遂。

7. 其他　有时可有心前区不适，甚至心绞痛，或期前收缩引起的心悸症状。

（二）高血压的体征

可听到主动脉瓣第二心音亢进，年龄大的患者可呈金属音，可有第四心音，主动脉收缩早期喷射音。高血压持续时间长时，有左心室肥厚征象。

（三）高血压的并发症

高血压早期全身细、小动脉痉挛，呈透明样变性，随后血管内膜纤维组织和弹力纤维增生，管腔变窄，加重缺血，各靶器官发生继发性改变，其中累及心、脑、肾最为重要。

1. 心脏　高血压患者的心脏改变主要是左心室肥厚和扩大，心肌细胞肥大和间质纤维化，高血压长期得不到控制，最后可能会导致心脏肥大、心律失常、心力衰竭而影响生命安全。此外，长期高血压可促进动脉粥样硬化的形成和发展，冠状动脉粥样硬化会阻塞或使血管腔变狭窄，或因冠状动脉功能性改变而导致心肌缺血缺氧、坏死而引起冠心病。

2. 大脑　包含脑出血、脑血栓、脑梗塞、短暂性脑缺血发作。高血压患者血压越高，中风的发生率也就越高。高血压患者的脑动脉如果硬化到一定程度时，再加上一时的激动或过度的兴奋，如愤怒、突然事故的发生、剧烈运动等，会使血压急骤升高，可导致脑血管破裂出血，或血管内斑块破裂、血栓形成，导致脑血管阻塞。

3. 肾脏　肾脏损害是高血压的一个严重并发症，其中高血压合并肾功能衰竭约占10%。高血压与肾脏损害可以相互影响，形成恶性循环。一方面，高血压引起肾脏损伤；另一方面，肾脏损伤会加重高血压。一般到高血压的中、后期，肾小动脉发生硬化，肾血流量减少，肾浓缩小便的能力降低，此时会出现多尿和夜尿增多现象。急骤发展的高血压可引起广泛的肾小动脉弥漫性病变，导致恶性肾小动脉硬化，从而迅速发展成为尿毒症。

🔒 知识链接

高血压的非药物治疗

健康的生活方式，在任何时候，对任何高血压患者（包括正常高值血压），都是有效的治疗方法，是控制血压的基础。

生活方式干预可有效降低血压和心血管风险，所有患者都应采用，主要措施包括：①减少钠盐摄入，增加钾盐摄入；②控制体重；③不吸烟；④不过量饮酒；⑤体育运动；⑥减轻精神压力，保持心理平衡。

三、治疗原则及药物选择

（一）药物治疗原则和目标

1. 降压原则　高血压是一种以动脉血压持续升高为特征的进行性"心血管综合征"，常伴有其他危险因素、靶器官损害等临床疾患，需要进行综合干预，包括非药物和药物两种方法。降压药物应用应遵循小剂量开始，优先选择长效制剂，联合应用及个体化的原则。大多数患者需长期、甚至终身坚持治疗。因此，应坚持定期测量血压，规范治疗，改善治疗依从性，尽可能实现降压达标，做到长期平稳有效地控制血压。

2. 降压目标　一般高血压患者，应将血压降至140/90mmHg以下；65岁及以上的老年人的收缩压应控制在150mmHg以下，如能耐受还可进一步降低；伴有肾脏疾病、糖尿病，病情稳定的冠心病或脑血管病的高血压患者治疗更宜个体化，一般可以将血压降130/80mmHg以下。

（二）治疗药物的分类及代表药

常用降压药物包括钙通道阻滞剂（CCB）、血管紧张素转换酶抑制剂（ACEI）、血管紧张素Ⅱ受体阻断药（ARB）、利尿剂和β受体阻断药五类，以及由上述药物组成的固定配比复方制剂。此外，α受体阻断药或其他种类降压药有时亦可应用于某些高血压人群。钙通道阻断药、ACEI、ARB、利尿剂和β受体阻断药及其低剂量固定复方制剂，均可作为降压治疗的初始用药或长期维持用药，单药或联合治疗（表6-4、表6-5）。

表6-4　常用的降压药

口服降压药物	每天剂量（mg） （起始剂量-足量）	每天服药次数	主要不良反应
二氢吡啶类 CCB			踝部水肿，头痛，潮红
硝苯地平	10～30	2～3	
硝苯地平缓释片	10～80	2	
氨氯地平	2.5～10	1	
左旋氨氯地平	2.5～5	1	
非洛地平	2.5～10	2	
非二氢吡啶类 CCB			房室传导阻滞，心功能抑制
地尔硫卓胶囊	90～360	1～2	
噻嗪类利尿剂			血钾降低，血钠降低，血尿酸升高
氢氯噻嗪	6.25～25	1	
吲哒帕胺缓释片	1.5	1	
襻利尿剂			血钾减低
呋塞米	20～80	1～2	
保钾利尿剂			血钾增高
氨苯蝶啶	25～100	1～2	
醛固酮受体拮抗剂			血钾增高，男性乳房发育，血钾增高
螺内酯	20～60	1～3	
β受体阻断药			支气管痉挛，心功能抑制
比索洛尔	2.5～10	1	
美托洛尔平片	50～100	2	
美托洛尔缓释片	47.5～190	1	
α、β受体阻断药			体位性低血压，支气管痉挛
卡维地洛	12.5～50	2	
ACEI（血管紧张素转换酶抑制剂）			咳嗽，血钾升高，血管神经性水肿
卡托普利	25～300	2～3	
依那普利	2.5～40	2	
贝那普利	5～40	1～2	
ARB（血管紧张素Ⅱ受体阻断药）			血钾升高，血管性神经水肿（罕见）
氯沙坦	25～100	1	
缬沙坦	80～160	1	
厄贝沙坦	150～300	1	
替米沙坦	20～80	1	
α受体阻断药			体位性低血压
哌唑嗪	1～10	2～3	
中枢作用药物			鼻充血，抑郁，心动过缓，消化性溃疡
利血平	0.05～0.25	1	
直接血管扩张药			狼疮综合征
肼屈嗪	25～100	2	
肾素抑制剂			腹泻，高血钾
阿利吉仑	150～300		

表6-5　单片复方制剂

主要组分与每片剂量	每天服药 片数	每天服药 次数	主要不良反应
氯沙坦钾 50mg/氢氯噻嗪 12.5mg	1	1	偶见血管神经性水肿，血钾异常
缬沙坦 80mg/氢氯噻嗪 12.5mg	1～2	1	偶见血管神经性水肿，血钾异常
厄贝沙坦 150mg/氢氯噻嗪 12.5mg	1	1	偶见血管神经性水肿，血钾异常
卡托普利 10mg/氢氯噻嗪 6mg	1～2	1～2	咳嗽，偶见血管神经性水肿，血钾异常
氨氯地平 5mg/替米沙坦 80mg	1 片	1	头痛，踝部水肿，偶见血管神经性水肿
氨氯地平 5mg/贝那普利 10mg	1 片	1	头痛，踝部水肿，偶见血管神经性水肿
尼群地平 10mg/阿替洛尔 20mg	1 片	1～2	头痛，踝部水肿，支气管痉挛，心动过缓
复方利血平片（利血平 0.032mg/氢 氯噻嗪 3.1mg/双肼屈嗪 4.2mg/ 异丙嗪 2.1mg）	1～3 片	2～3	消化性溃疡，困倦
珍菊降压片（可乐定 0.03mg/ 氢氯噻嗪 5mg）	1～3 片	2～3	低血压，血钾异常

（三）治疗药物的选择

1. 钙通道阻滞剂 主要通过阻断血管平滑肌细胞上的钙离子通道发挥扩张血管降低血压的作用。包括二氢吡啶类钙通道阻滞剂和非二氢吡啶类钙通道阻滞剂。前者如硝苯地平、尼群地平、拉西地平、氨氯地平和非洛地平等。此类药物可与其他 4 类药联合应用，尤其适用于老年高血压、单纯收缩期高血压、伴稳定性心绞痛、冠状动脉或颈动脉粥样硬化及周围血管病患者。常见副作用包括反射性交感神经激活导致心跳加快、面部潮红、脚踝部水肿、牙龈增生等。二氢吡啶类 CCB 没有绝对禁忌证，但心动过速与心力衰竭患者应慎用，如必须使用，则应慎重选择特定制剂，如氨氯地平等长效药物。急性冠脉综合征患者一般不推荐使用短效硝苯地平。

临床上常用的非二氢吡啶类钙通道阻滞剂主要包括维拉帕米和地尔硫䓬两种药物，也可用于降压治疗，常见副作用包括抑制心脏收缩功能和传导功能，有时也会出现牙龈增生。2～3 度房室传导阻滞、心力衰竭患者，禁止使用。因此，在使用非二氢吡啶类 CCB 前应详细询问病史，应进行心电图检查，并在用药 2～6 周内复查。

2. ACEI 作用机理是抑制血管紧张素转化酶阻断肾素血管紧张素系统发挥降压作用。常用药包括卡托普利、依那普利、贝那普利、雷米普利、培哚普利等。ACEI 单用降压作用明确，对糖脂代谢无不良影响。限盐或加用利尿剂可增加 ACEI 的降压效应。尤其适用于伴慢性心力衰竭、心肌梗死后伴心功能不全、糖尿病肾病、非糖尿病肾病、代谢综合征、蛋白尿或微量白蛋白尿患者。最常见不良反应为持续性干咳，多见于用药初期，症状较轻者可坚持服药，不能耐受者可改用 ARB。其他不良反应有低血压、皮疹，偶见血管神经性水肿及味觉障碍。长期应用有可能导致血钾升高，应定期监测血钾和血肌酐水平。禁忌证为双侧肾动脉狭窄、高钾血症及妊娠妇女。

3. ARB 作用机理是阻断血管紧张素 Ⅱ 型受体发挥降压作用。常用药包括氯沙坦、缬沙坦、厄贝沙坦、替米沙坦等。尤其适用于伴左室肥厚、心力衰竭、心房颤动、糖尿病肾病、代谢综合征、微量白蛋白尿或蛋白尿患者，以及不能耐受 ACEI 的患者。不良反应少见，偶有腹泻，长期应用可升高血钾，应注意监测血钾及肌酐水平变化。双侧肾动脉狭窄、妊娠妇女、高钾血症者禁用。

4. 利尿剂 通过利钠排水、降低高血容量负荷发挥降压作用。主要包括噻嗪类利尿剂、袢利尿剂、保钾利尿剂与醛固酮受体拮抗剂等几类。用于控制血压的利尿剂主要是噻嗪类利尿剂。在我国，常用的噻嗪类利尿剂主要是氢氯噻嗪和吲达帕胺。此类药物尤其适用于老年和老年高血压、单独收缩期高血压或伴心力衰竭患者，也是难治性高血压的基础药物之一。其不良反应与剂量密切相关，故通常应采用小剂量。噻嗪类利尿剂可引起低血钾，长期应用者应定期监测血钾，并适量补钾。痛风者禁用；高尿酸血症，以及明显肾功能不全者慎用，后者如需使用利尿剂，应使用袢利尿剂，如呋塞米等。保钾利尿剂如阿米洛利、醛固酮受体拮抗剂如螺内酯等有时也可用于控制血压。在利钠排水的同时不增加钾的排出，在与其他具有保钾作用的降压药如 ACEI 或 ARB 合用时需注意发生高钾血症的危险。

5. β受体阻断药 主要通过抑制过度激活的交感神经活性、抑制心肌收缩力、减慢心率发挥降压作用。常用药物包括美托洛尔、比索洛尔、卡维地洛和阿替洛尔等。美托洛尔、比索洛尔对 β_1 受体有较高选择性，因阻断β_2受体而产生的不良反应较少，既可降低血压，也可保护靶器官、降低心血管事件风险。β受体阻断药尤其适用于伴快速性心律失常、冠心病心绞痛、慢性心力衰竭、交感神经活性增高以及高动力状态的高血压患者。常见的不良反应有疲乏、肢体冷感、激动不安、胃肠不适等，还可能影响糖、脂代谢。高度心脏传导阻滞、哮喘患者为禁忌证。慢性阻塞型肺病、运动员、周围血管病或糖耐量异常者慎用；必要时也可慎重选用高选择性 β 受体阻断药。长期应用者突然停药可发生反跳现象，即原有的症状加重或出现新的表现，较常见有血压反跳性升高，伴头痛、焦虑等，称之为撤药综合征。

6. α受体阻断药 不作为一般高血压治疗的首选药，适用高血压伴前列腺增生患者，也用于难治性高血压患者的治疗，开始用药应在入睡前，以防体位性低血压发生，使用中注意测量坐立位血压，最好使用控释制剂。心力衰竭者慎用。

（四）特殊人群高血压的药物选择

特殊人群高血压包括老年高血压；单纯性收缩期高血压；高血压合并脑血管病、冠心病、心力衰竭、慢性肾脏病、糖尿病、周围血管病；妊娠高血压、难治性高血压、高血压急症等。高血压特殊人群大多为心血管病发生的高危人群，应根据各自特点，选用合适的降压药，平稳有效地控制血压，以预防心脑血管病的发生。

1. 对＞65 岁的单纯性收缩期高血压应初始用小剂量利尿剂或钙通道阻滞剂，收缩压目标＜150mmHg。

2. 糖尿病首选 ACEI 或 ARB，目标血压＜130/80mmHg，常需加钙通道阻滞剂或小剂量噻嗪类利尿剂，同时要积极控制血糖。

3. 脑血管病后常用利尿剂、钙通道阻滞剂、ACEI、ARB；如果合并高半胱氨酸血症，建议同时口服叶酸片。

4. 慢性肾脏病首选 ACEI 或 ARB，必要时加袢利尿剂或长效钙通道阻滞剂。

5. 难治性高血压用长效钙通道阻滞剂、利尿剂、ARB 或 ACEI 等联合治疗。

6. 冠心病心绞痛常用 β 受体阻断药，或长效钙通道阻滞剂。

7. 周围血管病常用钙通道阻滞剂等。

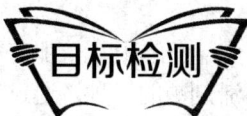

目标检测

一、A型选择题

1. 某患者的血压为 180/100mmHg 应判定为（　　　）

    A. 1 级高血压　　　　B. 2 级高血压　　　　C. 3 级高血压　　　　D. 不确定

    E. 轻度高血压

2. 高血压早期病理变化主要是（　　　）

    A. 早期出现动脉内膜增生及管腔变窄　　　　B. 高血压出现即有各脏器缺血改变

    C. 周身细小动脉痉挛　　　　D. 动脉内膜钙化

    E. 大动脉粥样斑块形成

二、B型选择题

[1～6]

    A. 钙通道阻滞剂　　　　B. ACEI　　　　C. ARB　　　　D. 噻嗪类利尿剂

    E. β 受体阻断药　　　　F. α 受体阻断药

1. 高血压合并阵发性心房颤动宜选用（　　　）

2. 高血压合并前列腺增生宜选用（　　　）

3. 痛风患者禁用（　　　）

4. 支气管哮喘禁用（　　　）

5. 肾动脉狭窄禁用（　　　）

6. 可降低脑卒中事件的降压药物（　　　）

[7－11]

    A. ＜140/90mmHg　　　　B. ＜130/80mmHg

    C. 收缩压＜150mmHg　　　　D. 舒张压＜90mmHg

    E. 收缩压＜120mmHg

7. 一般高血压患者降压治疗目标血压为（　　　）

8. 高血压伴慢性肾病降压治疗目标血压为（　　　）

9. 高血压伴糖尿病降压治疗目标血压为（　　　）

10. 高血压伴冠心病降压治疗目标血压为（　　　）

11. 老年高血压（65 岁以上）降压治疗目标血压为（　　　）

三、X 型选择题

1. 高血压的非药物治疗包括（　　　）

　　A. 低盐饮食　　　　　　　　　　　　　B. 减少脂肪摄入，多吃蔬菜水果

　　C. 限制饮酒　　　　　　　　　　　　　D. 控制体重

　　E. 合适的运动

2. 常用的 5 大类高血压药物（　　　）

　　A. 钙通道阻滞剂　　　　B. ACEI　　　　　　C. ARB　　　　　　D. 噻嗪类利尿剂

　　E. β 受体阻断药

（龙　波）

专业技能训练三　高血压的用药指导能力提升

一、高血压的用药指导要点

1. 常用药物介绍　氨氯地平、硝苯地平、卡托普利、依那普利、氯沙坦、缬沙坦、氢氯噻嗪、吲哒帕胺。

2. 主要作用介绍　硝苯地平是钙通道阻滞剂中的一种，通过钙离子通道，使血管扩张而降压。口服硝苯地平有普通片、缓释片、控释片三种剂型，后两种每天服用次数少，方便且不易漏服。缓释片每天可服 2 次，硝苯地平控释片（拜新同）每天只服用 1 次，药物在体内缓慢匀速释放，降压作用好，维持时间长，但硝苯地平不宜用于有心功能不全患者，它会增加心衰的发生；依那普利尤其适用于伴慢性心力衰竭、心肌梗死后伴心功能不全、糖尿病肾病患者，但有些患者有明显干咳，不能耐受者可换药；缬沙坦是阻断血管紧张素 1 型受体发挥降压作用，尤其适用于伴左室肥厚、心力衰竭、糖尿病肾病和不能耐受 ACEI 的患者；利尿剂作为基础降压药，主要选用氢氯噻嗪口服，也可选用吲哒帕胺。后者不良反应较氢氯噻嗪轻。

3. 用法用量介绍　详见表 6-4。

4. 用药注意介绍

（1）绝大多数服用硝苯地平的患者仅有轻度的低血压反应，在合用 β 受体阻断药时容易发生，故应监测血压。部分患者也可发生轻中度水肿，多起源于下肢末端，可用利尿剂治疗。

（2）卡托普利宜在饭前 1 小时服药，自身免疫性疾病、脑动脉或冠状动脉供血不足、血钾过高等应慎用，服药期间应定期检查白细胞计数和尿蛋白，若异常应暂停本药的服用。

（3）服用缬沙坦的高血压患者在驾驶、操作机器时应小心，过量可出现低血压。

（4）高血压伴糖尿病患者服用美托洛尔时应注意低血糖症状被掩盖如心悸等，从而延误低血糖症状的发现；长期用药应逐渐减量停药。支气管哮喘、心动过缓者应禁用。

（5）氢氯噻嗪、吲哒帕胺宜用较小的有效剂量，并应定期监测血钾、钠、钙及尿酸等；注意维持水与电解质平衡，尤其是老年人等高危人群，注意及时补钾，最好每晨服用，以免夜间排尿增多；糖尿病、痛风慎用，肝肾功能不全者禁用。

二、高血压的用药指导实训

【实训目的】

1. 熟悉高血压病的临床特征。

2. 学会为原发性高血压病患者推荐治疗药物并进行用药指导。

3. 理解高血压患者的痛苦，树立以患者为本的服务理念。

【实训条件】

实训药房、多媒体教室、台式血压计、电子血压计。

【实训内容】

（1）高血压病问病训练录像点评。

（2）病例分析。

（3）药物选择。

（4）用药指导。

（5）学会为患者测量血压。

【实训步骤】

1. 学生问病训练视频点评（30分钟）。

（1）每班分4～5个小组，以小组为单位，分别在电脑内观看问病训练视频。

（2）小组讨论，发现优点与缺点；练习测量动脉血压。

（3）教师巡视并分别就小组成员进行提问，简要评价。

2. 病例分析、治疗药物选择、用药指导（50分钟）。

（1）病例讨论 为各小组出示不同的病例，学生围绕病例特征，讨论诊断及用药方案（也可将初步诊断告诉学生），形成电子版书面作业并通过自主学习平台提交。

（2）药物选择 各小组从实训药房取出用药方案中的药物（快速而准确）。

（3）用药指导 要求学生代表对所选药物进行介绍，并为患者（教师模拟）进行用药指导，包括药名、用药理由、用法用量、不良反应及用药注意介绍。

3. 教师 按实训效果评价表内容评分（附表）。

【实训思考】

为高血压患者提供合理的生活指导。

（龙 波）

任务四 冠心病的用药指导

学习目标

1. **知识目标**：掌握冠心病的常用药物治疗；熟悉冠心病的诊断、分型；了解冠心病的危害、发病机制及临床表现。

2. **能力目标**：能对冠心病患者提供用药咨询、用药指导。

3. **素养目标**：提高人民群众对冠心病的认识，普及冠心病的急救知识。

案例导入

案例：患者，男，有冠心病病史，情绪激动后突发胸痛，含服硝酸甘油片后胸痛不缓解，拨打120后救护车送入医院胸痛中心，确诊为ST段抬高型心肌梗死，立即送往导管室予以冠脉介入治疗，并安置了一枚支架，最终转危为安。

思考：1. 患者做了冠心病介入手术后还需服用冠心病药物吗？为什么？

2. 如果要口服冠心病药物，哪些药物需要长期服用？

一、概述

冠状动脉粥样硬化性心脏病是指冠状动脉粥样硬化使血管狭窄或阻塞引起的心肌缺血缺氧而引起的

心脏病，它和冠状动脉功能改变（血管痉挛）一起，统称为冠状动脉心脏病，简称冠心病，亦称缺血性心脏病，本病分五种临床类型：①隐匿型冠心病；②心绞痛型冠心病；③心肌梗死型冠心病；④心力衰竭和心律失常型冠心病；⑤猝死型冠心病。发生率最高的是心绞痛型。

冠心病的主要病因是冠状动脉粥样硬化，但动脉粥样硬化的原因尚不完全清楚，可能是多种因素综合作用的结果。由于脂质代谢不正常，血液中的脂质沉着在原本光滑的动脉内膜上，在动脉内膜一些类似粥样的脂类物质堆积而成白色斑块，这些斑块渐渐增多造成动脉腔狭窄，使血流受阻，导致心脏缺血，产生心绞痛。如果冠状动脉硬化引起血栓，使整个血管血流完全中断，将发生急性心肌梗死，甚至猝死。少数人可因冠状动脉痉挛（血管可以没有粥样硬化）导致心绞痛的发生，如果痉挛超过 30 分钟，也会导致急性心肌梗死（甚至猝死）。

冠心病的死亡率目前全世界排名前三位，在美国每年有 50 万人左右死于冠心病，占了人口死亡数的 35%～50%。随着生活方式、饮食结构的改变，我国冠心病发病率也逐年升高，根据《中国卫生和计划生育统计年鉴（2016）》，中国城市和农村居民冠心病死亡率呈继续上升趋势，2015 年约为 110/10 万，城市和农村冠心病死亡率基本相同，但农村的急性心肌梗死死亡率明显高于城市。

二、临床特征

（一）临床表现

临床中冠心病的常见类型是心绞痛型及心肌梗死型。心绞痛型包括稳定型心绞痛和不稳定型心绞痛；心肌梗死分为 ST 段抬高型心肌梗死和非 ST 段抬高型心肌梗死。

1. 稳定型心绞痛 心绞痛以发作性胸痛为主要临床表现，疼痛的特点如下。

（1）部位 主要在胸骨体中段或上段之后可波及心前区，有手掌大小范围，甚至横贯前胸，界限不很清楚。常放射至左肩、左臂内侧达无名指和小指，或至颈、咽或下颌部。

（2）性质 胸痛常为压迫、发闷或紧缩性，也可有烧灼感，但不像针刺或刀扎样锐性痛，偶伴濒死的恐惧感觉。有些患者仅觉胸闷不适不认为有痛。发作时，患者往往被迫停止正在进行的活动，直至症状缓解。

（3）诱因 发作常由体力劳动或情绪激动（如愤怒、焦急、过度兴奋等）所诱发，饱食、寒冷、吸烟、心动过速、休克等亦可诱发。疼痛多发生于劳力或激动的当时，而不是在一天劳累之后。典型的心绞痛常在相似的条件下重复发生，但有时同样的劳力只在早晨而不在下午引起心绞痛，提示与晨间交感神经兴奋性增高等昼夜节律变化有关。

（4）持续时间 疼痛出现后常逐步加重，然后在 3～5 分钟内渐消失，可数天或数星期发作一次，亦可一日内多次发作。

（5）缓解方式 一般在停止原来诱发症状的活动后即可缓解；舌下含用硝酸甘油也能在几分钟内使之缓解。

（6）体征 平时一般无异常体征。心绞痛发作时常见心率增快、血压升高、表情焦虑、皮肤冷或出汗，有时可出现心律失常。

2. 不稳定型心绞痛 胸痛的部位、性质与稳定型心绞痛相似，但具有以下特点之一。

（1）原为稳定型心绞痛，在 1 个月内疼痛发作的频率增加，程度加重、时限延长、诱发因素变化，硝酸酯类药物缓解作用减弱。

（2）1 个月之内新发生的心绞痛，并因较轻的负荷所诱发。

（3）休息状态下发作心绞痛或较轻微活动即可诱发，发作时表现有 ST 段抬高的变异型心绞痛也属此列。

3. 心肌梗死型 临床表现与梗死的大小、部位、侧支循环情况密切有关。

（1）梗死发生前一周左右常有前驱症状，如静息和轻微体力活动时发作的心绞痛，伴有明显的不适和疲惫。

（2）梗死时表现为持续性剧烈压迫感、闷塞感，甚至刀割样疼痛，位于胸骨后，常波及整个前胸，以左侧为重。部分患者可沿左臂尺侧向下放射，引起左侧腕部、手掌和手指麻刺感，部分患者可放射至上肢、肩部、颈部、下颌，以左侧为主。

（3）疼痛部位与以前心绞痛部位一致，但持续更久，疼痛更重，休息和含化硝酸甘油不能缓解。有时候表现为上腹部疼痛，容易与腹部疾病混淆。

（4）伴有低热、烦躁不安、多汗和冷汗、恶心、呕吐、心悸、头晕、极度乏力、呼吸困难、濒死感，持续 30 分钟以上，常达数小时。

（5）心肌梗死患者心率多增快，少数可减慢，除极少数患者早期血压可升高外，几乎大部分患者都有血压降低，部分患者可出现心律失常、休克或心力衰竭。

（二）并发症

主要是指心肌梗死的并发症，包括心力衰竭、心源性休克、心脏破裂、室间隔穿孔、各类心律失常、动脉栓塞、室壁瘤等。

1. 冠心病的诊断 冠状动脉造影检查是目前冠心病诊断的金标准，属于有创操作，但风险较低，在临床工作中已广泛开展。

2. 心绞痛的诊断 依靠典型的发作特点及体征，含用硝酸甘油后缓解，结合年龄和存在冠心病易患因素，一般可诊断成立。

3. 心肌梗死的诊断 心脏生物标志物（最好是肌钙蛋白）增高或有动态改变，并有以下至少 1 项心肌缺血的证据：①心肌缺血临床症状；②心电图出现新的心肌缺血变化，如心电图提示 ST 段抬高；③心电图出现病理性 Q 波；④影像学证据显示新的心肌活力丧失或区域性室壁运动异常。

知识拓展

介入治疗

通常所说的冠心病介入治疗，在医学专业上称为"经皮冠状动脉介入治疗（PCI）"。治疗过程不需通过外科开胸手术和全身麻醉，医生经皮肤穿刺动脉（桡动脉或股动脉），在 X 线下通过导管等器械，对冠状动脉狭窄或闭塞部位进行治疗，使血管的血流重新畅通。PCI 包括经皮冠状动脉成型术（PTCA）、冠状动脉支架置入术、冠状动脉斑块旋磨术、激光血管成型术、切割球囊技术、冠脉内血栓抽吸术等，目前最常用的是冠状动脉支架置入和 PTCA。

国际上于 1977 年首先将 PTCA 应用于临床，我国在 1984 年开始进行第一例 PTCA，30 多年来我国冠心病介入治疗技术得到了突飞猛进的发展，根据原国家卫生和计划生育委员会经皮冠状动脉介入（PCI）网络申报数据，2016 年全国介入治疗病例增长较快，大陆地区冠心病介入治疗的总例数超过 60 万例。冠心病介入治疗技术由于具有简便、安全、痛苦少、疗效显著、住院时间短等优点，已经成为广大冠心病患者乐于接受的治疗技术。

三、治疗原则及药物选择

（一）药物治疗原则

1. 改善冠状动脉的供血和减轻心肌的耗氧量。

2. 预防血栓形成，改善预后，减少心血管终点事件的发生。

（二）治疗药物的选择

1. 硝酸酯类药物 其作用机理是通过扩张静脉、外周动脉血管、冠状动脉，从而降低心肌氧耗量，增加心脏侧支循环血流，使心绞痛得到缓解。另外，它还有降低血小板黏附等作用。本类药物主要有硝酸甘油、硝酸异山梨酯（消心痛）、单硝酸异山梨酯、长效硝酸甘油制剂（硝酸甘油油膏或橡皮膏贴片）等。

（1）硝酸甘油　可用 0.3~0.6mg 片剂，置于舌下含化，使迅速为唾液所溶解而吸收，1~2 分钟即开始起作用，约半小时后作用消失。不良反应有头昏、头胀痛、头部跳动感、面红、心悸等，偶有血压下降，因此第一次用药时，患者宜取平卧位，必要时吸氧。

（2）硝酸异山梨酯（消心痛）　可用 5~10mg，舌下含化，2~5 分钟见效，作用维持 2~3 小时。或用喷雾剂喷入口腔，每次 1.25mg，1 分钟见效。

（3）单硝酸异山梨酯　口服，每次 20mg，一日 2 次，必要时可增至一日 3 次。饭后服，不宜嚼碎。作用与硝酸甘油相似，但较持久（能维持 4 小时以上），口服后半小时见效，含服 2~3 分钟见效，因此舌下含服用于急性心绞痛发作，口服用于预防发作。

2. 抗血小板及抗凝、溶栓药物

（1）抗血小板药物　可以抑制血小板聚集，避免血栓形成而堵塞血管。主要有阿司匹林、氯吡格雷、替格瑞洛、糖蛋白ⅡB/ⅢA 阻滞剂、前列环素、前列腺素 E_1 等。阿司匹林为最经济，应用最广泛的抗血小板制剂，维持量为每天 100mg 左右，每日 1 次；氯吡格雷为 P2Y12 受体拮抗剂，可选择性不可逆地阻断二磷酸腺苷和血小板 P2Y12 受体结合，达到抑制血小板聚集的作用，抗血小板作用略大于或等于阿司匹林，维持量为每天 75mg，每日 1 次，主要应用于冠心病介入手术后的患者，或对阿司匹林禁忌或不耐受的患者。替格瑞洛为新型 P2Y12 受体拮抗剂，直接、可逆性地抑制血小板 P2Y12 受体，目前主要用于急性冠脉综合征患者，相对于氯吡格雷更进一步降低患者心血管死亡率。糖蛋白ⅡB/ⅢA 阻滞剂（阿昔单抗）是血小板聚集的最后的共同途径，它是作用最强、最直接、最昂贵的抗血小板制剂，目前应用于行冠心病介入手术的患者。

（2）抗凝药物　主要有肝素和低分子肝素、水蛭素、华法林等。凝血酶是使纤维蛋白原转变为纤维蛋白最终形成血栓的关键环节，因此抗凝药物主要为抑制凝血酶，达到抗凝作用。主要用于不稳定型心绞痛和急性心肌梗死，应警惕出血倾向的发生。

（3）溶栓药物　包括非特异性纤溶酶原激活剂（尿激酶、链激酶）与特异性纤溶酶原激活剂（阿替普酶、瑞替普酶等），能促进纤溶酶原转变成纤溶酶，溶解血栓，可使阻塞血管再通，恢复梗死区血液供应，缩小心肌梗死面积，主要应用于 ST 段抬高性心肌梗死。

3. β 受体阻断药　由于 β 受体阻断药能减慢心率，降低血压，减低心肌收缩力，从而降低患者的氧耗量，减少因用力、激动引起的症状性及无症状性心肌缺血的发作，提高患者运动耐量。同时 β 受体阻断药具有抑制交感神经过度活动的作用，减少由此引发的严重的甚至致命的心律失常。在无明显禁忌时，β 受体阻断药是冠心病患者的一线用药。对不稳定型心绞痛的患者，可以降低急性心肌梗死的发生率，是非抗血小板治疗的首选药物，与硝酸酯类药物合用效果更佳。急性心肌梗死患者使用可以降低死亡率，也是心梗后及介入治疗后应长期坚持服用的药物。常用药物有美托洛尔（50~100 毫克/日）、阿替洛尔（25~50 毫克/日）、比索洛尔（康可，2.5~5 毫克/日）和兼有 α 受体阻滞作用的卡维地洛（6.125~12.5 毫克/日）、阿罗洛尔（阿尔马尔，10 毫克/日）等。β 受体阻断药禁用于支气管哮喘、严重心动过缓、房室传导阻滞、重度心力衰竭、急性心功能衰竭的患者。

4. 钙离子拮抗剂　其作用为抑制或减少冠状动脉血管痉挛，抑制心肌收缩，扩张外周阻力血管及冠状动脉，降低心肌氧耗及增加冠脉血流，某些钙通道阻滞剂还能减慢心率。一般耐受好，可用于稳定型心绞痛的治疗和冠脉痉挛引起的心绞痛。一般认为它们与 β 受体阻断药具有相同的效果，特别适用于某些有 β 受体阻断药禁忌的情况，例如哮喘、慢性气管炎及外周血管疾病等。常用药物有维拉帕米（40 毫克，2 次/日）、硝苯地平（10 毫克，3 次/日）、硝苯地平控释剂（拜心同，30 毫克/日）、硝苯地平缓释剂（络活喜，5 毫克/日）、地尔硫草（硫氮草酮、合心爽，30 毫克，3 次/日）等。

5. 血管紧张素转换酶抑制剂/醛固酮受体拮抗剂　此类药物具有心血管保护作用，能够减轻冠状动脉内皮损伤，具有抗动脉粥样硬化作用，抗血栓、抗凝集等效用，同时可通过抑制肾素-血管紧张素-醛固酮系统而扩张血管，改善心室重构及心功能，减少心绞痛发生。对于急性心肌梗死或近期发生心肌梗死合并心功能不全的患者，尤其是那些使用β受体阻断药和硝酸甘油不能控制缺血症状的高血压患者，应当使用此类药物。常用药物有依那普利（10mg/d）、贝那普利（10mg/d）、雷米普利（2.5~5mg/d）、福辛普利（10mg/d）等。

6. 降脂药物 降脂药物具有抗动脉粥样硬化、抗炎、保护血管内皮、抑制凝血、促进纤溶等作用。目前大规模的临床研究证实，尤其是他汀类降脂药可减少主要冠脉事件、减少冠心病死亡率，减少冠心病介入手术需求、较少减少脑卒中，减少总死亡率。通过饮食控制和适当服用降脂药，把胆固醇降到一定范围，可降低心肌梗死的再发率。循证医学研究证实，心肌梗死后患者即使血清胆固醇正常也要服降脂药，尤其是他汀类药，能降低急性冠脉事件的发生率。因此，凡是冠心病患者无论血清胆固醇增高还是正常，都要长期服用降脂药。

知识链接

冠心病的二级预防

冠心病二级预防，就是指对已经发生了冠心病的患者早发现、早诊断、早治疗，目的是改善症状、防止病情进展、改善预后，防止冠心病复发。冠心病二级预防的主要措施有两个，一个是寻找和控制危险因素；另一个是可靠持续的药物治疗。它包括：①服用抗血小板药物，如阿司匹林；②控制血压与体重；③戒烟限酒，控制血脂；④控制糖尿病，合理饮食；⑤康复教育和体育锻炼。

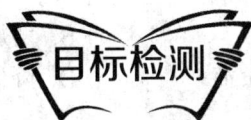

目标检测

一、A型选择题

1. 缺血性心脏病最常见的病因是（　　）

    A. 主动脉瓣狭窄　　　B. 心肌肥厚　　　C. 严重贫血　　　D. 冠状动脉粥样硬化

    E. 主动脉瓣关闭不全

2. 引起心肌病变的各种病因中，目前国内外最常见的是（　　）

    A. 原发性心肌病　　　　　　　　　　B. 冠状动脉粥样硬化性心脏病

    C. 病毒性心肌炎　　　　　　　　　　D. 风湿性心肌炎

    E. 中毒性心肌炎

3. 心绞痛发作的典型部位是（　　）

    A. 心尖区　　　　　　　　　　　　　B. 心前区向左上臂放散

    C. 胸骨下段后　　　　　　　　　　　D. 胸骨上、中段后

    E. 剑突下

4. 诊断典型心绞痛下列最有特征的是（　　）

    A. 胸痛多在夜间发作　　　　　　　　B. 多在15分钟以上

    C. 持续左前胸憋闷感　　　　　　　　D. 疼痛时心电图示ST段抬高

    E. 含硝酸甘油5分钟内疼痛消

5. 目前发现心肌缺血及诊断心绞痛最常用的无创性（　　）

    A. 心电图　　　　　B. 放射性核素　　　C. 二维超声心动图　　　D. 冠状动脉造影

    E. 胸片

6. 急性心肌梗死与心绞痛的主要鉴别点是（　　）

    A. 疼痛的部位   B. 疼痛的性质

    C. 是否伴有多源性期前收缩   D. 是否伴有 ST 段抬高

    E. 肌钙蛋白升高。

7. 下列情况合并心绞痛时不宜应用硝酸甘油的是（　　）

    A. 冠心病   B. 主动脉瓣关闭不全   C. 心肌梗死后心绞痛   D. 严重贫血

    E. 肥厚型梗阻性心肌病

二、B 型选择题

    A. 阿司匹林   B. 美托洛尔   C. 辛伐他汀   D. 硝苯地平

    E. 依那普利   F. 硝酸甘油

1. 对冠状动脉痉挛导致的心绞痛首选（　　）

2. 冠心病心绞痛患者应常常随身携带（　　）

3. 心肌梗死后改善心室重构的是（　　）

4. 药物消化道不良反应更常见（　　）

5. 降低心肌耗氧量，抑制交感神经过度活动的药物是（　　）

三、X 型选择题

1. 冠心病心肌梗死后患者需长期口服（　　）

    A. 阿司匹林   B. 美托洛尔   C. 辛伐他汀   D. 硝酸异山梨酯

    E. 依那普利

2. 硝酸酯类药物的药理作用有（　　）

    A. 扩张冠状动脉   B. 增加心脏侧支循环血流

    C. 扩张周围血管，减低心脏前后负荷   D. 降低血小板黏附

    E. 抗动脉粥样硬化

（龙　波）

专业技能训练四　冠心病的用药指导能力提升

一、冠心病的用药指导要点

1. 常用药名介绍　硝酸甘油、硝酸异山梨酯（消心痛）、单硝酸异山梨酯、阿司匹林、氯吡格雷（波立维）、肝素和低分子肝素、华法林、尿激酶、链激酶、美托洛尔、卡维地洛、维拉帕米、硝苯地平控释剂（拜心同）、苯磺酸氨氯地平缓释剂（络活喜）、地尔硫䓬（硫氮䓬酮、合心爽）、依那普利、氯沙坦、他汀类药降脂药。

2. 药物主要作用介绍

（1）硝酸甘油通过扩张静脉及外周动脉血管及冠状动脉，从而提高心肌供氧量，降低耗氧量，使心绞痛得到缓解。硝酸异梨醇与单硝酸异山梨酯作用与硝酸甘油相似。

（2）阿司匹林、氯吡格雷通过抗血小板作用、肝素与华法林通过抗凝作用、尿激酶和链激酶通过溶栓作用而防止血栓形成。

（3）美托洛尔通过抑制心脏降低心肌耗氧量治疗冠心病。

（4）硝苯地平控释剂（拜心同）、苯磺酸氨氯地平缓释剂（络活喜）、地尔硫䓬（硫氮䓬酮）均通过钙通道阻滞作用降低心肌氧耗、增加冠脉血流而缓解症状。

（5）卡托普利、依那普利、氯沙坦等药物具有保护心血管、抗动脉粥样硬化等作用，同时可通过抑制

肾素–血管紧张素–醛固酮系统而扩张血管，改善心室重构及心功能，减少心绞痛发生。

（6）他汀类药降脂药通过降低胆固醇从而降低心梗的再发率。

3. 用法用量介绍　详见"治疗药物的选择"。

4. 用药注意指导

（1）硝酸甘油应使用能有效缓解急性心绞痛的最小剂量，易产生耐受现象。小剂量可能发生体位性低血压，尤其在直立时。故患者舌下含服时应尽可能取坐位，以免因头晕而摔倒。若出现视力模糊或口干应停药。剂量过大可引起剧烈头痛。硝酸异山梨酯（消心痛）、单硝酸异山梨酯用于冠心病症状的控制，并不能减少远期心血管事件的发生，如果没有心绞痛症状，无需长期使用。

（2）阿司匹林用于抑制血小板聚集应小剂量服用，肠溶阿司匹林片宜饭前服用。氯吡格雷胃肠反应较阿司匹林少，故可与食物同服也可单独服用，肝功能不全及有出血倾向者慎用或禁用。

（3）肝素、华法林、链激酶、尿激酶应用中时检测出凝血时间，密切观察出血倾向，并分别准备好硫酸鱼精蛋白、维生素K、止血药对抗出血。

（4）美托洛尔、硝苯地平控释剂、卡托普利见降压药的用药注意事项。

二、冠心病的问病荐药情景设计

患者，男，65岁，发作性心前区绞痛20余天，加重1天。近20天于劳累后感心前区疼痛，每次持续约3～5分钟，休息后可缓解。1天前因与家人发生争吵后感心前区痛，较以前加重，伴出汗、面色苍白、胸闷、心前区压榨感。请根据患者表现设计问病荐药情景。

（龙　波）

任务五　高脂血症的用药指导

学习目标

1. 知识目标：掌握调脂药的分类、作用特点、不良反应及用药注意事项；熟悉高脂血症的诊断及分型；了解高脂血症的危害。

2. 能力目标：能为高脂血症患者提供用药指导以及患者的宣传教育和用药教育。

3. 素养目标：关心高脂血症患者，提高患者用药依从性。

◎ 案例导入

案例：患者，男，60岁，因"间歇性劳作后胸闷痛2年，再发半小时"入院。患者近2年来，常常于田间劳动时感胸痛，位于胸骨后，为闷痛，休息后可自行缓解。未予重视和诊治。半小时前担水时胸痛再次发作，遂由女儿带到医院就诊。患者平素饮食口味重，尤喜红烧肉，几乎每餐必食。吸烟30年，近年来每日约20支。未体检过，否认"高血压、糖尿病、冠心病"病史。查体：神志清，血压125/75mmHg，心率80次/分，律齐，未及杂音。查血脂分析：甘油三酯4.5mmol/L，高密度胆固醇1.3mmol/L，低密度胆固醇1.9mmol/L，总胆固醇9.6mmol/L。冠脉CT血管造影示：前降支近段软斑块，狭窄75%。入院诊断：不稳定性心绞痛，高脂血症。

思考：1. 患者甘油三酯及总胆固醇均升高，请问可选择哪些降脂药物？

2. 应制定怎样的长期服药方案？

3. 在明确患者胸痛原因前是否可以用止痛药，如用止痛药，可选择哪种药物？

一、概述

高脂血症是血脂异常的俗称，指血浆中总胆固醇（TC）和（或）甘油三酯（TG）升高，实际上高脂血症也泛指包括低高密度脂蛋白胆固醇（HDL－C）在内的各种血脂异常。高脂血症对人体危害极大，大量研究证实血脂过高是导致动脉粥样硬化的最危险因素。胆固醇及其他脂类在主动脉和中等动脉（脑动脉、冠状动脉、肾动脉）内膜沉着，使内膜纤维结缔组织增生，局限性增厚，形成斑块，这些斑块增多、增大，逐渐堵塞血管，使血流变慢，严重时血流被中断。这种情况如果发生在心脏，就引起冠心病；发生在脑，就会出现脑中风；如果堵塞眼底血管，将导致视力下降、失明；如果发生在肾脏，就会引起肾动脉硬化，肾功能衰竭；发生在下肢，会出现肢体坏死、溃烂等。此外，高血脂还可引发高血压、诱发胆结石、胰腺炎，加重肝炎、导致男性性功能障碍、老年痴呆等疾病。所以说高脂血症不仅仅是一种疾病，而且已成为严重的社会健康问题。

二、临床特征

（一）高脂血症的症状

高脂血症的症状一般表现不是很明显。绝大多数的高脂血症患者没有自觉症状，大多是在检查身体时，或者做其他疾病检查时被发现的。

（二）高脂血症的体征

可有肥胖、脂肪肝、周围神经炎或动脉粥样硬化性疾病、糖尿病、角膜弓和眼底改变等体征。

（三）辅助检查

1. 血脂及脂蛋白　血脂是血浆或血清中所含的脂类，包括胆固醇（胆固醇酯和游离胆固醇）、甘油三酯、游离脂肪酸、类脂（磷脂、糖脂、类固醇）等，广泛存在于人体中。它们是生命细胞的基础代谢必需物质。由于血脂不溶于水，血脂在血液中转运、代谢需要与载脂蛋白结合形成脂蛋白后才能在血液中自由流动，进行转运和代谢。脂蛋白为大分子复合物，应用超速离心法，可将血浆脂蛋白按密度不同主要分为乳糜微粒（CM）、极低密度脂蛋白（VLDL）、中间密度脂蛋白（ILDL）、低密度脂蛋白（LDL）、高密度脂蛋白（HDL）。脂蛋白的主要成分、来源和功能见表6－6。

表6－6　血浆脂蛋白的分类、来源及功能

分类	主要脂质	来源	功能
CM	TG	小肠合成	将食物中的TG和胆固醇从小肠转运至其他组织
VLDL	TG	肝脏合成	转运TG至外周组织，经脂酶水解后释放游离脂肪酸
LDL	胆固醇	VLDL和IDL中TG经脂酶水解形成	胆固醇的主要载体，经LDL受体介导摄取而被外周组织利用，与冠心病直接相关
HDL	磷脂、胆固醇	肝脏和小肠合成	促进胆固醇从外周组织移去至肝脏或其他组织再分布，HDL－C与冠心病负相关

2. 高脂血症的诊断及分型　血浆中各种脂类水平及其临床意义见表6－7。

表6－7　血浆中各种脂类的水平及其临床意义（mmol/L）

脂类名称	理论水平	临界水平	需药物治疗水平	治疗低限目标
TC	<3.17	5.23～5.29	>5.72	<5.72
LDL－C	<3.61	3.15～3.64	>3.64	<3.64
TG	0.45～1.81（男） 0.40～1.53（女）	1.70～2.26	>2.26	<2.26
HDL－C	>1.04	0.91～1.04	<1.04	>0.91

国内一般以成年人空腹血清TC≥5.72mmol/L或TG≥1.70mmol/L，诊断为高脂血症。根据血清TC、TG和HDL－C的测定结果，通常将高脂血症分为以下四种类型，表6－8为血脂异常的临床分型。

表 6-8 血脂异常的临床分型

分型	TC	TG	HDL-C
高胆固醇血症	增高		
高甘油三酯血症		增高	
混合型高脂血症	增高	增高	
低高密度脂蛋白血症			降低

三、治疗原则及药物选择

（一）药物治疗原则

高脂血症患者经过控制饮食，加强运动，改变生活方式等非药物治疗 3～6 个月后，血脂水平仍明显增高者，特别对于中、老年人及合并糖尿病、高血压和有心血管疾病家庭史患者，必须给予药物治疗。治疗的目的是针对脂质代谢的不同环节，使 TC、TG 降低，以延缓和减轻动脉粥样硬化的发生和发展进程。药物治疗期间应坚持如下的非药物治疗。

1. 减少饱和脂肪酸和胆固醇的摄入。选择能够降低 LDL-C 的食物（如植物甾醇、可溶性纤维）。
2. 减轻体重，增加有规律的体力活动。
3. 采取针对其他心血管病危险因素的措施如戒烟、限盐以降低血压等。

> **知识拓展**
>
> **每 100 克重的食物中所含胆固醇含量**   单位：mg
>
> | 食物项目 | 胆固醇含量 | 食物项目 | 胆固醇含量 | 食物项目 | 胆固醇含量 |
> |---|---|---|---|---|---|
> | 猪肉（肥） | 109 | 兔肉 | 59 | 冰淇淋 | 102 |
> | 猪肉（瘦） | 81 | 驴肉 | 74 | 牛乳粉 | 110 |
> | 猪心 | 151 | 鸡 | 106 | 酸奶 | 15 |
> | 猪肝 | 288 | 鸭 | 94 | 黄油 | 296 |
> | 猪肺 | 314 | 鹅 | 74 | 奶油 | 168 |
> | 猪肾 | 354 | 兔肉 | 59 | 罗非鱼 | 86 |
> | 猪脑 | 2571 | 驴肉 | 74 | 对虾 | 193 |
> | 猪蹄 | 192 | 鸽 | 99 | 海蜇 | 8 |
> | 牛肉（肥） | 133 | 鸡蛋 | 585 | 海参（鲜） | 51 |
> | 牛肉（瘦） | 58 | 鸡蛋黄 | 1510 | 海螃蟹 | 125 |
> | 牛心 | 115 | 鸭蛋 | 565 | 哈蜊（鲜） | 156 |
> | 牛肝 | 297 | 鸭蛋黄 | 1576 | 墨鱼 | 226 |
> | 牛脑 | 2447 | 鹌鹑蛋 | 515 | 鲢鱼 | 99 |
> | 牛蹄筋 | 51 | 鹌鹑蛋黄 | 1478 | 蔬菜 水果 | 0 |
> | 羊肉（肥） | 148 | 带鱼 | 74 | 马铃薯 | 0 |

（二）治疗药物的分类及代表药

常见的调血脂药的类别、代表药及其调血脂主要机制见表 6-9。

表 6-9　调血脂药物的分类、代表药物及其机制

调血脂药物分类	代表药物	主要调血脂机制
他汀类	洛伐他汀、辛伐他汀、阿伐他汀、瑞舒伐他汀	竞争性抑制羟甲基戊二酸单酰辅酶 A（HMG-CoA）还原酶，抑制胆固醇合成，主要降低 LDL-C、TC
胆汁酸结合树脂	考来烯胺	与胆汁酸结合，阻碍了胆汁酸肝肠循环和反复利用，降低 TC 和 LDL-C
苯氧酸类	氯贝丁酯、吉非贝齐、非诺贝特	抑制乙酰辅酶 A 羧化酶，减少 TG 及 VLDL 合成
烟酸类	阿昔莫司	增强脂蛋白酯酶的活性，加速 CM 和 VLDL 的分解
多烯脂肪酸类	多烯酸乙酯	使脂肪酶的活性降低，主要降低 TG 和 VLDL 降低 TG，轻度升高 HDL-C
抗氧化剂	普罗布考	主要降低 TC，同时降低 LDL-C 和 HDL-C

（三）药物选择

目前尚无一种药物对所有脂质紊乱均有效，调节血脂药物的选用参考见表 6-10，常用的调血脂药物的用量及主要不良反应见表 6-11。

表 6-10　调节血脂药物的选用参考

高脂血症分型	首选药物	次选药物	其他可考虑药物
高 TC 血症	他汀类	胆汁酸结合树脂烟酸类	烟酸类、贝特类
高 TG 血症	贝特类	烟酸类	多烯脂肪酸类
以高 TC 为主	他汀类	烟酸类	贝特类
以高 TG 为主	贝特类	烟酸类	多烯脂肪酸类
高 TC 和 TG	胆汁酸结合树脂+贝特类	他汀类	普罗布考
低 HDL-C 血症	贝特类、烟酸类	他汀类	多烯脂肪酸类

表 6-11　调节血脂药物的用量及主要不良反应

种类	药名	每日剂量（mg）	分服次数	主要不良反应
HMG-CoA 还原酶抑制剂	洛伐他汀	10~20	1	横纹肌溶解、胃肠道
	辛伐他汀	10~20	1	横纹肌溶解、胃肠道、眩晕
	普法他汀	10~20	1	横纹肌溶解、胃肠道
	氟伐他汀	20~40	1	横纹肌溶解、胃肠道、皮疹
	阿伐他汀	10~20	1	横纹肌溶解、胃肠道
	瑞舒伐他汀	10~20	1	横纹肌溶解、胃肠道
贝特类	苯扎贝特	600~1200	3	胃肠道、肌痛、肌无力
	非诺贝特	300	3	胃肠道、肌痛、失眠
	吉非贝齐	600~1200	2	胃肠道、胆石症、横纹肌溶解、贫血
胆汁酸结合树脂	考来烯胺	2g~24g	3	胃肠道
	考来替泊	15~30g	2~4	胃肠道
烟酸类	烟酸	150~300	3	血管扩张、皮肤瘙痒、胃肠道、尿酸增加
	阿西莫司	500~750	2~4	血管扩张、胃肠道
胆固醇吸收抑制剂	依折麦布	10	1	头痛、腹痛、腹泻、过敏反应

知识链接

拜斯亭事件

他汀类药物在高脂血症的应用是一次革命性的里程碑，甚至有人将 20 世纪 90 年代的他汀类药物与 20 世纪 40 年代的青霉素相媲美，称之为调脂药的新纪元。1997 年，德国拜耳公司独立开发了西立伐他汀（拜斯亭）的他汀类药物，其降脂作用比洛伐他汀强 100 倍，当年就开出了 200 多万的处方。2001 年 8 月 8 日，德国拜尔公司宣布停止销售拜斯亭（西立伐他汀钠），原因是美国有 31 例，其他国家有 21 例因服用该药导致横纹肌溶解症而死亡，其中有 12 例是同服了吉非贝齐。此外，全球报告因服用本品发生致死性横纹肌溶解症共有 480 例，包括中国 6 例。因此拜耳公司于 2001 年 8 月 8 日将其撤出市场。

单用标准剂量的他汀类药物治疗很少发生肌炎，但当使用大剂量或与其他药物合用时，肌炎的发生率增加。多数他汀类药物由肝脏细胞色素（CYP450）进行代谢，因此同其他与 CYP450 药物代谢系统有关的药物同时使用可发生不利的药物相互作用，联合使用他汀类和贝特类药物有可能增加发生横纹肌溶解的危险，不宜与大环内酯类、咪唑类抗真菌药、环孢素以及苯氧芳酸类调脂药（贝特类）合用。必须合用时应采取谨慎、合理的方法。

▶ 课堂互动

一位女性顾客，体胖，55 岁。到药店欲购降脂药，自述在体检中发现胆固醇高。假如你是营业员应如何指导患者选择合适的药物？

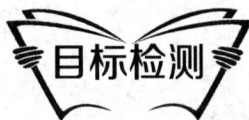

目标检测

一、A 型选择题

1. 以下调节血脂的药物中，治疗高胆固醇血症的首选药物是（　　）

　　A. 普罗布考　　　　　　B. 考来替泊　　　　　　C. 洛伐他汀　　　　　　D. 吉非贝齐

　　E. 阿昔莫司

2. 横纹肌溶解症是下列哪种降脂药的不良反应（　　）

　　A. HMG–CoA 还原酶抑制剂　　　　　　　B. 弹性酶

　　C. 烟酸及衍生物　　　　　　　　　　　　D. 贝丁酸类

　　E. ω–3 脂肪酸

3. 下列关于他汀类药物不正确的是（　　）

　　A. 可与胆酸螯合剂合用

　　B. 只有同烟酸、吉非贝齐等合用时才可出现横纹肌溶解症

　　C. 首选用于高胆固醇血症或以高胆固醇为主的混合型高脂血症

　　D. 宜从小剂量开始

　　E. 大多数宜晚间服用

二、B 型选择题

[1~4]

　　A. ＞5.72mmol/L　　　　B. ＞3.64mmol/L　　　　C. ＞2.26mmol/L　　　　D. ＞1.04mmol/L

E. <1.04mmol/L

以下脂类水平需药物治疗的是

1. TG（　　）

2. LDL－C（　　）

3. TC（　　）

4. HDL－C（　　）

[5~8]

　　A. 吉非贝齐　　　　　　　B. 阿昔莫司　　　　　　C. 考来烯胺　　　　　　D. 辛伐他汀

　　E. 多潘立酮

5. 烟酸类（　　）

6. 贝特类（　　）

7. 胆汁酸结合树脂（　　）

8. HMG－CoA 还原酶抑制剂（　　）

[9~11]

　　A. 贝特类　　　　　　　　　　　　　　　B. 胆汁酸结合树脂＋贝特类

　　C. 他汀类　　　　　　　　　　　　　　　D. 弹性酶

　　E. ω－3 脂肪酸

9. 高 TC 血症（　　）

10. 高 TG 血症（　　）

11. TG、TC 均衡升高（　　）

三、X 型选择题

1. 血脂包括（　　）

　　A. 胆固醇　　　　　　　B. 甘油三酯　　　　　　C. 磷脂　　　　　　　D. 游离脂肪酸

　　E. 脂蛋白

2. 脂蛋白可分为（　　）

　　A. 乳糜微粒　　　　　　B. 极低密度脂蛋白　　　　C. 中密度脂蛋白　　　D. 高密度脂蛋白

　　E. 低密度脂蛋白

（邓庆华）

专业技能训练五　高脂血症的用药指导能力提升

一、高脂血症的用药指导要点

1. 常用调血脂药名介绍　洛伐他汀、辛伐他汀、阿伐他汀；苯扎贝特、吉非贝齐；考来烯胺、考来替泊；烟酸。

2. 主要作用介绍

（1）洛伐他汀　使血中胆固醇和低密度脂蛋白胆固醇水平降低，并且轻度升高 HDL－C，由此对动脉硬化和冠心病的防治产生作用。还是 2 型糖尿病和肾病综合征引起的高胆固醇血症首选。

（2）苯扎贝特　用于治疗高甘油三酯血症、高胆固醇血症、混合型高脂血症。

（3）考来烯胺　能降低血浆总胆固醇和低密度脂蛋白浓度，用于ⅡA 型高脂血症和高胆固醇血症。

（4）烟酸　可降低血清胆固醇及甘油三酯浓度，升高 HDL－C，还有明显的周围血管扩张作用。

3. 用药注意介绍　用法用量见理论部分的内容。

（1）洛伐他汀　口服后胃肠道吸收，与饮食共进以利于吸收。用药期间应定期检查血胆固醇和血肌酸磷酸激酶。后者升高或有肌炎、胰腺炎表现时应停用本品。应用时如有低血压、严重急性感染、创伤、代谢紊乱等情况，须注意可能出现的继发性肌溶解后的肾衰竭。

（2）吉非贝齐　严禁与他汀类药物联用。应在早餐或晚餐前 30 分钟服用，严重肾功能不全者禁用。因可致横纹肌溶解和高血钾症。用药期间应定期检查全血象、血小板、肝功能、血脂、血肌酸磷酸激酶。孕妇禁用。

（3）考来烯胺　长期服用应注意出血倾向，并注意补充脂溶性维生素，对本品过敏者禁用。

（4）烟酸　口服易出现胃肠道反应，并可加重消化性溃疡。大剂量可致血糖、尿酸增高，肝功能异常。故消化性溃疡、痛风、糖尿病禁用。

二、高脂血症的用药指导实训

【实训目的】

1. 熟悉高脂血症的血液检测指标，学会对血脂化验结果进行分析。

2. 掌握高脂血症的药物选择与用药指导。

【实训内容】

1. 电教片。

2. 病例药物推荐。

3. 用药指导训练。

【实训步骤】

1. 播放视频《高脂血症的危害》。

2. 教师出示病例。

患者，男，56 岁，患高血压 7 年，肥胖，体检时发现血脂 TC 5.78mmol/L；B 超检查：脂肪肝；医生诊断：高血压、高脂血症。

3. 请以小组讨论方式为患者推荐治疗药物，并说明用药理由（每位学生完成书面作业）。

4. 各组进行用药指导练习，包括所选药物药名介绍、用药理由、用法用量、用药注意事项。

5. 教师任意抽查并点评。

【实训思考】

只有肥胖者才会患高脂血症吗？

（徐　露）

任务六　急性上呼吸道感染（感冒）的用药指导

学习目标

1. **知识目标**：掌握急性上呼吸道感染的治疗原则和药物选择；熟悉急性上呼吸道感染的临床表现；了解急性上呼吸道感染的含义。

2. **能力目标**：能够指导患者合理应用治疗急性上呼吸道感染的药物。

3. **素养目标**：关心上呼吸道感染患者，提高患者用药依从性。

> **案例**：患者，男，16岁，与同学海边玩耍吹风一天。回家当晚先出现咽干，烧灼感，随后出现鼻塞，流清鼻涕；第二天早上出现发热，体温38℃，喉咙痛，鼻涕变浓。
>
> **思考**：请对该患者作出最可能的诊断，并为此患者制定相应的药物治疗方案。

一、概述

急性上呼吸道感染是鼻、鼻咽部、咽喉部急性炎症的总称。是人群中的常见病、多发病，一年四季均可发生，尤以冬、春季较为多见。主要病原体是病毒，少数是细菌，可通过含有病毒的飞沫或被污染的手和用具传播。儿童、老年人、营养不良、体质虚弱、妊娠期妇女、疲劳和生活规律紊乱者均为易感人群。若炎症局限某一局部即按该部炎症命名，如急性鼻炎、急性扁桃体炎等，否则统称为上呼吸道感染。通常病情较轻、病程短、可自愈，预后良好。但由于发病率高，并具有一定的传染性，不仅影响工作和生活，有时还可伴有严重并发症，应积极防治。

二、临床特征

急性上呼吸道感染简称感冒，一般发病较急，初起时常有卡他症状（非感染的局部症状），后期会出现全身症状。严重时可继发细菌感染，但一般不会造成大的流行，并少见并发症。临床上依据症状学特征，将其分为：①普通感冒（俗称"伤风"，又称急性鼻炎或上呼吸道卡他）；②病毒性咽炎、喉炎；③疱疹性咽峡炎；④咽－结膜热；⑤细菌性咽－腭扁桃体炎等类型。

普通感冒局部表现主要有鼻咽部卡他症状如喷嚏、鼻塞、流清水样鼻涕、咽痛、声嘶、轻度干咳、畏光、流泪等，体检可发现咽喉部充血、水肿，甚至腭扁桃体肿大、咽后壁淋巴滤泡增生、颌下淋巴结肿大等。流行性感冒（流感）多见寒战、高热、浑身肌肉酸痛等全身中毒症状，呼吸道卡他症状相对较轻。

🛈 知识链接

流感的家庭护理

一般单纯性流感可不住院，可按照以下几方面进行家庭护理：①将患者安置在单人房间，以防止飞沫传播；②要求房间通风良好，并定时用食醋熏蒸消毒空气，照料患者时应戴口罩，对患者呼吸道分泌物、污物（如咳出的痰等）应进行消毒；③对有高热者应指导家属运用物理降温的方法和正确使用退热药物；④给予富有营养、易消化的清淡饮食，应鼓励患者多饮水以减轻中毒症状和缩短病程；⑤如有高热不退、咳嗽、脓痰、呼吸困难等应及时送医院。

部分患者还可出现全身症状，如畏寒、发热、疲乏、无力、全身不适；头痛、四肢痛、背部酸痛不适、食欲不振、腹痛、腹胀、精神萎靡等；小儿则可能伴有高热、呕吐、腹泻等症状；血常规检查白细胞计数正常或偏低，当并发细菌感染时，则出现白细胞计数增多。还应注意区别流感与普通感冒（表 6-12），以便采取相应的防治措施。

表6-12 普通感冒和流行性感冒的区别

区别点	流感	普通感冒
致病原	流感病毒（甲、乙、丙）	细菌、支原体、病毒
起病	急	缓

续表

区别点	流感	普通感冒
流行特点	好发于冬、春，有流行性；传染性强	无明显的季节性，散发；传染性较轻
发烧	普遍，高达 39～40℃且持续 3～4 天	少见
头痛	普遍且常延续一段时间	少见
全身疼痛	常见且经常很严重	轻微
全身极度乏力	很早出现且很明显	一般不会出现
鼻塞	有时会	常见
流鼻涕	有时会	常见
咽喉疼痛	有时会	常见
咳嗽	轻微或中度干咳	普遍且严重
并发症	肺炎、心肌炎、支气管炎	鼻窦充血或耳痛
预后	差	好，自愈

三、治疗原则及药物选择

（一）治疗原则

由于感冒目前尚无特效的抗病毒药物，治疗原则以对症治疗、缓解感冒症状为主。同时注意休息、适当补充水分、保持室内空气流通，避免继发性细菌感染。戒烟、多饮水、清淡饮食，进食易消化富含维生素的食物，保持鼻、咽及口腔卫生。发热、病情较重或年老体弱患者应卧床休息。

普通感冒治疗时应首选口服药物，一般不需要静脉补液。静脉补液仅适用于以下几种情况：①因感冒导致患者原有基础疾病加重，或出现并发症者；②由于患者严重腹泻或高热导致脱水、电解质紊乱；③由于胃肠不适、呕吐而无法进食者。

养成良好的生活习惯，避免过度疲劳和受凉。平时加强锻炼，增强身体的御寒能力。依据天气变化增减衣服，勤晒被褥，保持室内通风和清洁。勤洗手，流感流行期间，应减少出入公共场所。

（二）药物选择

1. 药物的分类及作用特点

目前常用的感冒药大多是复方制剂，有纯中药类、中西药结合类、解热镇痛药类、抗病毒类（表 6-13）。多数药物含有一种或多种西药成分，包括减充血剂、抗组胺药、镇咳药、祛痰药、解热镇痛药。

表 6-13　常用于治疗上呼吸道感染的复方制剂

分类	药物	主要成分	剂量用法
中成药	蓝芩口服液	板蓝根、黄芩、栀子、黄柏、胖大海	每次 20ml（2 支），3 次/日
	双黄连口服液	金银花、黄芩、连翘	每次 20ml，3 次/日
	感冒清热颗粒	荆芥穗、薄荷、防风、柴胡、紫苏叶、葛根、桔梗、苦杏仁、白芷、苦地丁、芦根等	每次 6g，2 次/日
	抗病毒颗粒	板蓝根、忍冬藤、山豆根、川射干、鱼腥草、重楼、贯众、白芷、青蒿	每次 1～2 包，3 次/日
中西药结合类	维 C 银翘片	金银花、连翘、荆芥、淡豆豉、淡竹叶、牛蒡子、芦根、桔梗、甘草、氯苯那敏、对乙酰氨基酚、维生素、薄荷油等	每次 2 片，3 次/日
	感冒灵颗粒	三叉苦、金盏银盘、野菊花、岗梅、对乙酰氨基酚、咖啡因、氯苯那敏、薄荷油等	每次 10g，3 次/日
	中联强效片	银花、连翘、荆芥、薄荷、牛蒡子、甘草等	每次 2 片，2～3 次/日

续表

分类	药物	主要成分	剂量用法
解热镇痛药类	新康泰克	盐酸伪麻黄碱、马来酸氯苯那敏等	每次1片，2次/日
	感康	对乙酰氨基酚、盐酸金刚烷胺、人工牛黄、咖啡因、马来酸氯苯那敏等	每次1片，2次/日
	快克	对乙酰氨基酚、盐酸金刚烷胺、马来酸氯苯那敏、人工牛黄、咖啡因等	每次1粒，2次/日
	白加黑	对乙酰氨基酚、盐酸伪麻黄碱、氢溴酸右美沙芬、苯海拉明等	每次1片，2次/日
抗病毒药类	抗病毒感冒片	盐酸吗啉胍等	每次2片，3次/日
	板蓝根颗粒	板蓝根等	每次5~10g，3~4次/日

（1）减充血剂　该类药物可以使感冒患者肿胀的鼻黏膜和鼻窦的血管收缩，有助于缓解感冒引起的鼻塞、流涕和打喷嚏等症状。伪麻黄碱能选择性收缩上呼吸道的血管，对血压的影响较小，是普通感冒患者最常用的减充血剂。其他缩血管药物如麻黄素等，可导致血压升高等，应特别注意。这类药物除口服，还可直接滴鼻或喷鼻，但一般连续使用不宜超过七天。

（2）抗组胺药　第一代抗组胺药，如马来酸氯苯那敏和苯海拉明等，具有穿过血脑屏障、渗透入中枢神经细胞与组胺受体结合的能力，因其具有一定程度的抗胆碱作用，有助于减少分泌物、减轻咳嗽症状。因此被推荐作为普通感冒的首选药物。第二代抗组胺药，如氯雷他定和西替利嗪等，尽管具有非嗜睡、非镇静的优点，但因其没有抗胆碱的作用，因此不能镇咳。抗组胺的鼻喷剂，局部作用较强而全身不良反应较少。

（3）镇咳药　中枢性镇咳药根据其是否具有成瘾性和麻醉作用又可分为依赖性和非依赖性等两类。①依赖性镇咳药如可卡因，可直接抑制延髓中枢，镇咳作用强而迅速，并具有镇痛和镇静作用。由于具有成瘾性，仅在其他治疗无效时短暂使用。②非依赖性镇咳药多为人工合成的镇咳药。如右美沙芬，是目前临床上应用最广的镇咳药，作用与可待因相似，但无镇痛和镇静作用，治疗剂量对呼吸中枢无抑制作用，亦无成瘾性，多种非处方性复方镇咳药物均含有本品。

周围性镇咳药包括局部麻醉药和黏膜防护剂。那可丁阿片所含的异喹啉类生物碱，作用与可待因相似，无依赖性，对呼吸中枢无抑制作用。适用于不同原因引起的咳嗽。苯丙哌林为非麻醉性镇咳药，可抑制外周传入神经亦可抑制咳嗽中枢。

（4）祛痰药　祛痰治疗可提高咳嗽对气道分泌物的清除率。祛痰药的作用机制包括增加分泌物的排出量；降低分泌物黏稠度；增加纤毛的清除功能。常用祛痰药物包括愈创木酚甘油醚、氨溴索、溴己新、乙酰半胱氨酸以及羧甲司坦等。其中愈创木酚甘油醚是常用的复方感冒药成分，它可刺激胃黏膜，反射性引起气道分泌物增多，降低黏滞度，还有一定的舒张支气管的作用，达到增加黏液排出的效果。常与抗组胺药、镇咳药、减充血剂配伍使用。

（5）解热镇痛药　主要针对普通感冒患者的发热、咽痛和全身酸痛等症状。该类药物如对乙酰氨基酚、布洛芬等通过减少前列腺素合成，使体温调节中枢产生周围血管扩张、出汗与散热而发挥解热作用，通过阻断痛觉神经末梢的冲动而产生镇痛作用。对乙酰氨基酚是其中较为常用的药物，但应注意对乙酰氨基酚超量使用可能造成肝损伤甚至肝坏死。

2. 药物的选择

（1）复方感冒药的选用原则　尽管治疗感冒的药物品种繁多，名称各异，但其组成相同或相近，药物作用大同小异，因此复方抗感冒药物应只选用其中的一种，如果同时服用两种以上的复方感冒药，可导致重复用药、超量用药，增加上述药物不良反应的发生率。

普通感冒多由病毒感染引起，所以不宜用抗菌药物治疗，只有当合并细菌感染时，才考虑应用抗菌药物治疗，如鼻窦炎、中耳炎、扁桃体炎和下呼吸道感染（肺炎）等。目前尚无专门针对普通感冒的特异性抗病毒药物，过度应用抗病毒药物有明显增加相关不良反应的风险。

　　对于早期仅有鼻部卡他症状的感冒患者，宜服用盐酸伪麻黄碱和氯苯那敏的制剂；对伴有明显鼻塞的患者可以局部选用呋麻滴鼻液等改善鼻腔通气；对伴有干咳的患者可选服含有右美沙芬或可待因的制剂镇咳；对有咳痰的患者宜服用含有氨溴索或愈创木酚甘油醚等成分的制剂协助排痰；当在鼻部卡他症状基础上出现咳嗽、全身酸痛、发热等症状时建议服用含镇咳成分和解热镇痛成分的感冒药减轻症状。发热是身体的一种防御反应，感冒时不要急于使用退热药，如果体温不超过 38.5℃，让患者多休息、多饮水，适当补充维生素即可。高热时应在医生指导下使用含对乙酰氨基酚或布洛芬的退热药。

　　（2）疗程　　由于感冒是一种自限性疾病，因此普通感冒治疗用药不应超过 7 天，如果 1 周后上述症状仍未明显好转或消失，应及时去医院明确诊断，给予进一步的治疗。

　　（3）特殊人群的用药　　①儿童：由于非处方感冒药物在两岁以下幼儿中应用的安全性尚未被确认，因此不能用于幼儿的普通感冒。若其症状必须应用药物控制，则应该使用国家相关监管部门批准在幼儿中使用的药物。伪麻黄碱等药尽量使用糖浆或混悬液制剂。儿童发热应慎用阿司匹林等水杨酸类药物，因为后者可诱发 REyE 综合征并导致患儿死亡。②孕妇、哺乳期妇女：应特别慎重使用感冒治疗药物。孕妇尽量不使用阿司匹林、双氯芬酸钠、苯海拉明、布洛芬、右美沙芬等，以免影响胎儿发育或导致孕期延长。妊娠三个月内禁用愈创木酚甘油醚。哺乳期妇女尽量不要使用苯海拉明、马来酸氯苯那敏、金刚烷胺等，因为这些药物能够通过乳汁影响幼儿。③其他：肝肾功能不全、血小板减少、有出血症状者和（或）有溃疡病穿孔病史者应慎用含有对乙酰氨基酚、阿司匹林、布洛芬等成分的感冒药物。从事驾驶、高空作业或操作精密仪器等行业工作者应谨慎服用含有马来酸氯苯那敏、苯海拉明的感冒药物，因为第一代抗组胺药物具有嗜睡的副作用，可导致注意力不集中等。未控制的严重高血压或心脏病以及同时服用单胺氧化酶抑制剂的患者禁用含有伪麻黄碱成分的感冒药物，甲状腺功能亢进、糖尿病、缺血性心脏病以及前列腺肥大的患者慎用含有伪麻黄碱成分的感冒药物。青光眼患者不建议使用伪麻黄碱作为局部用药。慢性阻塞性肺病等痰液引流不畅的患者和呼吸功能不全的患者应慎含有可待因和右美沙芬的感冒药物，因为可待因和右美沙芬的中枢镇咳作用可影响痰液的排出。

▶▶ **课堂互动**

　　患者，男，28 岁，教师。2 天前夜间着凉，次日晨起出现鼻塞，伴流涕，色清，无异味，打喷嚏时流涕加重，无咳嗽、咳痰，表情倦怠，说话带鼻音。2 天未治疗，也未见好转，遂来药店买药。经检查：咽无红肿，体温 36.9℃，脉搏 82 次/分，呼吸 21 次/分，血压 98/68mmHg，心率 78 次/分，律齐。肺部未闻及干湿啰音，余未见异常。

　　思考：该患者患的是何疾病？请用所学知识给该患者指导用药。

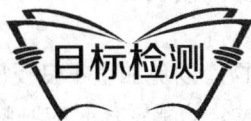

目标检测

一、A 型选择题

1. 急性上呼吸道感染最常见的病原体是（　　　　）

A. 细菌　　　　　　　B. 病毒　　　　　　　C. 真菌　　　　　　　D. 寄生虫

E. 支原体

2. 治疗急性上呼吸道感染的复方制剂常用的给药方法是（　　　　）

A. 吸入　　　　　　　B. 肌内注射　　　　　　C. 口服　　　　　　　D. 静脉滴注

E. 皮下注射

3. 下列预防小儿上呼吸道感染的措施不当的是（　　　　）

A. 提高耐寒力   B. 加强体格锻炼

C. 提倡母乳喂养   D. 防治佝偻病、营养不良等

E. 注射丙种球蛋白

二、B型选择题

A. 西地碘含片   B. 氯苯那敏   C. 1%麻黄碱   D. 右美沙芬

E. 对乙酰氨基酚

1. 发热患者宜用（   ）

2. 鼻痒、打喷嚏患者宜用（   ）

3. 鼻塞流鼻涕患者宜用（   ）

4. 声音嘶哑、咽喉肿痛患者宜用（   ）

5. 咳嗽患者宜用（   ）

（胡清伟）

专业技能训练六　急性上呼吸道感染（感冒）的用药指导能力提升

一、急性上呼吸道感染的用药指导要点

1. 常用药物介绍 新康泰克、感康、快克、白加黑、维C银翘片、扑尔伪麻片、散立痛、感冒清、999感冒灵颗粒、小儿速效感冒颗粒等。

2. 药物推荐原则

（1）发热、头痛、身痛明显，可推荐含解热镇痛药，如对乙酰氨基酚、布洛芬、双氯芬酸钠、氨基比林、阿司匹林等的药物。

（2）感冒者以上呼吸道卡他症状为主，可推荐含氯苯那敏、盐酸苯海拉明的复方制剂。

（3）如果患者鼻塞、流涕突出，则推荐含有盐酸伪麻黄碱的复方制剂。

（4）对伴有干咳的患者可推荐含有右美沙芬或可待因的复方制剂。

（5）对有咳痰的患者宜推荐含有氨溴索或愈创木酚甘油醚等成分的制剂。

（6）患者以病毒感染为主，可推荐含抗含金刚烷胺的复方制剂或抗病毒颗粒。

3. 用药注意事项

（1）服用感冒药前请患者或家属一定要阅读说明书。

（2）感冒症状消失后即停用药物。

（3）注意不要选用成分重复的感冒药物，以免加重不良反应。

（4）了解患者的职业，服用含抗过敏成分的感冒药时应叮嘱患者勿驾驶、高空作业及注意力高度集中的精细操作工作。

（5）无细菌感染依据切忌滥用抗生素。

（6）体温不超过38.5℃，不要急于使用退热药；超过38.5℃时应在医生指导下使用对乙酰氨基酚或布洛芬的退热药。

（7）小儿、老人应注意有无禁忌证；孕妇、哺乳期女性不能随便服药，应在医生和药师的指导下用药；2岁以下婴幼儿应尽量避免服用含减鼻充血剂伪麻黄碱的感冒药，也应尽量避免服用含抗过敏成分苯海拉明和氯苯那敏的感冒药。

（8）若感冒症状加重应及时就医。

4. 感冒的生活指导 保持室内空气流通，多饮温热白开水，保证足够睡眠；多休息，注意饮食清淡

易消化。减少公共场所活动或戴口罩。平时加强锻炼，提高机体抵抗能力。

二、急性上呼吸道感染（感冒）的用药指导实训

【实训目的】

1. 熟悉普通感冒的常见症状。

2. 学会普通感冒的问病荐药及用药指导。

3. 能区别流行性感冒与普通感冒。

【实训条件】

实训药房、普通感冒处方。

【实训任务】

1. 感冒的问病训练。

2. 普通感冒的药物推荐及用药指导。

【实训步骤】

1. 全班分为 8 个团队，分别设计普通感冒情景对话。

2. 团队中每 2 人为一组，按设计的情景分别模拟患者和医药人员进行问病荐药，并从实训药房中取出药品，进行用药指导练习。

3. 每组选派两名代表汇报表演。

4. 教师点评。

5. 学生仔细观看感冒的问病荐药视频，找出存在的问题。

6. 学生点评，教师总结。

【实训思考】

患者，男，40 岁，公交车司机。1 天前因受凉出现鼻塞、流鼻涕，怕冷，喉咙干、痒，有咳嗽但无痰。在家测体温 37.6℃。

思考：根据以上病例进行药物推荐及用药指导。

（胡清伟）

任务七　支气管哮喘的用药指导

学习目标

1. **知识目标**：掌握支气管哮喘的治疗原则和药物选择；熟悉支气管哮喘的临床表现；了解支气管哮喘的概念和流行病学。

2. **能力目标**：能够指导患者合理应用治疗支气管哮喘的药物。

3. **素养目标**：关心支气管哮喘患者，提高患者用药依从性。

案例导入

案例：患者，男，30 岁，公务员。打扫新房卫生后出现呼吸困难30分钟，伴胸闷、喘息，咳嗽，出冷汗，休息后无缓解。查体：T 36.7℃，P 98 次/分，R 23 次/分，BP 105/70mmHg。神志清楚，面色发白，嘴唇发绀，双肺闻及哮鸣音，余未见异常。既往患有 5 年过敏性鼻炎病史。

思考：1. 患者所患何种疾病？诊断依据是什么？

　　　2. 请为该患者制定相应的药物治疗方案。

一、概述

支气管哮喘简称哮喘，是由嗜酸性粒细胞、肥大细胞和淋巴细胞等多种炎症细胞参与的气道慢性炎症性疾病。临床表现主要为反复性、间歇性发作的伴有哮鸣音的呼气性喘息、咳嗽、发绀、胸闷和呼吸困难等症状，常在夜间和清晨发作或加剧，多数患者可自行缓解或经治疗后缓解。根据病因学特点将其分为外源性支气管哮喘和内源性支气管哮喘。一般认为儿童的发病率高于成人，成人男女患病率大致相同，约40%的患者有家族史。发达国家高于发展中国家，城市高于农村。

二、临床特征

支气管哮喘患者的典型症状是反复发作性喘息、气急、胸闷、咳嗽和伴有哮鸣音的呼气性呼吸困难。这些症状经常在患者接触烟雾、香水、油漆、灰尘、宠物、花粉等刺激性气体或变应原之后发作，很多患者在哮喘发作时自己可闻及哮鸣音。多数患者可自行缓解或经治疗后缓解。哮喘患者发作时的一般体征有精神紧张，呼吸频率加快，端坐呼吸，严重者可有发绀，双肺可闻及广泛而明显的哮鸣音。

根据临床表现哮喘可分为急性发作期、慢性持续期和临床缓解期。哮喘急性发作是指喘息、气促、咳嗽、胸闷等症状突然发生，或原有症状急剧加重，常有呼吸困难，以呼气流量降低为其特征，其程度轻重不一，可在数小时或数天内病情加重，甚至可在数分钟内危及生命；慢性持续期是指每周均不同频度和（或）不同程度地出现喘息、气急、胸闷、咳嗽等症状；临床缓解期是指经过治疗或未经治疗症状、体征消失，肺功能恢复到急性发作前水平，并维持3个月以上。

▶ **课堂互动**

支气管哮喘的典型临床表现和体征有哪些？

三、治疗原则及药物选择

（一）治疗原则

1. 一般治疗原则 支气管哮喘的治疗应遵循积极治疗、规范治疗、长期治疗和个体化治疗的原则。治疗目标是长期控制症状，预防未来风险的发生。支气管哮喘的治疗包括药物治疗、预防治疗和对症处理，主要是药物治疗。通过药物治疗可迅速消除病因，缓解症状，提高患者的生活质量。对症处理主要是根据病情，因人而异，采取综合措施。由于支气管哮喘大多是过敏原引起的，因此寻找和避免接触过敏原是关键。

2. 药物治疗原则 支气管哮喘的药物治疗主要体现在平喘、抗炎、对症处理等综合治疗。其药物治疗原则如下。

（1）药物选择原则 根据支气管哮喘类型、药物作用特点、药物不良反应、患者个体特征等选用茶碱类、受体激动药、肥大细胞膜稳定药等。

（2）单一药物和合并用药的原则 一般主张采用单一药物治疗，如不明原因哮喘可以直接选用氨茶碱，不必合用其他平喘药。若病情严重也可考虑合并用药，一般视病情而定。

（3）急症处理原则 对于支气管哮喘急性发作或哮喘持续状态患者，应该立即给予气雾剂吸入，迅速控制症状。

（4）预防治疗原则 积极寻找、避免接触过敏原和预防性用药，可防止支气管哮喘的发作。

（二）药物选择

1. 药物分类 治疗哮喘的药物可以分为控制药物和缓解药物。①控制药物是指需要长期每天使用的药物。这些药物主要通过抗炎作用使哮喘维持临床控制，其中包括吸入糖皮质激素（简称激素）、全身用激素、白三烯调节剂、长效 β_2 受体激动剂、缓释茶碱、抗 IgE 抗体及其他有助于减少全身激素剂量的药物等。②缓解药物是指按需使用的药物。这些药物通过迅速解除支气管痉挛从而缓解哮喘症状，其中包括速效吸入 β_2 受体激动剂、全身用激素、吸入性抗胆碱能药物、短效茶碱及短效口服 β_2 受体激动剂等。常用代表药物及其用法用量见表 6-14。

表 6-14　常用代表药物及用法用量

分类	代表药	用法用量
激素	二丙酸倍氯米松	成人一般一次喷药 0.05～0.1mg，一日 3～4 次，每日最大量不超过 1mg。儿童用量按年龄酌减每日最大量不超过 0.8mg
激素	泼尼松龙	成人开始每日 15～40mg（根据病情），需要时可用到 60mg 或每日 0.5～1mg/kg，发热患者分 3 次服用，体温正常者每日晨起一次顿服。病情稳定后逐渐减量，维持量 5～10mg，视病情而定。小儿开始用量每日 1mg/kg
β_2 受体激动剂	沙丁胺醇气雾剂	成人：每日 3～4 次，一次 2 喷。儿童：每日 3～4 次，一次 1 喷
	特布他林片	成人用量：口服 2.5～5mg/次，每日 2～3 次。儿童用量：口服 1.25mg/次，每日 2～3 次
白三烯受体拮抗剂	孟鲁司特钠片	15 岁及 15 岁以上成人：每日 10mg，睡前服用。6～14 岁儿科患者：每日服用咀嚼片 5mg，睡前服用
茶碱类	氨茶碱缓释片	成人常用量口服，一次 0.1～0.2g，每日三次；极量：一次 0.5g，每日 1g。小儿每次按体重 3～5mg/kg，每日 3 次
抗胆碱药物	溴化异丙托品气雾剂	每次 40～80μg，每日 4～6 次。间歇期及长期治疗：2 个定量 3～4 次。发作期：2～3 个定量，2 小时后再吸一次

2. 药物的作用特点

（1）激素　是最有效的控制气道炎症的药物。给药途径包括吸入、口服和静脉应用等，吸入为首选途径。吸入激素的局部抗炎作用强；通过吸气过程给药，药物直接作用于呼吸道，所需剂量较小。通过消化道和呼吸道进入血液循环的药物大部分被肝脏灭活，因此全身性不良反应较少。研究结果证明吸入激素可以有效减轻哮喘症状、提高生命质量、改善肺功能、降低气道高反应性、控制气道炎症，减少哮喘发作的频率和减轻发作的严重程度，降低病死率。多数成人哮喘患者吸入小剂量激素即可较好的控制哮喘。该类药物已成为目前哮喘长期治疗的首选药物。吸入激素在口咽部局部的不良反应包括声音嘶哑、咽部不适和念珠菌感染。吸药后及时用清水含漱口咽部，选用干粉吸入剂或加用气雾剂可减少上述不良反应。长期高剂量吸入激素后可能出现的全身不良反应包括皮肤瘀斑、肾上腺功能抑制和骨密度降低等。临床上常用的吸入激素包括二丙酸倍氯米松、布地奈德、丙酸氟替卡松等。

🔰 **知识链接**

哮喘吸入器的正确使用

1. 吸药前先缓慢呼气至最大量。

2. 接着将喷口放入口内，双唇含住喷口，经口慢慢吸气，在深吸气的过程中按压驱动装置，继续吸气至最大量。

3. 屏气 10 秒钟左右，使较小的雾粒在更远的外周气道沉降，然后再缓慢呼气。

4. 若需要再次吸入药物，应再等待数分钟后重复上述步骤。

（2）β_2 受体激动剂　可通过舒张气道平滑肌、降低微血管的通透性、增加气道上皮纤毛的摆动等，缓解哮喘症状。吸入给药通常在数分钟内起效，疗效可维持数小时，是缓解轻至中度急性哮喘症状的首选药物，也可用于运动性哮喘。贴剂给药为透皮吸收剂型，现有产品有妥洛特罗，由于采用结晶储存系统来控制药物的释放，药物经过皮肤吸收，因此可以减轻全身不良反应，每天只需贴敷 1 次，效果可维持 24 小时。使用方法简单。

（3）白三烯受体拮抗剂　本品服用方便，可减轻哮喘症状、改善肺功能、减少哮喘的恶化。轻症哮喘患者可单独使用该类药物，但其作用不如吸入激素，中重度哮喘患者可将此类药物作为联合治疗中的一种药物。也可减少中至重度哮喘患者每天吸入激素的剂量，并可提高吸入激素治疗的临床疗效。尤其适用于阿司匹林哮喘、运动性哮喘和伴有过敏性鼻炎哮喘患者的治疗。常用药物有孟鲁司特钠、扎鲁司特、异丁司特等。

（4）茶碱　具有舒张支气管平滑肌作用，并具有强心、利尿、扩张冠状动脉、兴奋呼吸中枢和呼吸肌等作用。常用氨茶碱和控（缓）释茶碱，后者且因其昼夜血药浓度平稳，不良反应较少，且可维持较好的治疗浓度，平喘作用可维持 12～24 小时，可用于控制夜间哮喘。一般剂量每日 6～10mg/kg，用于轻到中度哮喘。静脉给药主要应用于重、危症哮喘。茶碱的主要副作用为胃肠道症状（恶心、呕吐），心血管症状（心动过速、心律失常、血压下降）及尿多，偶可兴奋呼吸中枢，严重者可引起抽搐乃至死亡。最好在用药中监测血浆氨茶碱浓度，其安全有效浓度为 6～15μg/ml。发热、妊娠、小儿或老年，患有肝、心、肾功能障碍及甲状腺功能亢进者尤须慎用。合用西咪替丁（甲氰咪胍）、喹诺酮类、大环内酯类药物等可影响茶碱代谢而使其排泄减慢，应减少用药量。

（5）抗胆碱药物　吸入抗胆碱药物如溴化异丙托品、溴化氧托品和噻托溴铵等，其舒张支气管的作用比 β_2 受体激动剂弱，起效也较慢，但长期应用不易产生耐药性，对老年人的疗效不低于年轻人，本品与 β_2 受体激动剂联合应用具有协同、互补作用。

（6）抗 IgE 治疗　抗 IgE 单克隆抗体可应用于血清 IgE 水平增高的哮喘患者。目前它主要用于经过吸入糖皮质激素和长效 β_2 受体激动剂联合治疗后症状仍未控制的严重哮喘患者。但因该药临床使用的时间尚短，其远期疗效与安全性有待进一步观察。价格昂贵也使其临床应用受到限制。

（7）变应原特异性免疫疗法（SIT）　通过皮下或舌下含服可减轻哮喘症状和降低气道高反应性，适用于变应原明确但难以避免的哮喘患者。

3. 药物选择　根据病情选择不同的给药方法。一般情况下宜选择口服给药，对急症、重症患者宜采取吸入、雾化和静脉注射，但不宜长期注射给药，应在病情控制后改为口服给药。

（1）急性发作期　急性发作的治疗目的是尽快解除气道平滑肌痉挛，缓解气道阻塞，纠正低氧血症，恢复肺功能，预防进一步恶化或再次发作，防止并发症。临床治疗原则是严密观察病情和治疗后的反应，积极使用支气管扩张剂，早期使用全身糖皮质激素，做好吸氧、人工通气的准备。一般对于原因不明的支气管哮喘可选择氨茶碱；对于支气管哮喘急性发作或哮喘持续状态可选用各种类型的气雾剂；对于急性发作的患者，也可选择支气管舒张剂和糖皮质激素联合治疗，第一可以快速地缓解气道阻塞。第二可以抑制过敏性炎症，使症状得到更进一步缓解。①轻度患者每日定时吸入糖皮质激素（200～500mg BDP）；出现症状时吸入短效 β_2 受体激动剂，可间断吸入。效果不佳时可加用口服 β_2 受体激动剂控释片或小量茶碱控释片，或加用抗胆碱药如异丙托溴铵气雾剂吸入。②中度患者吸入糖皮质激素剂量一般为每日 500～1000mg；亦可规则吸入 β_2 受体激动剂或联合抗胆碱药吸入或口服长效 β_2 受体激动剂。若不能缓解，可持续雾化吸入 β_2 受体激动剂（或联合用抗胆碱药吸入），或口服糖皮质激素（＜60mg/D）。必要时可用氨茶碱静脉注射。③重度至危重度持续雾化吸入 β_2 受体激动剂，或合并抗胆碱药；或静脉滴注氨茶碱或沙丁胺醇。加用口服白三烯受体拮抗剂。静脉滴注糖皮质激素如琥珀酸氢化可的松或甲泼尼龙或地塞米松。待病情得到控制和缓解后（一般 3～5 天），改为口服给药。

由于重度哮喘病情危重，必须及时合理救治，在积极用药的同时注意维持水、电解质平衡，纠正酸碱失衡，当 pH＜7.20 时，且合并代谢性酸中毒时，应适当补碱；可给予氧疗，如病情恶化缺氧不能纠正时，进行无创通气或插管机械通气。

大多数哮喘急性发作并非由细菌感染引起，应严格控制抗菌药物的使用，除非有细菌感染的证据，或属于重度或危重哮喘急性发作。哮喘发作期急诊和住院治疗的药物剂量见表 6-15。

表 6-15 哮喘发作期急诊和住院治疗的药物剂量、用法

分类	药物	成人剂量	儿童剂量
β₂受体激动药	肾上腺素	每 20 分钟 0.3～0.5mg，共 3 次，皮下注射	每 20 分钟从 0.01mg/kg 起可至 0.3～0.5mg，共 3 次，皮下注射
	克仑特罗	每 20 分钟 2.5～5μg，3 次，然后必要时每 1～4 小时 2.5～10μg 或 10～15μg/h，持续雾化吸入	每 20 分钟 0.075μg/kg〈最小剂量 1.25μg〉，3 次，然后必要时 1～4 小时 0.075～0.15μg/kg，最大可至 5μg 或每小时 0.15～0.25μg/kg，持续雾化吸入
	特布他林	每 20 分钟 0.25mg，共 3 次，皮下注射	每 20 分钟 0.01μg/kg，共 3 次，皮下注射
	沙丁胺醇	每 20 分钟 2.5～5mg，3 次，然后必要时每 1～4 小时 2.5～10mg 或 10～15mg/h，持续雾化吸入	每 20 分钟 0.15mg/kg（最小剂量 2.5mg），3 次，然后必要时 1～4 小时 0.15～0.30mg/kg，最大可至 10mg 或每小时 0.3～0.5mg/kg，持续雾化吸入
茶碱类	氨茶碱	0.25g 加入 10%葡萄糖 20～40ml 静脉缓慢注射	酌情减量
抗胆碱药	异丙托溴铵	每 30 分钟 0.5mg，共 3 次，以后按需每 2～4 小时间歇雾化吸入	每 30 分钟 0.25mg，共 3 次，以后每 2～4 小时间歇雾化吸入
糖皮质激素类药	倍氯米松	50～200μg，3～4 次/日	酌情减量
	甲泼尼龙	48 小时之内，120～180mg/d，分 3～4 次给予，然后 60～80mg/d，直至 PEF 达预计值或个人最好水平 70%	48 小时内每 6 小时 1 次，1mg/kg（最大 60mg/d），分 2 次给药，直至 PEF 达预计值或个人最好水平 70%

（2）缓解期处理 用药目的是为了巩固疗效，防止复发，主要的方法是预防性治疗。常用色甘酸钠雾化吸入或酮替芬口服；此外亦可用中医中药、免疫调节剂和脱敏疗法等；必要时要予以抗菌药物、镇咳祛痰药等解除诱发因素。

（三）哮喘的宣教与管理

哮喘患者的教育与管理是提高疗效、减少复发、提高患者生活质量的重要措施。在医生指导下患者要学会自我管理、学会控制病情。应为每个初诊哮喘患者制定防治计划，应使患者了解或掌握以下内容：①相信通过长期、适当、充分的治疗，完全可以有效地控制哮喘发作；②了解哮喘的诱发因素，并指导患者避免；③简单了解哮喘的本质和发病机制；④熟悉哮喘发作先兆表现及相应处理办法；⑤学会在家中自行监测病情变化，并进行评定，重点掌握峰流速仪的使用方法，有条件地应记录哮喘日记；⑥学会哮喘发作时进行简单的紧急自我处理方法；⑦了解常用平喘药物的作用、正确用量、用法、不良反应；⑧掌握正确的吸入技术；⑨知道什么情况下应去医院就诊；⑩与医生共同制定出防止复发、保持长期稳定的方案。

在此基础上采取一切必要措施对患者进行长期系统管理，包括鼓励哮喘患者与医护人员建立伙伴关系，通过规律的肺功能监测（包括 PEF）客观地评价哮喘发作的程度，避免和控制哮喘激发因素，减少复发，制定哮喘长期管理的用药计划，制定发作期处理方案和长期定期随访保健，改善患者的依从性，并根据患者病情变化及时修订防治计划。

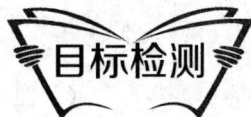

目标检测

一、A 型选择题

1. 支气管哮喘发作时禁用（　　）
   A. 肾上腺素 　　　B. 麻黄碱 　　　C. 普萘洛尔 　　　D. 倍氯米松
   E. 氨茶碱

2. 氨茶碱不宜用于（　　）
   A. 支气管哮喘 　　　B. 心性水肿 　　　C. 心绞痛 　　　D. 心源性哮喘
   E. 过敏性哮喘

3. 关于特布他林的叙述正确的是（　　）

   A. 为选择性的 β_2 受体激动剂 　　　　　B. 心血管的副作用小

   C. 可用于支气管哮喘治疗 　　　　　　　D. 给药方便口服、吸入、皮下注射均可

   E. 以上均是

4. 支气管哮喘的本质是（　　）

   A. 一种自身免疫性疾病 　　　　　　　　B. 气道慢性炎症

   C. 支气管平滑肌可逆性痉挛 　　　　　　D. 支气管平滑肌内 β_2 受体功能低下

   E. 肥大细胞膜上 M 胆碱能受体功能亢进

5. 患者，女，25 岁，2 小时前打扫室内清洁时突然出现咳嗽、胸闷、呼吸困难，追问病史近 3 年来每年秋季常有类似发作。体检：双肺满布哮鸣音，心脏无异常。X 线胸片显示心肺无异常。该例诊断应为（　　）

   A. 慢性喘息型支气管炎 　　　　　　　　B. 慢性阻塞性肺疾病

   C. 慢性阻塞性肺疾病 　　　　　　　　　D. 支气管哮喘

   E. 心源性哮喘

6. 患者，女，20 岁。反复发作呼吸困难、胸闷、咳嗽 3 年，每年秋季发作，可自行缓解，此次已发作半天症状仍继续加重而来就诊。体检：双肺满布哮鸣音，心率 90 次/分，律齐，无杂音。对该患者的治疗应选用的药物为（　　）

   A. β_2 受体激动剂　　　B. β_2 受体阻断药　　　C. α 受体激动剂　　　D. α 受体阻断药

   E. 抗生素类药物

[7~8]

患者，男，42 岁，自幼起咳嗽、咳痰、喘息，多为受凉后发作，静滴"青霉素"可缓解，10~20 岁无发作，20 岁后又有 1 次大发作，发作时大汗淋漓、全身发紫、端坐不能平卧，肺部可闻及哮鸣音，静脉推注"氨茶碱、地塞米松"可完全缓解。自后反复出现夜间轻微喘息，每周发作 3 次以上，不能入睡，PEF 变异率为 35%。查体：双肺听诊未闻及干湿啰音，心率 89 次/分。

7. 根据病情程度选择药物治疗最佳方案是（　　）

   A. 每日吸入氨茶碱＋静滴 β_2 受体激动剂

   B. 每日雾化吸入 β_2 受体激动剂＋静滴氨茶碱

   C. 每日雾化吸入抗胆碱药＋口服 β_2 受体激动剂

   D. 每日吸入糖皮质激素＋吸入 β_2 受体激动剂

   E. 每日定量吸入糖皮质激素＋静滴 β_2 受体激动剂

8. 为了提高疗效，减少复发，教育患者需掌握（　　）

   A. 正确使用气雾剂的方法 　　　　　　　B. 哮喘患者不发作可不用药

   C. 抗感染药治疗可根治哮喘 　　　　　　D. 哮喘患者不发作不能使用激素

   E. 哮喘者需长期使用 β_2 受体激动剂

二、X 型选择题

1. 氨茶碱可引起（　　）

   A. 恶心呕吐　　　　B. 心律失常　　　　C. 血压下降　　　　D. 中枢兴奋

   E. 中枢抑制

2. 平喘药物包括（　　）

   A. 二丙酸倍氯米松　　　B. 沙丁胺醇　　　C. 异丙肾上腺素　　　D. 色甘酸钠

   E. 氨茶碱

（胡清伟）

专业技能训练七　支气管哮喘的用药指导能力提升

一、支气管哮喘的用药指导要点

1. 常用药物介绍　氨茶碱、沙丁胺醇、特布他林、克仑特罗、丙卡特罗、布地奈德、孟鲁司特、色甘酸钠、异丙托溴铵等。

2. 常用药物主要作用介绍

（1）氨茶碱能解除支气管平滑肌痉挛，适用于支气管哮喘和哮喘型支气管炎、心源性哮喘。

（2）沙丁胺醇又名舒喘灵，可兴奋支气管上 β_2 受体，缓解支气管痉挛。丙卡特罗、克仑特罗、特布他林均可用于支气管哮喘。

（3）布地奈德能缓解支气管痉挛，对肺局部有抗感染作用，长期使用耐受性好，可减少肾上腺皮质激素用量，尤其适用于抗变态反应药和支气管扩张药效果不佳的患者。糖皮质激素类药物已成为目前哮喘长期治疗的首选药物。

（4）孟鲁司特拮抗白三烯受体而解痉，用于对哮喘的预防和长期治疗。

（5）色甘酸钠主要用于预防支气管哮喘的发作。

（6）异丙托溴铵尤其适用于因 β 受体激动药产生肌肉震颤、心动过速而不能耐受的患者。

3. 用法用量介绍　详见表 6−12。

4. 用药注意介绍

（1）氨茶碱　口服，可引起胃肠道反应，宜饭后服用。静脉用药必须稀释以后缓慢注射，若出现兴奋而失眠者可用镇静药对抗。

（2）沙丁胺醇　吸入剂可使部分患者出现手指震颤，继续用药可使症状减轻或消失。不宜与普萘洛尔合用。

（3）特布他林、克仑特罗　部分患者服用后有手指震颤，可减少服药次数，必要时停药。

（4）布地萘德　雾化吸入与深吸气同步进行，雾化后须立即漱口。呼吸道真菌、病毒感染禁用。

（5）倍氯米松　口腔真菌感染、妊娠前三个月慎用。气雾剂只用于慢性哮喘，气雾后立即漱口，可减少局部真菌感染。

（6）孟鲁司特　起效慢，不选用于急性哮喘发作，对本品过敏者禁用。

（7）色甘酸钠　常用吸入剂。可有疲倦、头晕、口干等，用药数日后可自行消失。孕妇禁用，治疗过程中应逐渐减量，不可突然停药，以防哮喘复发。

（8）异丙托溴铵　吸入剂偶有口干口苦、喉痒、干咳等症状。

二、支气管哮喘的用药指导实训

【实训目的】

1. 熟悉支气管哮喘的常见症状。

2. 学会支气管哮喘的问病荐药及用药指导。

3. 能区别支气管哮喘的急性发作期、慢性持续期和临床缓解期。

【实训条件】

实训药房、多媒体教室。

【实训内容】

1. 支气管哮喘典型问病荐药情景设计。

2. 用药指导训练。

【实训步骤】

1. 每小组先集体设计典型支气管哮喘问病荐药案例，并以书面形式完成。

2. 要求每个小组学生两人一对，按本组设计的情景进行问病、治疗药物推荐、用药指导等训练，要求说出所选药物的作用、用法、用量、不良反应及用药注意事项，尤其是气雾剂的使用指导。

3. 每组推荐两名学生进入模拟药房进行问病荐药表演，小组其他成员观摩。

4. 小组同学一起对表演同学演绎中的优点及不足进行点评，教师总结。

【实训思考】

患者，女，5 岁，18kg。3 天前曾患"上呼吸道感染（咽痛、咳嗽）"，未进行任何药物治疗，近 2 日患者出现明显呼吸困难和咳嗽进行性加重，遂来就诊（患者近 2 年内以数次患过支气管炎，并在 3 个月前因为肺炎住院治疗）。查体：患儿焦虑，处于中度呼吸窘迫状态并可闻及呼气相哮鸣音，偶尔咳嗽，呼气相延长，胸部过度充气以及三凹征阳性（胸骨上窝、锁骨上窝和肋间隙凹陷），听诊发现吸气相和呼气相哮鸣音和左上肺呼吸音减弱。体温 37.8℃，呼吸 30 次/分，血压 110/83mmHg，心率 130 次/分。余未见异常。诊断为急性支气管哮喘。处方用药：0.5%沙丁胺醇溶液 0.5ml 雾化吸入 10 分钟以上。

思考：请分析用药是否合理，说明理由。

（胡清伟）

任务八　消化性溃疡的用药指导

▌ 学习目标

1. 知识目标：掌握消化性溃疡治疗原则及药物选择；熟悉消化性溃疡的危害、病因及临床表现，抗消化性溃疡药物分类、作用特点及用药注意事项；了解消化性溃疡的诊断、分型。

2. 能力目标：能对消化性溃疡患者提供用药咨询，介绍用药方法及不良反应等，指导患者合理应用治疗消化性溃疡的药物。

3. 素养目标：关心消化性溃疡患者，提高患者用药依从性。

◎ 案例导入

案例：患者，男，45 岁。上腹部烧灼痛反复发作，常发生于空腹或夜间，伴反酸，嗳气半年余。胃液分析示：胃酸分泌增高；细菌学检查：幽门螺杆菌阳性。临床诊断：十二指肠溃疡。

【处方】雷尼替丁胶囊 0.15g，口服，2 次/日

　　　　枸橼酸铋片 220mg，口服，2 次/日

　　　　甲硝唑片 0.4g，口服，3 次/日

用药前 3 天患者感觉良好，胃痛较前减轻，但第五天又旧病复发，再到医院复诊。

思考：1. 分析讨论此案例医生给予上述药物目的的是什么？

2. 给药后患者胃痛较前减轻，为何第五天又会复发？该如何给药？

3. 如何对患者进行用药教育？

一、概述

消化性溃疡是指在各种致病因子的作用下，黏膜发生的炎性反应与坏死性病变，病变深达黏膜肌层，常发生于与胃酸分泌有关的消化道黏膜，其中以胃、十二指肠最常见。消化性溃疡的发病机制主要与胃、十二指肠黏膜的损伤因素和黏膜自身防御修复因素之间失平衡有关。其中，幽门螺旋杆菌感染、非甾体抗炎药和阿司匹林的广泛应用是引起消化性溃疡最常见的损伤因素，胃酸和（或）胃蛋白

酶引起黏膜自身消化亦是导致溃疡形成的损伤因素。本病可见于任何年龄，以 20～50 岁居多，男性对于女性（2～5:1），临床上十二指肠多于胃溃疡，两者之比约为 3:1，十二指肠溃疡多见于青壮年，而胃溃疡多见于中老年。本病病程多溃疡有慢性且反复发作的特点，好发于秋冬及冬春之交，发病率为 10%。

知识链接

关于幽门螺杆菌

幽门螺杆菌（Hp）感染是约 90% 以上十二指肠溃疡和 70%～80% 胃溃疡的病因，根除 Hp 可促进溃疡愈合，显著降低溃疡复发率和并发症的发生率。也正是由于 Hp 的发现以及对症根除治疗，使得胃 - 十二指肠疾病，尤其是消化性溃疡病不再是一种病程漫长、久治不愈且频频复发的疾病，而成为仅用短程抗生素和抑酸制剂治疗即可治愈的疾病。

Hp 的根除治疗以及由于观念改变引起的 Hp 感染率下降也使得胃癌和胃 MALT 淋巴瘤发病率显著降低。Hp 的发现革命性地改变了世人对胃病的认识、治疗理念和治疗方法，造福了全世界数以亿计的胃 - 十二指肠疾病患者，是胃肠病发展史上的一个里程碑。

因此，2005 年度诺贝尔医学生理学奖授予发现并阐明 Hp 在胃炎及消化性溃疡疾病中作用的两位科学家——Marshall 和 Warren，不仅奖励他们在科学上的贡献，还奖励他们对真理的坚持和为科学献身的崇高精神。

二、临床特征

该病的主要症状为上腹节律性疼痛（疼痛可为隐痛、钝痛、饥饿样痛、胀痛、烧灼样痛），并有以下特点：①慢性病程，病史长达几年、十几年甚至几十年；②周期性发作，病程中发作与缓解交替出现，多在精神紧张、饮食不当、秋冬季气候变化、情绪不良或服用非甾体抗炎药的情况下发作；③节律性疼痛是本病特异性典型症状，是诊断的重要依据。胃溃疡常在餐后 0.5～1 小时疼痛，持续 1～2 小时渐消失；十二指肠溃疡则在餐后 2～3 小时开始疼痛，持续至下次进餐才消失，或夜晚睡前疼痛。其他的症状有恶心、呕吐、反酸、嗳气、上腹部饱胀感、消化不良、贫血、消瘦等。

发作期间上腹部常有局限性压痛，但无肌紧张。十二指肠溃疡压痛点在中线偏右，胃溃疡压痛点多在中线偏左。确诊主要靠胃镜检查，并应查明有无幽门螺杆菌感染。消化性溃疡常见并发症如下。

1. 出血　表现为呕血、柏油样便、面色苍白、出冷汗、头昏、眼花、心悸、脉速、血压紧急下降等。

2. 穿孔　突然上腹部剧痛，继而扩散至满腹，伴有出大汗、恶心、呕吐、脉细速、烦躁不安，腹膜刺激征，血白细胞计数增多。

3. 幽门梗阻　规律性上腹部疼痛逐渐消失，伴有饱胀、反复出现发作性呕吐，呕吐物有隔餐或隔夜食物，上腹部有胃型、逆蠕动波及震水声等。

4. 癌变　如年龄较大、病期较长，而近期疼痛性质改变，明显消瘦、贫血等，应考虑有癌变的可能性。

近年来由于抗酸剂和抑酸剂等的广泛使用，症状不典型的患者日益增多。由于非甾体抗炎药如阿司匹林有较强的镇痛作用，临床上非甾体抗炎药所致溃疡以无症状者居多，部分以上消化道出血为首发症状，或表现为恶心、厌食、纳差、腹胀等消化道非特异性症状。

三、治疗原则及药物选择

（一）一般治疗原则

确诊后一般采取综合性治疗，目的是缓解临床症状，促进溃疡愈合，防止溃疡复发，减少并发症。无并发症的消化性溃疡患者首先采用内科治疗，包括休息、避免精神紧张、消除有害环境因素，注意生活及饮食规律，并停用导致溃疡和出血的药物。

（二）药物治疗原则

1. 消化性溃疡活动期的治疗首选质子泵抑制药（PPI）或 H_2 受体阻断药（H_2RA）等抑制胃酸分泌的药物，合并出血等并发症以及其他治疗失败的病例应优先使用 PPI 治疗。

2. 胃溃疡患者可考虑抑酸药和胃黏膜保护药联合应用。

3. 对腹痛症状明显的患者，在治疗开始阶段加用抗酸药，有助于迅速缓解疼痛。

4. 消化性溃疡合并十二指肠胃反流或腹胀症状明显时可联合使用促胃肠动力药。

5. 对部分反复发作或必须长期服用 NSAIDs 的患者可采用维持治疗。

6. 消化性溃疡伴有 Hp 感染时，不论其溃疡活动或静止、初发或复发，也不论其有无并发症史，必须用抗菌药物根治 Hp。

（三）药物选择

1. 药物分类

（1）解除平滑肌痉挛止痛药　M 胆碱受体阻断药如阿托品及其合成代用品可减少胃酸分泌、解除胃肠痉挛。治疗剂量下抗酸作用弱，不良反应多，临床已不再应用于溃疡病的治疗。而哌仑西平一般治疗剂量时，仅能抑制胃酸分泌，而很少有其他抗胆碱药物对瞳孔、胃肠平滑肌、心脏、唾液腺和膀胱肌等的副作用，治疗效果与西咪替丁相仿，而不良反应轻微。

（2）抗酸药　多为弱碱性药物，包括碳酸氢钠、碳酸钙、氢氧化铝、三硅酸镁、碳酸镁、铝碳酸镁、氧化镁及复方制剂。口服后能降低胃内容物酸度，从而解除胃酸对胃、十二指肠黏膜的侵蚀和对溃疡面的刺激，并降低胃蛋白酶活性，发挥缓解疼痛和促进愈合的作用。餐后服药可延长药物作用时间。合理用药应在餐后 1、3 小时及临睡前各服一次，一天 7 次。口服片剂的抗酸剂时，应先将药片磨碎或嚼碎后饮水送服，不宜整片吞服，不宜空腹服用。以足量的抗酸剂治疗后，多数患者的上腹痛症状可以很快减轻或消失，在缓解症状方面有比较好的效果，然而，每日多次服药不但对患者甚为不便，而且长时期服用大剂量的抗酸剂也会出现一定的副作用。所以，目前很少单一地应用抗酸剂来治疗溃疡病，通常在使用其他抗溃疡药物时，为了加强止痛作用而以抗酸剂作为一种辅助药物。

（3）抑制胃酸分泌剂　①质子泵抑制剂（PPI）：通过抑制胃壁细胞 H^+-K^+-ATP 酶从而抑制胃酸的分泌。抑酸完全、作用强、抑酸的时间久，对消化性溃疡的疗效较高，疗程也较短，对溃疡愈合的时间比 H_2 受体阻断药快。常用药物有奥美拉唑、兰索拉唑、泮托拉唑、雷贝拉唑等。PPI 已成为酸相关性疾病治疗的首选药物、PPI 抑制胃壁细胞泌酸的最终环节，抑酸能力大大超过组胺 H_2 受体拮抗剂等传统抑酸药。②H_2 受体阻断药：能阻断组胺与壁细胞 H_2 受体结合，从而抑制食物、组胺及促胃液素引起的胃酸分泌，达到治疗溃疡的目的。常用 H_2 受体阻断药有西咪替丁、雷尼替丁、法莫替丁、尼沙替丁、罗沙替丁。

（4）胃黏膜保护剂　胃黏膜保护剂的作用主要是增强黏膜抵抗力，增加胃黏膜分泌，中和胃酸及胆汁，改善胃黏膜血流，促进前列腺素、表皮生长因子等保护因子生成。①铋剂：包括胶体次枸橼酸铋和胶体果胶铋。能与溃疡面渗出的蛋白质相结合，形成保护膜，并可杀灭幽门螺杆菌。此药可使大便变黑，铋有积蓄作用，不能长期服用，防止中毒。餐前 0.5 小时服用。②硫糖铝：通过覆盖于溃疡或糜烂面形成保护性屏障，吸附胃蛋白酶和胆汁酸，促进胃黏液和重碳酸盐分泌，增加胃黏膜血流量和促使前列腺素的合成等作用，从而促进溃疡愈合。用法：每次 1g，每日 4 次，口服；或每次 2g，每日 2 次，口服，1～2 周内症状可缓解，应连须治疗 4～8 周。③前列腺素类：如米索前列醇，可抑制胃酸分泌，增加胃十二指肠黏膜黏液－碳酸氢盐分泌，增加黏膜血流。不良反应主要有腹泻和增加子宫收缩，孕妇应慎用。用法用量：每次 0.2mg，每日 4 次，（餐前和睡前）；4～8 周为一疗程；预防 NSAIDs 所致的消化性溃疡每次 0.2mg，每日 2～4 次，口服。④吉法酯：可保护胃黏膜，促进溃疡修复愈合，并增加前列腺素的分泌，口服一次 2

片（每片 400mg 中含吉法酯 50mg 和铝硅酸镁 50mg），一日 3 次，连续 1 个月为 1 个疗程。⑤铝碳酸镁：是一个抗酸抗胆汁的胃黏膜保护剂，直接作用于病变部位，通过沉淀和吸附作用中和胃酸和胆汁，吸附溶血卵磷脂，抑制胃蛋白酶，减少这些物质对胃黏膜的损伤和破坏；还可以刺激内源性前列腺素 E_2 的合成。常用剂量 500～1000mg，每日 3～4 次。

（5）抗 Hp（幽门螺杆菌）的药物　①抗菌药：用于抗 Hp 感染的抗菌药主要有阿莫西林、氨苄西林、罗红霉素、克拉霉素、庆大霉素、甲硝唑、四环素、呋喃唑酮、左氧氟沙星。②铋剂：可通过破坏细菌细胞壁，阻止 Hp 黏附于胃黏膜上皮和抑制 Hp 尿素酶、磷脂酶、蛋白酶活性发挥抗 Hp 作用。铋剂与抗生素合用有协同效应。③质子泵抑制药：奥美拉唑等 PPI 在体内外均可抑制 Hp 生长，但单独应用并不能治愈 Hp 感染。PPI 可显著提高胃内 pH，增加抗菌药稳定性，提高抗 Hp 疗效。

常用的抗消化性溃疡药物及其剂量见表 6-16。

表 6-16　常用抗消化性溃疡药物及其用法用量

药物分类	常见药物	常规治疗剂量
抑酸药		
H_2 受体阻断药	西咪替丁	800mg，睡前服或 400mg，2 次/日
	雷尼替丁	300mg，睡前服或 150mg，2 次/日
	法莫替丁	40mg，睡前服或 20mg，2 次/日
	尼扎替丁	300mg，睡前服或 150mg，2 次/日
质子泵抑制剂	奥美拉唑	20mg，1 次/日
	雷贝拉唑	10mg，1 次/日
	兰索拉唑	30mg，1 次/日
	泮托拉唑	40mg，1 次/日
	埃索美拉唑	20mg，1 次/日
胃黏膜	硫糖铝	1g，4 次/日
保护药	米索前列醇	200μg，4 次/日
	胶体次枸橼酸铋	120mg，4 次/日
抗酸药	铝碳酸镁	1g，4 次/日

2. 药物的选择

（1）抑酸治疗　抑酸治疗是缓解消化性溃疡症状、愈合溃疡的最主要措施，PPI 是首选药物。消化性溃疡治疗通常采用标准剂量 PPI，每日 1 次，早餐前 0.5 小时服药。治疗十二指肠溃疡的疗程为 4～6 周，胃溃疡为 6～8 周，PPI 的应用可降低上消化道出血等并发症的发生率。对于 Hp 阳性的消化性溃疡，应常规行 Hp 根除治疗，在抗 Hp 治疗结束后，仍应继续使用 PPI 至疗程结束。其他抑酸药与抗酸药亦有助于缓解消化性溃疡的腹痛、反酸等症状，促进溃疡愈合。H_2 受体拮抗剂的抑酸效果逊于 PPI，常规采用标准剂量，每日 2 次，对十二指肠溃疡的疗程需要 8 周，用于治疗胃溃疡时疗程应更长。

（2）根除 Hp 的治疗　根除 Hp 应成为 Hp 阳性消化性溃疡的基本治疗，是溃疡愈合和预防复发的有效防治措施。我国 Hp 对抗菌药物的耐药率呈上升趋势；克拉霉素和氟喹诺酮类药物的耐药率较高，已经达到了限制其经验性使用的阈值，原则上不可重复应用；甲硝唑的耐药率也很高，治疗时应予足够剂量和疗程。四环素、呋喃唑酮、阿莫西林的耐药率低，治疗失败后不易产生耐药，可作为我国 Hp 根除治疗方案中的优先选择药物，必要时可重复应用。随着 Hp 耐药率上升，报道的标准三联疗法（PPI＋克拉霉素＋阿莫西林或 PPI＋克拉霉素＋甲硝唑）根除率已低于或远低于 80%。目前推荐铋剂四联（PPI＋铋剂＋2 种抗生素）作为主要的经验性根除 Hp 治疗方案。Hp 根除推荐的治疗方案：①经典的铋剂四联方案（铋剂＋PPI＋四环素＋甲硝唑）；②铋剂＋PPI＋阿莫西林＋克拉霉素；③铋剂＋PPI＋阿莫西林＋左氧氟沙星；④铋剂＋PPI＋阿莫西林＋呋喃唑酮；⑤铋剂＋PPI＋四环素＋甲硝唑或呋喃唑酮；⑥铋剂＋PPI＋阿莫西林＋甲硝唑；⑦铋剂＋PPI＋阿莫西林＋四环素。

除含左氧氟沙星的方案不作为初次治疗方案外，根除方案不分一线、二线，应尽可能将疗效高的方案用于初次治疗。初次治疗失败后，可在其余方案中选择一种方案进行补救治疗。方案的选择需根据当地的 Hp 抗生素耐药率和个人药物使用史，权衡疗效、药物费用、不良反应和其可获得性。青霉素过敏者推荐的抗菌药物组成方案为：①克拉霉素＋左氧氟沙星；②克拉霉素＋呋喃唑酮；③四环素＋甲硝唑或呋喃唑酮;④克拉霉素＋甲硝唑。方案中抗菌药物的剂量和用法同含有阿莫西林的方案(表6-17)。需注意的是，青霉素过敏者初次治疗失败后，抗菌药物选择余地小，应尽可能提高初次治疗根除率。对铋剂有禁忌者或证实 Hp 耐药率仍较低的地区，也可选用非铋剂方案，包括标准三联方案等。

表 6-17 推荐的幽门螺杆菌根除四联方案中抗生素组合、剂量和用法

方案	抗生素 1	抗生素 2
1	阿莫西林 1000mg，2 次/天	克拉霉素 500mg，2 次/天
2	阿莫西林 1000mg，2 次/天	左氧氟沙星 500mg，1 次/天或200mg，2 次/天
3	阿莫西林 1000mg，2 次/天	呋喃唑酮 100mg，2 次/天
4	四环素 500mg，3 次/天或 4 次/天	甲硝唑 400mg，3 次/天或 4 次/天
5	四环素 500mg，3 次/天或 4 次/天	呋喃唑酮 100mg，2 次/天
6	阿莫西林 1000mg，2 次/天	甲硝唑 400mg，3 次/天或 4 次/天
7	阿莫西林 1000mg，2 次/天	四环素 500mg，3 次/天或 4 次/天

注：标准剂量（质子泵抑制剂＋铋剂：2 次/天，餐前 0.5 小时口服）＋2 种抗生素（餐后口服）。标准剂量质子泵抑制剂为艾司奥美拉唑 20mg、雷贝拉唑 10mg（或20mg）、奥美拉唑 20mg、兰索拉唑 30mg、泮托拉唑 40mg、艾普拉唑 5mg，以上选一；标准剂量铋剂为胶体次枸橼酸铋 220mg。

（3）NSAIDs 溃疡的治疗　对于 NSAIDs 溃疡的治疗，在病情允许的情况下，首选停用 NSAIDs。除此之外，药物治疗应首选 PPI，其能高效抑制胃酸分泌，显著改善患者的胃肠道症状，预防消化道出血，并能促进溃疡愈合。胃黏膜保护剂可增加前列腺素合成、清除并抑制自由基、增加胃黏膜血流等作用，对 NSAIDs 溃疡有一定的治疗作用。

（4）消化性溃疡并发出血的治疗　PPI 的止血效果显著优于 H_2 受体拮抗剂，其起效快并可显著降低再出血的发生率，尽可能早期应用 PPI 可改善出血病灶在胃镜下的表现，从而减少胃镜下止血的需要。我国最新指南建议，对于胃镜下止血治疗后的高危患者，如 ForrEst 分级 ⅠA 至 ⅡB 的溃疡、胃镜下止血困难或胃镜下止血效果不确定者、合并服用抗血小板药物或 NSAIDs 者，给予静脉大剂量 PPI 72小时，并适当延长大剂量PPI的疗程，然后改为标准剂量PPI静脉输注，每日 2 次，使用 3～5D，此后口服标准剂量PPI直至溃疡愈合。对于溃疡出血患者，建议早期行 Hp 检查，根除治疗应在出血停止后尽早开始。

（5）复发性溃疡的治疗　Hp 感染、长期服用 NSAIDs 是导致消化性溃疡复发的主要原因，其他原因尚有吸烟、饮酒、不良生活习惯等对于复发性溃疡的治疗，应首先分析其原因，作出相应的处理。Hp 感染是复发的主要因素，应对 Hp 感染者再次进行根除治疗。对非 Hp 感染、HP 根除失败，以及其他不明原因的复发性消化性溃疡的预防，建议应用 PPI 或 H_2 受体拮抗剂维持治疗。长期服用 NSAIDs是导致消化性溃疡复发的另一重要因素，如因原发病需要不能停药者可更换为选择性环氧合酶 2 抑制剂，并同时服用 PPI。

知识链接

有些药物会加重溃疡，严重者可引起胃出血、穿孔，甚至导致癌症的发生。因此溃疡病患者应慎用以下药物。

1. 解热镇痛药　如阿司匹林、消炎痛、保泰松、布洛芬、扑热息痛等会抑制前列腺素的合成，抑制血小板黏聚，损害胃黏膜屏障，引起胃黏膜损伤，有诱发和加重溃疡的作用。以阿司匹林、保泰松、消炎痛和炎痛喜康最为严重，布洛芬、萘普生次之，扑热息痛和非那西丁较轻。

2. 糖皮质激素类药物　如强的松、地塞米松等会刺激胃酸和胃蛋白酶的分泌，抑制胃黏液的分泌，抑制蛋白质的合成和促进蛋白质的分解，影响胃表皮细胞的生成。因此会加重溃疡或促使溃疡穿孔、出血，而且其所引起的穿孔或大出血常无先兆症状。

3. 交感神经阻滞剂　如利血平、降压灵和胍乙啶会耗竭交感神经递质，使副交感神经活动占优势，从而促进胃酸分泌及增加胃肠蠕动，加重溃疡病情。

4. 抗生素　如多黏菌素 B 会诱发和促进溃疡。四环素类、大环内酯类（红霉素、乙酰螺旋霉素等）可刺激胃肠道，加重病情，应慎用。

5. 甲苯磺丁脲、培他啶　可使胃酸分泌增多。氯化钾片口服后可在胃肠道局部形成高浓度而腐蚀胃黏膜，加重溃疡和出血。左旋多巴、苯妥英钠、奋乃静、速尿以及含酒类药物均可刺激胃黏膜加重溃疡。

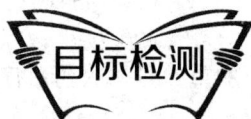

目标检测

一、A 型选择题

1. 与消化性溃疡发病有关的细菌是（　　　）
   A. 大肠埃希菌　　　　　　B. 克雷伯杆菌　　　　　C. 幽门螺杆菌　　　　D. 溶血性链球菌
   E. 铜绿假单胞菌

2. 在消化性溃疡形成过程中起决定性作用的因素是（　　　）
   A. 胃酸　　　　　　　　　B. 胃蛋白酶　　　　　　C. 饮食不规则　　　　D. 精神因素
   E. 遗传因素

3. 解热镇痛药参与消化性溃疡病形成的机制是影响（　　　）
   A. 黏液 – HCO_3 屏障的功能　　　　　　　　B. 黏膜的血运
   C. 前列腺素的合成　　　　　　　　　　　　　D. 细胞的更新
   E. 表皮生长因子的产生

4. 治疗十二指肠溃疡病的药物疗程为（　　　）
   A. 2～3 周　　　　　B. 3～4 周　　　　　C. 4～6 周　　　　D. 5～7 周
   E. 6～8 周

5. 下列治疗消化性溃疡的药物中，抑酸最强、疗效最佳的是（　　　）
   A. 西咪替丁　　　　　B. 阿托品　　　　　C. 硫糖铝　　　　D. 奥美拉唑
   E. 胶体次枸橼酸铋

6. 通过抑制 H^+、K^+ – ATP 酶而用于治疗消化性溃疡的药物是（　　　）
   A. 异丙嗪　　　　　B. 肾上腺皮质激素　　　　C. 雷尼替丁　　　　D. 奥美拉唑
   E. 苯海拉明

7. 初次诊断活动期十二指肠溃疡，下列治疗中最适合的是（　　　）

    A. 联合应用两种黏膜保护剂　　　　　　　　B. 促动力剂＋H₂受体拮抗剂

    C. 质子泵抑制剂＋黏膜保护剂　　　　　　　D. 质子泵抑制剂＋两种抗生素

    E. 抗酸剂

8. 关于消化性溃疡的治疗，正确的说法是（　　　）

    A. 需长期应用黏膜保护剂以降低溃疡复发率

    B. 为降低复发率，需长期服用质子泵抑制剂

    C. 只要内镜证实溃疡已经愈合，溃疡就不会复发

    D. 根除幽门螺杆菌可以降低溃疡复发率

    E. 有消化道出血的溃疡患者必须长期维持治疗

9. 溃疡病活动期患者不宜服用（　　　）

    A. 胶体铋　　　　　　B. 前列腺素制剂　　　　　C. 呋喃唑酮　　　　　D. 硫糖铝

    E. 布洛芬

10. 消化性溃疡合并出血时，下列止血治疗措施中最有效的是（　　　）

    A. 口服去甲肾上腺素盐水溶液　　　　　　　B. 口服凝血酶盐水溶液

    C. 口服氢氧化铝凝胶　　　　　　　　　　　D. 静脉注射雷尼替丁

    E. 静脉注射奥美拉唑

11. 下列药物对 Hp 无治疗作用的是（　　　）

    A. 呋喃唑酮　　　　　B. 替硝唑　　　　　　　C. 阿莫西林　　　　　D. 多潘立酮

    E. 胶体次枸橼酸铋

12. 患者，男，40 岁。患胃溃疡 2 年，加重二月，服药治疗后腹痛缓解，但大便次数增加，为不成形黄软便。此副作用为下列药物所致的是（　　　）

    A. 奥美拉唑　　　　　B. 胶体次枸橼酸铋　　　C. 硫糖铝　　　　　　D. 前列腺素 E₂

    E. 甲硝唑

13. 患者，男，55 岁。有消化性溃疡史 20 年，其间多次复发，近一周来上腹痛、反酸，胃镜检查：十二指肠球部溃疡，幽门螺杆菌阳性，最有可能减少复发的治疗是（　　　）

    A. 法莫替丁＋多潘立酮＋甲硝唑　　　　　　B. 硫糖铝＋甲氧氯普胺＋雷尼替丁

    C. 三钾二橼络合铋＋甲硝唑＋奥美拉唑　　　D. 西咪替丁＋呋喃唑酮

    E. 奥美拉唑＋多潘立酮

14. 患者，女，38 岁，反复上腹痛伴返酸 10 多年，近来疼痛加剧，服抗酸药等不能缓解。近 1 周来上腹痛伴呕吐，呕吐量有时较大，呕吐物带有发酵味，查体：上腹部压痛，有振水音。诊断为十二指肠溃疡伴幽门梗阻，以下治疗错误的是（　　　）

    A. 奥美拉唑　　　　　B. 西咪替丁　　　　　　C. 硫糖铝　　　　　　D. 山莨菪碱

    E. 胶体次枸橼酸铋

二、B 型选择题

[1~2]

    A. 腹痛出现无明显规律　　　　　　　　　　B. 空腹时腹痛，进餐后缓解

    C. 进油腻饮食后出现腹痛　　　　　　　　　D. 进餐后腹痛，至下一餐前缓解

    E. 精神紧张时出现腹痛

1. 典型的十二指肠溃疡腹痛特点是（　　　）

2. 典型的胃溃疡疼痛特点是（　　　）

[3~5]

    A. 氢氧化铝凝胶　　　　B. 硫酸镁　　　　　　C. 西咪替丁　　　　　　D. 奥美拉唑

    E. 胶体次枸橼酸铋

3. 能强烈抑制胃酸分泌又能提高抗生素对幽门螺杆菌疗效的药物是（　　　）

4. 口服可以导泻的药物是（　　　）

5. 不用于胃溃疡治疗的药物是（　　　）

三、X型选择题

1. 根除幽门螺杆菌感染联合用药治疗方案中包括（　　　）

    A. 奥美拉唑　　　　　　B. 阿莫西林　　　　　　C. 雷尼替丁　　　　　　D. 甲硝唑

    E. 硫糖铝

2. 消化性溃疡病的常见并发症有（　　　）

    A. 出血　　　　　　　　B. 穿孔　　　　　　　　C. 幽门梗阻　　　　　　D. 栓塞

    E. 癌变

（曹光秀）

专业技能训练八　消化性溃疡的用药指导能力提升

一、消化性溃疡的用药指导要点

1. 常用抗消化性溃疡药名介绍

（1）抗酸药　铝碳酸镁片（威地美）、复方氢氧化铝片（胃舒平）、维 U 颠茄铝分散片（斯达舒分散片）、胃得乐、乐得胃。

（2）抑酸药　奥美拉唑、雷尼替丁。

（3）胃黏膜保护药　胶体次枸橼酸铋、硫糖铝。

（4）抗幽门螺杆菌药物　阿莫西林、甲硝唑、克拉霉素。

（5）促胃动力药　甲氧氯普胺。

2. 说明用药理由　抗酸药可中和胃内过多的胃酸，缓解溃疡症状；抑酸药可抑制胃酸分泌，阻止溃疡的发生；胃黏膜保护药可在胃内形成保护层，使胃黏膜免受胃酸及胃蛋白酶的刺激和腐蚀，利于溃疡的修复与愈合。因消化性溃疡与幽门螺杆菌密切相关，故杀灭该细菌是根治消化性溃疡的必要手段，故可选用上述抗菌药联合应用。

3. 用法用量指导　详见表 6–15。

4. 用药注意指导

（1）服用含镁的抗酸药制剂可出现轻度腹泻；抗酸药应避免与乳制品同时服用，如与 H_2 受体阻断药同用，应间隔 1 小时以上；胃舒平宜饭前半小时或胃痛发作时嚼碎后服用；服用斯达舒可出现口干、便秘、心悸、视力模糊、眼压升高，故青光眼、前列腺肥大禁用。

（2）奥美拉唑可有头晕，尤在首次服药前应嘱患者避免注意力高度集中的工作，常于清晨顿服。长期服用应定期作胃镜检查是否有胃黏膜增生。孕妇、乳母和婴幼儿禁用。

（3）服用胃得乐可出现大便黑色，系正常情况，患者不用担心。

（4）服用雷尼替丁约 3%患儿有皮疹、头痛、头晕，8 岁以下小儿禁用。

（5）胶体次枸橼酸铋应饭前服用，偶有恶心、呕吐、便秘、腹泻、黑便，可使舌黑染，停药后可消失。硫糖铝对严重的十二指肠溃疡无效；用药前不用抗酸药；宜在餐前 1 小时和睡前嚼碎后服用。

（6）阿莫西林应用前询问过敏史；甲硝唑可出现胃肠道反应，故应饭后服用。

（7）甲氧氯普胺推荐餐前 15~30 分钟口服。

二、消化性溃疡用药咨询训练

【实训目的】

1. 保证患者用药安全、有效、经济、适当、方便。

2. 能解答消化性溃疡患者提出的用药咨询。

【实训条件】

模拟药房、用药咨询台、病例、治疗消化性溃疡的常用药物。

【实训内容】

1. 接待患者的礼仪训练。

2. 耐心倾听患者提出的问题。

3. 了解患者目前的病情及用药情况。

4. 针对患者提出的关于药物的问题作解释。

【实训步骤】

1. 基本病例 患者，女，26 岁，间断上腹疼痛 3 年，进食后缓解，冬春季多发。查 HP 阳性。医生考虑消化性溃疡，予以：①斯达舒＋奥美拉唑＋克拉霉素治疗；②甲硝唑＋胶体次枸橼酸铋；③阿莫西林＋奥美拉唑＋克拉霉素；④阿莫西林＋奥美拉唑＋甲硝唑。

2. 模拟用药咨询练习 以团队为训练单位，每 2 人一组进行练习，分别模拟药师和患者。要求：准备上述病例中的任意一组药物，先拟出患者可能就疾病和用药提出询问的问题（书面完成），并进行相关咨询练习，"药师"就患者提出的问题进行回答练习。

3. 教师在实训药房内进行检测 以小组为单位进入实训药房，选派 2 名同学代表小组模拟表演。其他同学注意观看，完毕后可提出补充。

4. 教师点评 对实训表现进行总结点评。

【实训思考】

用药咨询中药师会遇到一些患者对于药物、费用及医生的不理解的问题，应如何解释？

（刘晓颖）

任务九 缺铁性贫血的用药指导

学习目标

1. 知识目标：掌握缺铁性贫血的治疗原则和药物选择；熟悉缺铁性贫血的临床表现；了解缺铁性贫血的含义。

2. 能力目标：能够指导患者合理应用治疗缺铁性贫血的药物。

3. 素养目标：关心缺铁性贫血患者，提高患者用药依从性。

案例导入

案例：患者，女，37 岁，胃区常隐痛 3 年，与饮食有关，间有黑便。检查：血红蛋白 75g/L，红细胞 3.1×10^{12}/L，白细胞 5.9×10^9/L。

思考：请给出最可能的诊断，并为此患者制定相应的药物治疗方案。

一、概述

贫血是指循环血液中红细胞数量或血红蛋白量低于正常。国内诊断贫血的标准一般为：成年男性血红蛋白<120g/L，红细胞数<4.5×10^{12}/L；成年女性血红蛋白<110g/L，红细胞<4.0×10^{12}/L；孕妇血红蛋白<100g/L。按红细胞形态学分为大细胞性贫血（如巨幼细胞贫血）、正常细胞性贫血（如再生障碍性贫血）和小细胞低色素性贫血（如缺铁性贫血）。其中缺铁性贫血是由体内铁元素缺乏，影响血红蛋白的形成而引起。缺铁性贫血是世界上最常见的贫血，全世界6亿～7亿人患有缺铁性贫血，在发展中国家发病率较高。

引起缺铁性贫血的主要原因有：①需铁量增加而摄入不足，多见于婴幼儿、青少年、妊娠和哺乳期妇女。②铁吸收障碍，如胃大部分切除术后、萎缩性胃炎、胃功能紊乱、慢性腹泻等导致缺铁性贫血。③铁丢失过多，如钩虫病、痔疮、溃疡病、月经量过多等。

二、临床特征

缺铁性贫血一般表现为面色苍白、乏力、头晕、头痛、耳鸣、指甲变薄、反甲、皮肤干燥、毛发脱落、舌乳头萎缩等；心血管系统症状有心悸、气短、心脏扩大和缺血性心脏病等；消化系统症状有食欲减退、消化不良、便稀或便秘等；神经系统症状有神经炎、神经痛，患者可发生行为异常，如异食癖等。

辅助检查包括：①查血象。呈典型的小细胞低色素贫血（MCV<80fl，MCH<26pg，MCHC<0.32）。网织红细胞计数正常或轻度增加，白细胞计数多在正常范围，血小板计数正常或增加。②查骨髓象。红系造血呈轻或中度活跃，以中晚幼红细胞增生为主。幼红细胞体积小且外形不规则，核染色质致密，胞浆少。骨髓铁染色细胞内外铁均减少，尤以细胞外铁为明显，是诊断缺铁性贫血的可靠指标。③血清铁、血清总铁结合力和血清饱和度。血清铁<8.95μmol/L（500μg/L），总铁结合力>64.44μmol/L（360μg/L），但也可正常，运铁蛋白饱和度<15%。

根据典型病史，应考虑贫血，根据血常规化验结果可作出明确诊断。

三、治疗原则及药物选择

（一）治疗原则

一般治疗原则是查明贫血病因，根据不同病因采用不同手段治疗，如改善饮食、调理月经、抗溃疡等。经有效的病因治疗后，补充铁剂即可纠正贫血。

口服补充铁剂为治疗缺铁性贫血的主要措施，其目的在于恢复血红蛋白和补充储存铁，但贫血病因查明之前不用铁剂或其他补血药物治疗，以免干扰诊断。贫血患者血象恢复正常后，铁剂还需继续服用3～6个月，以补足铁储备量。

补充铁剂应坚持小剂量、长期的原则。口服铁剂每日剂量应含铁元素150～200mg，分2～3次服用。饭后服用可减轻胃肠道反应。注射铁剂不良反应较多，必须严格掌握适应证，不可滥用。

（二）药物选择

1. 药物的分类

（1）口服铁剂　口服铁剂有无机铁和有机铁两类。无机铁包括硫酸亚铁等，有机铁包括右旋糖酐铁、葡萄糖酸亚铁、山梨醇铁、富马酸亚铁和琥珀酸亚铁等。口服铁剂可引起胃肠道反应，如恶心、呕吐、腹痛、腹泻等。

（2）注射铁剂　注射铁剂包括右旋糖酐铁及山梨醇铁。用于不能口服铁剂的患者，副作用较多且严重。常用铁制剂见表6-18。

表 6-18　各种铁制剂及其用量

药物	含铁量	剂量
硫酸亚铁	20%	预防量一日 0.3g；治疗量一次 0.3g，儿童一次 50~100mg，一日 3 次
乳酸亚铁	19%	一次 10~20ml，一日 3 次
葡萄糖酸亚铁	12%	成人一次 0.4~0.6g，儿童一次 0.1g，一日 3 次
富马酸亚铁	32.9%	成人一次 0.2~0.4g，儿童 0.05~0.2g，一日 3 次
右旋糖酐铁	27%~30%	成人一次 25mg，一日 3 次
琥珀酸亚铁	35.5%	预防量一日 100mg，妊娠妇女一日 200mg，儿童一日 30~60mg，治疗量一日 0.2~0.4g，儿童一日 0.1~0.2g
蛋白琥珀酸亚铁	5%	成人一日 10~30ml，儿童 1.5ml/kg，分 2 次餐前服用
山梨醇铁	1ml 含铁量 50mg	深部肌内注射，成人：一次 1~2ml，隔 1~3 日 1 次。儿童：体重大于 6kg，一次 1ml，一日 1 次，体重小于 6kg，一次 0.5ml，一日 1 次
右旋糖酐铁	1ml 含铁量 50mg	可肌内、静脉注射或静脉滴注，每天 100~200mg 铁，1 周 2~3 次

2. 药物的选择

（1）首选口服铁剂　口服铁剂安全且疗效可靠，用作首选。每日剂量应含元素铁 150~200mg，分 2~3 次口服。餐后服用可减轻胃肠道反应。饮茶影响铁的吸收，故不宜同服。维生素 C 促进铁的吸收，可配伍应用。服用铁剂后患者外周血中网织红细胞计数开始上升，7~10 天达高峰；血红蛋白多在治疗 2 周后开始升高，1~2 个月恢复正常；在血红蛋白恢复正常后，仍应继续服用铁剂 3~6 个月，以补充机体铁储备，防止复发。

（2）在下列情况下使用注射铁剂　①不能耐受铁剂；②原有消化道疾病，口服铁剂加重病情，如溃疡性结肠炎，胃、十二指肠溃疡等；③消化道吸收障碍，如胃大部分切除术后、慢性腹泻；④需迅速获得疗效者，如晚期妊娠、择期手术；⑤因治疗不能维持平衡，如血液透析。

注射铁剂治疗前应计算总剂量，计算公式如下。

补铁总剂量（mg）＝［需要达到的血红蛋白浓度 – 患者血红蛋白］×患者体重（kg）×0.33

常用注射铁剂有右旋糖酐铁，首次剂量 50mg，以后每日或隔日 100mg，直至总剂量。

🔖 知识链接

铁剂与药物、食物的相互作用

抗酸药可使铁剂沉淀，妨碍其吸收；四环素、消胆胺可与铁剂形成络合物，影响其吸收；牛奶、蛋类、钙剂、磷酸盐、草酸盐等可抑制铁剂的吸收；茶和咖啡中的鞣质与铁形成不被吸收的盐，妨碍其吸收；但肉类、果糖、氨基酸、脂肪可促进铁剂的吸收；维生素 C 可促进铁剂的吸收。

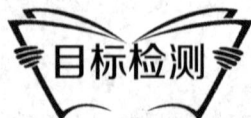

📖 目标检测

一、A 型选择题

1. 贫血是循环血液中（　　）

A. 红细胞数低于正常　　　　　　　　B. 白细胞数低于正常

C. 红细胞数及血红蛋白量低于正常　　D. 血小板数低于正常

E. 循环血量较正常者减少

2. 治疗缺铁性贫血的主要目的是（　　　）

 A. 血红蛋白恢复正常　　　　　　　　B. 血清铁水平恢复正常

 C. 补足贮存铁　　　　　　　　　　　　D. 红细胞数恢复正常

 E. 血清铁和总铁结合力均恢复正常

3. 铁制剂治疗缺铁性贫血，其疗效指标最早出现的是（　　　）

 A. 血红蛋白上升　　　B. 红细胞数上升　　　C. 红细胞体积上升　　　D. 红细胞直径增大

 E. 网织红细胞数上升

4. 铁制剂与下列物质同服能促进吸收的是（　　　）

 A. 维生素 C　　　　　　B. 四环素　　　　　　C. 浓茶　　　　　　D. 氢氧化铝凝胶

 E. 牛奶或豆浆

二、X 型选择题

1. 下列因素中可阻碍铁剂吸收的是（　　　）

 A. 浓茶　　　　　　　　B. 稀盐酸　　　　　　C. 四环素　　　　　　D. 维生素 C

 E. 碳酸氢钠

2. 铁制剂可用于下列原因引起贫血的是（　　　）

 A. 机体需要量增加（妊娠、儿童生长发育期）

 B. 内因子缺乏

 C. 慢性失血

 D. 由于造血功能减退

 E. 萎缩性胃炎

（蒋红艳）

专业技能训练九　缺铁性贫血的用药指导能力提升

一、缺铁性贫血的用药指导要点

1. 常用口服铁剂药名介绍　硫酸亚铁、乳酸亚铁、富马酸亚铁、葡萄糖酸亚铁。

2. 说明用药理由　铁是制造红细胞中血红蛋白的主要原料，故缺铁性贫血补充铁剂是关键。

3. 用药注意指导

（1）铁剂最好在饭后服用，以减少胃肠道反应。

（2）铁剂不宜与牛奶、钙剂、浓茶同服，因牛奶中的磷、钙剂、茶中的鞣酸均可使铁沉淀，影响铁的吸收。

（3）可同服维生素 C，促进铁的吸收。

（4）服用铁剂应遵医嘱，不可擅自加大剂量，过量可中毒，出现恶心、呕吐，重者昏迷，胃肠道出血。故糖浆制剂应放在小儿不易拿到的地方。

（5）定期检查血象和血清铁水平；消化性溃疡患者慎用。

二、缺铁性贫血的用药指导实训

【实训目的】

1. 熟悉缺铁性贫血的表现。

2. 学会为典型缺铁性贫血的患者进行用药指导。

【实训条件】

模拟药房。

【实训内容】

说出贫血的标准。指导患者正确服用铁剂，指导患者复查贫血指标。

【实训步骤】

1. 病例 患者，女，42岁，头晕、乏力、面色苍白2年。以典型小病例为主线，讨论并设计模拟社会药房问病荐药情景。写出书面案例，可在上述病例基础上修改，也可以自己设计典型病例。

2. 两人一组进行问病及用药指导练习 学生分别模拟药学人员和患者，详细询问病情，给出最可能的诊断、推荐药物；介绍所推荐的药物，并进行合理用药指导。

3. 教师一对一检测 每位学生以教师为模拟患者，进行用药指导介绍，重点是铁剂的应用注意事项。

4. 教师点评 对学生的实训表现进行总结、点评。

【实训思考】

铁剂应用的注意事项。

（刘晓颖）

任务十 急性胃肠炎的用药指导

学习目标

1. 知识目标：掌握急性胃肠炎药物治疗原则、一般治疗原则、治疗药物选用及防治；熟悉胃肠炎的病因及临床表现，急性胃肠炎的治疗药物作用特点、不良反应及用药注意事项。

2. 能力目标：能对急性胃肠炎患者制定和评价急性胃肠炎的药物治疗方案，提供用药咨询、用药指导以及患者的宣传教育和用药教育。

3. 素养目标：关心患者，提高患者用药依从性。

◎ 案例导入

> **案例**：患者，女，25岁，上腹疼痛、恶心、呕吐伴腹泻3天就诊。自诉3天前因吃过夜剩饭菜后，半夜发生上腹疼痛不适，伴持续恶心、呕吐，吐后腹痛稍减。泻水样便，无黏液和脓血，3～4次/日，无畏寒、发热。
>
> **思考**：1. 根据患者的临床表现，患者可能患了什么疾病？诱因是什么？
>
> 2. 根据患者的临床症状，应该选择哪种药物？
>
> 3. 患者服药时应该注意些什么？

一、概述

急性胃肠炎是最常见的消化道疾病，是胃肠黏膜的急性炎症。病理上呈胃、肠（小肠为主）的急性弥漫性黏膜的炎症，有充血、水肿、糜烂、出血等改变，甚至一过性浅表溃疡形成。多由饮食不当所致，好发于夏秋季节。进食被病原微生物或其毒素污染的食物或未煮透的食物可引起急性胃肠炎，也称细菌性食物中毒。

> **知识链接**
>
> 节日期间，很多家庭的生活规律被彻底打乱，打牌、游玩、走亲访友成了日常最主要的工作，吃饭也变得没有规律，甚至会出现饥一顿、饱一顿、冷一顿、热一顿的现象，胃肠功能被严重削弱，或是在不干净的小吃摊点等处进食含有病原菌及毒素的食物后，引起胃肠道黏膜急性炎症性改变。
>
> 很多人聚餐时，会同时引用碳酸饮料和酒。殊不知二者同饮，会加强对胃黏膜的刺激，减少胃酸及消化酶的分泌，导致急性胃肠炎、胃溃疡。此外，还会加强酒精对中枢神经的伤害，致使血压升高，有可能发生心脑血管危症。

二、临床特征

（一）急性胃肠炎的症状

该病特点是发病急，常在进食污染食物后 2～24 小时发病。呕吐、腹痛、腹泻，可伴有不同程度的脱水。一般来说，急性胃肠炎患者多是恶心、呕吐在先，接着出现腹泻，腹泻每日 3～5 次甚至达数十次，粪便初为粥样，逐渐变为黄色水样，几乎无臭味，有的带有泡沫及少量黏液，一般肉眼看不到脓血。

（二）急性胃肠炎的体征

体检腹部柔软，有触痛，肠鸣音亢进，不伴有里急后重，可伴腹痛。因细菌及毒素的作用，可有不同程度的畏寒、发热、头晕、头痛及全身无力等症状。重症者由于剧烈呕吐及腹泻，可出现口渴、尿少、眼眶下陷、四肢发冷、皮肤弹性减低、小腿肌肉痉挛等脱水症状。也可引起低钠、低钾、低氯或酸中毒，更严重者还可进一步引起血压下降、脉搏细数以致休克。

三、治疗原则及药物选择

（一）一般治疗原则

注意饮食，防止食物、饮水被污染，不吃腐败变质、被病原微生物或其毒素污染的食物。同时注意卧床休息，进清淡流质饮食，必要时需禁食，时间为 6～24 小时。一旦恶心、呕吐较轻或停止，应该口服葡萄糖–电解质溶液或加盐的肉菜清汤以防脱水。儿童可能较快发生脱水，应迅速给予葡萄糖–电解质溶液口服，如果呕吐持久或存在严重的脱水，则需要经静脉适当补充电解质。

（二）药物治疗原则

药物治疗以补液治疗为主，适当选用镇吐、解痉镇痛、止泻等对症治疗药物，对伴有高热等感染症状的患者，合理选用抗菌药物短期应用，出现休克者积极抗休克治疗。

（三）治疗药物的分类、作用和特点

1. 对症治疗药物（止吐、止泻、止痛）

（1）甲氧氯普胺　主要作用在上消化道，提高静息状态胃肠道括约肌的张力，阻滞胃–食管反流，加强胃和食管蠕动，并增强镇吐效应。

（2）双八面体蒙脱石　能与黏液蛋白结合，保护肠黏膜，对病毒、细菌和细菌毒素有极强的吸附、抑制和固定作用，具有显著的止泻作用。

（3）阿托品、山莨菪碱　具有明显的外周抗胆碱作用，使乙酰胆碱所引起痉挛的平滑肌松弛，选择性缓解胃肠道、胆道痉挛及抑制蠕动，并解除血管（尤其是微血管）痉挛，改善微循环。

（4）洛哌丁胺　通过延迟肠内容物转运时间、肠内容物吸收而缓解腹泻症状。

常用的止泻药及其剂量见表 6-19。

表 6-19 常用治疗药物及其剂量

药物分类	常见药物	常规治疗剂量
胃肠动力药（止吐）	甲氧氯普胺（胃复安、灭吐灵）	5～10mg，3 次/日
解痉药	硫酸阿托品	0.3～0.6mg，3 次/日，极量每次 1mg，3 次/日
收敛、吸附、保护黏膜药	消旋山莨菪碱（654-2）	5～10mg，3 次/日
	双八面体蒙脱石（思密达）	3g，3 次/日
	碱式碳酸铋	0.3～0.9g，3 次/日
	氢氧化铝凝胶	10～20ml，3～4 次/日
	药用炭（活性炭）	1.5～4g，2～3 次/日
减少肠蠕动药	鞣酸蛋白	1～2g，3 次/日
	复方樟脑酊	2～5ml，3 次/日
	地芬诺酯	2～5mg，3 次/日
抑制肠道过度分泌药	洛哌丁胺（苯乙哌胺）	4mg，3 次/日
	消旋卡多曲（杜拉宝）	100mg，3 次/日

2. 抗菌药物

（1）氧氟沙星　为氟喹诺酮类广谱抗菌药，尤其对需氧革兰阴性杆菌的抗菌活性高，它通过抑制细菌 DNA 的合成而导致细菌死亡，在体外对多重耐药菌亦具有抗菌活性。

（2）氨苄西林　为广谱半合成青霉素，通过抑制细菌细胞壁合成发挥杀菌作用。

（3）红霉素　为大环内酯类抗生素，属于抑菌药，抑制细菌蛋白质合成，但在高浓度时对某些细菌也具有杀菌作用。

（4）头孢噻肟　为第三代头孢菌素，抗菌谱广，主要与细菌细胞膜上的 PBPs 结合，使转肽酶酰化抑制细胞壁的合成，使细胞分裂和生长受到抑制。毒性小，适用于儿童、孕妇及哺乳期妇女。

（四）治疗药物的选用

1. 对症治疗　呕吐频繁者可肌内注射甲氧氯普胺 10mg；腹痛者可局部热敷或使用解痉药，如阿托品 0.5～1mg，皮下注射可使呕吐、腹痛及腹泻迅速停止，如不奏效，可于半小时后再用，或肌内注射山莨菪碱 10mg。如急性呕吐、腹痛已经停止，仍需口服颠茄合剂 10ml，或丙胺太林 15～30mg，3 次/日。腹泻者给予抑制胃肠蠕动的止泻药如双八面体蒙脱石 0.3g，3 次/日，或洛哌丁胺，成人首次 4mg，以后每腹泻一次再服 2mg，直至腹泻停止或每日用量达 16～20mg，连续 5 日，若无效则停服。空腹或饭前半小时服药可提高疗效。抑制胃肠蠕动的药物不可用于儿童。止泻药不能用于感染性腹泻或可疑感染性腹泻的患者。急性胃炎者予以抑酸保护胃黏膜药，使用 H_2 受体阻断药（西咪替丁、法莫替丁）及胃黏膜保护药（硫糖铝、胶体次枸橼酸铋）；出现上消化道出血者，可针对性地给予冰盐水洗胃、止血输血、补液扩容纠正休克等处理。

2. 对因治疗　由细菌引起的急性胃肠炎，应针对病情选用抗菌药物治疗。如盐酸小檗碱 0.3g，3 次/日；氧氟沙星 0.3g，口服，2 次/日，或 0.2g 每 8～12 小时静脉滴注。复方磺胺甲恶唑 0.96g，2 次/日。对病情严重、怀疑有败血症的婴儿，静脉应用第三代头孢菌素。

3. 纠正水电解质紊乱　因呕吐、腹泻导致失水及电解质紊乱时，可予口服补液，重者则静脉输液，液体输入量根据病情决定，一般每日可输入 1000～3000ml，其中生理盐水或 5% 的葡萄糖盐水需 1500ml，其余可补入葡萄糖液；对血压下降的患者，应早期快速补液，以补充其循环血量不足；输液后仍不能使血压正常者，可在液体中加入升压药；如有酸中毒，应给予碱性药物；对不能进食而尿量正常的患者，注意补充氯化钾。

课堂互动

患者，女，25 岁，上腹疼痛、恶心、呕吐伴腹泻 3 天就诊。自诉 3 天前因吃过夜剩饭菜后，半夜发生上腹疼痛不适，伴持续恶心、呕吐，吐后腹痛稍减。泻水样便，无黏液和脓血，3～4 次/日，无畏寒、发热。假如你是营业员应如何指导患者选择合适的药物？

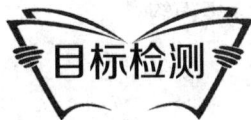

目标检测

一、A 型选择题

1. 下列属于最常见的消化系统疾病的是（　　）
   A. 消化性溃疡　　　　　B. 胃出血　　　　　　　C. 胃癌　　　　　　　　D. 反流性食管炎
   E. 急性胃肠炎
2. 导致急性胃肠炎的原因是（　　）
   A. 吃被腐蚀的食物　　　B. 吸烟　　　　　　　　C. 饮酒过度　　　　　　D. 遗传
   E. 食用含脂肪酸过多的食品
3. 下列关于急性胃肠炎的治疗不正确的是（　　）
   A. 止腹痛　　　　　　　B. 止泻　　　　　　　　C. 止吐　　　　　　　　D. 补液
   E. 抑制胃酸分泌

二、X 型选择题

1. 急性胃肠炎的临床表现包括（　　）
   A. 剧烈腹泻　　　　　　B. 发热　　　　　　　　C. 频繁呕吐　　　　　　D. 脱水
   E. 腹痛
2. 下列药物可以用来治疗急性胃肠炎的是（　　）
   A. 甲氧氯普胺　　　　　B. 山莨菪碱　　　　　　C. 氨苄西林　　　　　　D. 洛哌丁胺
   E. 双八面体蒙脱石

（夏　瀛）

专业技能训练十　急性胃肠炎的用药指导能力提升

一、急性胃肠炎的用药指导要点

1. 常用代表药物介绍　甲氧氯普胺、阿托品、双八面蒙脱石、盐酸小檗碱、氧氟沙星。

2. 主要作用介绍

（1）甲氧氯普胺又名胃复安，属胃动力药，具有镇吐作用，对胃胀气、消化不良、嗳气、恶心、呕吐有较好疗效。

（2）阿托品、消旋山莨菪碱有解痉作用，可缓解腹痛。

（3）双八面体蒙脱石能保护肠黏膜，具有显著的止泻作用。

（4）盐酸小檗碱属抗感染植物制剂，对敏感菌所致的胃肠炎效果较好，只能口服，针剂已停用。

（5）诺氟沙星、氧氟沙星可用于肠道细菌感染。

3. 用法用量介绍　详见表 6-18。

4. 用药注意介绍

（1）甲氧氯普胺饭前半小时服用，对普鲁卡因过敏者禁用。

（2）阿托品口服后若出现口干、面色潮红、视力模糊等，一般对患者无明显影响，若心率过快，可去医院就诊。青光眼患者禁用。

（3）双八面蒙脱石治疗急性腹泻首剂加倍，宜饭前服用，将本品溶入半杯温水中送服。

（4）诺氟沙星、氧氟沙星哺乳期妇女、孕妇、幼儿禁用。

（5）止泻药不能用于感染性腹泻或可疑感染性腹泻的患者。

（6）对新生儿胃肠炎不使用抗肠蠕动或止泻药。

二、急性胃肠炎的用药指导实训

【实训目的】

1. 熟悉急性胃肠的主要临床特征。

2. 能为患者推荐治疗药物并进行合理用药指导。

3. 树立以患者为本的服务理念，增强公众合理用药意识。

【实训条件】

多媒体教室、实训药房、相关治疗药物及网络电子资源。

【实训内容】

1. 模拟问病练习。

2. 推荐药物（模拟药房内取药）。

3. 合理用药指导。

【实训步骤】

1. 观看模拟问病荐药视频。

2. 分组进行模拟问病练习，每2人一小组，分别交替扮演患者和药师，进行模拟训练。

3. 重点对所推荐的药物进行介绍和用药指导。

4. 教师在模拟药房内进行小组检测，任选两位同学进行情景表演，完毕后先由同学补充，再由教师点评。

【实训思考】

假设在社会药房，药品销售员为腹泻患者常规推荐止泻药，做法是否正确？

（刘晓颖）

任务十一　泌尿道感染的用药指导

学习目标

1. **知识目标**：掌握泌尿道感染的治疗原则，治疗泌尿道感染的常用药物分类、代表药以及治疗药物的选用；熟悉泌尿道感染的病因、临床特征；了解泌尿道感染的流行病学特点。

2. **能力目标**：能对泌尿道感染患者提供用药咨询、用药指导以及患者的宣传教育和用药教育。

3. **素养目标**：提高患者用药依从性。

案例导入

> **案例**：患者，女，60岁，3小时前在无明显诱因情况下出现尿频、尿急、尿痛症状。无肉眼血尿，无脓尿，无排尿困难、排尿中断，无腰痛、发热，无其他不适。服药后症状不缓解前来就诊。
>
> **思考**：1. 根据患者的症状，初步诊断是什么？
>
> 　　　　2. 患者是上尿路感染还是下尿路感染？判断依据是什么？
>
> 　　　　3. 如何对泌尿道感染患者进行用药指导和健康教育？

一、概述

泌尿道感染是各种病原微生物在泌尿道生长、繁殖而引起的炎症性疾病，多见于育龄期和绝经后女性、老年男性、免疫力低下及尿路畸形者。女性尿路感染发病率明显高于男性，60岁以上老年女性发病率高达10%～12%，有多项研究表明，雌激素水平降低是绝经后女性尿路感染的危险因素；除非存在易感因素，成年男性极少发生尿路感染，50岁以上男性因前列腺增生，泌尿道感染的发生率增高。病原体主要是细菌，其他常见的有真菌、衣原体、支原体、病毒，以及结核杆菌、滴虫等。

泌尿道以细菌感染为主，极少数为真菌、原虫及病毒感染。在细菌感染中，革兰阴性菌为尿路感染最常见致病菌，其中以大肠埃希菌最为常见，约占全部尿路感染的85%。大肠埃希菌最常见于无症状性细菌尿、非复杂性尿路感染或首次发生的尿路感染。医院内感染、复杂性或复发性泌尿道感染、尿路器械检查后泌尿道感染则多为条件致病菌所致。近年来，由于抗菌药物和免疫抑制剂的广泛应用，革兰阳性菌和真菌性尿路感染增多，耐药甚至耐多药现象呈增加趋势。

根据感染发生部位可分为上尿路感染（肾盂肾炎）和下尿路感染（膀胱炎和尿道炎）。临床又有急性和慢性之分。病原菌经由尿道上行至膀胱，甚至输尿管、肾盂引起的感染称为上行感染，约占尿路感染的95%；其他血行感染、直接感染、淋巴道感染较为少见。正常情况下，进入膀胱的细菌很快被清除，是否会发生尿路感染除与细菌的数量、毒力有关外，还取决于机体的防御功能。

泌尿道感染的易感因素如下：①女性因尿道短、开口毗邻阴道口，容易发生感染；②不洁性活动；③尿路梗阻，妊娠压迫，前列腺增生，过度憋尿；④机体免疫力低下，神经源性膀胱；⑤医源性因素，如导尿或留置导尿管、膀胱镜检查、逆行性尿路造影等可致尿路黏膜损伤，引发尿路感染，据文献报道，即使严格消毒，单次导尿后，尿路感染发生率为1%～2%，留置导尿管1天的感染率约50%，超过3天感染发生率可达90%。

细菌进入膀胱后能否引起尿感，与其致病力有很大关系。以大肠埃希菌为例，并不是它的所有菌株均能引起症状性尿感，能引起者仅为其中的少数菌株。

知识链接

老年人由于自身免疫力下降及内分泌失调，极易引起下泌尿道感染。老年人患下泌尿道感染有以下几种因素。

1. 细菌侵入　任何细菌侵入尿路都可以引起尿路感染，其中大肠埃希菌是常见的致病菌。

2. 抵抗力下降　老年人自身免疫功能减退，抗病能力下降，容易诱发细菌入侵而发病。

3. 疾病所致　某些老年病如糖尿病、高血压病等易诱发下泌尿道感染。

4. 尿道梗阻　泌尿系统结石或泌尿生殖系肿瘤易引起尿道梗阻而诱发下泌尿道感染。

5. 其他因素　如尿路器械检查（导尿术等）、性生活过度、男性前列腺炎、女性妇科炎症均是引起尿路感染的常见诱因。

二、临床特征

（一）泌尿道感染的临床表现

不同部位感染有不同症状。

1. 膀胱炎　约占尿路感染的 60% 以上，致病菌多为大肠埃希菌，约占 75% 以上。主要表现为尿频、尿急、尿痛、排尿不适、下腹痛和排尿困难。尿液常浑浊、有异味，约 30% 可出现血尿。一般无全身感染症状，少数患者出现腰痛、发热，但体温常不超过 38.0℃。

2. 肾盂肾炎　如患者有突出的全身表现，体温 >38℃ 应考虑上尿路感染。分为急、慢性肾盂肾炎。

（1）急性肾盂肾炎　可发生于各年龄段，育龄女性最多见。通常起病较急，在全身症状（寒战、发热、腰痛、恶心、呕吐等）出现同时会伴有泌尿系统症状，老年人表现不典型，可仅表现为纳差、淡漠、谵妄等。而体格检查中会发现一侧或两侧肋脊角或输尿管点压痛和（或）肾区叩击痛。

（2）慢性肾盂肾炎　全身及泌尿系统局部表现可不典型。半数以上患者可有急性肾盂肾炎病史，后出现程度不同的低热、间歇性尿频、腰痛及肾小管功能受损表现（夜尿增多、低比重尿等），可发展为慢性肾衰竭。急性发作时患者症状明显，类似急性肾盂肾炎。

3. 导管相关性泌尿道感染　是指留置导尿管 48 小时内发生的感染。最新美国感染病学会国际临床实践指南指出，导管相关泌尿道感染在全球范围内最常见。导管上生物被膜的形成为细菌定植和繁殖提供了条件，是其重要的发病机制。全身应用抗菌药物、膀胱冲洗、局部应用消毒剂等均不能将其清除，最有效地减少导管相关性感染的方式是避免不必要的导尿管留置，并尽早拔除导尿管。

（二）泌尿道感染的诊断标准

1. 典型的尿路感染有尿路刺激征、感染中毒症状、腰部不适等，结合尿液改变和尿液细菌学检查。尿路感染定位：上尿路感染常有发热、寒战，伴明显腰痛，输尿管点和（或）肋脊点压痛、肾区叩击痛等；而下尿路感染，常以膀胱刺激征为突出表现，一般少有发热、腰痛等。

2. 对于留置导尿管的患者出现典型的尿路感染症状、体征，且无其他原因可以解释，尿标本细菌培养菌落计数 10^3/ml 时，应考虑导管相关性尿路感染的诊断。

3. 无症状菌尿是指患者无尿路感染症状，但中段尿培养连续两次（同一菌株），尿细菌数 >10^5 菌落形成单位/ml。多见于老年女性和妊娠期妇女，发病率随年龄增长而增加。

4. 实验室检查：①尿常规检查可见尿沉渣内白细胞数增加，发现白细胞管型见于肾盂肾炎。②尿细菌定量培养，尿含菌量 ≥10^5/ml。③尿沉渣镜检细菌，平均每个高倍视野 ≥20 个细菌。④亚硝酸盐试验阳性。

（三）泌尿道感染的并发症

泌尿道感染如能及时治疗，并发症很少，但伴有糖尿病和（或）存在复杂因素的肾盂肾炎未及时治疗或治疗不当可出现并发症，如肾乳头坏死、肾周围脓肿等。

三、治疗原则及药物选择

（一）治疗原则

1. 一般治疗原则

（1）多饮水、勤排尿，注意会阴部的清洁卫生。

（2）避免使用尿路器械，尽可能除去结石、梗阻等易感因素。

（3）治疗原发病，提高机体免疫力。

（4）在未使用抗菌药物之前，先做尿细菌培养及药敏试验。

（5）做好泌尿道感染的定位诊断，治疗方案的选择不同，疗程亦不同。

（6）临床症状的缓解，并不意味着细菌学治愈。

（7）抗菌治疗无效的患者，应进行全面的泌尿系统检查，发现是否有尿路畸形或功能异常，及时处理。

2. 药物治疗原则

（1）根据药敏试验的结果选择敏感的抗生素。

（2）由于引起泌尿道感染的细菌多为革兰阴性菌，在未有药敏试验结果之前，应选用革兰阴性菌有效的抗菌药物。

（3）选用肾脏毒性小、尿中浓度高的药物，肾盂肾炎时选用血中和尿中浓度均高的药物。

（4）杀菌药效果好于抑菌药。

（5）急性单纯性下尿路感染初发患者，可口服毒性小、价格低的抗菌药物，小剂量短疗程用药。

（6）重症肾盂肾炎、慢性肾盂肾炎、复杂性尿路感染、混合感染及出现耐药菌株时，可联合用药，应注射给药，疗程长。

（7）在使用抗菌药物的过程中应注意调节尿液的酸碱度，以增强药物的疗效。

（二）治疗药物的分类及代表药

常用药物包括：①β–内酰胺类抗生素，为繁殖期杀菌药。②氨基苷类抗生素，为静止期杀菌药。③喹诺酮类，为杀菌药。④磺胺药和甲氧苄啶（TMP），为慢效抑菌药，二者合用时使细菌叶酸代谢受到双重阻断，可使疗效增强数十倍，呈现杀菌作用（表6–20）。

表 6–20　治疗泌尿道感染的常用药物分类及代表药

药物分类	常见药物	常规治疗剂量
β–内酰胺类抗生素	哌拉西林	3mg，每6小时1次
	氨苄西林	0.5～1g，每日4次
	阿莫西林	0.5g，每8小时1次
	头孢拉定	0.25g，每日4次
	头孢曲松	1g，12小时1次
	头孢哌酮	2g，每8小时1次
氨基糖苷类抗生素	庆大霉素	1mg/kg，每8小时1次
喹诺酮类抗生素	氧氟沙星	0.2g，每日2次
	环丙沙星	0.25g，每日2次

（三）治疗药物的选择

1. 急性膀胱炎的治疗　初诊患者，可用3天疗法，约90%可治愈。给予口服氧氟沙星0.2g，2次/日；或环丙沙星0.25g，2次/日；或复方磺胺甲噁唑1.0g，2次/日。疗程完毕后一周复查尿细菌定量培养。

2. 急性肾盂肾炎的治疗

（1）轻型急性肾盂肾炎　宜口服有效抗菌药物14天，常用药物同3天疗法用药，首选喹诺酮类。若72小时未显效应按药敏更改抗菌药物。

（2）较严重的急性肾盂肾炎　全身中毒症状较明显者，以静脉输注抗菌药物。如环丙沙星0.25g，每12小时1次；或氧氟沙星0.2g，每12小时1次；或庆大霉素1mg/kg，每8小时1次；必要时可加用头孢噻肟2g，每8小时1次。也可根据药敏试验结果选择敏感抗菌药物。待退烧72小时后，可改为口服，完成2周疗程。

3. 慢性肾盂肾炎的治疗　慢性肾盂肾炎往往有泌尿系统畸形或存在其他诱发因素，故治疗首先是去除诱因、矫正畸形。应根据肾功能调节抗生素剂量，根据药敏结果选抗生素，但疗程相对较长，一般为2～4周或更长。在治疗结束后的前两个月，每月复查尿常规和尿细菌培养。系统治疗后仍反复发作者，可采用低剂量（敏感药物治疗剂量的1/3～1/2）抑菌疗法，于每晚睡前服用。并定期行尿培养和药敏试验，防止产生耐药菌。

4. 妊娠期尿路感染的治疗 应选用毒性较小的抗菌药物，如半合成广谱青霉素类（阿莫西林、氨苄西林）和头孢菌素类。四环素类、氯霉素、喹诺酮类不宜用。复方磺胺甲噁唑、氨基苷类慎用。孕妇急性膀胱炎可用阿莫西林0.25g口服，每8小时1次，和头孢拉定0.25g，4次/日。孕妇急性肾盂肾炎可静滴阿莫西林或第三代头孢菌素。

5. 男性泌尿道感染的治疗 男性50岁后，由于前列腺增生，易发生泌尿道感染，可用环丙沙星，疗程14天。50岁以前男性泌尿道感染少见，常伴有慢性细菌性前列腺炎，可用环丙沙星或复方磺胺甲噁唑治疗12～18周。

▶ **课堂互动**

患者，女，40岁，因发热、腰疼、尿频、尿急、尿痛，尿常规显示蛋白尿＋、尿白细胞＋＋，以"肾盂肾炎"给予抗感染治疗6周，病情好转但常复发，后经静脉肾盂造影发现泌尿系结石。

请讨论患者病情好转后为何还常复发？

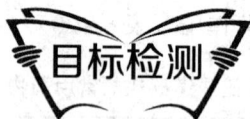

目标检测

一、A型选择题

1. 泌尿道感染的途径主要是（ ）

    A. 血行感染   B. 上行感染   C. 下行感染   D. 淋巴感染

    E. 周围组织感染蔓延而来

2. 急性膀胱炎的表现不包括（ ）

    A. 尿频、尿急、尿痛   B. 排尿不畅、下腹不适

    C. 尿含菌量增高   D. 管型尿、发热、腰痛

    E. 以上均不正确

3. 急性膀胱炎最主要的致病菌是（ ）

    A. 真菌   B. 葡萄球菌   C. 大肠埃希菌   D. 铜绿假单胞菌

    E. 克雷伯杆菌

4. 上泌尿道和下泌尿道感染共有的主要致病菌是（ ）

    A. 真菌   B. 葡萄球菌   C. 大肠埃希菌   D. 铜绿假单胞菌

    E. 克雷伯杆菌

二、B型选择题

    A. 尿频、尿急、尿痛   B. 腰疼

    C. 乏力   D. 反复发作

    E. 夜尿增多，低渗、低比重尿

1. 上泌尿道感染的主要症状是（ ）

2. 急性肾盂肾炎的常见症状是（ ）

三、X型选择题

1. 泌尿道感染的一般治疗原则是（ ）

    A. 多饮水、勤排尿，注意会阴部的清洁卫生

    B. 避免使用尿路器械，尽可能除去结石、梗阻等易感因素

    C. 在未使用抗菌药物之前，先做尿细菌培养及药敏试验

D. 做好泌尿道感染的定位诊断，治疗方案的选择不同，疗程亦不同

E. 临床症状的缓解，并不意味着细菌学治愈

2. 治疗泌尿道感染的常用药物有（　　）

A. β–内酰胺类抗生素　　　　　　　　　B. 氨基苷类抗生素

C. 喹诺酮类　　　　　　　　　　　　　D. 磺胺药和甲氧苄啶（TMP）

E. 四环素和氯霉素

（夏　瀛）

专业技能训练十一　泌尿道感染的用药指导能力提升

一、泌尿道感染的用药指导要点

1. 常用代表药物介绍　氧氟沙星、环丙沙星、磺胺甲噁唑、头孢噻肟、阿莫西林、氨苄西林。

2. 主要作用介绍

（1）氧氟沙星和环丙沙星均属喹诺酮类药物，对革兰阴性菌所致的泌尿道感染疗效较好。

（2）磺胺甲噁唑又名新诺明，适用于大肠埃希菌等敏感菌引起的泌尿道感染。常用其复方制剂——复方新诺明，抗菌活性强，毒性较小。

3. 用法用量介绍　详见表6–19。

4. 用药注意介绍

（1）环丙沙星能抑制茶碱的代谢，合用可引起茶碱的严重不良反应，对咖啡因也有同样影响。可与食物同服，避免与抗酸药同服。孕妇、哺乳期妇女和未成年者不宜服用。

（2）磺胺甲噁唑易出现结晶尿、血尿，故可与等量的碳酸氢钠同服，减少尿液结晶，嘱患者多饮水，定期检查尿常规。

（3）头孢噻肟对青霉素过敏禁用，对过敏体质者、肾功能不全者慎用，长期应用可能引起二重感染，注射前应做皮试。嘱患者勿饮酒和含酒精的饮料。

（4）半合成广谱青霉素类（阿莫西林、氨苄西林）和头孢菌素类，用药前注意询问过敏史。

二、泌尿道感染的用药指导实训

【实训目的】

1. 熟悉泌尿路感染的主要临床症状。

2. 学会正确推荐和介绍治疗泌尿道的药物，培养用药指导和用药咨询的能力。

3. 树立以患者为本的服务理念，增强公众合理用药意识。

【实训条件】

多媒体教室、实训药房、相关治疗药物、典型病例及网络电子资源典型病例。

【实训内容】

1. 病例讨论。

2. 制定药物治疗方案。

3. 列出用药指导要点。

【实训步骤】

1. 教师从网络自主学习平台发布以下病例（每小组1个）。

（1）患者，女，45岁，发病时有尿路刺激症状及全身症状。如寒战、发热、腰痛、肾区叩击痛等，尿常规检查：白细胞WBC＞10/HP，红细胞RBC或有或无，24小时尿蛋白定量＜0.2g。细菌学检查：尿培养阳性。

（2）患者，女，56 岁。因反复尿频、尿急 8 年，复发 3 天去医院就诊。追述病史，患者 8 年来均无明显诱因出现尿频、尿急、反复发作，有时伴有恶寒、发热、腰痛、尿道灼热感，初发时有明显尿痛，以后发作均无明显尿痛，但每次发作均有肢软乏力、精神不振、纳食欠佳等症，睡眠尚可，大便如常。此次就诊时，查血常规示：WBC 10.2×10^9/L，N 82%；尿常规示：蛋白（±）WBC（+），RBC 0～2 个/HP。尿培养示：大肠埃希菌生长。

（3）患者，女，55 岁，三十多年前出现尿频尿急症状，一直没有重视，期间也断断续续用过不少药，但从没有系统治疗过。两年前尿急症状逐渐加重，有时跑不到厕所就尿到裤子上，曾到医院就诊，具体用药不详，疗效均不理想。一年前尿频、尿急、尿失禁症状进一步加重，出现一天要小便 15～20 次。晚上睡觉后尿频、尿急、尿失禁症状消失。白天经常尿湿裤子，听见水声加重，以至于不敢洗脸做饭。患者精神压力很大，不愿与人交往，有抑郁症迹象。体格检查：尿常规显示轻度尿路感染，腹部 B 超显示膀胱壁毛糙，其他未见异常。

（4）患者，女，28 岁，排尿时觉得烧灼感，疼痛难忍。随时都有尿意，每次都是刚方便完又觉得憋得慌，可是尿量很少。尿液检查可见较多白细胞。

2. 小组讨论患者可能的诊断，列举诊断要点，并拟定药物治疗方案。

3. 从拟药房拿出所选药物。

4. 根据所选药物列出用药指导要点（书面）。

5. 递交电子版书面作业。

【实训思考】

患者，女，35 岁，已婚。因畏寒、发热伴尿频、尿急、尿痛 3 天入院。患者三天前突然出现畏寒、发热、头痛、乏力、恶心、呕吐、食欲缺乏，每日排尿十多次，量不多，但排不尽，并伴有腰酸及下腹胀痛。患者平素健康，无特殊病史。查体：体温 39℃，心率 100 次/分，血压 110/75mmHg，神情，急性病容，皮肤黏膜无皮疹、瘀点，心肺（−），腹软、肝脾未触及，肋腰点压痛，双肾区叩击痛。实验室检查：RBC 4.5×10^{12}/L，Hb 120g/L，WBC 12×10^9/L。尿常规：尿略浑浊，白细胞（+++），红细胞（+），白细胞管型少许。临床诊断为急性肾盂肾炎。

［处方］

氨苄西林 2.5g（皮试）+0.9%氯化钠注射剂 100ml，静脉滴注，一日两次。

阿米卡星 0.2g+5%葡萄糖注射液 250ml，静脉注射，每分钟 40 滴。

碳酸氢钠片 1.0g，口服，一日三次。

请分析用药是否合理，并说明理由。

（刘晓颖）

任务十二　荨麻疹的用药指导

学习目标

1. **知识目标**：掌握荨麻疹的临床表现及药物治疗原则、治疗药物选用及防治；熟悉荨麻疹的治疗药物作用和一般治疗原则。

2. **能力目标**：能对荨麻疹患者提供用药咨询、用药指导以及制定和评价荨麻疹的药物治疗方案。

3. **素养目标**：关心患者，提高患者用药依从性。

案例： 患者，女，25岁，在食用海鲜1小时后双臂及胸口出现红色斑块、伴发痒，皮温高。无发热、无恶心、呕吐、无头晕，血压正常、脉搏正常，无其他不适。

思考： 1. 根据患者的临床表现，患者可能患了什么疾病？诱因是什么？

2. 患者应该选择哪种药物，怎么服用？

3. 患者服药时应该注意什么？患者症状缓解后需要注意什么？

一、概述

荨麻疹俗称"风疹块"或"风团""风疙瘩"，是一种过敏性皮肤病，常表现在皮肤或黏膜上，为一种局限性、暂时性或瘙痒性的潮红斑和风团为特征的皮肤病。这些产生斑块的部位，会发生发痒的情形，如果没有停止接触过敏原并加以治疗，出疹发痒的情形就会加剧。

荨麻疹多与变态（过敏）反应有关，大多数属于 I 型（速发型）变态反应，少数属于 II 型（细胞毒性）、III 型（免疫复合物型）反应，但通常所说的荨麻疹为 I 型变态反应。荨麻疹可由接触多种物质引起，包括异种血清（如破伤风抗毒素）、动物蛋白（蛋、肉、虾、蟹等）、细菌、病毒、寄生虫、毛皮、羽毛、空气中的植物花粉及尘螨以及油漆、染料、塑料、化学纤维和用药（阿司匹林、阿托品、青霉素、吗啡、磺胺、维生素 B_1）等。此外，物理因素（冷、热、光）、病灶（龋齿、扁桃体炎）、胃肠功能障碍、内分泌失调以及精神紧张也可引发。依据荨麻疹发生的频率及时间，分为急性和慢性荨麻疹。

二、临床特征

急性荨麻疹多突然发作，先有皮肤瘙痒感或灼热感，迅速出现红斑，继而形成淡红色风团，略高出皮肤表面，大小和形态不一，有时可融合成大片。严重时可伴有发热、头痛，胃肠道症状如恶心、呕吐、腹痛、腹泻，喉头黏膜水肿，严重者可有胸闷、呼吸困难或窒息。发生在四肢末端有肿胀感觉，发生在眼睑时则引起局部高度水肿。一般急性荨麻疹持续数日，1～2 周可痊愈。病程超过 6 周者称为慢性荨麻疹。除急性、慢性荨麻疹外，还可有以下几种类型。

（一）热性荨麻疹

多见于青年女性，好发于躯干及上肢，偶见延及面部。皮肤受热（43℃）或发汗后，数分钟出现局部风团，直径在 0.5cm 以下，肿胀而发红，色泽较淡，有瘙痒、疼痛或灼热，瞳孔略小，心率减慢。

（二）寒冷性荨麻疹

1. 获得性寒冷性荨麻疹　可于任何年龄突然发病。皮肤在暴露于冷风、冷水等后，数分钟内局部出现瘙痒性水肿和风团，可持续 30～60 分钟，保暖后缓解。贴冰试验阳性。

2. 遗传性寒冷性荨麻疹　属显性遗传，女性多见。婴儿期发病，持续终生。于受冷后数小时出现泛发性风团，有烧灼感，不痒，可持续 48 小时。同时伴畏寒、发热、头痛、关节痛和白细胞增多等。贴冰试验阴性。

（三）血管性水肿（巨大荨麻疹）

1. 获得性血管性水肿　突然发生的大片暂时性水肿，边缘不清，肤色或稍带苍白及淡红色，不痒或轻度烧灼和不适感。数小时或 24 小时消失。好发于皮下组织较疏松的部位，如眼睑、口唇、外生殖器和手足背部。发生在咽喉部者可出现喉头水肿。

2. 遗传性血管性水肿　常 10 岁前开始发病，有家族史。突然发生局限性水肿，非凹陷性，不痒，常单发，局限于面部或一个肢体，1～2 天消退。有产生喉头水肿导致窒息的危险。化验血清 C1 酯酶抑制物、C4 和 C2 补体值均减少，在发作时尤显著。

（四）皮肤划痕症

又称人工荨麻疹，往往先有皮肤瘙痒或灼热，搔抓或轻划后局部皮肤出现线状风团，即皮肤划痕症阳性。

（五）蛋白胨性荨麻疹

多在暴饮暴食（特别是海味、牛羊肉、猪肉），并有饮酒、情绪激动后，皮肤出现潮红、风团，伴头痛、乏力。病程短，仅持续1～2日。

（六）胆碱能性荨麻疹

多青年期发病。在遇热（热饮，热水浴）、情绪激动和运动后出现。皮疹的特点为1～3mm大小的小风团，周围有红晕，多在躯干及四肢近端，伴瘙痒。有些患者伴有消化道炎症，如腹痛、腹泻等。

三、治疗原则及药物选择

（一）一般治疗原则

荨麻疹病因复杂，致敏原广泛。明确病因是避免复发的关键，尽量通过详细询问病史和进行全面系统检查，找出病因并去除之（如食物、感染和药物等因素）。对慢性荨麻疹患者，则应尽力避免各种诱发加重因素。对无法避免的致敏原可给予脱敏治疗或预防性服药。根据不同的类型选用不同的治疗方案。急性荨麻疹尤其是伴有全身症状者应及时就诊，慢性患者可使用多联疗法或长期用药逐渐减量，尽量使用最小维持量。

（二）药物治疗原则

1. 控制或干扰变态反应发生、发展的某个环节，从而减轻生理功能紊乱或组织损伤。
2. 缓解变态反应性疾病的症状，减轻患者痛苦。
3. 非特异性控制抗原抗体反应，尽量减少糖皮质激素、免疫调节药与免疫抑制药等的不良反应。
4. 预防和控制继发感染。

（三）治疗药物的分类、作用和特点

组胺是引起 I 型变态反应的主要生物活性介质，因此抗组胺药是此类疾病常用的治疗药物，联合使用其他治疗药物效果更佳，必要时可合用糖皮质激素类药。

1. H_1 受体阻断药 通过与组胺竞争 H_1 受体而拮抗其所引起的病理反应。目前临床常合用的 H_1 受体阻断药有第一代和第二代两代产品。第一代 H_1 受体阻断药的特点是 H_1 受体阻断作用强，具有良好的止痒效果，同时又有明显的嗜睡、镇静等不良反应，但因其价格便宜、治疗过敏性皮肤病疗效可靠、对人体各系统和器官无明显的毒副作用，目前使用仍然十分广泛。第二代 H_1 受体阻断药的特点是 H_1 受体阻断作用更强、特异性更高，大多数半衰期延长，作用可维持 24 小时，每天只需口服 1 次，且药物较难透过血脑屏障，对中枢神经系统影响较小，不产生或仅有轻微的嗜睡作用，但价格较贵，有些药物还有特殊的毒副作用，目前在皮肤科临床应用也十分广泛，尤其对一些驾驶员、高空作业者等特殊人员及慢性病例较为适用。常用 H_1 受体阻断药作用特点见表 6-21。

表 6-21　常用 H_1 受体阻断药作用特点比较

常用药物	抗过敏	中枢抑制	防晕呕吐	抗胆碱	剂量（mg/d）
第一代					
苯海拉明	++	+++	++	+++	75～150
异丙嗪（非那根）	+++	+++	++	+++	37.5～75
马来酸氯苯那敏（扑尔敏）	+++	+	—	++	12～24
赛庚啶	+++	++	+	++	6～12
第二代					
阿司咪唑（息斯敏）	+++	—	—	—	10

续表

常用药物	抗过敏	中枢抑制	防晕呕吐	抗胆碱	剂量（mg/d）
西替利嗪	+++	—	/	/	10
咪唑斯汀缓释片（皿治林）	+++	—	—	—	10
氯雷他定（开瑞坦）	+++	—			10

注：作用强+++，作用中等++，作用弱+，无作用—，无资料/。

2. 糖皮质激素　常用药物有氢化可的松、泼尼松龙、地塞米松、倍氯米松等，通过抑制过敏介质释放、解除小动脉痉挛、降低毛细血管通透性、干扰前列腺素和白三烯的生物合成、从多方面干扰免疫反应等方面起到的治疗作用。此类药物适用于各型变态反应，短期效果显著，但不良反应较多，故虽为Ⅰ型变态反应最有效的治疗药物，一般却只作为次选药，主要用于严重的变态反应，如过敏性休克。在变态反应性疾病治疗方面，糖皮质激素类药有滥用倾向，有的甚至引起严重的用药后并发症，应加注意。

（四）治疗药物的选择

《国家非处方药目录》收录的抗过敏药活性成分有异丙嗪、氯苯那敏、苯海拉明、去氯羟嗪、赛庚啶；过敏活性物质阻释剂有色甘酸钠、酮替芬。

1. 非处方药

（1）异丙嗪可对抗组胺所致的毛细血管扩张，降低血管的通透性，对治疗皮肤黏膜的变态反应效果良好，其中以对荨麻疹疗效较好，口服，一次 6.25～12.5mg，一日 1～3 次。氯苯那敏对抗组胺过敏作用超过异丙嗪和苯海拉明，且对中枢神经系统的抑制作用较弱，口服，一次 4～8mg，一日 3 次；同时宜合并口服维生素 C 及乳酸钙、葡萄糖酸钙片等。

（2）对伴随血管性水肿的荨麻疹，可选用赛庚啶，成人，口服，一次 2～4mg，6 岁以下儿童一次 1mg，6 岁以上儿童一次 2mg，一日 2～3 次。

（3）局部用药选择具止痒和收敛作用的洗剂，如薄荷酚洗剂（含薄荷、酚、氧化锌、乙醇）或炉甘石洗剂涂敷，一日 3 次。

2. 处方药　对病情严重者可在医师指导下使用处方药。推荐口服第 2 代抗组胺药如西替利嗪、氯雷他定、依巴斯汀或地氯雷他定。对急性者或伴有胃肠道症状时，酌情口服泼尼松等糖皮质激素。

🔔 **知识链接**

慢性荨麻疹的治疗

目前，H_1 受体阻断药已经有了安全、高效的制剂，使慢性荨麻疹的治疗取得了一定的进展，但仍不能从根本上解决复发的问题。针对顽固的慢性荨麻疹患者，尤其对 H_1 受体阻断药抵抗者，可尝试其他治疗，如短期使用激素、免疫调节药或合用白三烯受体阻断药、抗凝药等辅助治疗，亦可用中西医结合治疗；对伴有自身免疫性疾病或感染者，应同时给予相应的治疗。

（五）用药注意事项与患者教育

1. 抗过敏药通常可透过血脑屏障，对中枢神经系统产生抑制作用，引起镇静、困倦、嗜睡，大多数人都可以在数日内耐受。但对驾车、高空作业、精密机械操作者，则需在工作前不得服用，或在服用后，间隔 6 小时以上，再从事上述活动。

2. 多数抗过敏药具有不同程度的抗胆碱作用，为口干、闭角型青光眼者引起眼压增高、患有良性前列腺增生症的老年男性者可引起的尿潴留，给药时应注意。另外，抗过敏药常见的不良反应有食欲不振、恶心、呕吐、腹部不适、便秘、腹泻等，且上述不良反应会随着药物使用时间延长而减轻或消失，进食时服药也可减轻。

3. 依巴斯汀可抑制心脏钾离子慢通道，有引起尖端扭转型室性心动过速或 Q–T 间期延长的危险。故在使用中应严格掌握剂量，注意药物的相互作用，同时对血钾浓度过低者应该适当补充钾、镁。患先天性 Q–T 间期延长综合征者不宜应用。对肝脏功能缺陷者和心律失常者慎用；对 6 岁以下儿童慎用。

4. 妊娠期和哺乳期妇女慎用抗过敏药。

5. 某些抗过敏药的另一方面的不良反应是体重增加，其机制可能与长期大量应用后加速胃排空、增加食欲有关。其中以赛庚啶、酮替芬为甚。

6. H_1 受体阻断药可抑制皮肤对组胺的反应，对拟进行变应原皮试者，应在停止使用 48～72 小时后进行。

7. 如果感觉到皮疹加剧，或出现喉头黏膜水肿、胸闷、呼吸困难或窒息，或应用抗过敏药物 3 天后仍不见疗效时，请及时去医院诊治。

8. 用药期间适宜进清淡饮食，禁忌辛辣食物或腥膻食物，避免搔抓皮肤或热水洗烫，暂停使用肥皂。另服用抗过敏药期间不宜饮酒或同时服用镇静催眠药及抗抑郁药。

▶ **课堂互动**

患者，男，35 岁，长途汽车司机。因局部皮肤出现片状红色突起，瘙痒难忍，诊断为荨麻疹。请同学讨论下可选用哪些药物治疗？其药理基础是什么？如选用 H_1 受体阻断药进行治疗，应选用哪种？不能选哪种？为什么？

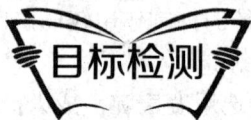

目标检测

一、A 型选择题

1. 下列属于荨麻疹最常见的症状是（　　）

    A. 关节肿痛　　　　　　B. 发热　　　　　　C. 腹痛腹泻　　　　　　D. 呼吸困难

    E. 起红色或白色瘙痒性斑块

2. 治疗荨麻疹通常使用的药物是（　　）

    A. H_1 受体阻断药　　　B. 糖皮质激素　　　C. 免疫抑制　　　　　D. 化学治疗

    E. 抗感染

二、X 型选择题

1. 荨麻疹的药物治疗原则是（　　）

    A. 控制或干扰变态反应发生、发展的某个环节，从而减轻生理功能紊乱或组织损伤

    B. 缓解变态反应性疾病的症状，减轻患者痛苦

    C. 非特异性控制抗原抗体反应，尽量减少糖皮质激素、免疫调节药与免疫抑制药等的不良反应

    D. 预防和控制继发感染

    E. 尽量避免吃海鲜

2. 下列可以用来治疗荨麻疹的是（　　）

    A. 氯雷他定　　　　　　B. 氯苯那敏　　　　C. 氯氮卓　　　　　　D. 雷尼替丁

    E. 地塞米松

3. 荨麻疹的常见病因有（　　）

    A. 食物　　　　　　　　B. 药物　　　　　　C. 物理因素　　　　　D. 动物

    E. 感染

（夏　瀛）

专业技能训练十二 荨麻疹的用药指导能力提升

一、荨麻疹的用药指导要点

1. 常用代表药名介绍 异丙嗪（非那根）、氯苯那敏（扑尔敏）、氯雷他定、赛庚啶、依巴斯汀、盐酸西替利嗪片、地塞米松。

2. 主要作用介绍 异丙嗪片适用于各种过敏性疾病；氯苯那敏对荨麻疹有效；氯雷他定可缓解慢性荨麻疹的症状；赛庚啶有较强的止痒作用；盐酸西替利嗪片是一种高选择性的 H_1 受体拮抗剂，可抑制变态反应初期组胺传递，降低炎性细胞的游走活性和变态反应后期的递质释放，故对迟发期变态反应亦有效。地塞米松有抗过敏作用，但不首选。

3. 用法用量介绍 详见表 6-20。

4. 用药注意介绍

（1）异丙嗪 应饭后及睡前服用。可与食物或牛奶同服，以减少对胃的刺激。肝肾功能减退、癫痫患者慎用。

（2）氯苯那敏 又名扑尔敏，对荨麻疹有效，服药期间不得做驾驶工作、高空作业、机械操作和操作精密仪器，应避免饮酒。

（3）氯雷他定 可缓解慢性荨麻疹的症状。空腹口服，高空作业、驾驶人员、参赛前运动员等用药量应严格控制在安全范围内。孕妇慎用，哺乳期妇女服药应停止哺乳。避免与康唑类药、甲硝唑、红霉素等合用。

（4）赛庚啶 有较强的止痒作用。避免饮酒和乙醇饮料；避免高空作业、驾驶；避免长时间暴露于阳光和日光下；消化性溃疡禁用。避免与镇静药合用或饮酒。

（5）依巴斯汀 对 H_1 受体高度阻断，无中枢抑制作用。依巴斯汀具有拮抗白三烯 C4 的作用，可抑制白三烯 C4 诱发的支气管痉挛，有抗胆碱作用。可抑制试验性喘息和鼻过敏。有嗜睡作用，驾驶员及具危险性的机械操作者应禁用；妊娠期和哺乳期妇女应慎用。对 2 岁以下儿童使用依巴斯汀的安全性有待进一步验证。

（6）盐酸西替利嗪 偶见轻度的困倦、头痛、头晕、口干与胃肠道不适。

（7）糖皮质激素 对于荨麻疹的患者，除非是严重的急性患者，一般情况下不主张使用激素，长期不规则应用激素类药物，不仅可使荨麻疹治疗更为棘手，而且还可引起肥胖、骨质疏松、免疫力降低等严重的副作用。

二、荨麻疹的用药指导实训

【实训目的】

1. 熟悉荨麻疹的主要病因及皮疹特点。

2. 能熟练进行荨麻疹的问病荐药及用药指导。

3. 树立以患者为本的服务理念，增强公众合理用药意识。

【实训条件】

多媒体教室、实训药房、相关治疗药物、典型病例及网络电子资源。

【实训内容】

1. 荨麻疹皮疹鉴别。

2. 模拟问病荐药情景对话。

3. 用药指导训练。

【实训步骤】

1. 出示病例 患者，男，18 岁，全身反复起风团、瘙痒 3 年，每年冬春发作，遇冷尤甚，得暖后减轻。

2. 问病练习及用药指导练习

（1）向患者详细询问病情，以小组为单位，每2人为一组进行模拟问病练习。重点询问和检查皮疹的特征，寻找诱发因素。

（2）给出最可能的诊断，列出诊断要点。

（3）选择合适的治疗药物。

（4）介绍治疗方案中的药品并进行用药指导。

3. 出示问病荐药情景对话　请一对学生上台按对话模拟问病。

药师：您好！我能帮您什么吗？

患者：我身上起了许多疙瘩。

药师：让我看一下，哦，这么多红色风团样皮疹，用手挠过的吧？

患者：嗯，痒得很。

药师：还有什么地方有？

患者：全身都有。

药师：请您想想，是吃了什么食物引起的吗？

患者：吃的海鲜。

药师：除了这些疙瘩您还有其他不舒服吗？

患者：没有。

药师：您过去有这种情况吗？

患者：也有过，不过没这么严重。

药生：根据您的起病情况、皮疹特点，考虑为急性荨麻疹。我给您开点药，可以缓解相关症状。

患者：这是什么药？

药师：扑尔敏，抗过敏的。每次吃1片，每天3次。

患者：我有什么需要注意的吗？

药师：没什么，按时吃药就可以了。再见。

4. 教师点评　学生对上述模拟表演进行点评，教师总结。

【实训思考】

荨麻疹的皮疹特点和常见诱发因素有哪些？

（刘晓颖）

任务十三　甲状腺功能亢进症的用药指导

学习目标

1. 知识目标：掌握抗甲状腺功能亢进症药物分类、作用特点及用药注意事项；熟悉甲状腺功能亢进症的治疗原则及药物选择；了解甲状腺功能亢进症的含义和临床特征。

2. 能力目标：能够对甲状腺功能亢进症患者进行用药知识的指导，提升用药指导能力。

3. 素养目标：关心患者，提高患者用药依从性。

案例导入

> **案例**：患者，女，28 岁，2 个月前开始出现食欲亢进，但体重下降，并伴有心悸、烦躁易怒。查体：甲状腺无明显肿大，T_3、T_4 升高，TSH 降低。
>
> **思考**：1. 根据患者的临床表现，患者可能患了什么疾病？
>
> 　　　2. 请为该患者初步拟定一个药物治疗方案？
>
> 　　　3. 患者服药时应该注意些什么？

一、概述

由于甲状腺腺体本身功能亢进，甲状腺激素合成和分泌增加或因血浆甲状腺激素（T_3、T_4）水平增高所致的甲状腺毒症称为甲状腺功能亢进症，以下简称甲亢。甲亢男女均可发病，但以中青年女性最多见，男女比例为 1:4～6。

引起甲亢的病因包括：Graves 病、多结节性甲状腺肿伴甲亢、甲状腺自主性高功能腺瘤、碘甲亢、垂体性甲亢、绒毛膜促性腺激素（hCG）相关性甲亢。其中以 Graves 病最为常见，占所有甲亢的 85% 左右。甲状腺疾病有一定的遗传倾向，女性、有家族史、受到精神创伤和感染者发病率较高。

二、临床特征

甲亢主要表现为疲乏无力、怕热多汗、皮肤潮湿、食欲亢进、体重减轻、心律失常、易激动、性情急躁、紧张多虑、女性月经失调等，部分患者有甲状腺肿大、突眼、手抖。少数患者因感染、手术、创伤、精神刺激等而诱发甲状腺危象，出现烦躁、高热、大汗、恶心呕吐、心动过速，严重者可有心力衰竭、休克及昏迷。

辅助检查包括血清总甲状腺素（TT_4）测定，血清总三碘甲状腺原氨酸（TT_3）测定，血清游离甲状腺素（FT_4），游离三碘甲状腺原氨酸（FT_3）测定，促甲状腺激素（TSH）测定等。其他如 CT（计算机 X 线断层摄影）和 MRI（核磁共振成像技术），甲状腺放射性核素扫描等也可采用。

诊断标准：①高代谢症状和体征；②甲状腺肿和（或）甲状腺结节；③血清 TT_4、FT_4、TT_3、FT_3 增高，TSH 减低（一般 <0.1mU/L）。具备以上三项诊断即可成立。

三、治疗原则及药物选择

（一）治疗原则

目前尚不能对甲亢进行病因治疗。针对甲亢有三种疗法，即抗甲状腺药物治疗、放射性碘同位素（^{131}I）治疗和手术治疗。抗甲状腺药物的主要作用是抑制甲状腺合成甲状腺激素，^{131}I 和手术则是通过破坏甲状腺组织、减少甲状腺激素的产生来达到治疗目的，其中 ^{131}I 日益成为主流的治疗方法之一。药物治疗原则如下。

1. 长期用药　甲亢的药物治疗疗程一般为 1～2 年，如果维持时间不够容易引起复发。

2. 规则用药　甲亢治疗分为初治期、减量期及维持期，每一期都有明确的进入下一步的指标，不能随意更改药物剂量，否则容易导致病情不稳定。、

3. 安全用药　抗甲状腺药物严重的副作用是骨髓抑制和肝脏损害，用药期间必须定期进行血液白细胞数目及肝功能监测。

（二）药物选择

1. 药物的分类

（1）硫脲类抗甲状腺药物　硫脲类治疗是甲亢治疗的基础，也用于手术和 ^{131}I 治疗前的准备阶段。硫

脲类药物主要包含硫氧嘧啶类和咪唑类，前者有甲硫氧嘧啶（MTU）和丙硫氧嘧啶（PTU），后者有甲巯咪唑（MMI）和卡比马唑（CMZ）。硫脲类抗甲状腺药物的药理作用机制包括抑制甲状腺组织的甲状腺激素合成、抑制外周组织 T_4 转化为 T_3、减弱 β 受体介导的糖代谢和免疫抑制作用。临床最常用的药物为甲巯咪唑（MMI）和丙硫氧嘧啶（PTU）。

（2）β受体阻断药　常用药物有普萘洛尔、阿替洛尔、美托洛尔等，通过阻断 β 受体而改善甲亢导致的心率过快、心功能亢进等症状。临床常作为甲亢的辅助药物治疗，静注可帮助患者度过甲状腺危象，通常与硫脲类药物合用作为甲亢外科手术前的准备。与其他抗甲状腺药物相比，不良反应少见，但由于 β 受体广泛存在于气管平滑肌和心血管系统中，故该类药物可引发 β 受体阻断效应，临床应用时要充分注意，特别是有心血管系统疾病者。

（3）大剂量的碘剂　常用药物有碘化钾、碘化钠、复方碘溶液。大剂量碘（＞6mg/d）主要通过抑制甲状腺球蛋白的水解过程来抑制甲状腺激素的释放（大剂量碘抑制甲状腺球蛋白水解所需的谷胱甘肽还原酶活性）而具有抗甲亢作用，该类药物临床起效快，10～15 天达到最大效应，但通常该类药物不单独应用于甲亢内科治疗。碘化物临床应用主要包括甲亢患者的术前准备以及对甲状腺危象的治疗，一般选择在术前 2 周左右给予复方碘溶液，可减少手术过程中的出血风险，利于手术进行。

2. 药物的选择　抗甲状腺药物治疗是甲亢的基础治疗，其适应证为：①症状较轻，甲状腺轻、中度肿大的患者；②年龄在 20 岁以下，妊娠期妇女，年老体弱或兼有心、肝、肾、出血性疾病等不宜手术者；③甲状腺次全切除后复发又不适用放射性碘 [131]I 治疗的患者；④甲亢手术前准备；⑤放射性 [131]I 治疗前后的辅助治疗。

3. 药物治疗分期　治疗分初治期、减量期及维持期。

（1）初治期　MTU 或 PTU 常规剂量为 300～450mg/d，重症患者开始服药剂量为 400～600mg/d，分 2～3 次口服，甲状腺危象前期患者初始剂量可达 600～750mg/d。初治期治疗至症状缓解或 TT_3、TT_4、FT_3、TSH 恢复正常或接近正常时即可进入减量期。

（2）减量期　当症状显著减轻，心率下降至 80～90 次/分，T_3 或 T_4 接近正常，体重增加时，可根据病情每 2～4 周减量 1 次，PTU 或 MTU 每次减 50～100mg，MMI 或 CMZ 每次减 5～10mg。待症状完全消除、体征明显好转后再逐渐减至最小，若患者病情较稳定，则进入维持期。

（3）维持期　一般用 PTU 20～100mg/d 或 MMI 5～10mg/d，维持治疗为 1～1.5 年，对于疗效不稳定又不愿采用其他方案的，维持期可延长至 2～3 年或更长。整个治疗过程中应避免间断服药。

🔋 **知识链接**

甲状腺危象的药物治疗

甲状腺危象是甲亢最严重的并发症，死亡率高，一旦诊断成立，应立即抢救。优先使用 PTU，因为该药可以阻断外周组织中 T_4 向具有生物活性的 T_3 转换。首剂 PTU 600mg 口服或经胃管内注入，继之 200mg，每 8 小时 1 次；或 MMI 首剂 60mg 口服，继之 20mg，每 8 小时 1 次。病情严重者在服用 PTU 或 MMI 后 1～2 小时加用复方碘溶液，抑制 T_3、T_4 的释放，首剂 30～60 滴口服，以后 5～10 滴，每 6～8 小时 1 次，或碘化钠 0.5～1.0g 加入 5%葡萄糖盐水中静脉滴注 12～24 小时，视病情好转逐渐减量，应注意不能单独应用碘剂。糖皮质激素可纠正危象时可能存在的应激反应，如地塞米松 2～5mg，每 6～8 小时静脉滴注 1 次，或氢化可的松 50～100mg，每 6～8 小时静脉滴注 1 次。无心力衰竭者或者心脏泵衰竭被控制后可使用普萘洛尔 20～40mg，每 6 小时 1 次，有心脏泵衰竭者禁用。有心力衰竭者使用洋地黄及利尿剂。经上述治疗有效者病情在 1～2 天内明显改善，1 周内恢复，此后碘剂和糖皮质激素逐渐减量，直至停药。

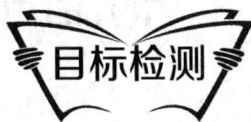

目标检测

一、A 型选择题

1. 对于妊娠女性，可疑甲亢时，下述检查不应该做的是（　　）

A. 甲状腺摄 ^{131}I 率测定 　　　　　　　　　　　B. FT_3

C. TRAB 　　　　　　　　　　　D. TSH

E. FT_4

2. 甲亢治疗方法中，最易引起甲状腺机能减退的是（　　）

A. 丙硫氧嘧啶 　　　B. 甲巯咪唑 　　　C. 放射性 ^{131}I 治疗 　　　D. 手术次全切除甲状腺

E. 复方碘溶液

3. 抗甲亢药物治疗一般疗程是（　　）

A. 症状缓解即可停药 　　　　　　　　　　　B. 症状缓解后 3 个月

C. 症状缓解后半年 　　　　　　　　　　　D. 疗程一年

E. 疗程一年半至两年

4. 关于甲巯咪唑治疗甲亢的作用机制，下述错误的是（　　）

A. 抑制甲状腺过氧化物酶活性 　　　　　　　　　　　B. 抑制碘的活化

C. 抑制酪氨酸碘化 　　　　　　　　　　　D. 抑制碘化酪氨酸的缩合

E. 抑制甲状腺素的释放

5. 口服药治疗甲亢的适应证是（　　）

A. 病情轻，甲状腺较小者 　　　　　　　　　　　B. 年龄超过 30 岁

C. 结节性高功能腺瘤 　　　　　　　　　　　D. 胸骨后甲状腺肿

E. 中、重度甲亢

6. 抗甲状腺药停药的关键指征是（　　）

A. T_3、T_4 正常 　　　　　　　　　　　B. T_3、T_4 正常，TRAB 明显下降或转阴

C. TSH 正常 　　　　　　　　　　　D. RT_3 正常

E. 临床甲亢表现消失

7. 患者，女，35 岁，诊断为甲亢后即行甲状腺次全切手术，术后患者出现高热，心率 160 次/分，烦躁不安，大汗淋漓，腹泻，应首先考虑的诊断是（　　）

A. 甲亢症状加重 　　　　　　　　　　　B. 甲亢术后感染

C. 甲亢危象 　　　　　　　　　　　D. 甲亢危象前期

E. 甲亢术后感染性腹泻

二、X 型选择题

1. 治疗甲状腺危象可以选用（　　）

A. 小剂量碘剂 　　　B. 复方碘溶液 　　　C. 普萘洛尔 　　　D. 大剂量 PTU

E. 糖皮质激素

2. 大剂量碘剂可用于（　　）

A. 甲亢手术前准备 　　　B. 甲亢的内科治疗 　　　C. 甲状腺危象 　　　D. 单纯性甲状腺肿

E. 呆小病

（曹光秀）

专业技能训练十三　甲亢的用药指导能力提升

一、甲亢的用药指导要点

1. 常用代表药物介绍　丙硫氧嘧啶（PTU）、甲巯咪唑（他巴唑，MMI）、卡比马唑（CMZ）、普萘洛尔、阿替洛尔、美托洛尔、碘化钾、碘化钠、复方碘溶液。

2. 主要作用介绍

（1）丙硫氧嘧啶、甲巯咪唑、卡比马唑均属于硫脲类药物，可抑制甲状腺激素的生物合成，但对已合成的甲状腺激素无作用，也可抑制甲状腺球蛋白的生成，对甲亢有病因治疗作用。

（2）普萘洛尔作为甲亢的辅助治疗药，能使去甲肾上腺素释放减少，拮抗儿茶酚胺的作用，控制甲亢心动过速、多汗、手震颤、焦虑等症状。

（3）碘化物可抑制蛋白水解酶，使 T_3、T_4 释放减少，缓解甲亢症状。

3. 用法用量介绍　详见"药物治疗分期"。

4. 用药注意介绍

（1）丙硫氧嘧啶应用疗程长，经 1～3 个月治疗症状好转后可减量维持 1～2 年。本药可有胃肠道反应，但可自行消失。最严重的不良反应为粒细胞减少。故应定期检查血象。若出现白细胞总数降低或咽痛，应立即停药。还应定期复查 T_3、T_4，以免出现甲状状腺功能降低。

（2）普萘洛尔应用期间应注意观察心率变化，不能突然停药。

（3）碘化物的应用应注意急性反应，如发热、皮疹、皮炎，也可引起血管神经性水肿，轻者停药可消失，应增加饮水量促进碘的排泄，不能长期服用，因可诱发甲亢。

二、甲亢的用药分析

患者，女，26 岁，因易激动、怕热、心慌 1 月余就诊。查体：脉搏 90 次/分，甲状腺中度肿大，血中 T_3、T_4 增高，确诊为甲亢。给予 PTU 100mg，每日 3 次口服，患者两周来连续加班，工作劳累，未能坚持服药，近一周感冒不愈，出现高热、大汗、心率加快。该患者病情为何加重？初诊时的用药是否合理？

（刘晓颖）

任务十四　糖尿病的用药指导

学习目标

1. 知识目标：掌握降糖药的分类、作用特点、不良反应及用药注意事项；熟悉糖尿病的分型、临床表现、诊断标准、并发症以及治疗原则；了解糖尿病的流行病学特点。

2. 能力目标：能为糖尿病患者提供用药指导以及对应的健康教育。

3. 素养目标：关心糖尿病患者，提高患者用药依从性。

案例导入

> **案例**：患者，女，52 岁，一年多前体检发现患了糖尿病，遵医嘱服用医院开的二甲双胍，血糖空腹一般在 6.5mmol/L 左右。后来由于工作繁忙，常常忘了测血糖，最近发现看东西总是模模糊糊，于是去医院检查，空腹血糖 9.0mmol/L，餐后 13.9mmol/L，检查发现，视物模糊是由于糖尿病引起的视网膜病变。

思考：1. 血糖空腹在 6.5mmol/L 左右，血糖控制效果好吗？为什么？

2. 二甲双胍属于哪类降糖药？为何患者一直在服用，血糖还升高？

3. 糖尿病引起的并发症还有哪些？如何对糖尿病患者进行宣传教育？

一、概述

糖尿病（D1ABEtEs mEll1tus，DM）是在遗传和环境因素长期共同作用下，由于胰岛素分泌绝对或相对不足引起的以慢性高血糖为特征的糖、脂肪、蛋白质代谢紊乱综合征，以及继发的水和电解质平衡紊乱。本病使患者生活质量降低，寿命缩短，病死率增高，应积极防治。糖尿病是常见病、多发病，其发病率随着人民生活水平的提高、饮食结构的改变、人口老龄化等而迅速增加。

根据国际糖尿病联合会（IDF）2015 年公布的数据显示，糖尿病死亡率大于艾滋病、结核病和疟疾死亡率的总和，大约每 6 秒就有 1 个糖尿病患者死亡。IDF 指出，目前糖尿病成年患者的数量已经从 2013 年的 3.82 亿增加到 4.15 亿，预计到 2040 年这一数字会增加到 6.42 亿。此外，2 型糖尿病占全球所有糖尿病病例的 90%，该疾病与不健康的生活方式密切相关。根据 2017 年版的中国 2 型糖尿病防治指南，我国 18 岁及以上人群糖尿病患病率已经达到 10.4%。其中男性高于女性，城市高于农村，各民族间有较大差异，肥胖人群糖尿病患病率升高了 2 倍。患者年轻化，40 岁以下患病率高达 5.9%。糖尿病的知晓率为 36.5%、治疗率为 32.2%、治疗控制率为 49.2%，未诊断糖尿病比例达 63%。

二、临床特征

（一）糖尿病分型和临床表现

国际上将糖尿病分为四大类型：1 型糖尿病（T1DM）、2 型糖尿病（T2DM）、特殊类型糖尿病、妊娠期糖尿病。

1. 1 型糖尿病 又称胰岛素依赖型糖尿病，主要病因是 B 细胞破坏，常导致胰岛素绝对缺乏。临床表现有：①任何年龄均可发病，但 30 岁前最常见；②起病急，多出现典型的"三多一少"症状；③血糖显著升高，经常反复出现酮症；④血中胰岛素及 C 肽水平很低甚至检测不出；⑤若患者胰岛功能基本丧失，需要终生应用胰岛素替代治疗；⑥成人晚发自身免疫性糖尿病，发病年龄在 20～48 岁，患者消瘦，出现大血管病变。

2. 2 型糖尿病 又称非胰岛素依赖型，总数 90% 以上为 2 型糖尿病。分为肥胖及非肥胖两种类型，主要由遗传易感性、高热量饮食、缺少运动、向心性肥胖等复杂的病理生理过程联合作用而导致。临床表现：①一般有家族遗传病史；起病隐匿、缓慢，无症状的时间可达数年至数十年；②多数人肥胖或超重、食欲好、精神体力与正常人并无差别，偶有疲乏无力，个别人可出现低血糖，多在查体中发现；③随着病程延长，可出现糖尿病慢性并发症。

3. 特殊类型糖尿病 指由于遗传缺陷、胰腺病变（胰腺炎、胰腺肿瘤等）、内分泌病变（如生长激素、糖皮质激素、肾上腺素分泌异常增加）等原因导致，已经知道病因的糖尿病。

4. 妊娠期糖尿病 指在妊娠过程中初次发现的任何程度的糖耐量异常。

（二）糖尿病的诊断标准

血糖检测是目前诊断糖尿病的主要依据，也是判断糖尿病病情和控制程度的主要指标。临床诊断推荐采用葡萄糖氧化酶法测定静脉血浆葡萄糖。其中空腹血糖（FPG）是诊断糖代谢紊乱最常用和最重要的指标，空腹指至少 8 小时内无任何热量摄入；随机血糖指任意时间点的血糖值；口服葡萄糖耐量试验（OGTT）是检测葡萄糖代谢功能的试验，主要用于诊断症状不明显或血糖升高不明显的可疑糖尿病。

在临床上有以下条件者，即可诊断糖尿病。

1. 有糖尿病的典型症状，多饮、多尿、多食，体重减轻，加任意时间血浆葡萄糖 ≥11.1mmol/L。

2. 空腹血糖（FPG）≥7.0mmol/L。

3. 口服葡萄糖耐量试验，口服 75g 葡萄糖 2 小时后血糖≥11.1mmol/L。对于无糖尿病症状，仅一次血糖值达到糖尿病诊断标准者，须在另一天复查核实而确定诊断，如复查结果未达到糖尿病诊断标准，应定期复查。

知识链接

糖尿病前期

如果糖负荷后 2 小时血糖<7.8mmol/L，但空腹血糖≥6.1mmol/L 而<7.0mmol/L，表明空腹血糖受损。如果糖负荷后 2 小时血糖≥7.8mmol/L，但未达到 11.1mmol/L，表明糖耐量异常。空腹血糖受损和糖耐量异常统称为糖调节受损，也称为糖尿病前期。对于糖尿病前期应该引起高度重视。空腹血糖受损或糖耐量异常的诊断应根据 3 个月内两次 OGTT 结果，用其平均值来判断。

（三）糖尿病的并发症

长期的糖、脂肪、蛋白质代谢紊乱可引起多系统损害，导致血管、眼、肾、神经、心脏等组织器官的慢性进行性病变、功能减退及衰竭。病情严重或应激时可发生糖尿病急性并发症包括糖尿病酮症酸中毒、高渗性高血糖综合征、低血糖症（血糖<2.8mmol/L），通常病情危重，处理不当，可引起死亡。糖尿病的慢性并发症，主要表现为以下几个方面。

1. 大血管病变 主要表现为动脉粥样硬化。主要侵犯主动脉、冠状动脉、脑动脉、肾动脉及肢体外周动脉等，引起冠心病、缺血性及出血性脑血管病、肾动脉硬化或狭窄、肢体动脉硬化等。

2. 微血管病变 主要表现为糖尿病肾病、糖尿病视网膜病变。糖尿病肾病常在起病 10～20 年内发生，最终表现有蛋白尿、浮肿、高血压、肾功能减退甚至肾功能衰竭。糖尿病视网膜病变，病程一般超过 10年，是导致失明的主要原因之一。

3. 糖尿病神经系统并发症 其中以周围神经病变最常见。

4. 糖尿病足 十分常见，表现为足部溃疡、感染，或（和）深部组织破坏。并且很难得到有效治疗，最后往往只能截肢，甚至致死。

三、治疗原则及药物选择

（一）治疗原则

糖尿病现代治疗需要饮食控制、运动疗法、血糖监测、药物治疗和糖尿病教育相结合。糖尿病患者必须通过综合治疗达到控制代谢紊乱，防止发生并发症，减少病痛、致残以及早逝，延长"健康寿命"的目的。

药物治疗原则：①积极控制血糖是药物治疗的根本，控制目标见表 6-22；②控制血压、血脂、体重指数等指标全面达标；③治疗用药个体化，对糖尿病患者进行药物治疗时应根据患者年龄、性别、体重、血糖水平、并发症、对药物的反应以及患者对治疗的依从性等制定个体化用药方案，以达安全、有效的目的。

表 6-22 中国 2 型糖尿病的控制目标

检测指标	目标值
血糖（mmol/L）空腹血糖	<6.1
非空腹（均为毛细血管血糖）	<7.2
糖化血红蛋白	<6%

续表

检测指标	目标值
血压（mmHg）	<130/80
血清总胆固醇（mmol/L）	<4.5
甘油三酯（mmol/L）	<1.7
HDL－C（mmol/L）	男＞1.0 女＞1.3
LDL－C（mmol/L）未合并冠心病	<2.6
合并冠心病	<1.8
体重指数（BMI，kg/m^2）	<24.0

知识链接

2型糖尿病的三级预防目标

一级预防目标是控制2型糖尿病的危险因素，预防2型糖尿病的发生。倡导合理膳食、控制体重、适量运动、限盐、控烟、限酒、心理平衡的健康生活方式，提高社区人群的糖尿病防治意识。

二级预防目标是早发现、早诊断和早治疗2型糖尿病患者，在已诊断的患者中预防糖尿病并发症的发生。糖尿病前期患者应给予生活方式干预，以降低糖尿病的发生风险，血糖控制目标应分层管理，对于新诊断、年轻、无并发症或并发症的2型糖尿病患者，建议及早采用强化血糖控制，以降低糖尿病并发症的发生风险。

三级预防目标是继续血糖、血压、血脂控制，延缓已发生的糖尿病并发症的进展、降低致残率和死亡率。

（二）药物选择

1. 药物的分类

（1）口服降血糖药　分类及用法用量见表6－23。

表6－23　口服降血糖药及其用法用量

分类	代表药	用法用量
磺脲类	格列本脲	餐前口服，每日2.5～20mg，1～2次，早餐或早、晚餐前服用
	格列齐特	每日80～240mg，一日2次，早、晚餐前服用
	格列吡嗪	每日2.5～20mg，分2～3次餐前服用
	格列喹酮	每日15～120mg，分1～3次餐前服用
	格列美脲	每日1～8mg，一次顿服
格列奈类	瑞格列奈	每次0.5～4mg，餐前服用
	那格列奈	每次60～120mg，一日3次，餐前服用
双胍类	二甲双胍	每日500～1500mg，分2～3次口服，餐时或餐中用
噻唑烷二酮	罗格列酮	每日4～8mg，每日1次或分2次口服，空腹或进餐时服用
	吡格列酮	每日15～30mg，每日1次
α－葡萄糖苷酶抑制剂	阿卡波糖	每次50～100mg，每日3次，与第一口主食一起咀嚼服用
抑制剂	伏格列波糖	每次0.2mg，每日3次，餐前服用

续表

分类	代表药	用法用量
DPP-4 抑制剂	西格列汀	每次 100mg，每日 1 次，餐前服用
	维格列汀	每日 50～100mg，每日 2 次，早晚各一次
SGLT-2 抑制剂	达格列净	每日 5～10mg，每日 1 次，早晨服用
	恩格列净	每日 10～25mg，每日 1 次，早晨服用

（2）GLP-1（胰高血糖素样肽-1）受体激动剂　目前国内上市的 GLP-1 受体激动剂为艾塞那肽、利拉鲁肽、利司那肽和贝那鲁肽，均需皮下注射。艾塞那肽注射液的起始剂量为每次 5μg，每日 2 次，在早餐和晚餐前 60 分钟内皮下注射。

（3）胰岛素　胰岛素制剂及用法用量见表 6-24。

表 6-24　胰岛素制剂及其用法用量

种类	药名	用法用量
胰岛素类似物（超短效胰岛素）	门冬胰岛素 赖脯胰岛素	一日 3 次，餐前立即注射皮下注射 一日 3 次，餐前立即注射皮下注射
短效胰岛素	普通胰岛素	一日 3～4 次，早、中、晚、夜宵前 30 分钟皮下或肌内注射
中效胰岛素	低精蛋白锌胰岛素	一日 1～2 次，于早餐或早、晚餐前 30～60 分钟皮下注射
长效胰岛素	精蛋白锌胰岛素	一日 1～2 次，于早餐或早、晚餐前 30～60 分钟皮下注射
胰岛素类似物（超长效胰岛素）	甘精胰岛素	每日傍晚注射 1 次
预混胰岛素	双相胰岛素（短效加中、长效）	一日 1～2 次，于早餐或早、晚餐前 30～60 分钟皮下注射

2. 药物的选择　需要注意的是生活方式干预是 2 型糖尿病的基础治疗措施，应贯穿糖尿病治疗的始终。

（1）胰岛素　1 型糖尿病患者应无条件接受胰岛素注射治疗。2 型糖尿病患者有下列情形者也应给予胰岛素治疗：①对口服降糖药有严重不良反应不能坚持用药者；②经饮食、运动及口服降糖药（包括联合用药)治疗血糖仍控制不良者；③有酮症酸中毒、乳酸性酸中毒、高渗性非酮症糖尿病昏迷者；④各种应激、手术、妊娠、分娩等患者；⑤合并有视网膜病变、神经病变、肾病变、下肢坏疽、急性心肌梗死、脑卒中等患者。

注射胰岛素时宜注意：①经常变换注射部位，两次注射点要间隔 2cm，以确保胰岛素稳定吸收，同时防止发生皮下脂肪营养不良。②未开启的胰岛素应冷藏保存。冷冻后的胰岛素不可再应用。③使用中的胰岛素笔芯不宜冷藏，可与胰岛素笔一起使用或随身携带，在室温下最长可保存 4 周。

（2）口服降糖药

1）磺酰脲类：适用于经饮食控制及体育锻炼 2～3 个月疗效不满意、胰岛 B 细胞功能尚存的轻、中度 2 型糖尿病患者。主要不良反应为低血糖，特别是在老年患者和肝、肾功能不全者，磺脲类药物还可导致体重增加、过敏、消化道反应等。有肾功能轻度不全的患者，宜选择格列喹酮。

2）双胍类：用于 2 型糖尿病，尤适用于肥胖和伴高胰岛素血症者，与磺酰脲类合用有协同作用。主要不良反应为胃肠道反应。其他乳酸性酸中毒、体重减轻，维生素 B_{12} 缺乏。

3）α-葡萄糖苷酶抑制药：通过抑制碳水化合物转化成葡萄糖发挥降低餐后血糖的作用。适用于轻度至中度 2 型糖尿病，特别是肥胖者或以餐后血糖升高为主的患者。主要不良反应为腹胀、肠鸣音亢进、腹痛、皮肤反应。

4）格列奈类：此类药物主要通过刺激胰岛素的早时相分泌而降低餐后血糖。适应证为胰岛 B 细胞功能尚存的 2 型糖尿病者，特别是餐后胰岛素或 C 肽早相分泌低平、高峰后延、餐后血糖升高明显者及无急性并发症、不合并妊娠、无严重肝肾功能不全者。此类药物需在餐前即刻服用，可单独使用或与其他降糖药联合应用。常见不良反应是低血糖和体重增加，但低血糖的风险和程度较磺脲类药物轻。格列奈类药物可以在肾功能不全的患者中使用。

5）噻唑烷二酮类：适用于胰岛素抵抗为主、伴有高胰岛素血症的 2 型糖尿病和糖耐量减低的患者。主要通过增加靶细胞对胰岛素作用的敏感性而降低血糖。单独使用时不导致低血糖，但与胰岛素或胰岛素促泌剂联合使用时可增加低血糖发生的风险。体重增加和水肿是 TZDs 的常见不良反应。

6）DPP-4（二肽基肽酶 4）抑制剂：西格列汀、维格列汀等。通过抑制 DPP-4 而减少 GLP-1（胰高血糖素样肽-1）在体内的失活，使内源性 GLP-1 的水平升高。GLP-1 以葡萄糖浓度依赖的方式增强胰岛素分泌，抑制胰高糖素分泌，使血糖降低，又称为智能型降糖药。单独使用一般不导致低血糖反应，不会增加体重。部分患者使用后可能出现头痛、鼻炎、腹泻、便秘等不良反应。

7）钠-葡萄糖协同转运蛋白 2（SGLT-2）抑制剂：达格列净、恩格列净、卡格列净等。通过抑制肾脏对葡萄糖的重吸收，促进尿葡萄糖排泄，从而降低血液循环中葡萄糖的浓度。也是一类新型抗糖尿病药物。单独使用时不增加低血糖发生的风险。中度肾功能不全的患者可以减量使用。在重度肾功能不全患者中因降糖效果显著下降不建议使用。常见不良反应为生殖泌尿道感染，罕见的不良反应包括酮症酸中毒。

（3）GLP-1（胰高血糖素样肽-1）受体激动剂　这类药物通过激动 GLP-1 受体而发挥降低血糖的作用。GLP-1 受体激动剂以葡萄糖浓度依赖的方式增强胰岛素分泌、抑制胰高糖素分泌，并能延缓胃排空，通过中枢性的食欲抑制来减少进食量。GLP-1 受体激动剂可有效降低血糖，并有显著降低体重和改善血脂、血压的作用。单独使用 GLP-1 受体激动剂不明显增加低血糖发生的风险。GLP-1 受体激动剂可以单独使用或与其他降糖药联合使用。常见不良反应为胃肠道症状（如恶心、呕吐等）。

▶ **课堂互动**

患者，男，40 岁，因多食、多饮、消瘦 2 个月就诊。患者 2 个月前无明显诱因逐渐食量增加，由原来的每天 450g 到每天 550g，最多达 800g，而体重却逐渐下降，2 个月内体重减轻了 3kg 以上，同时出现口渴，喜欢多喝水，尿量增多。实验室检查：尿糖（++），空腹血糖 10.78mmol/L。初步诊断：2 型糖尿病。

请为该患者推荐药物，并对患者进行宣教和用药指导。

（三）2 型糖尿病的治疗方案

如果单纯生活方式不能使血糖控制达标，应开始药物治疗。

1. 单药治疗　2 型糖尿病药物治疗的首选是二甲双胍。若无禁忌证，二甲双胍应一直保留在糖尿病的治疗方案中。不适合二甲双胍治疗者可选择 α-糖苷酶抑制剂或胰岛素促泌剂。如单独使用二甲双胍治疗而血糖仍未达标，则可采取二联治疗。

2. 二联治疗　在二甲双胍治疗的基础上加用胰岛素促泌剂、α-糖苷酶抑制剂、DPP-4 抑制剂、TZDs、SGLT2 抑制剂、胰岛素或 GLP-1 受体激动剂。

3. 三联治疗　上述不同机制的降糖药物可以三种药物联合使用。如三联治疗控制血糖仍不达标，则应将治疗方案调整为多次胰岛素治疗（基础加餐时胰岛素或每日多次预混胰岛素）。采用多次胰岛素治疗时应停用胰岛素促分泌剂。

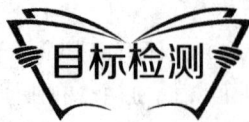

目标检测

一、A型选择题

1. 糖尿病是一组病因不明的内分泌代谢病，其共同主要标志是（　　　）
   A. 多饮、多尿、多食　　　　　　　　　B. 乏力
   C. 消瘦　　　　　　　　　　　　　　　D. 高血糖
   E. 尿糖阳性

2. 1型糖尿病与2型糖尿病，最主要的区别在于（　　　）
   A. 症状轻重不同　　　　　　　　　　　B. 发生酮症酸中毒的倾向不同
   C. 对胰岛素的敏感性不同　　　　　　　D. 胰岛素的基础水平与释放曲线不同
   E. 血糖稳定性不同

3. 判断糖尿病控制程度较好的指标是（　　　）
   A. 空腹血糖　　　　　B. 饭后血糖　　　　　C. 糖化血红蛋白　　　　D. 空腹血浆胰岛素含量
   E. OGTT

4. 糖尿病饮食治疗中下列正确的是（　　　）
   A. 病情轻可以不用饮食治疗　　　　　　B. 有并发症者不用饮食治疗
   C. 用药治疗时，可不用饮食治疗　　　　D. 肥胖者宜给高热量饮食治疗
   E. 不论病情轻重都需饮食治疗

5. 双胍类降糖药最主要的副作用为（　　　）
   A. 乳酸性酸中毒　　　　B. 低血糖　　　　　C. 胃肠道反应　　　　D. 过敏性皮疹
   E. 肝功异常

6. 磺脲类药物的主要副作用是（　　　）
   A. 恶心、呕吐　　　　　B. 低血糖反应　　　　C. 肝功能损害　　　　D. 白细胞减少
   E. 皮肤瘙痒

7. 下列注射胰岛素时的注意事项中不正确的是（　　　）
   A. 注射时宜变换注射部位
   B. 两次注射点要间隔2cm，以确保胰岛素稳定吸收
   C. 使用中的胰岛素笔芯不宜冷藏
   D. 未开启的胰岛素应冷藏保存，冷冻后的胰岛素不可再应用
   E. 与胰岛素笔配合使用的胰岛素笔芯在室温下最长可保存6周

8. 患者，女，28岁，1型糖尿病7年，平时胰岛素治疗，血糖控制满意。现妊娠32周，下列考虑正确的是（　　　）
   A. 为了避免胎儿低血糖，宜减少胰岛素用量
   B. 妊娠中后期，对胰岛素敏感性降低，应适当增加胰岛素用量
   C. 可增加运动，胰岛素剂量不变
   D. 为了避免胎儿过大，应减少糖类摄取，并减少胰岛素用量
   E. 可加用口服降糖药帮助控制血糖

9. 下列属于DPP-4抑制剂的是（　　　）
   A. 达格列净　　　　　B. 沙格列汀　　　　　C. 阿卡波糖　　　　　D. 格列苯脲
   E. 利拉鲁肽

10. 达格列净降血糖作用机制是（　　）
    A. 抑制胰高血糖素的分泌　　　　　　　B. 刺激胰岛 B 细胞
    C. 增强胰岛素的作用　　　　　　　　　D. 促进葡萄糖的排泄
    E. 抑制糖原异生，促进组织摄取葡萄糖

11. 胰岛功能丧失时，仍具降血糖作用的药物有（　　）
    A. 苯乙双胍　　　　B. 甲苯磺丁脲　　　　C. 瑞格列奈　　　　D. 格列本脲
    E. 利拉鲁肽

12. 胰岛素中加鱼精蛋白及微量锌的目的是（　　）
    A. 增加溶解度，提高生物利用度　　　　B. 降低溶解度，增加稳定性，延缓吸收
    C. 收缩血管，减慢吸收　　　　　　　　D. 减少注射部位的刺激性
    E. 降低排泄速度，延长作用时间

13. 就餐时随第一口主食给药的降糖药是（　　）
    A. 格列本脲　　　　B. 瑞格列奈　　　　C. 阿卡波糖　　　　D. 胰岛素
    E. 二甲双胍

14. 诺和锐 30 属于（　　）
    A. 人胰岛素　　　　　　　　　　　　　B. 动物胰岛素
    C. 超短效人胰岛素类似物　　　　　　　D. 预混人胰岛素
    E. 预混人胰岛素类似物

15. 胰岛素治疗时，以下控制血糖最理想的治疗方案为（　　）
    A. 每日 2 次注射预混胰岛素
    B. 每日 3 次注射短效胰岛素
    C. 每日 4 次注射短效胰岛素
    D. 每日 3 次餐前注射短效胰岛素＋睡前注射中效或长效胰岛素
    E. 每日 1 次注射短效胰岛素

二、X 型选择题

1. 下列属于糖尿病并发症的是（　　）
    A. 双目失明　　　　B. 酮症酸中毒　　　　C. 感染　　　　D. 血管病变
    E. 高渗性昏迷

2. 治疗糖尿病的药物包括（　　）
    A. 硫脲类　　　　B. 磺酰脲类　　　　C. 双胍类　　　　D. 胰岛素
    E. α‐葡萄糖苷酶抑制药

3. 治疗糖尿病的药物类别包括（　　）
    A. 口服降糖药　　　　　　　　　　　　B. 胰岛素
    C. GLP‐1 受体激动剂　　　　　　　　　D. SGLT2 抑制剂
    E. DPP‐4 抑制剂

（邓庆华）

专业技能训练十四　糖尿病的用药指导能力提升

一、糖尿病的用药指导要点

1. 常用降糖药药名介绍　胰岛素、格列本脲、格列齐特（达美康）、二甲双胍、阿卡波糖、瑞格列奈（诺和龙）、吡格列酮。

2. 主要作用介绍

（1）胰岛素可帮助细胞利用葡萄糖，促进糖原的合成和贮存，抑制糖原分解和异生，即减少糖的来源，增加糖的去路，从而降低血糖。

（2）格列本脲、格列齐特为磺酰脲类促胰岛素分泌剂，主要刺激胰岛的 B 细胞释放胰岛素。用于单用饮食控制效果不好的 2 型糖尿病。

（3）二甲双胍对正常人血糖无影响，可降低糖尿病患者的血糖。尤其是肥胖的 2 型糖尿病适用。

（4）阿卡波糖对餐后高血糖作用最明显。对空腹血糖正常，餐后血糖高者适用。阿卡波糖通过竞争性抑制双糖类水解酶 α–葡萄糖苷酶的活性，减慢淀粉等多糖分解为双糖和单糖（如葡萄糖），延缓单糖吸收，降低餐后血糖峰值。

（5）吡格列酮为胰岛素增敏剂，能改善胰岛素抵抗而降血糖的作用，也可改善脂质代谢紊乱。

3. 用法用量介绍　详见表 6–22、表 6–23。

4. 用药注意介绍

（1）应用胰岛素期间应注意观察低血糖反应，并随时准备好甜点。一旦发生低血糖反应，轻者可饮糖水或吃甜食，重症者应立即注射 50% 的葡萄糖。未开瓶的胰岛素应在 2~8℃ 保存，已开瓶的胰岛素可在室温下（最高 25℃）最多保存 4~6 周。冷冻后的胰岛素会失效，不可使用。

（2）磺酰脲类降糖药老年人禁用，常见低血糖、味觉改变、口腔金属味等不良反应。

（3）应用胰岛素增敏药可有贫血、水肿，活动性肝病患者和心脏病患者禁用。并应及时检测肝功能。胰岛素增敏剂不适用于 1 型糖尿病或糖尿病酮症酸中毒患者。

（4）阿卡波糖应与食物同服。主要不良反应有胃肠道反应，个别也可出现低血糖。

（5）二甲双胍胃肠道反应多见于服药初期。禁用于严重糖尿病、孕妇、酗酒等人群。

二、糖尿病的用药指导实训

【实训目的】

1. 熟悉降糖药的主要临床特征。

2. 能为患者进行用药咨询服务。

【实训条件】

实训药房及相关治疗药物、用药咨询台。

【实训内容】

1. 模拟问病情景对话练习。

2. 模拟用药咨询服务。

【实训步骤】

1. 分组进行模拟问病情景对话

药师：您好！请问有什么可以帮助您的？

患者：我最近全身没力，总觉得口渴、饥饿、体重不增反减，尿量也多。

药师：这种情况有多长时间了？

患者：大概有 3 个月了

药师：去查过血糖了吗？

患者：查过。空腹 5.9mmol/L，餐后 13mmol/L，医生说我是 2 型糖尿病。

药师：嗯，看来您是餐后血糖高，那医生给您开药了吗？

患者：医生开了药，但是我没有吃，是药三分毒，会伤肝。

药师：如果您确诊为糖尿病，必须终生服药，不然长期高血糖会影响你的足、眼、肾、血管，会造成很多严重的问题。

患者：啊？有那么严重啊？

药师：是的，所以您必须按时、足量服药。

患者：那您能告诉我这个药该怎么使用吗？医生给我开的是阿卡波糖。

药师：阿卡波糖您在用餐吃第一口饭时，和它一起吞下去。阿卡波糖会抑制您肠道吸收葡萄糖，从而降低您的血糖。

患者：看来还是很方便啊。

药师：但是阿卡波糖可能会造成您肠胃不适，尤其会经常放屁。

患者：原来会这样啊，那我只吃这个药血糖就能控制住了吗？

药师：这个不一定，您最好购买一台家用血糖仪，常监测血糖，如果发现控制不好再来咨询，可能需要调整剂量或者药物。

患者：好的，我明白了，谢谢您的耐心解答。

药师：不客气。

2. 模拟用药咨询服务

假设医生为其他糖尿病患者开了一种治疗药物口服，而患者想进一步了解用药的相关知识，前来用药咨询台向药师进行咨询，请每个小组设计用药咨询情景对话，并按设计进行用药咨询服务模拟训练。

【实训思考】

降糖药物怎样分类？每类代表药是什么？

（徐　露）

任务十五　痛风的用药指导

学习目标

1. 知识目标： 掌握痛风的治疗原则及药物选择；熟悉痛风的常见临床特征；了解痛风的定义、病因及发病机制。

2. 能力目标： 能指导患者合理应用痛风治疗药物，以及恰当的饮食和生活方式。

3. 素养目标： 关心痛风病患者，提高患者用药依从性。

案例导入

案例：患者，男，42岁，已婚。5年前饮酒受凉后右侧第一跖趾关节疼痛，伴发皮肤红肿、发热。5年来多于夜间发病，每年发作1～2次，疼痛程度较轻，自行冷敷处理，持续数天后可缓解，故未予以重视。前晚聚餐应酬时进食较多海鲜，饮啤酒约500ml，昨晨再次出现上述症状，右侧第一跖趾关节肿痛程度剧烈，测血尿酸460μmol/L。

请思考：1. 该患者疾病初步诊断为什么？

　　　　2. 该疾病治疗可选用什么药物？

　　　　3. 该患者平时饮食和生活习惯应该提出什么建议？

一、概述

痛风是嘌呤代谢紊乱和尿酸排泄减少而致血尿酸水平升高，尿酸盐晶体沉积于组织或器官并引起组织损伤的一组临床综合征。其临床特点是高尿酸血症和结缔组织结构（特别是软骨、滑膜）的尿酸盐结晶、沉积，以及由此而引起的痛风性急性关节炎反复发作、痛风石沉积、痛风石性慢性关节炎和关节畸形，常累及肾脏引起慢性间质性肾炎和尿酸性肾结石形成。累及血管可引起高血压，累及心脏可引起冠状动脉粥样硬化性心脏病，并且常常伴发高脂血症、糖尿病等疾病。因此，尽管痛风多表现在关节引起关节炎，但实际上它是一种全身性病变，可引起多脏器损害。

痛风的发病受种族、饮食、饮酒、职业、环境和受教育程度等多个因素的影响，随着人类生活水平的逐渐提高，其发病率不断攀升。流行病学资料显示，痛风的发病率在世界范围内呈逐年上升趋势。近年来痛风在我国的发病率也呈上升趋势，普通人群的患病率约为1.14%，其中中国台湾地区和青岛地区是痛风的高发区。痛风的发生与性别、年龄相关，多见于中老年人，约占90%，发病高峰年龄为40～50岁，患病率随年龄增长而增加，且男性高于女性。

高尿酸血症是痛风最重要的生化基础。按高尿酸血症形成原因可分为原发性痛风和继发性痛风，其中原发性痛风约占90%，且有一定的家族遗传倾向。

1. 原发性痛风 属于先天性代谢缺陷疾病，多具有家族性，男性多见，女性仅在绝经期后偶有发生。临床一般所说的痛风多指原发性痛风，常伴有血脂代谢异常、肥胖症、糖尿病、原发性高血压、冠心病及动脉硬化等。原发性痛风发病的可能原因如下。

（1）原因未明的基因缺陷 ①产生过多：尿酸产生过多，可能属于多基因遗传缺陷，发病率占10%；②排泄减少：肾小管分泌尿酸功能障碍，使肾脏尿酸排泄不足，也可能属于多基因遗传缺陷，发病率占90%。

（2）酶及代谢缺陷 磷酸核糖焦磷酸合成酶活性增加，引起磷酸核糖焦磷酸合成过多，尿酸产生过多；磷酸核糖焦磷酸合成酶亢进症，尿酸产生过多；次黄嘌呤-鸟嘌呤磷酸核糖转移酶部分缺乏，尿酸产生过多。原发性痛风由酶缺陷引起者占1%～2%，而大多数则病因未明。有学者认为部分可能与抗氧化物质、营养素或白蛋白缺乏有关。

2. 继发性痛风 主要由肾脏病、血液病及药物、高嘌呤食物等多种原因引起。

（1）酶代谢缺陷 ruLEsCh-NyhAn综合征是一种次黄嘌呤-鸟嘌呤磷酸核糖转移酶完全缺乏症。由于次黄嘌呤-鸟嘌呤磷酸核糖转移酶缺乏，尿酸产生过多，女性为携带者，男性发病；糖原积累病Ⅰ型，这是第一个发现的由特异性酶（葡萄糖-6-磷酸酶）缺陷而导致的糖原代谢病，可表现为尿酸产生过多和肾脏尿酸清除减少，遗传特征为自体、隐性，是常染色体隐性遗传；还有磷酸核糖焦磷酸合成酶亢进症、腺嘌呤磷酸核糖转移酶缺失症等都可以导致尿酸产生过多。

（2）其他导致尿酸产生过多的因素 ①细胞过量破坏：慢性溶血、红细胞增多症、烧伤、化疗、放疗、过多运动；②细胞增殖：可因体内细胞中大量核酸分解，生成大量尿酸所致，如红细胞增多症、慢性白血病、慢性溶血性贫血、淋巴瘤、骨髓增生等；③外因性：高嘌呤饮食、过量饮酒等均可使尿酸生成过多；④其他可能因素：高血压、甲状腺功能不足、肥胖、饥饿时等引起。

（3）肾脏清除减少 ①肾衰竭、酮症酸中毒等肾脏功能减退致尿酸排泄减少；②妊娠高血压综合征、药物（如服用氨苯蝶啶等利尿药、阿司匹林、抗结核药物、维生素B_{12}、磺胺类药物等）、中毒或内源性代谢产物抑制尿酸排泄和（或）吸收增加；③细胞外液减少：脱水、尿崩症等也可致尿酸排泄减少。

二、临床特征

1. 关节病变 急性痛风性关节炎多起病急骤，首次发作常始于凌晨，通常只累及外周个别关节，约50%病例中第1跖趾关节为首发关节。在整个病程中，约90%以上的患者均有第1跖趾关节受累。关节局部疼痛、皮色潮红，甚至发亮，有时可见静脉扩张和瘀斑，活动受限。局部症状迅速加重，数小时内可达高峰，以至患者辗转反侧，难以忍受。除跖趾关节外，四肢关节均可受累，但大多数为下肢关节，越是肢体远端关节受损，其症状也愈典型。炎症消退后，局部皮肤呈暗红、偏微紫色，皮肤皱缩，伴有脱屑和轻度瘙痒，以后逐渐恢复。常伴有全身不适，体温升高，高热者可达 39℃ 以上，甚至出现寒战，且常伴有心动过速、肝大、明显多尿等症状。初次发作后，轻者在数小时或一两日内可自行缓解，重者持续数日或数周后消退。随着急性发作次数的增多和病程的演进，尿酸盐在关节内外和其他组织中的沉积逐步加重，受累关节呈非对称性不规则肿胀和进行性强直、僵硬，以致受累关节持续性疼痛、广泛破坏并有较大皮下结节形成，终致病变关节畸形而丧失功能。虽然慢性痛风性关节炎可侵犯各部位的关节，并使许多关节同时受累，但很少侵及脊柱关节和肋软骨，即使侵犯，也症状轻微，有时可表现为胸痛、腰背痛、肋间神经痛等。

2. 痛风结节　又称痛风石，是尿酸钠沉积于组织中所致。由于尿酸盐不易透过血脑屏障，故除中枢神经系统外，几乎在所有的组织中均可形成痛风结节，但以关节软骨及关节周围组织多见。一般在发病 10 年左右出现体表痛风结节。体表痛风结节的好发部位是外耳，尤其以耳轮和对耳轮多见；其次为尺骨鹰嘴、膝关节囊和肌腱；少数见于指、掌、脚、眼睑、鼻软骨、角膜或巩膜。

3. 肾脏损害　20%～40%的痛风患者伴有肾脏病变，常见的肾脏损害有以下几种。

（1）尿酸盐肾病　微小的尿酸盐晶体沉积于肾间质，特别是肾髓质部乳头处，导致慢性肾小管—间质性肾炎，引起肾小管萎缩变形、间质纤维化，严重者可引起肾小球缺血性硬化。临床表现为尿浓缩功能下降，出现夜尿增多、低比重尿、小分子蛋白尿、白细胞尿、轻度血尿及管型尿等。晚期可致肾小球滤过功能下降，出现肾功能不全及高血压、水肿、贫血等。

（2）尿酸性尿路结石　尿中尿酸浓度增加呈过饱和状态，在泌尿系统沉积并形成结石。在痛风患者中的发生率在 20% 以上，且可能出现于痛风关节炎发生之前。结石较小者呈沙砾状随尿排出，可无明显症状；较大者可阻塞尿路，引起肾绞痛、血尿、排尿困难、泌尿系感染、肾盂扩张、积水等。

（3）急性尿酸性肾病　血及尿中尿酸水平急骤升高，大量尿酸结晶沉积于肾小管、集合管等处，造成急性尿路梗阻。临床表现为少尿、无尿，急性肾功能衰竭；尿中可见大量尿酸晶体。这种情况在原发性痛风中少见，多由恶性肿瘤及其放射治疗、化学治疗（即肿瘤溶解综合征）等继发原因引起。

三、治疗原则及药物选择

（一）治疗原则

痛风并非不治之症，关键是早预防、早发现、早治疗。早期治疗一般预后良好，到了晚期尿酸广泛弥漫性在组织中沉积，或发生肾功能不全，则预后不佳。

因此，痛风的药物治疗原则一般是尽快终止急性关节炎发作，纠正高尿酸血症，防止关节炎复发，防止尿酸结石形成和肾功能损害。坚持长期用药，将血液中尿酸浓度控制在正常水平是治疗成功的关键。此外，还需同时治疗伴发的高脂血症、糖尿病、原发性高血压、冠心病、脑血管病等。

此外，痛风的治疗还需要合理的饮食控制、充足的水分摄入、规律的生活节奏、适当体育活动以及定期的健康检查。

（二）药物选择

药物治疗常用抑制尿酸生成、促尿酸排泄和镇痛消炎的药物，详见表 6-25。痛风的药物治疗应按照临床分期进行，并遵循个体化原则。

表 6-25　痛风的治疗药物

治疗药物	作用机制	代表药物
尿酸合成抑制剂	抑制黄嘌呤氧化酶，阻断黄嘌呤转化为尿酸，减少尿酸生成	别嘌醇
促尿酸排泄药物	抑制近端肾小管对尿酸的重吸收，以利于尿酸排泄	丙磺舒、磺吡酮、苯溴马隆
抑制白细胞游走进入关节的药物	抑制炎性细胞趋化，对制止炎症、止痛有特效	秋水仙碱
非甾体抗炎药	抑制 PG 合成，起到镇痛、缓解炎症反应的作用	阿司匹林、对乙酰氨基酚、塞来昔布

1. 急性期的治疗 治疗药物应及早、足量使用，见效后逐渐减停。暂缓使用降尿酸药物，以免引起血尿酸波动，延长发作时间或引起转移性痛风。同时卧床休息，抬高患肢，避免负重。

（1）非甾体抗炎药 非甾体抗炎药已逐渐成为治疗急性痛风的一线用药，通常开始使用足量，一旦症状减轻即逐渐减量，5～7天后停用。禁止同时服用两种或多种非甾体抗炎药，否则不仅不增加疗效，反而增加不良反应。不良反应主要表现为消化性溃疡、出血和穿孔，以及对肾脏、心血管系统和神经系统的损害。用药期间应密切监测肝、肾功能。非甾体抗炎药慎用于使用抗凝抗血小板治疗或有心血管疾病的患者，禁用于有活动性消化性溃疡和严重肾功能不全者。

（2）秋水仙碱 传统的秋水仙碱口服用法为0.5mg，每1～2小时1次，直到临床症状缓解、出现严重的胃肠道反应或者达到预定的最大剂量（5～7mg）。但大多数患者在疼痛减轻过半时即出现胃肠道不良反应，特别是严重腹泻，往往影响用药剂量的递增，从而影响急性关节炎的治疗效果。新的指南推荐使用秋水仙碱0.5mg，每日2或3次，可以减少反应。严重的消化性溃疡，肝、肾、心功能不全或血液系统疾病患者禁用。

（3）糖皮质激素 对单个或两个关节受累的急性痛风患者可行关节腔抽液及注射长效糖皮质激素，以减轻全身不良反应，但应排除合并感染。口服用药一般只用于不能耐受秋水仙碱和非甾体抗炎药或有相对禁忌证的多关节炎患者。糖皮质激素25U静脉滴注或40～80U肌内注射，必要时可重复；或口服泼尼松每日20～30mg，3～4天后逐渐减量停服。当肾功能不全的患者发作急性痛风时，或慢性痛风患者晚期合并肾功能不全时，患者的疼痛常持续不缓解并间有急性加重，这类患者的治疗关键在于尽量控制症状，减轻患者痛苦，避免或减少药物不良反应，力求维持各器官功能的相对稳定。根据《中国痛风临床诊治指南》的建议，不宜选用秋水仙碱或非甾体类抗炎药（NSAIDs），以免加重肾功能恶化；而应选用糖皮质激素或促质激素。而如果患者同时合并糖尿病，用药将十分棘手，需要根据患者的血糖或肾功能情况具体考虑，用药过程中需密切监测血糖和肾功能的变化。

2. 间歇期和慢性期的治疗 该阶段治疗旨在控制血尿酸在正常水平，促进痛风石和肾酸盐结石的溶解排泄，预防痛风急性炎症反复发作。对无痛风石的痛风患者宜将血尿酸控制在6.0mg/dl以下，有痛风石者的血尿酸应保持在更低水平（4.0mg/dl以下），以有利于痛风石溶解。主要治疗手段包括给予黄嘌呤氧化酶抑制剂以抑制尿酸生成，促尿酸排泄药物以促进肾脏对尿酸的排泄，尿酸氧化酶以促进尿酸降解。血尿酸的波动易诱发"二次痛风"，故降尿酸治疗的初期应给予NSAIDs或小剂量的秋水仙碱预防痛风炎急性发作，同时辅以碳酸氢钠碱化尿液。

（1）抑制尿酸生成药物

1）别嘌醇：是治疗高尿酸血症常用的药物，作用机制为别嘌醇及其主要活性产物别嘌呤二醇通过抑制嘌呤和嘧啶代谢的酶而竞争性地抑制黄嘌呤氧化酶，抑制尿酸生成。其不良反应包括发热、过敏反应、肝毒性等。美国FAD推荐别嘌醇的用量为100mg/d逐渐加量到800mg/d直到血尿酸控制在目标值（6.0mg/dl）以下。但研究发现别票醇的总量从300mg/d增加到600mg/d，可让80%的患者血尿酸恢复正常。别嘌醇禁用于重度肝、肾功能损害和过敏患者。2012年《美国风湿病学会痛风治疗指南》指出，别嘌醇单药治疗，如剂量≤300mg/d，有一半以上的患者不能将血尿酸降至目标值（<6mg/dl或<5mg/dl）。因此，别嘌醇的维持剂量可以超过300mg/d，即使慢性肾脏病（CKD）患者也如此，当然也要对患者进行充分的教育及各种不良反应的密切监测。别嘌醇超敏综合征（AHS）是影响别嘌醇用药的主要原因，在美国的发生率约为1:1000其中严重的AHS在20%～25%。同时使用噻嗪类利尿药和肾脏受累是AHS发生的危险因素，AHS常常发生在开始治疗的前几个月，初始小剂量能减少其发生风险。

2）非布司他：非布司他是新型的黄嘌呤氧化酶非嘌呤特异性抑制剂，与别嘌醇的作用机制不同，其通过占据进入酶活性部位的通道而阻止底物进入嘌呤氧化酶的蝶呤钼部位。非布司他主要经肝脏代谢，经肠道和尿排泄的量几乎相同。研究表明，肾功能不全患者对非布司他的耐受性好，表明其对有不同程度的肾功能不全的高尿酸血症和痛风患者安全、有效。肾损害的痛风患者服用非布司他的疗效优于别嘌醇。非布司他禁用于重度肝损害、冠心病和心力衰竭患者。

（2）促进尿酸排泄药 常见的促尿酸排泄药物有丙磺舒和苯溴马隆，两者均通过抑制肾脏近端小管内皮细胞对尿酸的重吸收而达到促进尿酸排泄的作用。因促尿酸排泄能引起尿酸盐晶体在尿路的沉积及肾功能损害，故应从小剂量开始缓慢增加，同时多饮水、碱化尿液，以利于尿酸排出。研究发现对别嘌醇无效的痛风患者，苯溴马隆的疗效明显优于丙磺舒，不良反应也明显少于丙磺舒。另一项研究发现，常规剂量的苯溴马隆疗效优于别嘌醇。但因在美国曾经发现服用苯溴马隆导致肝衰竭，故该药被 FDA 禁止使用，目前美国市场已经没有苯溴马隆供应，但在国内目前使用仍较为广泛。

（3）尿酸氧化酶 尿酸氧化酶为一种可以直接将尿酸氧化并分解为可溶性尿囊素的氧化酶，尿酸氧化酶能够加速痛风石的溶解，可用于治疗其他降尿酸治疗无效或有禁忌的痛风患者，其在过去 10 年已用于防治肿瘤溶解综合征。目前，尿酸氧化酶包括非重组氧化酶及重组氧化酶两类。研究发现，非重组尿酸氧化酶的临床耐受性差，易诱发过敏反应。国际上一些痛风治疗指南包括中国指南大多认为，降尿酸治疗均应该在急性发作平息至少 2 周后方可开始，理由是急性痛风发作期采用降尿酸治疗可能会加重痛风的症状。《指南》首次提出，在有效抗炎药物的保护下，降尿酸治疗并非禁忌。这一新观点值得在以后的临床实践中加以证实。

3. 肾脏病变的治疗 除积极控制血尿酸水平外，碱化尿液、多饮多尿也十分重要。在使用利尿药时应避免使用影响尿酸排泄的噻嗪类利尿药、呋塞米、依他尼酸等，可选用螺内酯。碳酸酐酶抑制剂乙酰唑胺兼有利尿和碱化尿液的作用，也可选用。降压可用 ACEI，避免使用减少肾脏血流量的 β 受体阻断药和钙通道阻滞剂。其他治疗同各种原因引起的慢性肾损害。对于尿酸性尿路结石，大部分可溶解，自行排出，体积大且固定者可体外碎石或手术治疗。对于急性尿酸性肾病，除使用别嘌醇积极降低血尿酸外，应按急性肾衰竭进行处理。对于慢性肾功能不全可进行透析治疗，必要时可做肾移植。

4. 无症状高尿酸血症的治疗 对于血尿酸水平在 535μmol/L（9.0mg/dl）以下、无痛风家族史者一般无需用药治疗，但应控制饮食、避免诱因，并密切随访；反之应使用降尿酸药物。如果伴发原发性高血压、糖尿病、高脂血症、心脑血管病等，应在治疗伴发病的同时适当降低血尿酸。

（三）药物应用指导

1. 降尿酸的用药指导 凡是确诊有痛风石的痛风患者、频繁发作的痛风（每年发作≥2 次）患者以及痛风合并慢性肾病（2 期或以上）的患者，或者过去有过尿路结石的患者，均建议采用降尿酸治疗。其最低治疗目标是将血清尿酸水平降低到 6mg/dl 以下，能降到 5mg/dl 以下则更理想。目前推荐别嘌醇或非布司他作为一线降尿酸用药。根据 2012 年《美国风湿病学会痛风治疗指南》，为了减少开始降尿酸治疗后的痛风复发，以及减少别嘌醇严重超敏反应综合征（AHS）的发生，初始计量必须≤100mg/d；如果有中至重度慢性肾脏疾病（CKD），初始剂量应小于 50mg/d，然后逐渐增加剂量，2～5 周达到合适的治疗量。每个患者剂量应根据个体原则确定。

如果痛风已经发作，则需要考虑联合使用降尿酸药物和抗炎药物。如果尿酸水平顽固增高，则可以考虑联用黄嘌呤氧化酶抑制剂（别嘌醇或非布司他）和促进尿酸排泄的药物（如丙磺舒），其中丙磺舒是促进尿酸排泄的最佳选择。指南建议如果患者对黄嘌呤氧化酶制剂有禁忌或不耐受，丙磺舒作为促尿酸排泄的一线药物，可用于降尿酸治疗。但如果患者的肌酐清除率＜50ml/min，则丙磺舒不被推荐单独用于降尿酸治疗。

利尿药、抗结核病药如吡嗪酰胺和乙胺丁醇、NSAIDs、小剂量的阿司匹林、左旋多巴、烟酸或环孢素等均可使肾小管排泌尿酸减少，抵消降尿酸药物的作用。降尿酸药物与尿酸化药同用可增加肾结石形成的可能。丙磺酸与口服降血糖药合用可使降糖效应加强。丙磺酸与吲哚美辛、萘普生、氨苯砜、甲氨蝶呤及磺胺药合用，可使这些药物的血药浓度升高，毒性加强。丙磺酸与呋喃妥因合用，可使后者的肾小管分泌受抑制，尿中浓度降低。别嘌醇可使硫唑嘌呤、巯嘌呤、抗凝药如双香豆素的血药浓度升高，作用加强，故应注意调整剂量。别嘌醇不宜与铁剂同服，与环磷酰胺合用会增加对骨髓的抑制，与氨苄西林合用时皮疹的发生率增多（尤其在高尿酸血症患者中）。秋水仙碱可影响消化道中维生素 B_{12} 的吸收，可使中枢神经系统抑制药增效，拟交感神经药的反应性加强。

2. 营养治疗 痛风与肥胖、糖尿病、高血压及高脂血症等关系密切，故应降低体重，控制每天总热量的摄入，少吃碳水化合物。此外，还要少吃蔗糖、蜂蜜，因为它们含果糖量很高，会加速尿酸生成。每天需保证适量蛋白质的摄入，牛奶、奶酪、脱脂奶粉和蛋类所含的嘌呤较少，可选用。酸奶因含乳酸较多，因此对痛风患者不利。豆制品中因嘌呤成分含量较高，痛风患者不宜食用。

脂肪可减少尿酸正常排出，应适当限制脂肪摄入。清淡的饮食一方面可以减少能量的摄入，有助于减轻体重；另一方面也可以减少由脂肪分解所产生的酮体对肾脏排泄尿酸的抑制作用。

限制嘌呤摄入，动物性食品中的嘌呤含量较多，含量高的食物包括动物内脏、牛肉、羊肉、鸡鸭、鹅肉、海产品、坚果、全麦制品、乳酸饮品。植物幼芽部分一般含中度的嘌呤成分，不可多食，如菜花类、豆苗、笋类、豆类。

多食以新鲜的蔬菜、水果为主的碱性食品。增加碱性食物的摄入可升高尿液的 pH，有利于尿酸盐的溶解。碱性食物是指含有较多的钾、钠、钙、镁等元素的食物，可在体内氧化生成碱性离子，如青菜、紫菜、海带、马铃薯、水果等。西瓜和冬瓜不但是碱性食品，而且具有利尿作用，对痛风患者更有利。但是蔬菜中的嫩扁豆、青蚕豆、鲜豌豆含嘌呤量高，要限制食用。

避免饮酒，乙醇不仅增加尿酸合成，而且使血乳酸浓度升高，抵制肾小管分泌尿酸，造成肾脏排泄尿酸减少。近年来研究发现，痛风与饮酒的相关性不仅与酒量有关，而且与酒的类型也有关。啤酒与痛风的相关性最强、烈酒次之，在 2012 年《美国风湿病学会痛风治疗指南》中将所有葡萄酒都列入"少食（饮）"的范围。

痛风与糖尿病一样都是终身性疾病。治疗的关键是教育患者控制饮食，多食含嘌呤低的碱性食物，做到饮食清淡、低脂低糖，多饮水，以利于体内尿酸的排泄。

3. 痛风患者生活习惯的调整 根据《中国痛风临床诊治指南》，低热能膳食、避免高嘌呤食物、保持理想的体重是非常有益且低成本的治疗手段，特别是对于早期痛风或高尿酸血症患者。低嘌呤饮食、低脂饮食应特别强调避免红肉、海产品的摄入。新近的研究特别出要避免摄入含糖的软饮料和乙醇。为减少肾结石的形成，每日饮水应在 2000ml 以上，并服用碳酸氢钠碱化尿液。循证医学证据表明，通过饮食和生活方式的改变可以有效改善糖尿病、高血压和冠心病患者的预后，特别是对于早期患者。因此，对于早期发现的无症状高尿酸血症者和早期急性发作性痛风性关节炎患者，相信通过生活方式的改变、危险因素的去除以及合理规范的药物治疗，同样有望改变其痛风的病程。一项对经至少 5 年降尿酸治疗的患者展开的回顾性研究显示，停用降尿酸药物后 6 年，痛风发作仍可以得到有效控制，表明经持续而有效地长期降尿酸治疗，也许患者可以逐步降低治疗强度甚至停药。这样不仅能够提高医疗质量、改善患者的预后，同时有利于降低医疗成本，具有显著的经济价值和社会价值。

4. 其他 研究表明，有效地控制血糖、血脂或高血压也可能改善血尿酸水平。因此在治疗痛风的同时，要积极治疗伴发的高脂血症、糖尿病、高血压、冠心病和脑血管疾病等。

如果可能，应停用诱发痛风的相关药物，包括抗肿瘤药物、阿司匹林、环孢素、肾上腺素、烟酸、吡嗪酰胺、麦角胺或利尿药等。但关键在于平衡不同治疗的重要性以及了解相关药物对尿酸的影响，需要根据患者的情况综合考虑。

🔖 **知识链接**

美国风湿病学会（ACR）急性痛风关节炎诊断标准

1. 关节液中有特异性尿酸盐结晶。
2. 用化学方法或偏振光显微镜证实痛风石中含尿酸盐结晶。
3. 具备以下 12 项（临床、实验室、X 线表现）中 6 项。
（1）急性关节炎发作＞1 次。

（2）炎症反应在 1 天内达高峰。

（3）单关节炎发作。

（4）可见关节发红。

（5）第一跖趾关节疼痛或肿胀。

（6）单侧第一跖趾关节受累。

（7）单侧跗骨关节受累。

（8）可疑痛风石。

（9）高尿酸血症。

（10）不对称关节内肿胀（X 线证实）。

（11）无骨侵蚀的骨皮质下囊肿（X 线证实）。

（12）关节炎发作时关节液微生物培养阴性。

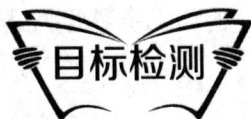

一、A 型选择题

1. 痛风主要是因为下列哪种物质代谢紊乱导致的（　　　）

　　A. 糖　　　　　　　　　B. 脂肪　　　　　　　　C. 蛋白质　　　　　　　D. 嘌呤

　　E. 嘧啶

2. 下列不属于痛风病理损害特征的是（　　　）

　　A. 关节病变　　　　　　B. 出血　　　　　　　　C. 痛风结节　　　　　　D. 尿酸性肾结石

　　E. 肾脏损害

3. 痛风的药物治疗原则不包括（　　　）

　　A. 中药为主　　　　　　　　　　　　　　　B. 尽快终止急性关节炎发作

　　C. 分期进行，并遵循个体化原则　　　　　　D. 纠正高尿酸血症，防止关节炎复发

　　E. 防止尿酸结石形成和肾功能损害

4. 目前推荐为一线降尿酸用药的是（　　　）

　　A. 秋水仙碱　　　　　　B. 丙磺舒　　　　　　　C. 别嘌醇　　　　　　　D. 阿司匹林

　　E. 塞来昔布

5. 目前推荐为促尿酸排泄的一线药物是（　　　）

　　A. 非布司他　　　　　　B. 秋水仙碱　　　　　　C. 阿司匹林　　　　　　D. 糖皮质激素

　　E. 丙磺舒

（薛　强）

专业技能训练十五　痛风的用药指导能力提升

一、痛风的用药指导要点

1. 常用抗痛风药类型及药名介绍　①尿酸合成抑制剂：别嘌醇、非布司他；②促尿酸排泄药物：丙磺舒、磺吡酮、苯溴马隆；③抑制白细胞游走进入关节的药物：秋水仙碱；④非甾体抗炎药：阿司匹林、

对乙酰氨基酚、塞来昔布。

2. 主要作用及用法用量介绍 以上药物均通过不同途径抗痛风，大多用量均从小剂量开始。

3. 用药注意介绍

（1）急性期用药

1）非甾体抗炎药通常开始使用足量，一旦症状减轻即逐渐减量，5～7 天后停用。禁止同时服用两种或多种非甾体抗炎药。慎用于使用抗凝抗血小板治疗或有心血管疾病的患者，禁用于有活动性消化性溃疡和严重肾功能不全者。

2）秋水仙碱 0.5mg，每日 2 或 3 次，可以减少反应。严重的消化性溃疡，肝、肾、心功能不全或血液系统疾病患者禁用。

3）糖皮质激素口服用药一般只用于不能耐受秋水仙碱和非甾体抗炎药或有相对禁忌证的多关节炎患者。

（2）间歇期和慢性期用药

1）别嘌醇为一线降尿酸用药，初始计量必须≤100mg/d；如果有中至重度慢性肾脏疾病（CKD），初始剂量应小于 50mg/d，然后逐渐增加剂量，2～5 周达到合适的治疗量。

2）丙磺舒为促尿酸排泄的一线药物，但如果患者的肌酐清除率＜50ml/min，则丙磺舒不被推荐单独用。

二、痛风的用药指导实训

【实训目的】

1. 熟悉痛风的主要临床特征。

2. 能为痛风患者进行用药咨询服务。

【实训条件】

实训药房及相关治疗药物、用药咨询台。

【实训内容】

1. 模拟痛风问病荐药情景对话练习。

2. 模拟痛风用咨询服务。

【实训步骤】

1. 全班分为 8 个团队，分别设计痛风病诊治情景对话。

2. 团队中每 2 人为一组，按设计的情景分别模拟患者和医药人员进行问病荐药，并从实训药房中取出药品，进行用药指导练习。

3. 每组选派两名代表汇报表演。

4. 教师点评。

5. 学生仔细观看痛风的问病荐药表演过程，找出存在的问题。

6. 学生点评，教师总结。

【实训思考】

痛风是终身性疾病，需要长期治疗，除了给患者做好治疗药物的使用指导外，应该对其日常饮食和生活习惯作何指导？

（薛　强）

综合技能训练一 糖皮质激素的合理应用实训

【实训目的】

1. 了解目前国家糖皮质激素临床使用相关管理规定。

2. 能正确指导患者合理应用糖皮质激素。

【实训条件】

药房、多媒体教室、病例。

【实训内容】

1. 查阅糖皮质激素类药物临床应用指导原则。

2. 自行设计问卷调研社会人群糖皮质激素的应用情况并进行宣教工作。

3. 对应用糖皮质激素的病例进行合理性分析。

【实训步骤】

1. 学习调研 教师提前布置学习国家《糖皮质激素类药物临床应用指导原则》，在此基础上以小组为单位，集体讨论设计问卷，纸质或电子问卷皆可，调查社会人群对糖皮质激素的购买情况、药品种类、作用、用途、不良反应及用药注意事项等内容的认知情况，同时要求每组制作激素合理用药宣教资料。要求小组成员如在调查过程中发现社会人群存在的不合理用药情况或认识误区可在调查结束后进行现场宣教、发放宣教资料并接受患者用药咨询，促进糖皮质激素的合理应用。

2. 总结 调查结束后各小组上交调查报告，并根据本组调查内容、结果结合网络资料做成 PPT 进行汇报，教师总结点评。

【实训思考】

教师出示下列糖皮质激素应用病例，以小组为单位思考并讨论回答。

病例一：患者，男，28 岁。因咳嗽反复发作 6 个月就诊。既往有系统性红斑狼疮病史 1 年，正服用维持量泼尼松。诊断结果：①结核病；②系统性红斑狼疮。医生处方如下：异烟肼片 0.3g，口服，每日 1 次；泼尼松片 10mg，口服，每日 1 次，请分析医生用药是否合理？如不合理，请说明理由并给出相应解决措施。

病例二：患者，男，37 岁。既往有肾病综合征病史 10 个月，正在服用维持量泼尼松。因双膝关节痛 2 周就诊。初步诊断：①类风湿性关节炎；②肾病综合征。医生处方如下：泼尼松片，10mg，口服，每日 1 次；阿司匹林片 2g，口服，每日 3 次，请分析医生用药是否合理？如不合理，请说明理由并给出相应解决措施。

病例三：患者，男，70 岁，因支气管哮喘入院，患者同时伴有高血压及糖尿病。医生处方如下：地塞米松 5mg＋氨茶碱 0.5g，用 5%葡萄糖注射液 100ml 溶解后静脉滴注；特布他林 2.5mg，口服，每日 2 次，请分析医生用药是否合理？如不合理，请说明理由并给出相应解决措施。

（郑小红）

综合技能训练二 抗菌药的合理应用实训

【实训目的】

1. 了解目前国家对抗菌药物的分级管理制度。

2. 能正确指导患者合理应用抗菌药。

【实训条件】

医院药剂科、社会药房、病例、处方。

【实训内容】

1. 调研医院药剂科、社会药房抗生素的应用情况。

2. 查阅网络资料，了解医院抗菌药物分级管理制度。

3. 对应用抗生素病例和处方进行合理性分析。

【实训步骤】

1. 调研 教师先联系好社会药房及医院药剂科，带领学生团队进行问卷调查、座谈或举行行业专家专题讲座。内容为抗菌药的分级管理制度及实施现状；目前医院常用抗菌药物、社会药房购药人群常用抗菌药物。

2. 总结 各团队就调查内容和网络资料做成 PPT 进行汇报，教师点评。

3. 教师出示抗菌药应用病例或处方 患者，男，32 岁，因发热、咽部疼痛就诊，血象检查白细胞总数及中性粒细胞升高，医生诊断为"化脓性扁桃体炎"。给予口服头孢他定和罗红霉素治疗，请分析用药是否合理？说明理由。

【实训思考】

将抗菌药作为感染的常规预防用药，对否？

（刘晓颖）

综合技能训练三 社会药房工作实训

【实训目的】

1. 提升药学专业学生社会药房工作岗位职业能力。

2. 能为患者（顾客）推荐合理的治疗药物，并指导用药。

【实训条件】

社会药房、社会药房工作实况视频。

【实训内容】

1. 通过多媒体播放社会药房工作过程视频。

2. 进行社会药房完成药品销售实训。

【实训步骤】

1. 播放社会药房工作视频。

2. 分批进入社会药房，在药房工作人员的安排下，让学生代表充当购药的 2 型糖尿病患者，而另一学生可进入柜台充当工作人员，进行问病，并按医生处方进行药物销售，同时为"患者"作详细的用药指导，尤其是容易引起低血糖的药物。

3. 药房负责人进行点评。

【实训思考】

一药品超市工作人员，不顾购药者经济和病情需要，只推荐价格较贵或提成高的药品，是否合理？该如何处理类似情况？

（刘晓颖）

综合技能训练四 医院门诊药房工作实训

【实训目的】

1. 掌握效期药品的管理，药品应按效期先后顺序进行摆放。

2. 熟悉常用药品的用法用量及注意事项，能正确审核处方，对患者进行用药交待，指导患者安全、合理地使用药品。

3. 了解门诊药房调剂、发药操作流程及注意事项；药品贮存、保管、养护等相关知识；麻醉药品、精神药品、高危药品、贵重药品、抗菌药物、易混淆药品、效期药品、分零药品的管理。

【实训条件】

医院药剂科门诊药房。

【实训内容】

1. 查阅、收集资料，如《处方管理办法》、《处方管理实施细则》、药品说明书、《麻醉、精神药品管理制度》、《处方管理办法》、《效期药品管理制度》、《分零药品管理制度》、《高危药品管理制度》、《抗菌药物管理制度》、《超说明书用药管理制度》、《药房调剂制度》、《处方审核和发放制度》、《用药交待制度》、《四查十对制度》、《易混淆药品管理制度》等。

2. 熟悉和掌握医院门诊药房工作流程，学习调剂、发放操作规程，认真审核医生处方，发现有不符要求的，及时告知处方医生，请其确认或重新开具处方；熟悉麻醉药品、精神药品相关规定，知晓麻醉药品和精神药品管理流程。

3. 对不合理处方和超说明书用药进行分析，对患者进行用药交待及指导。

【实训步骤】

1. 教师先联系好医院药剂科，带领学生团队参观门诊药房。

（1）教师讲解门诊药房的布局、药品贮存分类摆放的要求。外用药与其他药品分开摆放；西药与中成药分开摆放；注射剂单独摆放；中成药按医保类别进行分类，西药按药理作用进行分类。

（2）讲解门诊药房的调剂和发药操作流程。患者交费后打印机自动打印药品清单，调剂人员根据清单进行处方调配，在电脑上进行初审，复核人员认真审核医生处方，再确认发药，同时告知患者药品用法用量及注意事项。内容包括门诊药房的调剂操作流程、发药流程、用药交待流程、四查十对制度的执行、处方适宜性审核、药品通用名称、药理作用及注意事项的熟悉掌握情况。

（3）讲解门诊药房药品贮存、保管、养护的相关知识。内容包括效期药品管理制度、拆零药品管理制度。

（4）讲解门诊药房麻醉药品、精神药品的管理流程，高危药品、贵重药品、易混淆药品、抗菌药物的管理制度及相关要求。

（5）安排学生观摩药师调剂发药操作过程，对学生分组进行实际操作演练。

2. 学生将学习内容和资料做成 PPT 进行汇报，教师点评。

3. 教师出示处方

处方一：患者，女，21 岁，诊断为肠炎。医生开具处方为：乳酸左氧氟沙星分散片 0.1g×24 粒×1 盒，每次 0.1g，口服，每日 2 次；盐酸山莨菪碱注射液 10mg×1 支，每次 10mg，肌内注射，每日 1 次；西咪替丁胶囊 0.2g×10 粒，每次 0.2g，口服，每日 2 次。该处方诊断与用药是否相符？各药品用法用量是否正确？

处方二：患儿，男，6 岁，诊断为急性肠炎。医生开具的处方为：蒙脱石散 3g×10 袋，每次 3g，口服，每日 3 次；双歧三联活菌片 0.5g×24 粒×1 盒，每次 1.5g，口服，每日 3 次；头孢克肟干混悬剂 50mg×6 袋，每次 50mg，口服，每日 2 次。针对此患者用药，作为药师应该如何做发药交待？

【实训思考】

1. 雷贝拉唑钠肠溶胶囊和硫糖铝口服混悬液能配伍同服吗？

2. 患者患牙龈炎，静脉滴注注射用青霉素钠，口服头孢呋辛片合理吗？

（谢玉惠）

综合技能训练五　感冒药的社会调查

【实训目的】

1. 了解社会人群对感冒的认识；社会人群感冒后常用药物及购药方式。

2. 加强对感冒人群的用药宣教。

【实训条件】

问卷调查表、感冒宣教资料、电脑、多媒体教室。

【实训内容】

1. 查阅网络资料，设计问卷。

2. 组织社会问卷调查。

3. 分析总结调查数据，集体制作 PPT。

4. 课堂汇报，教师点评。

【实训步骤】

1. 全班分成 8 个小团队，在多媒体教室进行网络资料查询、集体讨论、明确目的，设计感冒用药的问卷调查表、感冒宣教小常识资料。

2. 教师审核宣教资料内容和问卷调查表的合理性。

3. 利用课余时间分别进行人群问卷调查，并发放宣传资料。

4. 团队汇总调查数据，得出结论，制作 PPT。

5. 各团队就调查情况以 PPT 的形式进行汇报。

6. 教师就各队优点及不足进行总结评价。

【实训思考】

请谈谈目前人群对感冒及感冒用药中存在的误区有哪些？

（刘晓颖）

项目七 常见症状的自我药疗

任务一 慢性咽炎的自我药疗

学习目标

1. 知识目标：掌握慢性咽炎的治疗原则和药物选择；熟悉慢性咽炎的临床表现；了解慢性咽炎的定义。

2. 能力目标：能够指导患者合理应用治疗慢性咽炎的药物。

3. 素养目标：关心慢性咽炎患者，提高患者用药依从性。

案例导入

案例：患者，女，50岁，教师。自述近一年来常有咽部不适感、异物感，咽部分泌物不易咯出，偶尔还有轻微刺痛。白天多有干咳及清嗓子咳痰动作，常在晨起时出现刺激性咳嗽和恶心。检查发现患者咽部黏膜慢性充血，呈暗红色，表面有少量黏稠分泌物，咽侧索淋巴组织增厚呈条索状。

思考：请给出最可能的诊断，并为此患者制定相应的药物治疗方案。

一、概述

咽壁内有丰富的淋巴组织，是保护人体呼吸和消化系统的"卫士"，对阻止细菌、病毒等病原微生物的侵入首当其冲，因此极易引起感染。人体的口腔、咽喉常潜伏着条件致病菌如溶血性链球菌、肺炎双球菌等，当体内环境改变时，如感冒、失眠、疲乏或抵抗力降低时，菌群间失去平衡，潜伏的条件致病菌大量繁殖，以致咽喉受到感染，出现红肿、充血、发干和疼痛等症状，称之为咽炎。常分为急、慢性咽炎两种。

急性咽炎指咽黏膜、黏膜下组织和淋巴组织的急性炎症，致病菌以溶血性链球菌为主，肺炎双球菌、金黄色葡萄球菌、流感病毒及其他病毒皆可致病。咽喉内干痒有灼热感，或有轻度疼痛，迅速出现声音粗糙或嘶哑，并常伴有发热、干咳或咳出少量黏液，且有吸气困难，尤以夜间明显，如张开口腔检查可见咽部红肿充血，颈部淋巴结肿大。

慢性咽炎是指咽部黏膜、黏膜下层及淋巴组织的慢性炎症，常伴有其他上呼吸道疾病，多见于成年人，好发于秋冬季干燥寒冷的季节，它也是一种受生活习惯影响很大的疾病。其主要病因有屡发急性咽炎、长期粉尘或有害气体刺激、烟酒过度或其他不良生活习惯、鼻窦炎分泌物刺激、过敏体质或身体抵抗力降低等。慢性咽炎也可以是某些全身性疾病的局部表现，如贫血、糖尿病、肝硬化及慢性肾炎等。该病发病者群城市高于农村，有职业倾向如教师、歌手、记者为好发群体。

二、临床特征

慢性咽炎可有咽喉部不适、干燥、发痒、疼痛或有异物感，总想不断地清理嗓子；有时清晨起床后常会吐出微量的稀痰，伴有声音嘶哑，往往说一会儿便稍加清晰，可有刺激性咳嗽、声音嘶哑，多在疲劳和使用声带后加重，但不发热。慢性咽炎的病程长，症状常反复，不易治愈。临床上一般分为以下5种类型。

1. 慢性单纯性咽炎　此种类型较常见，表现为咽部黏膜慢性充血。病变主要集中在咽部黏膜层，其血管周围有较多淋巴细胞浸润，也可见白细胞及浆细胞浸润。黏膜及黏膜下结缔组织增生，可伴有黏液腺肥大，腺体分泌功能亢进，黏液分泌增多且较黏稠。

2. 慢性肥厚性咽炎　咽部黏膜层充血增厚，黏膜及黏膜下有广泛的结缔组织及淋巴组织增生，在黏液腺周围的淋巴组织增生突起，表现咽后壁多个颗粒状淋巴滤泡，可呈慢性充血状，亦可多个淋巴滤泡融合为一体。黏液腺内的炎性渗出物可被封闭其中，在淋巴颗粒隆起的顶部形成囊状白点，破溃时可见黄白色渗出物。此型慢性咽炎常累及咽侧索淋巴组织，使其增生肥厚，呈条索状。

3. 萎缩性及干燥性咽炎　临床中较少见，发病初期黏液腺分泌减少，分泌物稠厚而干燥。继因黏膜下层慢性炎症，逐渐发生机化及收缩，致使黏膜及黏膜下层逐渐萎缩变薄。咽后壁上可有干痂或脓痂附着，通常伴有臭味。

4. 慢性过敏性咽炎　发生于咽部黏膜的由 IgE 介导的 I 型变态反应，慢性过敏性咽炎多伴发于全身变应性疾病或变应性鼻炎，亦可单独发病。季节性慢性过敏性咽炎，其症状可有季节性变化，如对食物过敏，可在进食致敏性食物后出现慢性咽炎的相关症状。

5. 慢性反流性咽炎　与胃食道反流相关，胃液由于胃食道反流直接损伤咽部黏膜或通过神经反射引起咽部黏膜及黏膜下的慢性炎症。

临床上根据患者病史如常有急性咽炎反复发作史，或因鼻病长期张口呼吸或烟酒过度、环境空气干燥、粉尘和刺激性气体污染等；伴有的症状如咽部不适，疼、痒、干燥感、灼热感、烟熏感、异物感等；刺激性咳嗽，晨起用力咳出分泌物，甚或作呕，病程 2 个月以上，常因受凉、感冒、疲劳、多言等原因致症状加重；同时检查发现咽部慢性充血、加重，呈暗红色，或树枝状充血，咽后壁淋巴滤泡增生，或咽侧索肿大；咽黏膜增生肥厚，或干燥、萎缩、变薄，有分泌物附着。具有上述症状及 1 项或 1 项以上检查所见，即可诊断。

三、治疗原则及药物选择

（一）治疗原则

目前治疗慢性咽炎的方法很多，最常见的是西医局部用药和中医中药调理，此外也可采用激光、微波、冷冻等方法。最重要的是找出致病原因，针对病因治疗，根据病情给予全身或局部用药。此外，加强锻炼，增强体质，提高机体抵抗力甚为重要。由于咽喉部位几乎无覆盖和纤毛，易于暴露，便于直接用药，因而给药的方法可采用涂擦、喷雾、含服或含漱。

（二）药物选择

1. 药物分类　治疗慢性咽炎的药物主要有处方药、非处方药及中药，其中非处方药临床上更为常用。常用的《国家非处方药目录》收载的治疗慢性咽炎的常用药物有溶菌酶、度米芬、地喹氯铵、复方地喹氯铵、西地碘、复方草珊瑚含片、碘甘油、甲硝唑含漱剂、氯己定含漱剂等。常用药物及其用法用量见表 7-1。

表 7-1　治疗慢性咽炎的常用药物及其用法用量

药名	用法用量
溶菌酶	口含，1 片/次，4～6 次/日
度米芬	口含，1～2 片/次，每 2～3 小时 1 次
地喹氯铵	口含，1～2 片/次，每 2～3 小时 1 次
西地碘	口含，1 片/次，3～5 片/日

续表

药名	用法用量
甲硝唑含漱剂	含漱，每次 10～20ml，先含 30 秒再漱口，3～4 次/日
氯己定含漱剂	饭后含漱　成人每次 20ml　儿童每次 10ml
慢严舒柠清喉利咽颗粒	一次 1 袋，一日 2～3 次
复方青果冲剂	开水冲服，1 袋（10g）/次，2～3 次/日
清咽丸	口服或含化。大蜜丸 1 丸/次，2～3 次/日
双黄连口服液	10 毫升（1 支）/次，3 次/日。小儿酌减或遵医嘱
金莲花片	3～4 片/次，3 次/日

2. 药物的选择

（1）处方药　对急性炎症者为预防咽喉肿胀或喉头水肿而致的呼吸困难，可采用抗菌药和肾上腺糖皮质激素的溶液，气雾吸入一日 1～2 次。严重感染者可建议服用抗菌药物，一般使用青霉素类、大环内酯类以及磺胺类药物。

（2）非处方药　咽炎的治疗首要是抗炎，全身可服用对咽部有消炎功能的中成药，如慢严舒柠清喉利咽颗粒、复方青果冲剂、清咽丸、双黄连口服液、穿心莲片或金莲花片。联合服用维生素 A、维生素 B_2、维生素 C、维生素 E 等。

选择中药治疗咽喉炎时，要采用中医辨证施治的原则，辨明是肺阴虚还是肾阴虚，分别选用。养阴清肺膏、玄参柑橘冲剂、铁笛丸等，可以养阴清肺利咽，适用于肺阴虚者，主要有咽部不适、微痛、干痒、咳嗽、有黏痰附着、难咳出等表现；六味地黄丸、知柏地黄丸、百合固金丸等，可以滋阴降火、清利咽喉，适用于肾阴虚者，其往往表现咽部灼热疼痛、喉底有颗粒呈暗红色、或见喉底干燥，合并潮热盗汗、五心烦热等。此外，也可用金银花、麦冬、菊花、胖大海、甘草等中药泡水，代茶饮用，再酌情加一些蜂蜜，效果更佳。大量饮茶，可发汗透表，加快毒素排泄，对于经常用嗓的职业尤为实用。

局部可应用口含片，如溶菌酶、西地碘片、度米芬含片、地喹氯铵含片或复方地喹氯铵含片等，因具有抗感染、清咽利嗓、消毒防腐的功效，且作用直接、见效快、使用方便，临床较为常用。对口腔内可能含有潜伏的条件致病菌，可含漱 0.2%～0.5%甲硝唑含漱剂或 0.1%氯己定含漱剂予以清除。度米芬、氯己定含漱剂等药物切勿与阴离子表面活性剂同时使用。

对发热较重者可口服解热镇痛药，如对乙酰氨基酚、布洛芬、阿司匹林等。对伴有感冒症状者可选用桑菊感冒片、板蓝根冲剂、双黄连口服液或双花口服液等。

🔒 **知识链接**

坏习惯让你患上咽炎

一些不良的生活习惯是导致慢性咽炎的主要帮凶，首当其冲的就是吸烟。被动吸烟和主动吸烟咽喉部受到的刺激几乎是一样的，所以，在吸烟的环境里，大家都在承担着患病的风险。慢性咽炎的第二大帮凶是不良饮食习惯。有些人吃饭不能保证时间和质量，或者长时间饥饿，或者暴饮暴食，还有些人喜欢吃过热、过冷或辛辣刺激食物，或嗜饮烈酒、浓茶，使咽部粘膜经常处于充血状态，加重咽部不适症状。

3. 注意事项　应用口含片含服时宜把药片置于舌根部，尽量贴近咽喉。目前治疗慢性咽炎的含片种类较多，使用也比较广泛。这些含片基本都有消炎、收敛、润咽和溶解分泌物的作用，对咽炎有一定的缓解和治疗效果。使用含片时需注意以下几点：①含服的时间越长，局部药物浓度保持的时间就越长，疗效越好；②含服时不宜咀嚼或吞咽药物，保持安静；含后 30 分钟内不宜进食或饮水；③含片的抗菌消炎作用非常有限，若伴有发热等全身症状，光用含片是不够的，仅作为辅助用药；④含片对某些人可能引起过敏反应，尤其是碘制剂类，含用时若发生咽部肿痛、面部肿胀、气急、皮肤发痒等，应立即停用并请医生处理；⑤儿童不宜使用含片，尤其是 5 岁以下小儿，以免呛入气管。

慢性咽炎易复发，因此要重视预防，生活中应注意：增强体质，预防上呼吸道疾病；注意好口腔卫生，坚持早晚及饭后刷牙，还需纠正张口呼吸的不良习惯；避免过度疲劳，定时入睡；积极治疗感冒，咽喉、鼻、口腔的炎症；避免过多地讲话，多饮水或饮料；忌烟酒，保持清淡饮食、忌辛辣、油腻、过甜及过咸的食品，少吃瓜子、花生等炒货；保持周围空气湿润、清洁，还应在寒冷或风沙的天气出门时戴好口罩，防止冷空气对咽部的刺激，避免空气中的粉尘对口腔污染。

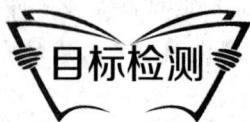

目标检测

一、A 型选择题

1. 下列不是慢性咽炎的临床表现有（　　　）

    A. 咽喉部不适、干燥、发痒、疼痛或有异物感

    B. 清晨起床后常会吐出微量的稀痰，伴有声音嘶哑

    C. 常伴有发热

    D. 有刺激性咳嗽

    E. 病程长，症状常反复

2. 下列关于咽炎的药物治疗叙述错误的是（　　　）

    A. 含服口含片时，宜把药片置于舌根部　　　　B. 含服的时间越长，疗效越好

    C. 西地碘有轻度刺激感，对碘过敏者禁用　　　D. 含药后 30 分钟内不宜进食或饮水

    E. 度米芬、氯己定含漱剂可与阴离子表面活性剂同时使用

二、B 型选择题

    A. 解热镇痛药　　　　　　　　　　　　　　　B. 甲硝唑含漱剂

    C. 口含片（溶菌酶、西地碘片）　　　　　　　D. 抗菌药物和肾上腺糖皮质激素

    E. 抗炎药（如复方青果冲剂、清咽丸、双黄连口服液）

1. 咽炎的治疗首要是用（　　　）

2. 局部可应用（　　　）

3. 为清除口腔内的条件致病菌可含漱（　　　）

4. 对急性炎症，为预防咽喉肿胀或喉头水肿而致的呼吸困难，可采用（　　　）

三、X 型选择题

1. 慢性咽炎患者需应用口含片，使用时注意（　　　）

    A. 应把药片置于舌根部，并尽量贴近咽部　　　B. 为避免过敏反应发生，含后应及时漱口

    C. 含服后 30 分钟内不宜进食或饮水　　　　　D. 含服时不宜咀嚼或吞咽

    E. 发生过敏、皮疹、瘙痒等反应，及时停药

2. 慢性肥厚性咽炎的表现（　　　）

    A. 咽黏膜充血、色暗红　　　　　　　　　　　B. 咽后壁有淋巴滤泡增生

    C. 扁桃体充血、肿大　　　　　　　　　　　　D. 咽部有异物感、痒感、痰多

    E. 进食困难

3. 慢性咽炎的类型有（　　　）
   A. 慢性过敏性咽炎
   B. 慢性单纯性咽炎
   C. 慢性肥厚性咽炎
   D. 萎缩性及干燥性咽炎
   E. 慢性反流性咽炎

（胡清伟）

任务二　复发性口腔溃疡的自我药疗

学习目标

1. 知识目标：掌握复发性口腔溃疡的治疗原则及药物选择；熟悉复发性口腔溃疡的分型及其临床特征；了解复发性口腔溃疡的定义及其流行病学特点。

2. 能力目标：能指导患者合理应用治疗口腔溃疡的药物。

3. 素养目标：关心复发性口腔溃疡病患者，提高患者用药依从性。

案例导入

案例：患者，女，26 岁。口内溃疡剧痛 2 天就诊。检查：下唇及舌前部可见小米粒大小的浅表溃疡十余个，溃疡中心微凹，周围红晕，散在分布。双侧颌下淋巴结肿痛。问诊得知，患者数年来类似发作每年均有多次，但溃疡数目较本次少，且不治自愈。

思考：1. 该患者最可能的诊断是什么？
　　　2. 该疾病治疗原则是什么？可以用哪些药物？

一、概述

复发性口腔溃疡，临床又称"复发性阿弗他溃疡（recurrent aphthous ulcer，RAU）""复发性阿弗他口炎"或"复发性口疮"，是一种具有疼痛性、复发性、自限性等特征的口腔黏膜溃疡性损害，患病率为 10%～30%，居口腔黏膜病之首。因有明显的灼痛感，故冠以希腊文"阿弗他"——灼痛。该病因刺激影响语言、进食、心情，常给患者带来各种痛苦和不便，尤其是频繁发作者生活质量产生较大影响。

该病病因复杂，存在明显的个体差异，目前尚无统一说法。发病因素主要包括以下几个方面。

1. 免疫因素　①细胞免疫异常；②体液免疫异常和自身免疫异常。

2. 遗传因素　对复发性口腔溃疡的单基因遗传、多基因遗传、遗传标记物和遗传物质的研究表明，复发性口腔溃疡的发病有遗传倾向。

3. 系统性疾病因素　复发性口腔溃疡与胃溃疡、十二指肠溃疡、溃疡性结肠炎、局限性肠炎、肝胆疾病等密切相关。

4. 环境影响　生活工作环境、社会环境、心理环境等与复发性口腔溃疡有很大关系。

5. 其他因素　体内氧自由基的产生和清除失调、微循环障碍等与复发性口腔溃疡发病有关。

二、临床特征

根据临床口腔溃疡大小、深浅及数目不同，复发性口腔溃疡分为轻型、重型和疱疹样溃疡三种。

1. 轻型复发性口腔溃疡（MiRAU） 为临床最常见，占整个复发性口腔溃疡的 80%。多数患者初发病时均为此型。溃疡呈圆形或椭圆形，直径 2~4mm。溃疡周界清楚，孤立散在分布，数目一般为 1~5 个。好发于唇、舌、颊等角化程度较差的部位。发作时溃疡具有"红、黄、凹、痛"特点，即外周有约 1mm 的充血红晕带，溃疡表面覆以黄白色假膜，中央凹陷，基底不硬，灼痛感明显。

复发性口腔溃疡复发具有规律性，一般分为发作期、愈合期和间歇期。发作期又分为前驱期和溃疡期。前驱期黏膜局部不适、触痛或灼痛；约 24 小时后出现白色或红色丘疹状小点；2~3 天后上皮破损，进入溃疡期；再经约 4~5 天后红晕消失，溃疡开始愈合，不留瘢痕。发作期一般持续 1~2 周，具有不治而愈的自限性。溃疡复发的间隙期长短不一，因人而异，从半月至数月不等，有的患者会出现此起彼伏、迁延不愈的情况。有些患者有较规则的发病周期如月经前后，或常在劳累之后发病。一般无明显全身症状与体征。

2. 重型复发性口腔溃疡（MaRAU） 亦称复发性坏死性黏膜腺周炎或腺周口疮。该型约占 8%左右。好发于青春期。溃疡常单个发生，大而深，似"弹坑"状，直径 10~30mm，可深达黏膜下层腺体及腺周组织。溃疡周围组织红肿微隆起，基底微硬，但边缘整齐清晰，表面有灰黄色假膜或灰白色坏死组织。愈合后可形成瘢痕或组织缺损，故也称复发性瘢痕性口疮。

初始好发于口角，其后有向口腔后部移行趋势，如咽旁、软腭、腭垂等。溃疡持续时间较长，可达 1~2 个月或更长，也有自限性。在愈合过程中又可出现 1 个或数个小溃疡，疼痛剧烈，愈后有疤痕。如发生于口腔后部如舌腭弓、软硬腭交界处时可造成组织缺损，影响言语及吞咽。可伴全身不适、局部淋巴结肿痛。溃疡可在先前愈合处再次复发。

3. 疱疹样溃疡（HU） 亦称口炎型口疮，约占 RAU 患者的 10%左右。好发于成年女性，好发部位及病程与轻型相似，但溃疡直径较小，约 2mm，溃疡数目多，可达十几个或几十个，散在分布，似"满天星"。邻近溃疡可融合成片，黏膜充血发红，疼痛明显，唾液分泌增多。可伴有头痛、低热及全身不适、局部淋巴结肿痛等症状；愈后不留疤痕。

三、治疗原则及药物选择

（一）治疗原则

1. 局部治疗 以消炎、止痛、防止继发感染、促进溃疡愈合为主要原则。

（1）消炎类药物 药膜、软膏、含漱液、含片、散剂、超声雾化剂等。

（2）止痛类药物 包括利多卡因凝胶及喷剂、苯佐卡因凝胶、苄达明喷雾剂、含漱液等。仅限在疼痛难忍和影响进食时使用，以防成瘾。擦干溃疡面涂于溃疡处，有迅速麻醉止痛效果。

（3）腐蚀性药物 10%硝酸银、50%三氯醋酸、95%乙醇、8%氯化锌等。

（4）局部封闭 适于经久不愈或疼痛明显的溃疡。用曲安奈德或醋酸泼尼松龙混悬液加等量 2%利多卡因液，溃疡下局部浸润，每周 1~2 次，有止痛和促进愈合的作用。

（5）理疗 利用激光、微波等治疗仪或口内紫外线照射，有减少渗出促进愈合的作用。

2. 全身治疗 原则是对因治疗、控制症状、减少复发、争取缓解。

（1）糖皮质激素及其他免疫抑制剂 ①糖皮质激素类：具有抗炎、抗过敏、减少炎性渗出、抑制组胺释放等作用，但长期大量使用可出现类肾上腺皮质功能亢进症（向心性肥胖、血压升高、血糖升高、尿糖升高等）的不良反应。常用药物为泼尼松。②免疫抑制剂：具有免疫抑制作用，但长期大量使用有骨髓抑制、肾功能损害、粒细胞减少乃至全血降低等不良反应，故使用前必须了解肝肾功能和血象。常用药物有环磷酰胺、甲氨蝶呤、硫唑嘌呤。对重型或发作频繁复发性口腔溃疡的患者可联合应用，应用视病情而定。

（2）免疫增强剂 主要有左旋咪唑、转移因子、胸腺素、卡介苗等，应用视病情而定。

（3）其他辅助治疗药物　补充维生素类和微量元素等。

3. 中医药治疗　中医药治疗可分为局部治疗和全身治疗。

（1）局部治疗　可使用养阴生肌散、西瓜霜、冰硼散等。

（2）全身治疗　以辨证论治为治则，将复发性口腔溃疡大致分为实火型和虚火型。实火型口疮可选用清胃散、导赤散等；虚火性口疮宜用六味地黄丸、杞菊地黄丸等治疗。中药成药可选择清热解毒胶囊、口炎清冲剂等。

（二）药物选择

口腔溃疡的治疗以外用药为主，《国家非处方药目录》收载的治疗口腔溃疡药物活性成分和制剂有甲硝唑、甲硝唑口腔粘贴片、甲硝唑含漱剂、氯己定含漱剂、西地碘含片、地塞米松粘贴片、碘甘油等。

1. 非处方药　口服维生素 B_2 和维生素 C，局部涂敷口腔溃疡膏，一日 2～3 次；或地塞米松甘油糊剂敷于患处。同时应用 0.5%甲硝唑含漱剂或复方甲硝唑含漱剂含漱，于早、晚刷牙后含漱，一次 15～20ml，一日 2～3 次，连续 5～10 天为 1 个疗程；另甲硝唑口颊片可夹于牙龈与龈颊沟间含服，于三餐后含服，临睡前加含 1 片，连续 4～12 天。

（1）西地碘含片　可直接卤化细菌的体蛋白，杀菌力强，对细菌繁殖体、芽孢和真菌也有较强的杀菌作用。用于口腔溃疡，白色念珠菌感染性口炎、糜烂型扁平苔藓等。含服，一次 1.5～3mg，一日 3～5 次。

（2）地塞米松粘贴片　具有很强的抗炎作用，降低毛细血管的通透性，减少炎症的渗出，贴片用量较小而作用直接、持久，可促进溃疡愈合。外用贴敷于溃疡处，每处 1 片，一日总量不得超过 3 片，连续使用不得过 1 周。

（3）冰硼散　取适量冰硼散敷于口腔溃疡处，每日 2～3 次。

（4）庆大霉素注射液　用消毒棉签蘸 4 万单位庆大霉素注射液轻涂口腔溃疡面，三餐后、睡觉前各涂 1 次，共 4 次，一般 2～3 日痊愈。

（5）云南白药粉末　用消毒棉签蘸云南白药粉末敷患处，一般用药 3 天后可愈合。

（6）维生素 C 粉末　将维生素 C 研成粉末状，若系小溃疡，仅需取少许敷于患处即可；若溃疡面较大，则应先轻轻刮除溃疡面渗出物，然后再敷药粉。每日用药 2～3 次，溃疡小者用药 1～2 次即愈，溃疡大者用药 2～3 次，疼痛可显著减轻，2～3 天溃疡面即可痊愈。

（7）维生素 E 胶丸　用针刺破维生素 E 胶丸，将药液挤出涂于口腔溃疡处，保留 1 分钟，每日用药 4 次，于饭后及睡觉前用，一般 3 天可愈。

（8）维生素 B_2 粉末　将维生素 B_2 研为细粉状，用适量香油调匀，做成稀糊状，涂于溃疡表面，每日 4～6 次。具有不苦、不涩、味香、无刺激性、止痛等良好功效。一般连用 2～3 天，口腔溃疡可获愈。

2. 处方药　溃疡面积较大时可用 10%硝酸银液烧灼溃疡面。并选用 0.1%氯己定、1%聚维酮碘、0,1%依沙吖啶、复方硼砂含漱溶液漱口。对反复发作的口腔溃疡推荐口服泼尼松，一次 10mg，一日 3 次；或左旋咪唑一次 50mg，一日 3 次，每周服用 2 次。中成药可外敷冰硼咽喉散、冰硼散等，养阴生肉膜、爽口托疮膜有清湿泻毒，收敛生肌的作用，用时取药膜贴于疮面，一日 2～3 次。镇痛可选复方甘菊利多卡因凝胶于溃疡局部涂布。深大的重型复发性口腔溃疡，可用曲安奈德混悬液或醋酸泼尼松龙混悬液 0.5～1ml，加入 2%普鲁卡因 0.3～0.5ml 在溃疡基底部注射，每周 1 次。

知识链接

如何鉴别良性溃疡和恶性溃疡

人的一生中，发生口腔溃疡的概率几乎为100%。口腔溃疡又有癌变的可能。因此，鉴别溃疡的良、恶性实在是人人关心的问题。就是否会恶变而言，良性口腔溃疡是指不会癌变的口腔溃疡，恶性口腔溃疡则相反。那么如何来区分良性口腔溃疡和恶性口腔溃疡呢？

1. 根据溃疡愈合的时间进行判断 良性口腔溃疡一般仅需数天至数周就可以愈合。恶性口腔溃疡则呈进行性发展，数月甚至一年多都不愈合。

2. 根据溃疡面的形态进行判断 良性口腔溃疡一般形态比较规则，呈圆形、椭圆形或线条形，边缘整齐，与周围组织分界清楚，溃疡面的基底部较平滑，触之柔软，疼痛明显。恶性口腔溃疡形态多不规则，其边缘隆起呈凹凸不平状，与周围组织分界不清，溃疡面的基底部不平整，呈颗粒状，触之硬韧，和正常黏膜有明显的区别，疼痛不明显。

3. 根据病程规律进行判断 良性口腔溃疡经常反复发生。恶性口腔溃疡常不会复发，而一旦发病就迟迟不愈合。根据患者对药物的敏感程度进行判断：良性口腔溃疡患者一般在应用消炎防腐类药物进行治疗后效果明显，愈合较快。恶性口腔溃疡患者若应用此类药物进行治疗，疗效常不明显。

4. 根据患者的全身情况进行判断 良性口腔溃疡患者较少出现全身症状，颈部淋巴结不肿大，或虽肿大但不硬、不粘连。恶性口腔溃疡患者则相反，可出现发热、颈部淋巴结肿大、食欲不振、消瘦、贫血、乏力等表现。

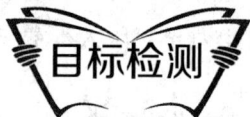

目标检测

一、A 型选择题

1. 最常见的复发性口腔溃疡是（　　）

　　A. 轻型　　　　　　　　B. 重症型　　　　　　　　C. 疱疹型　　　　　　　　D. 恶变性溃疡

　　E. 以上都不对

2. 复发性口腔溃疡的治疗原则是（　　）

　　A. 局部治疗原则为消炎、止痛、防止继发感染、促进溃疡愈合

　　B. 全身治疗原则为对因治疗、控制症状、减少复发、争取缓解

　　C. 全身治疗和局部治疗相结合

　　D. 中医治疗和西医治疗相结合

　　E. 以上都对

3. 治疗口腔溃疡的非处方药不包括（　　）

　　A. 口服维生素 B_2 和维生素 C　　　　　　　B. 地塞米松甘油糊剂、粘贴片

　　C. 甲硝唑含漱剂、口颊片　　　　　　　　　D. 西地碘含片

　　E. 口服泼尼松或左旋咪唑

4. 口腔溃疡的治疗以（　　）

　　A. 西医药为主　　　　B. 中医药为主　　　　C. 外用药为主　　　　D. 内服药为主

　　E. 处方药为主

5. 糖皮质激素类治疗复发性口腔溃疡时，不具有的作用是（　　）

A. 抑制组胺释放　　B. 退热　　　　　C. 抗过敏　　　　　D. 减少炎性渗出
E. 抗感染

（薛　强）

任务三　便秘的自我药疗

学习目标

1. **知识目标**：通过本章的学习，掌握便秘的治疗原则及药物选择；了解便秘的临床表现、常见类型等；能根据患者的特点进行用药指导。

2. **能力目标**：能对便秘患者提供用药咨询、用药指导以及对患者的宣传教育和用药教育。

3. **素养目标**：关心便秘患者，提高患者用药依从性。

案例导入

案例：患者，女，27岁。近半年来经常性便秘，常数天一次，大便干结呈硬块状，排便非常困难，常服用泻药以缓解症状。患者由于工作经常出差，饮食作息不规律，不爱锻炼，不常喝水，不喜欢吃蔬菜和水果。

思考：请为此患者进行用药和健康教育方面的指导和建议。

一、概述

排便是一种反射性动作，当人体直肠黏膜的末梢神经感受器受到粪便的刺激时，冲动传入脊髓中枢，通过腹下神经和盆神经发出冲动使直肠肌收缩，提肛肌和腹压肌等也收缩，肛门括约肌舒张，使粪便排出，整个反射受大脑皮层控制。人体在进食后，需10~40小时后排出粪便，大多数健康人在饮食摄入平衡的情况下，不会有便秘问题，正常粪便的稠度适中，稍加用力即能排出。一般认为，一日排便不多于3次，每周不少于3次，每次大便的重量为150~350g，皆在正常范围，过多则为腹泻，过少则为便秘。

便秘是临床常见的复杂症状，不是一种独立的疾病，主要是指排便次数减少、粪便量减少、粪便过于干燥、排便困难、费力等。通常以排便频率减少为主，量化指标为便次<3次/周，或比以前减少，一般成人2日或儿童4日以上不排大便者为便秘，长期经常便秘者称为习惯性便秘，慢性便秘病程至少6个月，但决定便秘程度的是大便的稠度而不是大便的次数。

便秘的病因多种，和肠道疾病关系密切，按照病程或起病方式可分为急性和慢性便秘，按照有无器质性病变可分为功能性和器质性病变。便秘的病因详见表7-2。慢性便秘在大肠癌、肝性脑病、乳腺疾病、阿尔茨海默病等的发生中可能起重要作用。在急性心肌梗死、脑血管意外等疾病中排便用力甚至可导致死亡。严重慢性便秘可引起粪性结肠穿孔，该并发症的死亡率高，故便秘的危害不可小视。

表7-2　便秘的常见原因

便秘类型	常见病因
功能性便秘	①不良的饮食习惯，由于进食量不足或食物过于精细，没有足够的食物纤维以致食物残渣太少 ②饮水不足及肠蠕动过缓，导致从粪便中持续再吸收水分和电解质，大便干结 ③缺乏运动使体内的肠蠕动不够

便秘类型	常见病因
功能性便秘	④排入直肠粪便重量的压力达不到刺激神经末稍感受器兴奋的正常值（25～50g 粪便重量的压力为正常值），形成不了排便反射 ⑤结肠低张力、运动功能紊乱，常见于肠易激综合征 ⑥药物引起的，如铁剂、阿片类药、抗抑郁药、抗酸药、铋剂、抗帕金森病药等，或长期滥用泻药 ⑦生活习惯不规律和不规则的排便习惯
器质性便秘	①直肠与肛门病变引起肛门括约肌痉挛，排便疼痛造成排便恐惧 ②局部病变导致排便无力 ③结肠完全或不完全梗阻 ④腹腔或盆腔内肿瘤压迫 ⑤全身疾病导致肠肌松弛，排便无力

二、临床特征

便秘只是一种症状，不一定是疾病，是由于粪便在肠内停留过久，水分太少，主要表现为大便干结且数量少，并感到排便费力、排便困难和排不干净。部分患者可出现下腹部膨胀感、腹痛、恶心、食欲减退、口苦、疲乏无力、头晕等感觉，有时在小腹左侧，即左下腹部乙状结肠部位可摸到包块（即粪便）及发生痉挛的肠管。便秘按发病机制主要分为以下几类。

1. 肠易激惹综合征（IBS） 是一种胃肠功能紊乱，以腹痛为主的慢性疾病，患者常有腹痛、腹泻，有时便秘和腹泻交替出现。便秘型肠易激综合征（IBS-C）也可有便秘表现。

2. 慢传输型便秘（STC） 是由于肠道收缩运动减弱，使粪便从盲肠到直肠的移动减慢，或由于左半结肠的不协调运动而引起。

3. 出口梗阻型便秘（OOC） 是由于腹部、肛门直肠及骨盆底部的肌肉不协调导致粪便排出障碍，在老年患者中尤其常见。很多 OOC 患者也合并存在慢传输型便秘。

4. 混合型 即上述 STC+OOC 的混合。

辅助检查如实验室检查、影像学检查、内镜检查和肠道动力及肛门直肠功能检查等。

便秘的诊断可借鉴罗马 III 标准：①排便费力，想排而排不出大便，干球状便或硬便，排便不尽感；②排便次数<3 次/周，排便量<35g/d 或 25%以上时间有排便费力；③全胃肠道或结肠传输时间延长。详细询问病史和进行体格检查可为便秘的进一步诊断提供重要的信息。

三、治疗原则及药物选择

（一）治疗原则

根据不同类型的便秘选择不同的治疗方法，治疗目的是缓解症状，恢复正常肠动力和排便生理功能。因此，总的原则是个体化的综合治疗，包括调整患者的精神心理状态，推荐合理的膳食结构。建立正确的排便习惯；对有明确病因者进行病因治疗；需长期用通便药维持治疗者，应避免滥用泻药；外科手术应严格掌握适应证。

1. 一般处理 帮助患者充分认识导致便秘的因素，树立恢复正常生理功能的信心，解除患者对排便过度紧张的心理负担。建议增加饮水量和体力活动量，指导患者养成良好的排便习惯。

2. 膳食纤维和膳食纤维制剂 便秘者需要更多的纤维素维持大便的体积和肠道传输功能。增加膳食中的纤维素，可提高粪便的含水量、促进肠内有益细菌的增殖，增加粪便的体积，加快肠道传输，使排便次数增加。必要时可通过膳食纤维制剂补充膳食纤维，包括麦麸、甲基纤维素等。应注意大剂量膳食纤维制剂可导致腹胀，疑是肠梗阻者禁用。

3. 药物治疗 泻药是一类能增加肠内水分，促进肠蠕动，软化粪便或润滑肠道促进排便或使排便顺利的药物。选用泻药时应考虑药效、安全性、药物依赖性以及价效比。

（二）药物选择

1. 药物的分类　按作用机制可分为容积性、渗透性、刺激性、润滑性和膨胀性泻药等几类。可根据便秘的轻重，有针对性地选择泻药。《国家非处方药目录》收载的泻药的活性成分有乳果糖、比沙可啶、甘油、硫酸镁、大黄、山梨醇；制剂有开塞露、聚乙二醇粉剂、羧甲基纤维素钠颗粒。治疗便秘的处方药主要有酚酞、莫沙比利和普芦卡必利等。

主要用于功能性便秘，治疗便秘的药物及其用法用量见表 7-3。

表 7-3　常用治疗便秘的药物及其用法用量

分类	药物	用法用量
容积性泻药	硫酸镁	口服，每次 5～20g，清晨空腹服用，同时饮 100～400ml 水，也可用水溶解后服用
	硫酸钠	散剂：每次 5～20g，溶于 250ml 水，清晨空腹服用；肠溶胶囊：每次 5g，一日 1～3 次
渗透性泻药	乳果糖	口服，成人一次 10ml，一日 3 次
刺激性泻药	酚酞	睡前口服 0.05～0.2g
	导肠粒	口服，晚饭后或早餐前服用。一般剂量为 1～2 茶匙，不应嚼碎，用温水送服。病情转好后可减至 1/2～1 茶匙，每日 1～2 次
	比沙可啶	整片吞服，每次 5～10mg，每日 1 次
	蓖麻油	口服，一次 10～20ml
滑润性泻药	液体石蜡	睡前口服 15～30ml
	甘油	栓剂：每次 1 粒塞入肛门
	开塞露	将容器顶端刺破或剪开涂以油脂少许缓慢插入肛门然后将药液挤入直肠内，成人一次 1 支，儿童一次半支
膨胀性泻药	聚乙二醇	口服，每日 1～2 袋，将药物溶解在一杯水中服用
	欧车前亲水胶	将本品倒入杯中，加入 200ml 凉水或温水，搅拌均匀后服用。成人用量为一次 1 包，一天 1～3 次

2. 药物的选择　泻药的药理作用不同，其适应证也不同。

（1）容积性泻药　如硫酸镁和硫酸钠等，通过增加大便量，刺激肠蠕动，从而缓解便秘症状；对于以粪便干结为主要症状的患者效果较好，但一般需要连续用药几天才能发挥作用。容积性泻药可用于结肠造口术、回肠造口术、痔疮、肛裂、便秘型肠易激综合征。硫酸镁口服吸收少（20%），在肠内形成一定的渗透压，使肠内保有大量的水分，刺激肠蠕动而产生导泻作用。硫酸镁适用于需快速清洁肠道的患者，偶尔使用效果比较好，防止滥用。

（2）渗透性泻药　通过将身体的水分吸到肠道或防止大便中的水分被吸收，以增加肠道中的水分。在使用时需补充水分，以减少渗透性泻药使人体脱水的不良反应。乳果糖系人工合成的不吸收性双糖，具有双糖的渗透活性，可使水、电解质保留在肠腔而产生高渗效果，故是一种渗透性泻药，因为无肠道刺激性，可用于治疗慢性功能性便秘。

（3）刺激性泻药　包括酚酞、比沙可啶、番泻叶、蓖麻油等。比沙可啶口服后仅少量被吸收，未吸收的药物随粪便排出。药物在肠道内对肠壁有较强的刺激作用，引起广泛性结肠蠕动，产生反射性排便，适用于急慢性便秘、习惯性便秘，腹部 X 线检查、内镜检查或手术前后清洁肠道，对神经节阻断或脊髓受损（截瘫、脊髓灰质炎）的患者也可能有效。患者用药后，对心、肝、肺、肾、造血系统及免疫系统均无损害。

（4）润滑性泻药　如甘油等通过润滑肠壁、软化粪便而发挥泻下作用。甘油栓剂（开塞露）由于高渗透压刺激肠壁引起排便反应，并有局部润滑作用，数分钟内引起排便，适用于偶发的急性便秘、轻度便秘、老年及儿童便秘。

（5）膨胀性泻药　如聚乙二醇 4000、羧甲基纤维素等，在肠内吸收水分后膨胀形成胶体，使肠内容物变软，体积增大，反射性增加肠蠕动而刺激排便，适用于成人及 8 岁以上儿童便秘的对症治疗。

根据便秘类型选择相应的药物：对长期慢性便秘患者，以膨胀性泻药为宜，不宜长期大量使用刺激性泻药，因为药物可损伤肠壁神经丛细胞，造成继发性便秘。急性便秘可选容积性泻药、刺激性泻药及润滑性泻药，但时间不超过 1 周。对结肠低张力所致的便秘，于睡前服用刺激性泻药，以达次日清晨排便的目的。对结肠痉挛所致的便秘，可用膨胀性或润滑性泻药，并增加食物中纤维的量。对痉挛性和功能性便秘者，也可选用微生态制剂，其成分为乳杆菌、双歧杆菌，在繁殖中会产生有机酸，使肠管水分的分泌增加，同时肠道的酸性降低，促使大便中水分含量增多而使粪便易于排出。

口服泻药只是临时的措施，一旦便秘缓解，就应停用，积极治疗原发病和伴随病，尽可能减少药物因素造成的便秘，避免滥用泻药。

知识链接

便秘的预防

1. 合理调整饮食　日常饮食应避免过于精细，可多食蔬菜、瓜果、豆类等含维生素和纤维素较多的粗粮食品，摄取足够水分，使大便保持润滑通畅；少吃辛辣刺激性的食物，如辣椒、大蒜、浓茶等。

2. 养成定时排便的习惯　健康人直肠内通常没有粪便，清晨起床引起的直立反射，早餐引起的胃、结肠反射，结肠可产生强烈的"集团蠕动"，将粪便推入直肠，直肠内粪便蓄积到一定量，便产生便意。

3. 加强锻炼　适当参加多种体育活动，加强腹部运动，促进肠蠕动。

4. 按摩　养成每天坚持按摩腹部 2～3 次。

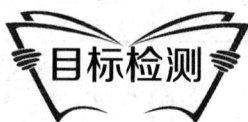

目标检测

一、A 型选择题

1. 便秘是指一周内排便次数少于（　　）

　　A. 1～2 次　　　　　　B. 2～3 次　　　　　　C. 3～4 次　　　　　　D. 4～5 次

　　E. 6 次

2. 便秘与腹泻交替最常见于（　　）

　　A. 肠结核　　　　　　B. 血吸虫病　　　　　　C. 慢性细菌性痢疾　　　D. 溃疡性结肠炎

　　E. 肠易激综合征

3. 下列属于导致功能性便秘的原因是（　　）

　　A. 肠粘连　　　　　　B. 克罗恩病　　　　　　C. 肠易激综合征　　　D. 肠梗阻

　　E. 铅中毒

4. 下列属于导致器质性便秘的原因是（　　）

　　A. 进食少量和食物缺乏维素　　　　　　B. 肠易激综合征

　　C. 结肠冗长　　　　　　　　　　　　　D. 先天性巨结肠

　　E. 应用吗啡治肠肌松弛引起便秘

二、X 型选择题

1. 下列有关便秘的叙述中正确的是（　　）

　　A. 排便频率减少　　　　　　　　　　　B. 排便困难，粪便干结

C. 习惯性便秘，多发生于中、老年人　　　　D. 正常人排便的标准是 1 次/天

E. 便秘伴呕吐、肠绞痛提示肠梗阻

2. 下列药物中，经常服用可引起便秘的有（　　　）

A. 吗啡　　　　　　　　B. 酚酞　　　　　　C. 阿托品　　　　　　D. 硫糖铝

E. 地西泮

3. 便秘的发生机制包括（　　　）

A. 肠道内肌肉张力减低和蠕动减弱　　　　　B. 排便过程的神经活动障碍

C. 摄入食物过少或纤维素及水分不足　　　　D. 肠蠕动受阻碍

E. 排便的相关肌肉活动障碍

4. 下列属于功能性便秘的原因有（　　　）

A. 食物中缺乏纤维素　　　　　　　　　　　B. 老年人腹肌及盆肌张力不足

C. 结肠冗长　　　　　　　　　　　　　　　D. 甲状腺功能低下

E. 经常应用吗啡止痛

5. 泻药主要用于（　　　）

A. 急、慢性便秘　　　　　　　　　　　　　B. 排除肠内有害物质

C. 服中药后　　　　　　　　　　　　　　　D. 痔疮患者

E. 急腹症患者

6. 泻药分类为（　　　）

A. 急性泻药　　　　　　　　　　　　　　　B. 渗透性泻药

C. 按触性泻药　　　　　　　　　　　　　　D. 润滑性泻药

E. 慢性泻药

（谭　娇）

任务四　腹泻的自我药疗

学习目标

1. 知识目标：通过本章的学习，掌握腹泻的治疗原则及药物选择；了解腹泻的临床表现、常见类型等；能指导患者合理应用治疗腹泻的药物。

2. 能力目标：能对腹泻患者提供用药咨询、用药指导以及患者的宣传教育和用药教育。

3. 素养目标：关心腹泻患者，提高患者用药依从性。

案例导入

案例：患者，男，40 岁。周末与同学聚餐，晚上回家后感觉腹部疼痛，伴有腹胀和肠鸣音活跃，腹泻多次，伴呕吐。粪便量多呈黄色稀水样便，混有泡沫及未消化食物残渣，每次便后腹痛可缓解或消失，但精神状态不佳，全身乏力。

问题：1. 根据上述情况，最可能的诊断是什么？诊断依据有哪些？

　　　　2. 应采取怎样的治疗原则和措施？

一、概述

腹泻指排便次数增多，伴有粪质稀薄，或粪便中脂肪成分增多，或带有黏液、脓血、未消化的食物。腹泻分为急、慢性两种类型，超过 4 周者属慢性腹泻。急性腹泻起病急骤，病程较短，多见于肠道感染、食物中毒、出血性坏死性肠炎、急性局限性肠炎、肠型紫癜等。慢性腹泻可见于消化道疾病，如肠道感染、肠道非感染性疾病、肠道肿瘤、胃部疾病、胰腺疾病和肝胆疾病，以及全身性疾病，如内分泌及代谢障碍疾病、其他系统疾病、药物不良反应和神经功能紊乱。集体食堂就餐人员成批发病且症状相同为食物中毒、流行性腹泻或传染病的流行。

正常人每日 3 餐后约有 9L 液体进胃肠道，其中 2L 来自食物和饮料，其余为消化道分泌液。每日通过小肠吸收 5～8L，约有 1～2L 液体进入结肠，而结肠每日吸收 3～5L 水分的能力，因此，每日粪中水分仅 100～200ml。在病理状态下，进入结肠的液体量超过结肠的吸收能力，或（和）结肠的吸收容量减少时便产生腹泻。腹泻是常见的一种症状，应针对病因进行治疗，但对腹泻剧烈而持久的患者，可适当给予止泻药物。

慢性腹泻的发病机制主要有以下 4 种类型。但在临床上，不少腹泻往往并非由单一机制引起而是在多种机制共同作用下发生的。

（一）渗透性腹泻

是由于肠腔内存在大量高渗食物或药物，体液水分大量进入高渗状态的肠腔而致，主要的临床特点是禁食 48 小时后腹泻停止或显著减轻。摄入难吸收物、食物消化不良及黏膜转运机制障碍均可致高渗性腹泻，糖类吸收不良较多见。食物中的糖类在小肠近端几乎全部被消化成为各种单糖，然后由肠绒毛的吸收细胞迅速吸收。在双糖酶或单糖转运机制缺乏时，这些小分子糖不能被吸收而积存在肠腔内，使渗透压明显升高，大量水分被动进入肠腔而引起腹泻。当肝胆胰疾病导致消化不良时，常伴有脂肪和蛋白质消化吸收不良亦可致腹泻。

（二）分泌性腹泻

是由于肠黏膜受到刺激而致水、电解质分泌过多或吸收受抑所引起的腹泻。肠吸收细胞的刷状缘含有许多微绒毛，使吸收面积大大增加。小肠黏膜的隐窝细胞顶膜有 Cl^- 传导通道，调节 Cl^- 的外流和分泌，其关键作用是分泌水和电解质至肠腔。当肠细胞分泌功能增强、吸收减弱或两者并存时，均可引起水和电解质的净分泌增加而引起分泌性腹泻。分泌性腹泻具有如下特点：①每日大便量＞1L，可多达 10L；②大便为水样，无脓血；③粪便的 pH 多为中性或碱性；④禁食 48 小时后腹泻仍持续存在，大便量仍大于 500ml/d。

（三）渗出性腹泻

又称炎症性腹泻，肠黏膜的完整性因炎症、损伤、溃疡等病变的破坏致血浆、黏液、脓血等大量渗出而引起腹泻。此时炎症渗出虽占重要地位，但因肠壁组织炎症及其他改变而导致肠分泌增加。此外，肠吸收不良和动力增强等病理生理过程在腹泻发病中亦起很大作用。渗出性腹泻可分为感染性和非感染性两类，前者的病原体可是细菌、病毒、寄生虫、真菌等。后者导致黏膜坏死、渗出的疾病可为自身免疫、炎症性肠病、肿瘤、放射线、营养不良等。渗出性腹泻的特点是粪便含有渗出液和血液。结肠特别是左半结肠病变多有肉眼脓血便。小肠病变渗出物及血液均匀地与粪混在一起，除非有大量渗出或蠕动过快，一般无肉眼脓血，需显微镜检查发现。

（四）动力异常性腹泻

是由于肠道蠕动过快，使肠内容物过快地通过肠腔，与肠黏膜接触时间过短，从而影响消化与吸收，水、电解质吸收减弱，发生腹泻。引起肠道蠕动过快的原因有：①药物如莫沙必利、普萘洛尔等；②肠神经病变，如糖尿病；③促动力激素，如甲状腺素、生长抑素、5-羟色胺、P 物质、前列腺素等；④胃肠道手术，如胃次全切除或全胃切除、回盲部切除可分别使幽门或回盲部的活瓣作用消失而致腹泻；胃结肠、小肠结肠瘘或吻合术后，也可引起腹泻。由肠运动加速引起腹泻的常见疾病有肠易激综合征、甲状腺功能亢进症、糖尿病、胃大部分切除术后倾倒综合征、甲状腺髓样癌、类癌综合征等。肠道动力异常性腹泻的特点是排便急，粪便稀烂或水样，不带渗出物和血液，往往伴有肠鸣音、亢进或腹痛。

诊断和鉴别诊断：排便次数增多（＞3 次/日），粪便量增加（＞200g/d），粪质稀薄（含水量＞80%）均可诊断为腹泻。腹泻可分为急性和慢性两类，病史短于 4 周者为急性腹泻，超过 4 周或长期反复发作者为慢性腹泻，是临床上多种疾病的常见症状。

二、临床特征

急性腹泻起病急骤，病程较短；慢性腹泻起病缓慢；小肠炎性腹泻，腹泻后腹痛多不缓解；结肠炎性腹泻于腹泻后腹痛多可缓解。腹泻的病因比较复杂，大致可归类如下。

1. 胃部疾病 胃癌、萎缩性胃炎等因胃酸缺乏可以引起腹泻，胃大部分切除、胃空肠吻合术、胃肠瘘管形成后因为内容物进入空肠过快均可引起腹泻。

2. 肠道疾病 感染性腹泻、非感染性腹泻、肠易激综合征、肠道菌群失调、溃疡性结肠炎、克罗恩病、缺血性结肠炎、嗜酸性粒细胞性胃肠炎、回盲部切除术后、放射性肠炎等。

在粪便的性状方面各种腹泻表现也不尽相同；粪便呈稀薄水样且量多，为分泌性腹泻；脓血便或黏液便可见于感染性腹泻、炎症性肠病等；暗红色果酱样便见于阿米巴痢疾；血水或洗肉水样便见于嗜盐菌性食物中毒和急性出血坏死性肠炎；黄水样便见于沙门菌属或金葡菌性食物中毒；米泔水样便见于霍乱或副霍乱；脂肪泻和白陶土色便，见于胆道梗阻；黄绿色混有奶瓣便见于儿童消化不良；而动力性腹泻时多为水便、伴有粪便的颗粒，下泻急促，同时腹部有肠鸣音、腹痛剧烈。

三、治疗原则及药物选择

（一）治疗原则

治疗目的是消除患者顾虑，改善症状；治疗策略主要是积极寻找并去除促发因素和对症治疗。

1. 由于腹泻是由多种不同病因所致，所以在应用止泻药治疗的同时，实施对因治疗不可忽视。

2. 长期或剧烈腹泻时，体内水、盐的代谢发生紊乱，常见的为脱水症和钠、钾代谢的紊乱，严重者可危及生命。因此，在针对病因治疗同时，还应及时补充水和电解质，以调整不平衡状态。可口服补液盐（ORS）粉剂，每袋加 500～1000ml 凉开水溶解后随时口服，4～6 小时内服完。

3. 腹泻可引起疼痛、脱水和电解质紊乱，因此在对因治疗的同时，可适当给予止泻药。

（二）药物选择

1. 药物的分类 按作用机制可分为吸附药、收敛药、抗动力药和微生态制剂等几类，《国家非处方药目录》收载的止泻药其活性成分和制剂有药用炭、鞣酸蛋白、盐酸小檗碱、口服补液盐、乳酸菌素、双歧三联活菌制剂、地衣芽孢杆菌活菌制剂、复方嗜酸乳杆菌片、复合乳酸菌胶囊、口服双歧杆菌活菌制剂等。

（1）非处方药

1）感染性腹泻，对痢疾、大肠埃希菌感染的轻度急性腹泻应首选盐酸小檗碱，口服，成人一次 0.1～0.4g，儿童 1 岁以下一次 0.05g，1～3 岁一次 0.05～0.1g，4～6 岁一次 0.1～0.15g，7～9 岁一次 0.15～0.2g，10～12 岁一次 0.2～0.25g，12 岁以上一次 0.3g，一日 3 次。或口服药用炭或鞣酸蛋白，前者吸附肠道内气体、细菌和毒素；后者可减轻炎症，保护肠道黏膜。药用炭，成人一次 1～3g，儿童一次 0.3～0.6g，一日 3 次，餐前服用；鞣酸蛋白，成人一次 1～2g，一日 3 次；儿童，1 岁以下一次 0.125g～0.2g，2～7 岁一次 0.2～0.5g，一日 3 次，空腹服用。

2）因胰腺功能不全引起的消化不良性腹泻，应服用胰酶；对摄食脂肪过多者可服用胰酶和碳酸氢钠；对摄食蛋白而致消化不良者宜服胃蛋白酶；对同时伴腹胀者可选用乳酶生或二甲硅油。

3）因化学刺激引起的腹泻，可供选用的有双八面蒙脱石散，可覆盖消化道，与黏膜蛋白结合后增强黏液屏障，防止酸、病毒、细菌、毒素对消化道黏膜的侵害，口服成人一次 1 袋（首剂加倍），一日 3 次；

儿童，1岁以下一日1袋，分2次给予，1~2岁一次1袋，2岁以上一次1袋，一日2~3次。对激惹性腹泻，应注意腹部保暖，控制饮食（少食油腻、辛辣食物），同时口服乳酶生或微生态制剂。

4）肠道菌群失调性腹泻可补充微生态制剂，正常人体肠道内有400~500种菌群共同生长，相互依赖和制约。许多有益的细菌可制约致病菌的生长繁殖，减少肠内毒素的生成，维持肠道正常菌群的平衡；同时也促进人体对营养物质的吸收。例如双歧杆菌通过与肠黏膜上皮细胞作用而结合，与其他厌氧菌一起占据肠黏膜表面，形成一道生物屏障，阻止致病菌的侵入；复方酸乳杆菌片含嗜酸乳杆菌，在肠内可抑制腐败菌的生长，防止肠内蛋白质的发酵，减少腹胀和止泻。双歧三联活菌胶囊含有双歧杆菌、乳酸杆菌和肠球菌。在肠内补充正常的生理细菌，维持肠道正常菌群的平衡，到达止泻的目的。

（2）处方药 ①感染性腹泻，对细菌感染的急性腹泻应选用口服抗生素，如诺氟沙星、左氧氟沙星、环丙沙星。②病毒性腹泻，此时应用抗生素或微生态制剂基本无效，可选用抗病毒药，如阿昔洛韦、泛昔洛韦。③对腹痛较重者或反复呕吐腹泻者，腹痛剧烈时可服山莨菪碱片，一次5mg，一日3次或痛时服用。④非感染性的急慢性腹泻，抗动力药可缓解急性腹泻症状，首选洛哌丁胺，其抑制肠蠕动，延长肠内容物的滞留时间，抑制大便失禁和便急，减少排便次数，增加大便的稠度。初始量成人一次2~4mg，儿童2mg，以后一次腹泻后2mg，一日总量16mg；用于慢性腹泻，初始一次4mg，儿童2mg，以后依据症状调节剂量，一日2~12mg。或地芬诺酯，成人一次2.5~5mg，一日2~4次；儿童，2~5岁一次2mg，一日3次，5~8岁一次2mg，一日4次，8~12岁一次2mg，一日5次。⑤口服补液盐Ⅲ（ORS）由氯化钠、氯化钾、枸橼酸钠和无水葡萄糖按一定比例组成，用于治疗腹泻引起的轻、中度脱水，并可用于补充钠、钾、氯。通过调节肠道水、电解质代谢平衡，补液又止泻，用于各种病因和年龄患者的腹泻治疗，也是WHO要求各国使用的腹泻病治疗首选药物。

2. 选用药物 依照临床特征来合理选用药物。吸附药和收敛药具有加强、修复消化道黏膜屏障，固定、清除多种病原体和毒素的作用，用于成人和儿童的急慢性腹泻，食管、胃及十二指肠疾病引起的相关疼痛症状的辅助治疗。抗动力药可以缓解急性腹泻症状，适用于治疗成年人无并发症的急性腹泻，而不适用于幼儿。微生态制剂主要用于肠道菌群失调引起的腹泻，或由寒冷和各种刺激所致的激惹性腹泻。对由细菌或病毒引起的感染性腹泻早期，应用无效；在应用抗感染药后期，可辅助给予，以帮助恢复菌群的平衡。

四、用药注意事项及患者教育

1. 由于胃肠液中钾离子浓度较高，腹泻常可致钾离子的过量丢失，低血钾可影响到心脏功能，故需特别注意补充钾盐。

2. 对消化和吸收功能不全引起的消化不良性腹泻者，应用胰酶替代疗法。

3. 腹泻时由于大量排出水分，可使全身血容量下降，血液黏稠度增加和流动缓慢，使脑血液循环恶化，诱发脑动脉闭塞，脑血流不足、脑梗死，也应给予关注。

4. 盐酸小檗碱不宜与鞣酸蛋白合用。鞣酸蛋白大量服用可能会引起便秘，也不宜与铁剂同服。

5. 微生态制剂主要用于肠道菌群失调引起的腹泻，或由寒冷和各种刺激所致的激惹性腹泻。微生态制剂多为活菌制剂，不宜与抗生素、药用炭、黄连素和鞣酸蛋白同时应用，以避免效价的降低。如须合用，至少应间隔2~3小时。

6. 服用药用炭可影响肠道的营养吸收，3岁以下儿童如患长期的腹泻或腹胀禁用；另外也不宜与维生素、抗生素、生物碱、乳酶生及各种消化酶同时服用，因能吸附上述药物，影响他们的疗效。严重腹泻时应禁食。

7. 洛哌丁胺不能作为有发热、便血的细菌性痢疾的治疗药。对急性腹泻者在服用本品48小时后症状无改善，应及时停用。肝功能障碍者，妊娠期妇女用，哺乳期妇女尽量避免使用，2岁以下儿童不宜使用。

8. WHO和联合国儿童基金会（UN ICEF）2005年联合发表了新修订的《腹泻病治疗指南》，新指南中仍强调口服补液的重要性，并且强调所有患儿在腹泻发生时及早补锌。因为锌可有利于缩短腹泻病程、减轻病情，并预防以后 2～3 个月发生腹泻。

▶▶ **课堂互动**

　　患者，男，35 岁。经常在外就餐，近三天无诱因出现发热，体温 38.5℃，伴左下腹痛，腹泻，6～8 次/日左右，开始为溏泄便，逐渐发展为黏液性血便，自服黄连素后症状并未缓解。

　　血常规 WBC 15×10^9/L，NE 92%。

　　便常规 WBC 20/HP，RBC 3～5/HP

　　该患者诊断首先考虑那种疾病，如何处理？请为此患者进行用药和健康教育方面的指导和建议。

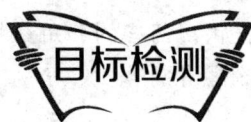

目标检测

一、A 型选择题

1. 以下药物中，用于治疗细菌感染性腹泻应首选的是（　　）
   A. 维生素　　　　　　　B. 谷维素　　　　　　　C. 抗生素　　　　　　　D. 黄连素
   E. 麻黄素

2. 下列治疗便秘的药物中，属于处方药的是（　　）
   A. 乳果糖　　　　　　　B. 硫酸镁　　　　　　　C. 山梨醇　　　　　　　D. 比沙可啶
   E. 洛哌丁胺

3. 病毒性腹泻宜选用（　　）
   A. 庆大霉素　　　　　　B. 山莨菪碱　　　　　　C. 泛昔洛韦　　　　　　D. 双歧杆菌
   E. 洛哌丁胺

4. 以下有关双歧三联活菌胶囊治疗腹泻的机制的叙述中，最正确的是（　　）
   A. 补充正常的细菌　　　　　　　　　　B. 减少腹胀和腹泻
   C. 防止蛋白质发酵　　　　　　　　　　D. 抑制肠内腐败菌生长
   E. 维持肠道正常菌群的平衡

二、X 型选择题

1. 治疗肠道菌群失调性腹泻的微生态制剂包括（　　）
   A. 复方阿嗪米特肠溶片　　　　　　　　B. 复方乳酸杆菌片
   C. 双歧三联活菌胶囊　　　　　　　　　D. 双歧杆菌胶囊
   E. 多潘立酮

2. 下列选项中，可以作为腹泻的诊断指标的有（　　）
   A. 排便次数增多（>3 次/日）　　　　　B. 粪便量增加（>200g/d）
   C. 粪质稀薄（含水量>80%）　　　　　　D. 排便时间延长（>0.5 时/次）
   E. 排便次数较少（<3 次/周）

3. 止泻药其活性成分和制剂有（　　）
   A. 药用炭　　　　　　　B. 鞣酸蛋白　　　　　　C. 盐酸小檗碱　　　　　D. 乳酸菌素
   E. 双歧三联活菌制剂

4. 微生态制剂的作用特点包括（　　）
   A. 抑制肠内有害菌，维持人体微生态平衡　　　B. 维持正常肠蠕动，缓解便秘

C. 可用于肠道菌群失调引起的腹泻   D. 具有屏障作用、营养作用

E. 只可用于腹泻，对便秘无效

（谭 娇）

任务五　急性扁桃体炎的自我药疗

学习目标

1. 知识目标：掌握急性扁桃体炎的药物治疗；熟悉急性扁桃体炎的诊断；了解急性扁桃体炎的病因、临床表现、并发症。

2. 能力目标：能对急性扁桃体炎患者提供用药咨询和用药指导，进行用药教育。

3. 素养目标：关心患者疾苦，尽力解除患者痛苦。

案例导入

> **案例**：患者，女，20岁。因"反复发热、咽痛2天"就诊。患者于2天前受凉后出现发热，体温在38～39.5℃之间波动，伴咽痛、吞咽不适，头痛，全身乏力。查体：咽部充血明显，双侧扁桃体Ⅱ度肿大，表面有黄白色分泌物附着，双侧颌下可扪及花生米大小淋巴结，质软，有压痛。实验室检查：血常规提示白细胞总数及中性粒细胞明显升高。诊断：急性化脓性扁桃体炎。
>
> **思考**：1. 该患者需要用哪些药物治疗？
>
>   2. 如何为该患者做用药指导？

一、概述

扁桃体是位于舌根、咽部周围的上皮下的淋巴组织团块，按其位置分别称为腭扁桃体、咽扁桃体和舌扁桃体，其中以腭扁桃体最大，通常所说的扁桃体就是腭扁桃体，咽扁桃体在出生后6个月内已发育，腭扁桃体至1岁末逐渐增大，4～10岁发育达高峰，青春期逐渐退化。急性扁桃体炎系由各种病因引起的扁桃体炎症，属于急性上呼吸道感染，是呼吸道最常见的一种疾病。各种病毒和细菌均可引起，但90%以上为病毒，主要有鼻病毒、呼吸道合胞病毒、流感病毒、副流感病毒、腺病毒。细菌感染可直接或继病毒感染之后发生，最常见致病菌为溶血性链球菌，其次为肺炎链球菌、流感嗜血杆菌和葡萄球菌等，偶见革兰阴性杆菌。患者不分年龄、性别、职业和地区，但尤以儿童发病多见。

二、临床特征

局部症状有明显咽痛，或伴有干咳、流涕、喷嚏等。全身症状有畏寒、发热（体温可达39℃以上）、头痛、全身不适、乏力等，儿童患病者，还常伴有食欲下降、呕吐、腹泻、腹痛等消化道症状。腹痛多为脐周阵发性疼痛，可能为肠痉挛所致；如腹痛持续存在，多为并发急性肠系膜淋巴结炎。

婴幼儿患病者起病急，全身症状重，局部症状轻，多有发热，体温可高达39～40℃，热程2～3天至1周左右，起病1～2天可因高热引起惊厥。可并发急性中耳炎、鼻窦炎、扁桃体周围脓肿、颈淋巴结炎、气管–支气管炎、肺炎等，若感染A组溶血性链球菌者可继发急性肾小球肾炎和风湿病。

检查可见咽部明显充血，扁桃体肿大、充血，表面有黄色点状渗出物或黄白色脓性分泌物，颌下、颈部淋巴结肿大、压痛，肺部听诊无异常。

病毒感染者白细胞计数常正常或偏低，淋巴细胞比例升高；细菌感染者白细胞和中性粒细胞增高，有核左移现象。病毒分离和血清学检查可明确病毒感染病原，近年来采用免疫荧光、免疫酶及分子生物学技术可作出早期诊断；细菌感染者可在使用抗菌药物前行咽拭子培养判断细菌类型及作药物敏感试验。

根据病史、临床症状及咽部体征，结合周围血象，必要时作胸部 X 线检查可作出诊断。通过进行细菌培养和病毒分离及其他病原学检查手段，可确定病因诊断。

三、治疗原则及药物选择

（一）治疗原则
急性扁桃体炎在进行药物治疗的同时，应注意休息、多饮水、室内保持空气流通等。

（二）药物选择

1. 抗感染治疗

（1）抗病毒治疗　呼吸道病毒感染目前尚无特效的抗病毒药物，可选择试用以下药物。

1）金刚烷胺、金刚乙胺：对亚洲 A 型流感病毒有抑制活性，抑制病毒核酸脱壳，影响细胞核溶酶体膜，干扰病毒的早期复制，使病毒增殖受到抑制。成人一次 100mg，2 次/日，连续 3～5 日；儿童每天 3mg/kg 或 5mg/kg，分 2 次服用。

2）三氮唑核苷（病毒唑）：系广谱抗病毒药，可能机制是药物进入被病毒感染的细胞后迅速磷酸化，其磷酸化产物作为病毒合成酶的竞争性抑制药，抑制肌苷单磷酸脱氢酶、流感病毒 RNA 多聚酶和 mRNA 鸟苷转移酶，从而减少细胞内三磷酸鸟苷，损害病毒 RNA 和蛋白合成，使病毒的复制和传播受抑制。成人口服每次 0.1～0.2g，3 次/日；肌注或静脉点滴每日 10～15mg/kg；或 2mg 含服，每 2 小时一次，每日 6 次，3～5 日为一疗程。

3）聚肌胞：为高效内源性干扰素诱导剂，能在体内诱生干扰素而起到抑制病毒繁殖的作用。肌内注射，每次 1～2mg，隔日 1 次。

4）潘生丁（双嘧达莫）：有广谱抗病毒作用，对小 RNA 病毒、正黏液病毒和某些 DNA 病毒有抑制作用。其作用机制是抑制二氧嘧啶核苷、腺苷及脱氧胞嘧啶核苷等进入细胞内，从而选择性抑制病毒 RNA 合成。剂量为每日 5mg/kg，分 2～3 次口服，3 日为一疗程。

（2）抗细菌治疗　常选用青霉素类，第一代、二代头孢类及大环内酯类抗生素。咽拭子培养阳性结果有助于指导抗菌治疗，如明确有革兰阴性杆菌感染，可选用三代头孢类抗生素。若证实为链球菌感染，或既往有风湿热、肾炎病史者，青霉素疗程应在 10～14 天。

1）青霉素：是一类重要的β-内酰胺类抗生素，能与细菌细胞膜上的青霉素结合蛋白结合而妨碍细菌细胞壁黏肽的合成，使之不能交联而造成细胞壁的缺损，致使细菌菌体破裂而死亡。这一过程发生在细菌细胞的繁殖期。青霉素对革兰阳性球菌（链球菌、肺炎球菌、敏感的葡萄球菌）及革兰阴性球菌（脑膜炎双球菌、淋球菌）的抗菌效果较强。

2）第一代、二代头孢类：属于β-内酰胺类抗生素，抗菌机制同青霉素类，本类药物抗菌谱广，对肺炎链球菌、溶血性链球菌等具有良好的抗菌活性，但对金黄色葡萄球菌的抗菌作用较差。主要药物有头孢克洛、头孢拉定、头孢氨苄、头孢羟氨苄、头孢克洛、头孢呋辛酯等。

3）大环内酯类：大环内酯类能不可逆的结合到细菌核糖体 50S 亚基上，通过阻断转肽作用及 mRNA 位移，选择性抑制蛋白质合成。主要药物有红霉素、琥乙红霉素、罗红霉素、阿奇霉素等。

2. 对症治疗

（1）发热　经冷敷、温湿敷或酒精浴降温仍高热者，可口服解热药。

1）对乙酰氨基酚：对中枢神经系统前列腺素合成的抑制作用比对外周前列腺素合成的抑制作用强，解热作用强，镇痛作用较强，缓和而持久，对胃肠道刺激小，正常剂量下较为安全有效，大剂量对肝脏有损害，为退热药的首选，尤其适宜老年人和儿童服用。成人一次 0.3～0.6g，每隔 4 小时 1 次，或一日 4 次，一日量不宜超过 2g；儿童按体重一次 10～15mg/kg，或按体表面积一日 1.5g/m^2，分 4～6 次服用。

2）阿司匹林：口服后吸收迅速而完全，解热镇痛作用较强，作用于下丘脑体温调节中枢引起外周血管扩张、皮肤血流增加、出汗，使散热增加而起到解热作用。能降低发热者的体温，对正常体温几乎无影响。成人一次 0.3～0.6g，一日 3 次；儿童按体重每日 30～60mg/kg，分 4～6 次服用，或每次 5～10mg/kg；婴幼儿发热可选用阿苯片（每片含阿司匹林 100mg，苯巴比妥 10mg），3 岁以下婴幼儿一次 1～2 片，3 岁以上酌增剂量。

3）布洛芬：具有解热镇痛消炎作用，其镇痛作用较强，比阿司匹林强 16～32 倍；抗炎作用较弱，退热作用与阿司匹林相似但较持久。对胃肠道的不良反应较轻，易于耐受，为此类药物中对胃肠刺激最低的。成人及 12 岁以上儿童，一次 0.2～0.4g，一日 3～4 次；1～12 岁，每日 20mg/kg，分 3 次服用。

4）贝诺酯：为对乙酰氨基酚与阿司匹林的酯化物，通过抑制前列腺素的合成而产生镇痛、抗炎、解热作用。对胃肠道的刺激性小于阿司匹林，疗效与阿司匹林相似，作用时间较阿司匹林及对乙酰氨基酚长。口服，一次 0.5～1g，一日 3 次，老年人用药一日不超过 2.5g。

因 5 岁以下儿童高热时有发生高热惊厥的危险，故在高热时应紧急退热，可应用 20%安乃近溶液滴鼻，婴儿每侧鼻孔 1～2 滴，2 岁以上儿童每侧鼻孔 2～3 滴。如有高热惊厥发生，应在处理原发病基础上，予以镇静、止惊处理，可选用水合氯醛灌肠，每次 1.0～1.2ml/kg；如仍不能止惊者，可予地西泮（又名安定）静脉注射，大多 1～2 分钟内止惊，每次剂量 0.3～0.5mg/kg，一次总量不超过 10mg，静推速度不超过 1～2mg/min，如静脉推注过快可导致呼吸抑制，静脉注射困难时同样剂量经直肠注入比肌注见效快。如既往有高热惊厥病史者，可于发热病开始即使用安定口服防止惊厥发生，剂量为每日 1mg/kg，分 3 次口服，连服 2～3 天，或直到本次疾病体温恢复正常为止。

（2）咽痛　可应用口含片，如溶菌酶每次 20mg，每隔 1～2 小时 1 次；西地碘片每次 1.5～3mg，3～5 次/日，度米芬含片每次 0.5～1mg，滴丸每次 0.5mg，3～4 次/日；地喹氯铵含片或复方地喹氯铵含片每次 0.25mg，每隔 2～3 小时 1 次。此外，还可采用抗菌药物和肾上腺皮质激素的溶液雾化吸入或喷雾剂局部喷雾治疗。

3. 中成药治疗　如咽扁颗粒、清咽丸、银黄含片、穿心莲片、双黄连口服液等。常用治疗药物及其剂量见表 7-4。

表 7-4　常见治疗药物及其剂量

药物分类	常见药物	常规治疗剂量
抗病毒药物	金刚烷胺、金刚乙胺	成人一次 100mg，2 次/日；儿童每日 3mg/kg 或每日 5mg/kg，分 2 次服用，连续 3～5 日
	三氮唑核苷（病毒唑）	成人口服每次 0.1～0.2g，3 次/日；或 2mg 含服，每 2 小时一次，每日 6 次，3～5 日为一疗程
	聚肌胞	肌内注射，每次 1～2mg，隔日 1 次
抗菌药物	青霉素 V 钾片	40 万～80 万单位/次，3～4 次/日
	头孢克洛（颗粒/分散片）	口服，成人每次 0.25g～0.5g，2～3 次/日，严重感染患者剂量可加倍，但一日总剂量不超过 1g；小儿按体重一日 20～40mg/kg，分 3 次服用，严重感染患者剂量可加倍，但一日总剂量不超过 1g
	头孢拉定	每日 1～2g，分 3～4 次
	头孢氨苄	每次 0.25g～0.5g，3～4 次/日
	头孢羟氨苄	每次 0.25g～0.5g，3～4 次/日
	红霉素	每次 0.25g～0.5g，4 次/日
抗菌药物	头孢呋辛酯片（西力欣）	口服，成人一般每次 250mg，每日 0.5g，儿童通常给药剂量为每日 2 次，每次 125mg 或每日 2 次，每次 10mg/kg 体重，每日最大剂量为 250mg
	琥乙红霉素（利君沙）	0.25g～0.5g/次，3～4 次/日
	罗红霉素	每次 150mg，2 次/日
	阿奇霉素	疗程 3 天：每日 0.5g，1 次/日；疗程 5 天：首日 0.5g，第二、三、四、五日 0.25g

续表

药物分类	常见药物	常规治疗剂量
解热镇痛药	对乙酰氨基酚（泰诺林）	成人一次 0.3～0.6g，每隔 4 小时 1 次，或一日 4 次，一日量不宜超过 2g；儿童按体重一次 10～15mg/kg，分 4～6 次服用
	阿司匹林	成人一次 0.3～0.6g，一日 3 次；儿童按体重每日 30～60mg/kg，分 4～6 次服用，或每次 5～10mg/kg
	布洛芬（芬必得、美林）	成人及 12 岁以上儿童，一次 0.2～0.4g，一日 3～4 次；1～12 岁，每日 20mg/kg，分 3 次服用
	贝诺酯	一次 0.5～1g，一日 3 次，老年人用药一日不超过 2.5g
缓解咽痛药	溶菌酶	每次 20mg，每隔 1～2 小时 1 次
	西地碘片（华素片）	每次 1.5～3mg，3～5 次/日
	度米芬含片	每次 0.5～1mg，滴丸每次 0.5mg，3～4 次/日
	地喹氯铵含片、复方地喹氯铵含片（泰乐奇含片）	每次 0.25mg，每隔 2～3 小时 1 次

知识拓展

传染性单核细胞增多症

传染性单核细胞增多症（infectious mononucleosis，IM）是由 EB 病毒（Epstein-Barr virus，EBV）所导致的急性感染性疾病。

1. 临床表现

（1）发热　一般均有发热，体温 38～40℃不等，无固定热型，热程大多 1～2 周，少数可达数月。中毒症状多不严重。

（2）咽峡炎　咽部、扁桃体、悬雍垂充血肿胀，可见出血点，伴有咽痛，少数有溃疡或假膜形成。咽部肿胀严重者可出现呼吸及吞咽困难。

（3）淋巴结肿大　大多数患者有浅表淋巴结肿大，在病程第 1 周就可出现。全身淋巴结均可受累，以颈部最为常见。肘部滑车淋巴结肿大常提示有本病可能。肠系膜淋巴结肿大时，可引起腹痛。

（4）肝、脾大　肝大者约占 20%～62%，大多数在肋下 2cm 以内，可出现肝功能异常，并伴有急性肝炎的上消化道症状，部分有轻度黄疸。约半数患者有轻度脾大，伴疼痛及压痛，偶可发生脾破裂。

（5）皮疹部分患者在病程中出现多形性皮疹，如丘疹、斑丘疹、荨麻疹、猩红热样斑疹、出血性皮疹等，多见于躯干。皮疹大多在 4～6 日出现，持续 1 周左右消退。

2. 并发症　重症患者可并发神经系统疾病，如格林-巴利综合征、脑膜脑炎或周围神经炎等。在急性期可发生心包炎、心肌炎。约 30%的患者出现咽部继发细菌性感染。其他少见的并发症包括间质性肺炎、胃肠道出血、肾炎、自身免疫性溶血、再生障碍性贫血、粒细胞缺乏症及血小板减少症等。脾破裂虽然少见，但极严重，轻微创伤即可诱发。

3. 实验室检查

（1）血常规　外周血象改变是本病的重要特征。早期白细胞总数可正常或偏低，以后逐渐升高＞$10×10^9$/L，高者可达（$30×10^9$）～（$50×10^9$）/L，出现异型淋巴细胞。异型淋巴细胞超过 10%或其绝对值超过 $1.0×10^9$/L 时，具有诊断意义。血小板计数常减少。

（2）血清嗜异凝集试验（heterophil agglutination test，HAT）　患者血清中出现 IgM 嗜异性抗体，能凝集绵羊或马红细胞，阳性率达 80%～90%。凝集效价在 1:64 以上，经豚鼠肾吸收后仍阳性者，具有诊断价值。5 岁以下小儿试验多为阴性。

（3）EBV 特异性抗体检测　间接免疫荧光法和酶联免疫法检测血清中 VCA-IgM 和 EA-IgG。VCA-IgM 阳性是新近 EBV 感染的标志，EA-IgG 一过性升高是近期感染或 EBV 复制活跃的标志，均具有诊断价值。

（4）EBV-DNA 检测　采用聚合酶链反应（PCR）方法能快速、敏感、特异的检测血清中含有高浓度 EBV-DNA，提示存在病毒血症。

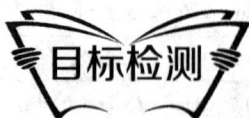

目标检测

一、A 型选择题

1. 急性扁桃体炎最常见的细菌感染的病原体是（　　）
   A. 溶血性链球菌　　　　　　　　B. 肺炎链球菌
   C. 流感嗜血杆菌　　　　　　　　D. 葡萄球菌
   E. 革兰阴性杆菌

2. 下列哪个药是急性扁桃体炎退热的首选（　　）
   A. 对乙酰氨基酚（扑热息痛）　　B. 阿司匹林
   C. 安乃近　　　　　　　　　　　D. 布洛芬
   E. 贝诺酯

3. 为对乙酰氨基酚与阿司匹林的酯化物，通过抑制前列腺素的合成而产生镇痛、抗炎、解热作用的是（　　）
   A. 布洛芬　　　　　　　　　　　B. 贝诺酯
   C. 对乙酰氨基酚　　　　　　　　D. 阿司匹林
   E. 阿苯片

二、B 型选择题

[1～4]
   A. 为高效内源性干扰素诱导剂
   B. 有广谱抗病毒作用，对小 RNA 病毒、正黏液病毒和某些 DNA 病毒有抑制作用
   C. 对亚洲 A 型流感病毒有抑制活性
   D. 可能机制是药物进入被病毒感染的细胞后迅速磷酸化，其磷酸化产物作为病毒合成酶的竞争性抑制药
   E. 神经氨酸酶抑制剂

1. 金刚烷胺（　　）
2. 潘生丁（　　）
3. 聚肌胞（　　）
4. 病毒唑（　　）

[5～6]
   A. 金刚烷胺或金刚乙胺　　　　　B. 青霉素类或一代头孢类或大环内脂类抗生素
   C. 喹诺酮类抗菌药　　　　　　　D. 阿司匹林
   E. 布洛芬

5. 抗病毒治疗可选用（　　）

6. 抗细菌治疗可选用（　　　）

三、X 型选择题

1. 急性扁桃体炎病毒感染的病原体包括（　　　）

  A. 鼻病毒
          B. 腺病毒

  C. 呼吸道合胞病毒
      D. 副流感病毒

  E. 流感病毒

2. 下列为急性扁桃体炎临床表现的是（　　　）

  A. 发病急骤，局部症状以明显咽痛为主要表现

  B. 可有畏寒、发热、头痛、全身不适、乏力等全身症状

  C. 儿童患者常伴有食欲下降、呕吐、腹泻、腹痛等消化道症状

  D. 可并发急性肠系膜淋巴结炎

  E. 细菌感染者白细胞和中性粒细胞增高，有核左移现象

（王春玲）

任务六　急性结膜炎及沙眼的自我药疗

学习目标

1. 知识目标：掌握急性结膜炎及沙眼的药物治疗；熟悉急性结膜炎及沙眼的诊断、分型；了解急性结膜炎及沙眼的危害、病因及临床表现。

2. 能力目标：能为急性结膜炎及沙眼患者提供用药咨询、用药指导以及患者的宣传教育和用药教育。

3. 素养目标：关心急性结膜炎及沙眼患者，提高患者用药依从性。

案例导入

  案例：患儿，男，12 岁，因左眼红肿疼痛 3 天就诊，患者自述左眼异物感明显、晨起黏性分泌物多且难于睁眼、有畏光现象。查体：裸眼视力均为 1.0，左眼球结膜中度混合充血、睑结膜血管模糊，其余眼科检查未见异常。临床诊断为急性细菌性结膜炎（红眼病）。

  思考：1. 如何治疗？在选药时有什么注意事项？

     2. 如何对患者进行滴眼液合理用药指导？

     3. 应提醒急性结膜炎患者在生活中有哪些注意事项？

一、急性结膜炎概述

  结膜是由眼睑缘间部末端开始覆盖于眼睑后和眼球前的一层半透明黏膜组织，富含神经和血管，分为球结膜、睑结膜和穹隆结膜三部分。结膜大部分暴露在外界环境中，与多种多样的微生物以及外界环境相接触，但眼表的特异性和非特异性防护机制使其具有一定的预防感染和使感染局限的能力，不过当眼睛的特异性防御能力减弱或外界致病因素增加时，结膜易受外界环境刺激或微生物感染引起结膜炎症的发生。结膜炎典型的发病特征是结膜血管扩张、渗出及细胞浸润，统称为结膜炎。结膜炎是眼科常见疾病，俗称"红眼病"。

结膜炎为结膜病变最常见的疾病，结膜炎最常见致病微生物主要是细菌，如肺炎球菌、流感嗜血杆菌、金黄色葡萄球菌、脑膜炎双球菌、奈瑟菌等；也可以是病毒或衣原体，偶尔可见真菌、立克次体和寄生虫感染。某些物理性刺激（如风沙、烟尘、紫外线等）和化学性刺激（如药品、酸碱、有毒气体等）也可引起结膜炎，还有少部分结膜炎是由免疫性疾病（过敏）、全身性疾病（如肺结核、梅毒、甲状腺病）或结膜邻近组织炎症蔓延引起。一般而言，病程少于 3 周者称急性结膜炎，病程超过 3 周者称慢性结膜炎。急性结膜炎易在春、夏和（或）秋季流行，传染性较强，它的传播途径主要是通过接触传染。往往通过接触患者眼分泌物或与患者握手等被传染。急性结膜炎预后较好，炎症几天内即可消退，视力一般不受影响，但偶尔可累及角膜导致视力下降。

二、急性结膜炎的临床特征

（一）急性结膜炎的分类

在临床上，急性结膜炎通常根据其致病微生物不同分为细菌性结膜炎和病毒性结膜炎。

1. 细菌性结膜炎 以结膜充血明显，并伴有脓性分泌物为特征，同时有异物感，烧灼刺痛，轻度畏光等症状，分泌物可带血色，睑结膜上可见灰白色假膜，此膜能用棉签擦掉，但易再生。最常见的致病菌为金黄色葡萄球菌和表皮葡萄球菌，其他常见的致病菌有肺炎双球菌、流感嗜血杆菌和莫拉杆菌等。细菌性结膜炎具有自限性，一般 10～14 天可自行痊愈，用药后 1～3 天可恢复，视力不受影响，但有部分患者可并发角膜炎，导致视力下降。

2. 病毒性结膜炎 以结膜充血水肿、有出血点、伴有水样或黏性分泌物为特征，同时伴有流泪、异物感。角膜可因细小白点混浊而影响视力，同时可有眼球疼痛表现。轻度的病毒性结膜炎有自限性，严重者可发生全身症状，如发烧、头痛，淋巴结肿大等。

3. 其他类型结膜炎 衣原体性结膜炎、真菌性结膜炎、过敏性结膜炎等。

（二）急性结膜炎诊断

临床上可根据急性结膜炎的基本症状和体征作出诊断，但要确诊还需依靠病原学检查，细胞学检查以及免疫学和血清学检查等实验室检查。

三、急性结膜炎的治疗原则及药物选择

（一）药物治疗原则

1. 眼部冲洗 当患眼分泌物较多时，可用生理盐水、1:10000 高锰酸钾溶液或 3%硼酸水冲洗结膜囊。惧光者可佩戴有色太阳镜，减少光线的刺激，但不要包封患眼。

2. 早期治疗原则 对于初次治疗的急性期患者，在没有条件进行病原学分析的情况下，应尽早根据患者症状及临床经验选用多种药物联合进行治疗，防止感染进一步扩大。对经验治疗效果不佳者，应进行分泌物涂片、结膜刮片检查及培养等手段，病原体明确后进行药敏试验，根据药敏试验结果及时调整用药。

3. 局部用药原则 由于结膜具有特殊的生理屏障（血眼屏障），在治疗时以局部给药为主，白天可按时滴眼药水，睡前可用眼药膏涂眼，以保持较长药效。对同时伴有其他全身症状患者应同时口服或注射抗菌药物进行治疗。

4. 全程、规律治疗原则 按疗程持续规律用药，避免产生耐药性，尤其是使用抗菌药患者。

5. 防止传染原则 由于急性结膜炎具有较强的传染性，在治疗上应首先做好消毒隔离工作，特别是患者洗脸用具应该分开并注意消毒，将擦洗患眼的纱布和棉球烧毁，切断传播途径。

知识链接

滴眼液使用小常识

1. 滴眼之前，若眼内分泌物过多，宜先用无刺激性的生理盐水洗净分泌物，再滴入或涂敷药物，否则会影响疗效。

2. 使用滴眼液时，首先清洁双手，头部后仰，眼睛向上看，并用一只手将下眼睑拉成一钩袋状，用另一只手指轻轻按压眼内眦，以防止药液分流而降低眼内局部药物浓度，同时可防止药液经鼻泪管流入口腔引起不适，滴眼后，轻轻闭眼1～2分钟，同时用手指轻轻压住鼻梁，最后用消毒棉签拭去溢出眼外的液体。

3. 同时使用两种滴眼液，宜间隔10分钟以上。

4. 滴眼液开启后不宜使用过久，如药液出现浑浊或变色时，切勿再用。

5. 白天宜使用滴眼液滴眼，睡前宜使用眼膏涂敷，以便药物附着于眼壁而维持较长时间，以保持夜间药物浓度。

（二）药物的分类及代表药物

1. 抗菌药物　常用结膜炎治疗药物见表7-5。

表7-5　结膜炎治疗药物分类、代表药物及用法用量

药物分类		代表药物	用法用量
抗菌类	大环内酯类	红霉素 阿奇霉素	常用其0.5%滴眼液，涂于眼睑内或滴眼，1～2滴/次，3～4次/日 每次1滴，一日2次，用药2日；随后一日1滴，用药5日，1个疗程9滴
	氨基糖苷类	新霉素 庆大霉素 妥布霉素	滴眼，一次2～3滴，一日4～8次 滴眼，将本品滴入眼睑内，一次1～2滴，一日3～5次 滴于眼睑内。轻、中度感染：一次1～2滴，每4小时1次；重度感染：一次2滴，每小时1次
	氟喹诺酮类	左氧氟沙星 洛美沙星 环丙沙星	滴于眼睑内，一次1滴，一日3次，或遵医嘱 滴于眼睑内，每日3～4次，每次1～2滴，或遵医嘱 滴于眼睑内，一次1～2滴，一日3～6次，疗程为6～14日
	氯霉素类	氯霉素	外用滴眼，滴于眼睑内，一次1～2滴，一日3～5次
	其他	四环素 磺胺醋酰钠	涂于眼睑内，一日1～2次外用 滴眼，一次1～2滴，一日3～5次
抗病毒类	抗病毒药	碘苷 阿昔洛韦 利巴韦林 酞丁安	滴于结膜囊内，每1～2小时1次，每次1～2滴 滴入眼睑内，每2小时1次 滴入眼睑内，一次1～2滴，每1小时1次，好转后每2小时1次 外用，滴眼前先振摇药瓶，使药液混匀后滴入眼内，一次1～2滴，一日3～4次
其他类	糖皮质激素	可的松 氢化可的松 地塞米松	用前摇匀，滴眼，一次1～2滴，一日3～4次 用前摇匀，滴眼，一日3～4次 用前摇匀，滴眼，一日3～4次
	抗结核药	利福平	使用前，请将滴丸放入缓冲液中，振摇，使完全溶解，一次1～2滴，一日4～6次
	抗过敏药	氯苯那敏 色甘酸钠	滴眼，一次1～2滴，一日4～6次 滴眼，一次1～2滴，一日4次，重症可适当增加到一日6次。预防在好发季节提前2～3周使用

2. 抗病毒药物

（1）阿昔洛韦　又称无环鸟苷，属于人工合成核苷类抗DNA病毒药物，可选择性抑制病毒DNA多聚酶，阻止病毒DNA合成，抗病毒谱相对较窄，对单纯疱疹病毒作用最强。

（2）碘苷　又称疱疹净，它通过抑制病毒DNA复制而抑制DNA病毒生长，对RNA病毒无效；

（3）环胞苷　为阿糖胞苷的衍生物，在体内代谢转变为阿糖胞苷发挥其作用，主要作用于 S 期，为细胞周期特异性药物。

3. 其他类药物　糖皮质激素，抗过敏药，抗真菌药氟康唑、咪康唑、两性霉素 B 等。

（三）治疗药物选择

1. 细菌性结膜炎治疗药物选择　对革兰阳性细菌所致感染者，可局部使用红霉素眼膏，滴眼液可选用 0.25%～0.5%氯霉素、0.1%利福平、10%磺胺醋酰钠等。对革兰阴性细菌所致感染者，可选用氨基糖苷类或喹诺酮类药物，如 0.4%庆大霉素、0.3%环丙沙星、0.3%氧氟沙星滴眼液或眼膏。对伴有咽炎或急性化脓性中耳炎的患者及有流感嗜血杆菌感染的儿童，应同时口服抗生素。

2. 病毒性结膜炎治疗药物选择　常用抗病毒药物阿昔洛韦、环胞苷滴眼液滴眼，4～8 次/日，同时可冷敷减轻炎症症状，每日数次，持续 1～2 周。对痒感严重者，可用血管收缩剂。如出现膜/假膜或上皮下浸润影响视力时，可用激素滴眼，如 0.125%地塞米松或泼尼松滴眼液，4 次/日，激素持续治疗约 1 周症状减轻后逐渐减量。

3. 其他结膜炎治疗药物选择　衣原体性结膜炎可选用 0.1%利福平，0.5%氯霉素，10%～20%磺胺醋酰钠滴眼液以及四环素或红霉素眼膏，连续使用 3 个月，对急性和重症感染需加用口服抗菌药。真菌性结膜炎常用氟康唑局部或全身用药；过敏性结膜炎早期宜选色甘酸钠滴眼剂和眼膏控制症状，如经治疗症状无缓解时可用醋酸可的松、醋酸氢化可的松等糖皮质激素滴眼液，不仅可抑制炎症过程的早期表现，还能降低毛细管壁通透性，减少炎症渗出。滴眼液，1～2 滴/次，3～4 次/日，眼膏每晚睡前涂敷于眼睑内，连续应用不得超过 2 周。

▶▶ **课堂互动**

病例 1　患者，女，28 岁，双眼痛痒，异物感 3 天，眼泪较多。发病前一天有游泳史。检查双眼视力正常，眼睑红肿，双眼睑结膜充血，体温 38.2℃，可探及颌下淋巴结，余无异常发现。请问该患者最可能的诊断依据是什么？该如何治疗？

病例 2　患婴，男，出生两天后双眼出现眼红、畏光、流泪，病初大量浆液性分泌物，几天后转为大量脓性分泌物。检查：双眼睑高度水肿，睑结膜面有假膜形成，结膜充血水肿，结膜囊大量脓液不断流出，角膜透明。该患婴最可能诊断是什么，请给出治疗方案。

四、沙眼概述

沙眼是由沙眼衣原体感染所致的一种慢性传染性结膜炎。患者通常睑结膜充血、发红、粗糙不平，如果用眼科裂隙灯显微镜检查会看到粗糙不平的表面上布满细小的颗粒，形如沙子，沙眼因此而得名。沙眼发病原因与个人卫生习惯和环境卫生条件密切相关，因此沙眼在发展中国家，如在亚非贫穷偏僻的地区、中东、中国、拉丁美洲和澳洲的一些地区仍有较高的发病率。致病菌可以通过接触感染者的手或衣物传播，也可以通过接触过病原菌的苍蝇传播。沙眼倾向于群体发病，是一种社会性传染性疾病。

沙眼常反复感染，病程迁延几年甚至十几年之久。在沙眼衣原体感染早期，患者自我感觉不明显或患者仅感觉有轻微发痒、异物感及少量分泌物。沙眼衣原体长期反复感染可能使角膜受累或有其他并发症时，则出现畏光、流泪、疼痛等刺激症状，沙眼患者还可因角膜长出新生血管（角膜血管翳）而变得浑浊，甚至造成失明，是致盲的主要疾病之一。世界卫生组织（WHO）估计全球大约有 8400 万人感染沙眼，有 800 万人因为沙眼而致视觉损害，约 590 万人因此失明或者有严重的视力下降，由此造成的损失估计每年达 29 亿美元。

五、沙眼的临床特征

（一）沙眼的症状体征及诊断

在急性期症状包括眼睛发痒、畏光、流泪、异物感、眼球疼痛、眼睑红肿、较多黏液和黏液脓液分泌物等。体检发现沙眼患者：①结膜充血、肥厚、正常透明性消失；②乳头肥大，结膜面粗糙；③滤泡增殖，上下穹隆部结膜布满滤泡；④角膜血管翳，即在角膜上缘出现新生血管并向角膜内伸入，由上向下发展如垂帘状，严重时可侵犯全角膜，形成弥漫性角膜上皮炎；⑤随着炎症吸收，结缔组织增生，睑结膜完全被瘢痕所代替；⑥耳前淋巴结肿大。根据世界卫生组织（WHO）的要求，诊断沙眼时至少符合下述标准中的两条：①上睑结膜 5 个以上滤泡；②典型的睑结膜瘢痕；③角膜缘滤泡或 Herbert 小凹；④广泛的角膜血管翳。

（二）沙眼的评级

根据 1987 年 WHO 介绍的一种新的简单方法来评价沙眼的严重程度，评价标准如下表 7-6。

表 7-6　沙眼的分级

分级	体征	分期及治疗
滤泡性沙眼（TF）	上睑结膜 5 个以上滤泡	活动期（需要治疗）
炎症性沙眼（TI）	弥漫性浸润，乳头增生，血管模糊区＞50%	活动期（需要治疗）
沙眼性疤痕（TS）	典型的睑结膜瘢痕	患过沙眼的依据
沙眼性倒睫（TT）	倒睫或睑内翻	有潜在的致盲危险需行眼睑矫正手术
角膜浑浊（CO）	角膜混浊	终末期

（三）沙眼的并发症

沙眼常见的并发症：①睑内翻及倒睫；②沙眼性角膜溃疡；③上睑下垂；④沙眼性眼干燥症；⑤泪道阻塞及慢性泪囊炎。

六、沙眼的治疗原则及药物选择

（一）药物治疗原则

沙眼是一类特殊感染的结膜炎，又因其致盲性，需要积极进行全身和眼部局部药物治疗以减少沙眼并发症的发生。临床以局部治疗为主，如白天局部使用 0.1%利福平滴眼剂、0.2%酞酊丁安滴眼剂或 0.5%新霉素滴眼剂等，夜间使用红霉素类或四环素类眼膏，无论哪种药物都要最少使用 15 天以上。对于流行地区应采取群体治疗和家庭治疗，即对活动性沙眼的患者群体或个体/家庭局部抗生素治疗。对于局部治疗无效或病情严重的患者应用全身抗生素治疗，一般疗程为 3～4 周。

💡 **知识链接**

沙眼防治 SAFE 战略

针对沙眼的临床特征，WHO 提出了有效的控制沙眼的 4 个要素即 SAFE 战略。SAFE 战略是一种崭新的方法，它以社区为基础，通过控制感染和治疗损害来有计划的对抗沙眼，从而加强沙眼流行区的防治工作，同时探寻造成该疾病流行的医疗薄弱环节、行为习惯和生活环境等影响因素。SAFE 由 4 个英文字头组成，包括：S 即手术矫正沙眼性倒睫，及时预防失明；A 即抗生素治疗活动性沙眼感染人群；F 即面部清洗和清洁眼部；E 即环境的改善，通过改进水的供应、卫生和居住环境（包括垃圾的处理、消灭苍蝇、睡眠区的分隔与通风）以预防沙眼，这是控制沙眼中需长期进行的最艰巨的工作。

（二）药物的分类及代表药物

1. 化学合成滴眼液及眼膏

（1）磺胺醋酰钠　为一种结构上类似对氨基苯甲酸（PABA）的物质，能竞争性抑制二氢叶酸合成酶，阻止细菌叶酸合成而起到杀菌作用。常用浓度为 10%～30%溶液，1～2 滴/次，3～4 次/日。磺胺类药物毒性较小，但滴眼时由于可通过鼻泪管吸收进入全身循环系统，剂量过大可引起恶心、呕吐及肾损伤，过量时应口服碱性药如碳酸氢钠，加速药物排泄，偶见患者过敏，对磺胺过敏者禁用，过敏体质者慎用。

（2）复方磺胺甲噁唑　为甲氧嘧啶（TMP）与磺胺甲噁唑（SMZ）的复方制剂，又称"复方新诺明"。SMZ 作用于二氢叶酸合成酶，TMP 作用于二氢叶酸还原酶，两药发挥协同作用双重阻断叶酸合成，抗菌药效增强，1～2 滴/次，4～6 次/日。

（3）硫酸锌　在低浓度时有收敛作用，锌离子有沉淀蛋白作用，可与眼球表面、坏死组织及分泌物中的蛋白质形成蛋白膜保护层，并能防止细胞液外渗，高浓度时则有杀菌作用，有利于创面及溃疡的愈合。常用 0.25%硫酸锌滴眼液，1～2 滴/次，3 次/日。

（4）氯霉素　能与细菌核糖体结合，通过干扰细菌蛋白质合成而抑制细菌生长。对革兰阴性细菌作用较强。润舒滴眼液（氯霉素和玻璃酸钠的混合溶液），滴眼后能形成一层网状透气膜，既不影响氧代谢，又能缓慢释放药物，增加药物作用时间及疗效，滴于眼睑内，一次 1～2 滴，一日 3～5 次。

（5）红霉素　能抑制细菌蛋白合成，为快速抑菌药，对革兰阳性细菌有较强的抗菌活性，对革兰阴性细菌、支原体、沙眼衣原体及军团菌亦有较强抗菌作用。常用其 0.5%滴眼液，1～2 滴/次，3～4 次/日；0.5%眼膏，每晚睡前 1 次，涂敷于眼睑内。

（6）金霉素　能抑制细菌蛋白质合成，对多数革兰阳性或阴性细菌有很强的抗菌作用。常用 0.5%眼膏，2～4 小时/次，涂敷于眼睑内。

（7）酞丁安　对沙眼衣原体有强大的抑制作用，在沙眼包涵体尚未形成前能阻止沙眼衣原体的繁殖，尤其对轻度沙眼疗效好。常用 0.1%混悬剂滴眼，1～2 滴/次，2～4 次/天；0.1%眼膏，3～4 次/天，睡前涂敷于眼睑内，连续一个月为 1 个疗程。

（8）利福平　利福平对许多革兰阳性和阴性细菌，沙眼衣原体和某些病毒均有较强的抑制作用。该药物对沙眼衣原体高度敏感，是所有抗沙眼药物中作用最强者。

2. 中成药　我国传统医学将迎风流泪等沙眼症状分为肝肾亏损性、气血两亏型和风邪外袭型。肝肾亏损型表现为流泪清稀，视力模糊，伴有头痛、耳鸣或腰部酸懒不适；气血两亏型常见眼泪流出，长时间视物伴有面色不佳、容易忘事、疲乏无力；风邪外袭型表现为两眼干涩不适，有风时眼泪增多，伴有头痛。不同类型治疗药物也有所不同，对肝肾亏损型可选用明目地黄丸、杞菊花地黄丸等口服，1 丸/次，2 次/日，外用可涂敷拨云眼膏、风火眼膏、马应龙八宝眼膏等；气血两亏型可口服十全大补丸和人参养荣丸，1 丸/次，2 次/日；风邪外袭型可口服明目上清片，4 片/次，2 次/日。常见沙眼治疗药物见表 7－7。

表7－7　沙眼治疗药物分类、代表药物及用法用量

	代表药物	用法用量
液体制剂	磺胺醋酰钠	10%～30%溶液，1～2 滴/次，3～4 次/日
	复方磺胺甲噁唑钠	1～2 滴/次，4～6 次/日

续表

	代表药物	用法用量
液体制剂	硫酸锌	0.25%硫酸锌滴眼液，1～2 滴/次，3 次/日
	氯霉素	外用滴眼，滴于眼睑内，一次 1～2 滴，一日 3～5 次
	红霉素	常用其 0.5%滴眼液，1～2 滴/次，3～4 次/日 0.5%眼膏，每晚睡前 1 次，涂敷于眼睑内
	酞丁安	常用 0.1%混悬剂滴眼，1～2 滴/次，2～4 次/天 0.1%眼膏，3～4 次/天，涂敷于眼睑内，连续一个月为 1 个疗程
	利福平	0.1%利福平滴眼液，每 1～2 小时滴眼 1 次
固体或类 固体制剂	明目地黄丸	口服，1 丸/次，2 次/日
	杞菊花地黄丸	口服，1 丸/次，2 次/日
	十全大补丸	口服，1 丸/次，2 次/日
	人参养荣丸	口服，1 丸/次，2 次/日
	明目上清片	口服，4 片/次，2 次/日
	拨云眼膏	外用，点入眼睑内，或涂于患处，一日 2～3 次
	风火眼膏	外用，用点眼棒蘸凉开水后点入眼角内，闭目，使药布于全眼，点后避风，一日 3 次
	马应龙八宝眼膏	外用，取适量用蒸馏水溶解后，点入眼睑内，一日 2～4 次

（三）治疗药物选择

对轻度沙眼可选用滴眼剂或眼膏，如 10%～30%磺胺醋酰钠、0.25%硫酸锌、0.25%氯霉素、0.1%利福平滴眼液，每 1～2 小时滴眼 1 次；睡前结膜囊内涂敷红霉素、金霉素眼膏。

酞丁安对沙眼衣原体有强大抑制作用，尤其对轻度沙眼疗效最好，治愈率达 94%以上，常以其 0.1%溶液滴眼，1～2 滴/次，2～3 次/日，连续使用 1 个月；或者 0.1%酞丁安眼膏涂敷于结膜囊内，3 次/日。对病情较重或治疗较晚的结膜肥厚显著的沙眼患者，以蘸有 2%硝酸银或硫酸铜棉棒擦洗睑结膜和穹隆结膜，擦洗后以生理盐水冲洗，1 次/日。对乳头较多的沙眼，可用海螵蛸摩擦法；对滤泡较多的沙眼，可做滤泡刮除术；少数倒睫患者可去医院行电解术；对有角膜血管翳的重症沙眼，除局部应用滴眼剂治疗外，还可口服米诺环素。

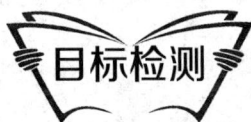

目标检测

一、A 型选择题

1. 结膜炎最明显的体征（　　）

A. 结膜充血
B. 结膜水肿
C. 结膜脓性分泌物
D. 滤泡形成
E. 结膜面粗糙

2. 沙眼是由于结膜感染了（　　）

A. 细菌
B. 病毒
C. 真菌
D. 沙眼衣原体
E. 沙眼支原体

3. 沙眼的主要治疗方法（　　）

A. 局部滴眼药水
B. 口服药物
C. 手术治疗
D. 烧灼治疗
E. 以上均可

4. 关于急性结膜炎处理错误的是（　　　）

    A. 热敷，包盖　　　　　　　　　　　B. 滴抗生素眼药水

    C. 涂眼膏　　　　　　　　　　　　　D. 冲洗

    E. 口服抗菌药

5. 急性病毒性结膜炎的治疗药物下列不可选用的是（　　　）

    A. 0.5%阿昔洛韦滴眼液　　　　　　　B. 1%更昔洛韦眼膏

    C. 0.1%利福平　　　　　　　　　　　D. 0.125%地塞米松

    E. 1.0%酞丁胺滴眼液

6. 终末期沙眼的体征是（　　　）

    A. 弥漫性浸润，乳头增生，血管模糊区＞50%

    B. 倒睫

    C. 角膜混浊

    D. 典型的睑结膜瘢痕

    E. 睑内翻

7. 患儿，男，9岁，双眼异物感伴随刺痛流泪10天，检查：双眼结膜充血，角膜透明，睑结膜上可见灰白色假膜，该病最有可能诊断是（　　　）

    A. 沙眼　　　　　　　　　　　　　　B. 急性卡他性结膜炎

    C. 急性细菌性结膜炎　　　　　　　　D. 急性病毒性结膜炎

    E. 慢性病毒性结膜炎

二、X 型选择题

1. 下列可用于治疗沙眼的非处方药有（　　　）

    A. 磺胺醋酰钠滴眼液　　　　　　　　B. 硫酸锌滴眼液

    C. 酞丁安滴眼液　　　　　　　　　　D. 红霉素眼膏

    E. 庆大霉素滴眼液

2. 下列可用于治疗急性结膜炎的非处方药有（　　　）

    A. 磺胺醋酰钠滴眼液　　　　　　　　B. 硫酸锌滴眼液

    C. 酞丁胺滴眼液　　　　　　　　　　D. 红霉素眼膏

    E. 庆大霉素滴眼液

三、简答题

1. 简述急性结膜炎的用药原则。

2. 简述沙眼的药物治疗原则。

（郑小红）

任务七　痔疮的自我药疗

学习目标

1. 知识目标：掌握痔疮药物治疗原则；了解痔疮的临床表现、诊断。

2. 能力目标：指导患者合理应用痔疮治疗药物。

3. 素养目标：关心患者，提高患者用药依从性。

◎ **案例导入**

案例：患者，男，43岁，自述2日前因大便干结，排便努力后突然出现肛门部剧烈疼痛，行走不便，触之肛门左右两侧各有一樱桃大小肿物，压痛明显。咳嗽，行走，坐位时疼痛加剧。专科检查发现截石位3、9点肛门缘各有一青紫色圆形肿物，直径约1cm，质稍硬，触痛明显。

思考：1. 如何治疗？在选药时有什么注意事项？

　　　2. 如何对患者进行合理用药指导？

一、概述

痔疮是最常见的肛肠疾病，是由直肠下端黏膜下层和肛管皮下的曲张静脉形成的团块以及由此产生的出血、脱垂，栓塞等临床疾病。任何年龄均可发病，且随年龄的增长发病率逐渐增加，据报道50岁以上痔疮患者约占50%，且男性发病率明显高于女性，民间有"十男九痔"的说法，是成年男性中的常见疾病。

痔疮的发病原因尚未完全明确，可能与多种因素有关，目前主要有"肛垫下移学说"和"静脉曲张学说"解释痔疮的形成。另外，长期饮酒和进食大量刺激性食物可使局部充血；肛周感染可引起静脉周围炎，使静脉失去弹性而扩张；营养不良可使局部组织萎缩无力，以上因素均可诱发痔疮的发生。

二、临床特征

（一）痔疮的分类

临床上根据痔疮所在部位不同分为三类，以齿状线为界，痔疮分为内痔、外痔和混合痔。

1. 内痔　内痔发生在齿状线以上，肛垫的支持结构、静脉丛及动静脉吻合支发生病理性改变或移位称为内痔，表面有黏膜覆盖。

内痔的主要临床表现是出血和脱出，未发生血栓、嵌顿、感染时，单纯性内痔无疼痛感，无痛性间歇性便后鲜血是内痔的常见症状，部分患者可伴有排便困难。内痔患者根据出血和脱出程度不同分为4度。

表7-8　内痔的分度及临床表现

分期	临床表现
Ⅰ度	一般无症状，偶尔排便后有出血，从滴血至喷血不等，便后出血可自行停止，无痔核脱垂
Ⅱ度	可表现为间歇性便血，排便时内痔可脱出，排便后能自行还纳
Ⅲ度	偶有便血，咳嗽、劳累、负重用力时或久坐久立时，排便时，内痔均可脱至肛门外，不能自行还纳，须用手推回
Ⅳ度	偶有便血，痔脱出后不能还纳或还纳后又脱出

2. 外痔　直肠下静脉丛的病理性扩张或血栓形成称为外痔，位于齿状线下，表面覆盖肛管皮肤，由于位置低，常易发生血栓性静脉炎引起外痔栓塞。主要临床表现是肛门不适，潮湿不洁，有时有瘙痒，如有血栓形成或皮下血肿则有剧痛。

▶ **课堂互动**

患者，女，27岁，怀孕期间出现肛门内肿块脱出，并伴有大便时出血，未及时来医院诊治，病情不断加重。肿块由一个发展到多个，半个月来每次大便均出现喷血，伴有头晕、乏力等症状。请根据上述症状给出相应诊断和治疗意见。

3. 混合痔 内痔通过丰富的静脉丛吻合支和相应部位的外痔相互融合形成混合痔，位于齿状线上，由于直肠上下静脉丛再次相互吻合，因此痔的表面上段有黏膜覆盖，下段有皮肤覆盖。混合痔时可同时表现为内痔和外痔的症状。

（二）痔疮的诊断

痔疮诊断主要靠肛门直肠检查，包括肛门视诊、直肠指检及肛门镜检查。内痔除Ⅰ度外，其他3度均可在肛门视诊下见到，若有脱垂者，最好于蹲位排便后立即观察；直肠指检主要用于排除直肠内其他病变，如直肠癌、直肠息肉等。若诊断仍有困难，可借助于肛门镜检查，不仅可以看到痔块情况，也可看到直肠黏膜有无充血、水肿、溃疡、肿块等。

🔹 **知识链接**

痔疮与其他疾病的鉴别诊断

1. 直肠癌 临床上常将直肠癌误诊为痔疮从而延误治疗，主要原因是诊断时仅凭症状及大便化验，未进行肛门指检和直肠镜检查。直肠癌在直肠指检时可扪及高低不平的硬块，痔为暗红色圆形柔软的血管团。

2. 直肠息肉 直肠息肉多为圆形、有蒂、可活动的实质性团块，多见于儿童。

3. 直肠脱垂 易误诊为环状痔，直肠脱垂黏膜呈环形，表面光滑，括约肌松弛；环状痔黏膜呈梅花瓣状，括约肌不松弛。

三、治疗原则及药物选择

（一）治疗原则

对无症状的早期痔疮无需治疗，只需调整生活习惯避免加重；有症状的痔疮重在减轻或消除症状，药物治疗是痔疮治疗的重要方法，Ⅰ、Ⅱ度内痔患者应首选药物治疗；对出血性非常严重的痔疮，需进行手术治疗，手术后为防止继发感染应口服液状石蜡并应用抗菌药。非手术疗法对大部分痔疮的治疗效果良好，手术疗法仅限于保守治疗失败或不宜保守治疗的患者。痔疮药物治疗原则是：①个体化用药原则，根据不同患者生理、病理、临床表现和药物作用特点、药物不良反应等选用合适药物；②全程、规律用药原则，治疗痔疮需要长期坚持用药，否则可能导致反复发作，进行性加重；③对症治疗，单一药物或合并用药原则，痔疮的治疗无特效药物，根据患者临床表现不同分别选用抗菌药、止血药、止痛药或联合使用。

（二）治疗药物的分类及代表药

痔疮的保守治疗有口服药和外用药两种。口服药多为中成药，具有清热解毒、凉血止痛的功效。外用药主要有栓剂、膏剂等，也多为中成药制剂，应根据痔疮患者的病情和症状来选药。痔疮治疗的常用药物见表7-9。

表7-9 常用痔疮治疗药物及用法用量

药物分类	常用药	常规用法用量
口服药	化痔丸	一次1丸，一日3次
	痔康片	一次3片，一日2次，7天为1疗程。部分患者服用此药后有轻度腹泻，减少服药量即可减轻，孕妇禁用
	脏连丸	一次1丸，一日2次，忌食辛辣燥热之物
	痔疮内消丸	一次15~20粒，一日2次，忌食辛辣燥热之物，孕妇禁用
	地榆，槐角丸	一次1丸，一日2次，忌食辛辣燥热之物，孕妇禁用

药物分类	常用药	常规用法用量
外用药	肛泰栓	直肠给药。一次 1 粒，一日 1～2 次，早、晚或便后使用。使用时先将配备的指套戴在食指上，撕开栓剂包装，取出栓剂，轻轻塞入肛门内约 2cm 处，孕妇禁用，忌口服
	肛泰贴膏	洗净脐部周围皮肤，擦干，然后将无纺胶布与 PVC 片分离，将药片对准脐部，黏贴牢固；一次 1 片，一日 1 次，切忌口服。过敏性体质者慎用；孕妇请在医生指导下使用。
	麝香痔疮膏	每日早晚及大便后用温水洗净患处，若是内痔者，可先挤出少许药膏润滑胶木射管，然后插入肛门，挤出药膏，直射患处；若是外痔者，可将此药膏直接涂敷患处
	化痔栓	大便后或每晚睡前用温水洗净肛门，塞入 1 粒，重症者可早晚各塞 1 粒

（三）治疗药物选择

在痔疮初期或无症状静止期的痔疮，只需增加纤维性食物，促进胃肠蠕动，改变不良的饮食和大便习惯，保持大便通畅，防止便秘和腹泻，热水坐浴可改善局部血液循环。比较严重的痔疮，要根据患者的症状进行选药。如有大便干燥、出血患者，可选地榆槐角丸，有润肠通便、活血止血的作用；如出血现象严重者，可配合止血药物，如三七粉、云南白药等；对内痔和混合痔多选用栓剂保证局部药物浓度，注意使用栓剂时要确保其位置适当，一般塞入肛门内 2～3cm 为佳，位置过下可能使栓剂脱落失去疗效，位置过上可能使病变部位达不到需要的浓度并可能产生全身吸收副作用。治疗痔疮的栓剂通常每天使用 1～2 次即可，疼痛和出血症状严重时，可以在排便后使用 1 次，一般情况下，在睡觉前使用就可以。肛管内注入油剂或栓剂，有润滑和收敛作用，可减轻局部瘙痒不适症状。血栓性外痔可局部热敷，外敷抗菌止痛药减轻症状。

对于 I、II 度出血性内痔还可局部注射硬化剂，注射硬化剂的作用是使无菌性炎症在痔组织中产生，促使痔组织及其周围组织纤维化，缩小痔核并使其固定于内括约肌的表面，从而消除出血和脱出等症状。用于注射的硬化剂常用的有 5% 苯酚植物油、5% 鱼肝油酸钠、5% 盐酸奎宁尿素水溶液、4% 明矾水溶液等。如果一次注射效果不理想，可间隔 1 个月后重复一次。如果痔块较多，也可分 2～3 次注射。对于 I、II 度内痔也可采用红外线局部照射，使痔块发生纤维增生、硬化、萎缩，与注射硬化剂效果相似，但复发率高，临床应用不多。

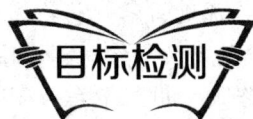

目标检测

一、A 型选择题

1. 大便时有肿物脱出，首先考虑（　　）

    A. 脱肛　　　　　　　　B. II 期内痔　　　　　　C. 肛乳头肥大　　　　D. 直肠息肉

    E. I 期内痔

2. 下列不属于痔的分类的是（　　）

    A. 内痔　　　　　　　　B. 外痔　　　　　　　　C. 混合痔　　　　　　D. 直肠息肉

    E. 脱肛

3. 2 期内痔与 3 期内痔的最主要区别是（　　）

    A. 出血的多少　　　　　　　　　　　　B. 痔核的大小

    C. 痔核是否脱出　　　　　　　　　　　D. 痔核可自行回纳

    E. 痔核脱出充血水肿

4. 混合痔是指（　　）

    A. 痔与瘘同时存在

B. 内痔多发，布遍一周

C. 两个以上的内痔

D. 内痔通过丰富的静脉丛吻合支和相应部位的外痔相互融合

E. 内痔与外痔分别在不同的位置存在

5. 内痔常伴有的症状，下列错误的是（　　）

A. 排便时疼痛　　　　B. 间歇性出血　　　　C. 痔核脱出　　　　D. 肛门坠胀感

E. 肛门分泌物

6. 混合痔手术的一般治疗方法是（　　）

A. 切除术　　　　B. 结扎术　　　　C. 注射术　　　　D. 枯痔法

E. 外痔剥离内痔结扎术

三、X 型选择题

1. 大便时有肿物脱出肛外，便后能自行还纳，应考虑的是（　　）

A. Ⅱ期内痔　　　　　　　　　　　　B. Ⅲ期内痔

C. Ⅰ度直肠脱垂　　　　　　　　　　D. Ⅱ度直肠脱垂

2. 肛触诊到肿块，应考虑的疾病有（　　）

A. 直肠癌　　　　B. 痔疮　　　　C. 直肠息肉　　　　D. 肛乳头肥大

3. 清热凉血法适用于风热肠燥型便血的是（　　）

A. 凉血地黄汤　　　　B. 龙胆泻肝汤　　　　C. 黄连解毒汤　　　　D. 槐角丸

（郑小红）

任务八　疼痛的自我药疗

学习目标

1. 知识目标：掌握慢性疼痛的药物治疗原则、治疗药物选用、药物不良反应及防治；熟悉慢性疼痛的治疗药物作用、药物相互作用；了解疼痛的定义、诊断、评估和治疗。

2. 能力目标：能对疼痛患者提供用药咨询、用药指导以及患者的宣传教育和用药教育。

3. 素养目标：关心疼痛患者，提高患者用药依从性。

案例导入

案例：患者，男，43 岁，6 月前行胃大部切除术，术后一直疼痛难忍，生活质量较差，口服非甾体抗炎药双氯芬酸钠肠溶片每次 50mg，3 次/日，疗效甚微，每晚服用地西泮能勉强入睡，患者不堪忍受疼痛的折磨，吞服了约 30 片地西泮（每片 2.5mg）意图自杀，家人及时发现送来医院抢救后脱险。为了缓解患者的疼痛，提高生活质量，给予吗啡缓释片每次 15mg，2 次/日，患者疼痛稍有缓解，情绪未见明显好转，睡眠不佳，每晚睡前口服地西泮，经过两次调整吗啡缓释片剂量为每次 30mg，2 次/日，疼痛明显缓解，情绪好转，睡眠明显改善，偶尔服用地西泮。随访 2 个月，患者食欲增加、活动增多、情绪良好。

思考：对于疼痛的治疗，此案例给我们带来哪些启示？

一、概述

疼痛是一种因实际的或潜在的组织损伤而产生的痛苦感觉，常伴有不愉快的情绪或心血管和呼吸方面的变化。它既是机体的一种保护性反应，提醒机体避开或处理伤害，也是临床许多疾病的常见症状。剧烈疼痛不仅给患者带来痛苦和紧张不安等情绪反应，还可引起机体生理功能紊乱，甚至诱发休克。控制疼痛是临床药物治疗的主要目的之一。

根据痛觉冲动的发生部位，疼痛可分为躯体痛、内脏痛和神经性痛三种类型。躯体痛是由于身体表面和深层组织的痛觉感受器受到各类伤害性刺激所致，又可分为急性痛（亦称锐痛）和慢性痛（亦称钝痛）两种。前者为尖锐而定位清楚的刺痛，伤害性刺激达到阈值后立即发生，刺激撤除后很快消失；后者为强烈而定位模糊的"烧灼痛"，发生较慢，持续时间较长。内脏痛是由于内脏器官、体腔浆膜及盆腔器官组织的痛觉感受器受到炎症、压力、摩擦或牵拉等刺激所致。神经性痛是由于神经系统损伤或受到肿瘤压迫或浸润所致。

疼痛的调控是一个非常复杂的过程。一般认为谷氨酸和神经肽类是伤害性感觉传入神经末梢释放的主要递质，两者同时释放，对突触后神经元产生不同的生理作用。谷氨酸被释放后仅局限于该突触间隙内，作用于突触后膜的 NMDA 受体和 AMPA 受体而将痛觉信号传递给下级神经元。因其作用发生和消除均很快，故称快递质。P 物质（SP）等神经肽被释放后则扩散到一定范围且同时持续影响多个神经元的兴奋性而使疼痛信号扩散。因其作用缓慢而持久，故称慢递质。但谷氨酸和神经肽类可协同调节突触后神经元放电特性，这可能与神经肽类增加和延长谷氨酸的作用有关。目前有关疼痛调控机制的主导学说是 Wall 和 Melzack 于 1965 年提出的"闸门学说"。该学说认为脊髓胶质区感觉神经元同时接受外周感觉神经末梢的感觉信号和中枢下行抑制系统的调节信号，形成痛觉控制的"闸门"，当感觉信号强度超过闸门阈值，即产生痛觉。近年亦提出痛觉过敏和痛觉超敏的发生机制与外周伤害性感受器增敏和中枢突触传递长时程增强现象有关，后者是一种近年发现的突触传递效能的可塑性改变现象，即突触传递在某种因素的作用下，同样强度的突触前刺激可以引起更大的突触后信号，且可长时间维持。

二、疼痛的诊断及评估

疼痛是一种主观感受，没有一种仪器能够评价疼痛的性质和强度，因此疼痛的定性和定量诊断是非常困难的工作。疼痛与损伤的关系确实存在，但是损伤的程度与疼痛的强度并不存在完全对等的关系，损伤与疼痛之间的联系具有高度的可变性，有损伤可以无疼痛，有疼痛不一定伴有损伤。因此，疼痛是一种复杂的现象，伤害性刺激仅是引起疼痛的因素之一，是病理生理、心理、文化修养和生活环境等诸多因素，通过神经中枢对这些信息的调整和处理，最终得出的主观感受。

定性诊断是治疗疼痛的重要步骤，其主要目的是判断"疼痛是否存在？是什么性质的疼痛？"这对作出正确的诊断并进而制定治疗方案，具有特别重要的意义。通过疼痛定性诊断，可以确定疼痛的性质、强度、分类、部位和范围等特点（情况），为临床选择疼痛治疗方法提供参考依据。遗憾的是至今还没有精确客观的手段定性诊断疼痛，主要的方法是依靠患者表达和医生的询问及观察。

疼痛的定量诊断主要目的是评估疼痛的程度（强度），这不仅是选择治疗手段和药物的重要依据，更是评价疗效的重要标准之一。临床测定疼痛不需要刺激来获得精神物理学标准，而是测量疼痛的主观感受。常用的疼痛的测量方法包括疼痛强度简易描述量表（Verbal Rating Scale，VRS）、视觉模拟量表（Visual Analogue Scale，VAS）、数字疼痛强度量表（Numerical Rating Scale，NRS）和 McGill 疼痛问卷（Mcgill Pain Questionnaire，MPQ）等方法。

（1）疼痛强度简易描述量表（VRS）　是将疼痛测量尺与口述描绘评分法相结合构成，特点是将描绘疼痛强度的词汇通过疼痛测量尺图形表达，使描绘疼痛强度的词汇的梯度更容易被患者理解和使用。

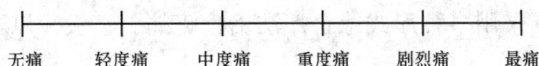

无痛　　　轻度痛　　　中度痛　　　重度痛　　　剧烈痛　　　最痛

（2）视觉模拟量表（VAS） 是一种简单、有效，在表达疼痛强度时，最低限度的受到其他因素参与的测量方法，已广泛地应用于临床和研究工作中。VAS 对能够改变疼痛过程的药理学和非药理学的处置比较敏感，它与疼痛测量的词语和数字评定量表高度相关；让患者及时评价不同点疼痛的绝对值，如药物治疗前后对比疼痛的变化，可以得到更恰当的结果，患者可以恰当明确地表达对疼痛强度的感受，并按照自己的意愿精细地区分以增加其灵敏度。其优点是它的比例衡量性质，适合于准确表达从多个时间点或多个独立的个体样本获得的 VAS 测量的百分率差异。另外，操作与评分的方便简捷、最低限度的参与性、给患者提供了恰当明确的说明。

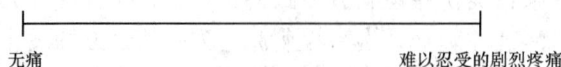

无痛   难以忍受的剧烈疼痛

（3）数字疼痛强度量表（NRS） 是 VAS 方法的一种数字直观的表达方法，其优点是较 VAS 方法更为直观，患者被要求用数字（0～10）表达出感受疼痛的强度，由于患者易于理解和表达，明显减轻了医务人员的负担，是一种简单有效和最为常用的评价方法。不足之处是患者容易受到数字和描述字的干扰，降低了其灵敏性和准确性。NRS 方法可以用口述或书面的形式使用，临床上也用于生活质量的评价。

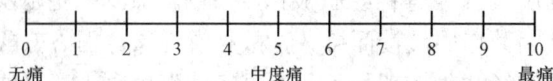

0   1   2   3   4   5   6   7   8   9   10
无痛   中度痛   最痛

（4）McGill 疼痛问卷（MPQ） 不仅仅局限于疼痛强度的单一评估，而是从多方面、多角度评估疼痛问题，已在终痛研究和临床上应用广泛。MPQ 在不同的文化程度的人群可以得到比较一致的结果，因为疼痛是种个体体验。但 MPQ 所使用的词汇有些较为抽象难以理解和使用，在使用时耗时较多，有些词汇难以表达疼痛的细微差异，高度的焦虑和其他心理障碍都可能有较高的情感得分，从而影响调查结果。MPQ 不适合用于癌痛患者治疗效果的评价。目前对 MPQ 的感觉、情感和评价三组之间的区别的可靠性和有效性仍有争论。

从临床实际角度考虑，对患者进行全面客观的定性定量诊断是合理治疗的基础。因此，在对疼痛患者进行定性定量诊断的过程中应注意顺序和内容，避免遗漏。基本内容总结如下：①采集疼痛的详细病史；②完成详细的体格检查，尤其是神经系统检查；③测量疼痛强度；④疼痛的定性诊断；⑤评价患者的心理状态；⑥确定疼痛的原因；⑦询问疼痛既往治疗史；⑧恰当的影像学检查和化验检查；⑨考虑缓解疼痛的可选择的方法；⑩注意疼痛患者同时合并其他疾病的情况和及时进行疼痛治疗效果的评价。

三、疼痛的治疗

1. 制定疼痛治疗计划 治疗计划的制定需要考虑疼痛强度、疼痛类型、患者的基础健康状态、合并疾病以及患者对镇痛效果的期望和对生活质量的要求。规范化疼痛处理的原则包括有效消除疼痛，最大程度减少药物不良反应，把疼痛及治疗带来的心理负担降到最低，全面提高患者的生活质量。规范化治疗的关键是遵循用药和治疗原则。控制疼痛的标准是数字评估法的疼痛强度<3 或达到 0；24 小时内突发性疼痛次数<3 次；24 小时内需要镇痛药的次数<3 次；国外也有学者提出将睡眠时无痛、静止时无痛及活动时无痛作为疼痛控制标准。

2. 处理不良反应 要重视对不良反应的处理，镇痛药物与控制不良反应的药物应合理配伍，同等考虑，决不能等患者耐受不了时才考虑处理。此外，在疼痛治疗过程中，不能忽视对心理、精神问题的识别与处理。

3. 采取有效的治疗 包括采用多种形式综合疗法治疗疼痛。一般应以药物治疗为主，除此之外还有非药物疗法。药物疗法的主要镇痛药物为非甾体抗炎药和阿片类药物。对于中、重度慢性非癌痛患者，采用其他常用镇痛方法无效时即可采用阿片类药物，对于需要使用强阿片类药物的慢性非癌痛患者，可以参考《强阿片类药物治疗慢性非癌痛使用指南》。辅助药物有抗抑郁药、抗惊厥药等。对于癌痛患者，应遵照 WHO 提出的三阶梯镇痛原则。非药物疗法可在慢性疼痛治疗全过程中的任一时点予以使用，可供选用的方法有外科疗法、神经阻滞疗法、神经毁损疗法、神经刺激疗法等。药物疗法与非药物疗法宜结合使用。

知识链接

世界镇痛日

2003 年，欧洲各国疼痛学会联盟发起"欧洲镇痛周"，旨在提高人民对及时防治疼痛之必要性的科学意识。这一活动受到国际疼痛学会（IASP）的高度评价，决定在全球推广。从 2004 年起，将 10 月 11 日确定为"世界镇痛日"，并建议根据各国情况，可以把 10 月中旬的一周定为"镇痛周"。

中华疼痛学会积极响应，将 2004 年 10 月 11 日至 17 日（10 月的第 3 周）定为第一个"中国镇痛周"，并在"世界镇痛日"提出了"免除疼痛，是患者的基本权利"的宣传主题，以唤起人们对疼痛的关注。

四、药物治疗的基本原则

1. 选择适当的镇痛药物和剂量 选择适当药物是基于每个疼痛患者的疼痛类型和疼痛强度与目前治疗的相互作用而定。如癌痛属长期治疗计划，应按 WHO 的三阶梯治疗方案来指导使用镇痛药，应按疼痛强度分别给予相应阶梯的药物，如轻度疼痛用一阶梯药物，重度疼痛选三阶梯药物。

2. 选择给药途径 首选给药途径为口服或无创给药，此类方法简单，易于掌握，患者愿意接受。有吞咽困难和芬太尼透皮贴剂禁忌证的患者可舌下含化或直肠给药。对于口服或皮肤用药后疼痛无明显改善者，可肌内注射或静脉注射给药；全身镇痛产生难以控制的不良反应时，可选用椎管内给药或复合局部阻滞疗法。

3. 制定适当的给药间期 根据药物不同的药动学特点，制定合适的给药间期，不仅可能提高药物的镇痛疗效，还可减少不良反应。如各种盐酸盐或硫酸盐控释片的镇痛作用可在给药后 1 小时出现，2~3 小时达高峰，可持续 12 小时；而静脉给药可在 5 分钟内起效，持续 1~2 小时。治疗持续性疼痛，定时给药是非常重要的，如芬太尼透皮贴剂的镇痛作用可在给药后 6~12 小时出现，持续 72 小时，因此每三天给药一次即可。

4. 调整药物剂量 在疼痛治疗初期有一个药物剂量调整过程。如果突发性疼痛反复发作，需频繁追加药物剂量，则可能存在药物剂量不足。此时可适当增加剂量，增加幅度一般为原用药剂量的 25%~50%，最多不超过 100%，以防各种不良反应造成的危害。对于因其他辅助治疗使疼痛已经减轻的患者，有必要进行渐进性镇痛药物剂量下调，一般每天可减少 25%~50%，但首先应在保证镇痛良好的基础上调整。当出现严重不良反应而需调整药物剂量时，应首先停药 1~2 次，再将剂量减少 50%~70%，然后加用其他种类的镇痛药，逐渐停掉有不良反应的药。

5. 镇痛药物的不良反应及处理 长期使用阿片类药物可因肠蠕动受抑制而出现便秘，可选用中药软化和促进排便；阿片类所致的呕吐可选用氟哌啶醇类镇静、镇吐；对阿片类药引起的呼吸抑制等并发症，可在进行生命支持的同时，采用阿片受体拮抗药纳洛酮进行治疗。

6. 辅助治疗 辅助治疗的方法和目的应依不同病种、不同类型的疼痛而定，同时，辅助治疗可以加强某些镇痛药的镇痛效果，减少镇痛药的用量，减轻镇痛药的不良反应。如 NSAIDS 对骨转移、软组织浸润、关节炎、筋膜炎以及术后疼痛有明显的辅助治疗作用，糖皮质激素对急性神经压迫、内脏膨隆、颅内压增高等都有较好的缓解作用；三环类抗抑郁药是治疗神经痛并改善潜在抑郁和失眠较理想的药物；对骨转移引起的疼痛，除了放射治疗和上述药物治疗外，降钙素也是近几年来使用的比较有效的药物。

总之，选用药物治疗疼痛时多种药物的联合应用、多种给药途径的交替使用可取长补短，提高疗效。但在药物选择上应予以重视，避免盲目联合用药，力争用最少的药物、最小的剂量来达到满意的镇痛效果。

五、慢性疼痛的药物治疗

IASP 将慢性疼痛定义为"超过正常的组织愈合时间（一般为 3 个月）的疼痛"。而从实际出发，一般认为持续时间超过 6 个月的疼痛才是慢性疼痛。慢性疼痛的特点是病因复杂，常与其基础病变不相符或没有可解释的器质性病变，其发生、发展、持续、加重与心理因素密切相关。慢性疼痛包括三叉神经痛、带状疱疹后遗神经痛、反射性交感神经萎缩症、幻肢痛、癌症痛等顽固性慢性疼痛；其他慢性疼痛如偏头疼、腰背痛、关节炎所致的疼痛等，如得不到及时有效的治疗，也会由局部长期的普通疼痛，变成复杂局部疼痛综合征或中枢性疼痛综合征，使疼痛变得非常剧烈，成为难治的疼痛病。慢性疼痛根据病因可分为非癌性疼痛和癌性疼痛。目前主要治疗方法有去除病因、药物治疗、神经阻滞、外科手术治疗、心理治疗和其他治疗（如针刺、物理疗法）等。慢性疼痛药物治疗遵循 WHO 用于癌痛治疗的三阶梯镇痛原则。

1. 口服给药 尽可能采用口服给药途径，避免创伤性给药途径。若患者不能口服，则选用直肠或经皮的无创伤性给药途径。只有在以上方法不适合或无效时，才考虑肠道外给药途径。口服给药便于患者长期用药，简单、无创，可增加患者的独立性。阿片类镇痛药口服给药时，因其吸收慢，峰值较低，不易产生药物依赖性。

2. 按时给药 即按照规定的间隔时间给药，而不是按需给药即患者疼痛时才给药，以保证疼痛缓解的连续性。

3. 按阶梯给药 镇痛药物选择应根据疼痛程度由弱到强的顺序逐级提高。辅助用药是针对有特殊适应证的患者，如特殊性神经痛或有心理情绪障碍、精神症状者均可加用（表 7-10）。

表 7-10 三阶梯镇痛方法

疼痛程度	治疗药物
轻度疼痛	非阿片类镇痛药 + 辅助药物
中度疼痛	弱阿片类 + 非阿片类镇痛药 + 辅助药物
重度疼痛	强阿片类 + 非阿片类镇痛药 + 辅助药物

4. 个体化给药 即对于轻度疼痛的患者应主要选用非甾体抗炎药；若为中度疼痛应选用弱阿片类药物；若为重度疼痛应选用强阿片类药物。注意镇痛药的使用由弱到强逐级增加，应注重具体患者实际疗效，镇痛剂量应根据患者需要由小到大逐步增加直至患者疼痛感觉被解除为止，而不应对药量限制过严，导致用量不足。

5. 注意具体细节 严密观察患者用药后的变化，及时处理各类药物的不良反应，观察评定药物疗效，及时调整药物剂量，目的是使患者获得最佳疗效且不良反应最小。

六、疼痛治疗药物的选用

（一）药物的选用

1. 非甾体抗炎药 主要通过抑制环氧酶（COX）减少前列腺素（PG）等炎性介质的合成而产生外周

镇痛作用。该类药物无成瘾性，但不良反应较多，且存在封顶效应，即超过最大有效剂量，镇痛作用也不再增加，故应避免同时使用两种同类药物和超量使用，但一种药物治疗无效时可换另一种药物。对头痛、牙痛、神经痛、关节痛、肌肉痛及月经痛等中等程度的钝痛效果较好，对轻度癌性疼痛也有较好镇痛作用，对外伤性剧痛及内脏平滑肌绞痛无效。常用药物有阿司匹林、对乙酰氨基酚、保泰松、吲哚美辛等（表 7－11）。

表 7－11　常用非甾体抗炎药的用途、用法及剂量

分类	药物	用途	用法及剂量
水杨酸类	阿司匹林	感冒发热、肌肉痛、关节痛、痛经、神经痛和癌症患者的轻、中度疼痛等	0.3～0.6g，每日 3 次，需要时隔 4 小时用 1 次
	二氟尼柳	轻、中度疼痛如术后镇痛、骨骼肌扭伤痛及癌性疼痛等	开始服 1000mg，以后每 8～12 小时服 500mg
苯胺类	对乙酰氨基酚	感冒发热、肌肉痛、关节痛、痛经、神经痛和癌症患者的轻、中度疼痛等	0.6～1.8g/d，日量不超 2g，疗程不超 10 天
吡唑酮类	保泰松	类风湿关节炎、风湿性关节炎、强直性脊柱炎及急性痛风	0.1～0.2g，每日 3 次，日量不超 0.8g，1 周后如无不良反应，可继续服用并递减至维持量 0.1～0.2g/d
吲哚乙酸类	吲哚美辛	急、慢性风湿性关节炎、痛风性关节炎的抗炎镇痛及偏头痛、痛经、癌性疼痛的缓解	25mg，2～3 次/天
芳基烷酸类	布洛芬	一般解热镇痛、风湿及类风湿性关节炎引起的疼痛	0.2～0.4g，每 4～6 小时 1 次，成人最大限量 2.4g/d
	萘普生	类风湿关节炎、骨关节炎、强直性脊柱炎、痛风、运动系统的慢性疾病引起的轻、中度疼痛	开始时 0.5g，必需时经 6～8 小时后再服 0.25g，日量不超 1.25g
选择性 COX－2 抑制药	塞来昔布	急慢性骨关节炎和类风湿关节炎	0.1～0.2g，2 次/天

2. 中枢性镇痛药　包括阿片类和非阿片类。阿片类镇痛药通过激动中枢阿片受体产生强大的镇痛作用，无封顶作用，多为麻醉性镇痛药，根据药物作用的强度，分为强效阿片受体激动药和弱效阿片受体激动药。一般年龄大于 40 岁、疼痛病史超过 4 周、无阿片类药物滥用史的中、重度慢性疼痛患者，在其他镇痛方法无效时，可考虑采用强阿片类药物治疗（表 7－12）。

表 7－12　常用中枢性镇痛药的作用特点、用法及用量

分类	药物	作用特点及用途	用法及剂量
强阿片类	吗啡	镇痛作用强大，久用易成瘾，常用于其他镇痛药无效的急性锐痛或长期应用于癌症诱发的剧痛	口服：5～15mg/次，15～60mg/d；极量每次 30mg，100mg/d。皮下注射：每次 5～15mg，15～40mg/d；极量 20mg/次，60mg/d；静脉注射：从 10mg 或 20mg 开始，每 12 小时用一次
	吗啡控释片	要适用于晚期癌症患者镇痛	整片吞服，个体差异较大，宜从每 12 小时服用 10mg 或 20mg 开始，根据镇痛效果调整剂量
	芬太尼	镇痛效力是吗啡的 80 倍，起效快，持续时间短，成瘾性小，可用于各种剧痛，与氟哌利多合用有"神经松弛镇痛"效果	肌内注射 0.05～0.1mg
	美沙酮	镇痛效力与吗啡相似，起效慢，维持时间长，成瘾性小常用于创伤性、癌性剧痛、外伤手术后和慢性疼痛	口服：成人 10～15mg/d，极量 20mg；肌内注射或皮下注射：10～15mg/d
	哌替啶	镇痛效力为吗啡的 1/10～1/8，成瘾性较吗啡轻，用于各种剧痛，与阿托品合用治疗胆绞痛和肾绞痛	口服：每次 50～100mg，200～400mg/d，极量每次 150mg，600mg/d；皮下注射或肌注：每次 25～100mg，100～400mg/d。极量每次 150mg，600mg/d。两次用药间隔不宜少于 4 小时
	喷他佐辛	镇痛效力较强，属非成瘾性镇痛药，用于慢性剧痛	静脉注射、肌内注射或皮下注射，每次 30mg；口服：每次 25～50mg，必要时 3～4 小时 1 次

续表

分类	药物	作用特点及用途	用法及剂量
弱阿片类	可待因	镇痛效力是吗啡的 1/12～1/7，不易成瘾，常与对乙酰氨基酚合用治疗中等程度的疼痛，如头痛、背痛等	每次 15～30mg/次，每日 3 次
非阿片类	罗通定	非成瘾性镇痛药，用于消化性溃疡的疼痛、月经痛、分娩后宫缩痛等，因有催眠作用，尤适用于因疼痛而失眠患者	口服：每次 60～120mg，1～4 次/天；肌内注射：每次 60～90mg

3. M 受体阻断药 通过阻断 M 受体松弛胃肠平滑肌而缓解内脏绞痛。阿托品用于胃肠挛引起的疼痛、肾绞痛、胆绞痛、胃及十二指肠溃疡疼痛时，皮下注射每次 0.5mg；山莨菪碱用于胃及十二指肠溃疡疼痛时，肌内注射或静脉注射每次 5～10mg。

4. 辅助药物

（1）糖皮质激素类药 通过减轻疼痛部位的充血、水肿、阻止炎性介质对组织的刺激而缓解疼痛。常用药物有泼尼松、泼尼松龙、倍他米松等。应用糖皮质激素时应注意：①严格掌握适应证，尽量不用或短期小剂量应用；②治疗中根据需要常规小剂量应用，长期大剂量应用时应积极防治并发症。

（2）三环类抗抑郁药 慢性疼痛常伴有抑郁，此类药物是治疗慢性疼痛的常用辅助药，用于镇痛、镇静、改变心境，应从小剂量开始以防发生不良反应，镇痛作用较抗抑郁作用用量小、显效早，对无抑郁者有协同镇痛作用，常用药物有阿米替林、氟西汀等。

（3）抗癫痫药 卡马西平、苯妥英钠可抑制自发性神经元放电，有效地用于特种神经痛如自发性闪电样或刀割样疼痛和放化疗后疼痛，常联合抗抑郁药、糖皮质激素辅助吗啡治疗神经性疼痛。

（4）镇静催眠药 通过减轻患者的焦虑状态或改善烦躁情绪，提高睡眠质量等作用辅助镇痛。常用药物有地西泮、艾司唑仑等。

（5）局麻药 利多卡因对慢性疼痛合并电击样痛效果好，5%利多卡因贴剂镇痛效果长达 12 小时，几无全身作用或副作用。

▶▶ **课堂互动**

说说你曾经经历的疼痛，并回想当时疼痛的处理方法，试用所学知识制定较合理的疼痛治疗方案。

（二）药物不良反应及防治

1. 非甾体抗炎药

（1）胃肠道反应 因抑制胃肠 COX-1 易出现胃肠道反应，口服常引起恶心、呕吐、上腹部不适等，停药后多可消失，饭后服用可减轻胃肠刺激症状，大剂量长期应用可诱发胃溃疡、出血或穿孔，应及时就医诊治，有活动性溃疡或消化道出血的患者禁用此类药物。

（2）造血系统影响 镇痛剂量阿司匹林可抑制血小板聚集，长期使用抑制凝血酶原生成，引起出血，应定期检查出血时间和凝血时间，可用维生素 K 预防，术前一周应停药，吲哚美辛可引起粒细胞减少、再生障碍性贫血，长期应用应定期检查血常规。

（3）肝肾功能损害 长期或大剂量应用对乙酰氨基酚等非甾体抗炎药时易引起肝、肾功能损害，应定期检查肝、肾功能。

（4）其他不良反应 少数患者可引起过敏反应，严重者可引起过敏性休克，此类药物之间存在交叉过敏现象，故对一种药物过敏时，应避免再次选用同类其他药物；某些哮喘患者服用阿司匹林后可诱发"阿司匹林哮喘"，病毒感染伴发热的儿童和青少年患者服用阿司匹林后可致瑞夷综合征，应慎用；长期大量服用阿司匹林可引起急性中毒，表现为头痛、眩晕、耳鸣、视力减退、谵妄、虚脱、昏迷甚至危及生命，除洗胃、导泻外，还应口服大量碳酸氢钠及静脉滴注 5%葡萄糖和 0.9%氯化钠溶液。

2. 阿片类镇痛药

（1）耐受性和成瘾性　吗啡连续使用 3～5 天即产生耐受性，表现为对吗啡的需求量增大及用药间隔时间缩短；应用一周以上可致成瘾，停药后出现戒断症状，表现为兴奋、失眠、流涕、流泪、震颤、出汗、呕吐、腹泻、肌肉疼痛、瞳孔散大、焦虑、甚至虚脱和意识丧失，吗啡停药后 6～10 小时开始出现戒断症状，36～48 小时症状最严重；哌替啶连续应用易成瘾，应避免长期应用。

（2）中毒反应　吗啡应用过量可引起急性中毒，表现为昏迷、呼吸深度抑制、瞳孔极度缩小、血压下降等，除进行人工呼吸、吸氧外，可用阿片受体阻断药纳洛酮解救，一般 0.4～0.8mg 静脉注射或肌内注射，必要时 2～3 分钟重复一次或将纳洛酮 2mg 溶于生理盐水或 5%葡萄糖 500ml 内静脉滴注；哌替啶用量过大可抑制呼吸，偶尔出现震颤、肌肉挛缩、反射亢进甚至惊厥等中枢兴奋症状，除应用纳洛酮外，还应配合使用巴比妥类药物；美沙酮因呼吸抑制时间较长，禁用于分娩镇痛。

（3）其他　长期使用阿片类药物可致便秘，应选用适当药物软化或促进排便，阿片类所致的呕吐可选用止吐药缓解。

3. M 受体阻断药　常见不良反应有口干、视力模糊、小便困难、心悸等，一般停药后逐渐消失，无需特殊处理。

（三）药物相互作用

1. 非甾体抗炎药　①与其他非甾体抗炎药合用镇痛疗效不加强，而胃肠道不良反应增加，引起出血危险的概率增加，引起肝、肾损害的可能性加大；②与抗凝血药、溶栓药合用，增加出血危险；③与糖皮质激素合用，增加胃肠溃疡和出血的危险；④吲哚美辛、布洛芬等药与强心苷合用时，可使后者的血药浓度升高而增加毒性，应注意调整剂量；⑤与呋塞米合用，非甾体抗炎药抑制前列腺素的合成，减少肾血流量，能降低呋塞米的利尿作用，加重肾损害。

2. 阿片受体激动药　①吗啡与局麻药合用，中枢抑制作用加强，应及时调整剂量；②吗啡与苯二氮䓬类药物合用，可引起呼吸暂停；③哌替啶与单胺氧化酶抑制剂合用，因中枢 5−羟色胺浓度增加，哌替啶的代谢速度减慢可引起中枢先兴奋、后抑制，甚至死亡。

▶ **知识拓展** ◀

癌痛治疗常见误区

［误区一］疼痛剧烈时才用镇痛药
事实上，及时、按时用止痛药更安全有效，而且所需的剂量也较低。

［误区二］使用非阿片类药更安全
对于慢性癌痛需要长期用止痛药的患者，使用阿片类药（如吗啡）更安全有效。

［误区三］使用哌替啶是最安全有效的镇痛药
实际上，因毒性大、止痛效果差，WHO 已将哌替啶列为癌症疼痛治疗不推荐的药物。

［误区四］吗啡易成瘾
实验研究和临床实践均证实，癌痛患者口服吗啡或使用透皮贴剂，极少发生成瘾。癌症疼痛患者长期使用阿片类镇痛药可能需要逐渐增加用药剂量，在疼痛缓解时也可以成功撤药。但非医疗目的使用阿片类药物属于药物滥用，如反复静脉注射大剂量阿片类药物易导致成瘾。

［误区五］癌症患者服用吗啡意味着已面临死亡
国外的资料显示，吗啡的正确应用延长了癌症患者的生命，这是由于：①疼痛消失；②改善了睡眠；③增强了食欲和体质。并且阿片类药的应用不是根据预计生命的长短，而是根据疼痛的程度来决定的。

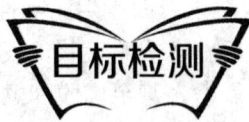
目标检测

一、A 型选择题

1. 轻度疼痛不宜使用的药物是（　　）

    A. 阿司匹林　　　　　　B. 对乙酰氨基酚　　　　C. 保泰松　　　　　　D. 布洛芬

    E. 芬太尼

2. 镇痛作用强大，久用易成瘾，常用于其他镇痛药无效的急性锐痛或长期应用于癌症诱发的剧痛的药物是（　　）

    A. 哌替啶　　　　　　　B. 美沙酮　　　　　　　C. 吗啡　　　　　　　D. 喷他佐辛

    E. 可待因

3. 松弛胃肠平滑肌而缓解内脏疼痛的药物是（　　）

    A. 非甾体抗炎药　　　　B. 糖皮质激素类药　　　C. M 受体阻断药　　　D. 中枢性镇痛药

    E. 局麻药

4. 长期使用抑制凝血酶原生成，引起出血的药物是（　　）

    A. 阿司匹林　　　　　　B. 对乙酰氨基酚　　　　C. 保泰松　　　　　　D. 布洛芬

    E. 哌替啶

5. 阿片类镇痛药常引起的不良反应不包括（　　）

    A. 耐受性　　　　　　　B. 中毒反应　　　　　　C. 便秘　　　　　　　D. 肝肾功能损害

    E. 成瘾性

6. 非甾体抗炎药常引起的不良反应不包括（　　）

    A. 胃肠道反应　　　　　B. 造血系统影响　　　　C. 肝肾功能损害　　　D. 过敏反应

    E. 戒断症状

二、X 型选择题

1. 疼痛的药物治疗基本原则包括（　　）

    A. 选择适当的镇痛药物和剂量

    B. 首选给药途径为口服或无创给药

    C. 根据药物不同的药动学特点，制定合适的给药间期

    D. 按需给药即患者疼痛时即给药，可以保证疼痛缓解的连续性

    E. 辅助治疗可以加强某些镇痛药的镇痛效果，减少镇痛药的用量，减轻镇痛药的不良反应

2. 中枢性镇痛药包括（　　）

    A. 吗啡　　　　　　　　B. 芬太尼　　　　　　　C. 哌替啶　　　　　　D. 喷他佐辛

    E. 利多卡因

（刘小东）

项目八　特殊人群用药指导

任务一　小儿用药指导

学习目标

1. 知识目标：掌握儿童用药的注意事项及药物选择；熟悉儿童不同发育阶段的用药特点；了解儿童用药剂量的计算方法。

2. 能力目标：能对不同发育阶段患儿提供用药咨询、用药指导。

3. 素养目标：关爱儿童患者，消除紧张情绪，选择合适的药物剂型，提高用药疗效。

案例导入

> **案例**：患儿，男，3 岁 5 个月，2 天前突然出现发热，测体温 38.5℃，伴有寒战，无咳嗽，家长急带患儿至附近诊所就诊，口服"布洛芬混悬剂（美林）"后体温降至正常，但 4 小时后体温又升高至 40℃，再次至诊所就诊，予以"头孢克洛"抗感染，并肌内注射"地塞米松 5mg"后体温下降。患儿第二天仍反复发热，体温均在 39℃左右，并出现咳嗽，至当地人民医院就诊，诊断为"急性支气管肺炎"。
>
> **思考**：1. 该患儿是处于哪个发育阶段的儿童？此期的小儿用药特点有哪些？
>
> 2. 案例中的退热处理是否正确？为什么？
>
> 3. 案例中抗生素的使用是否合理？小儿抗生素的选择应注意哪些？

药物是治疗疾病的一个重要手段，而药物的过敏反应、毒副作用常对机体产生不良影响。生长发育中的小儿因器官功能发育尚不够成熟健全，对药物的毒副作用较成年人更为敏感。小儿疾病多变，选择药物须慎重、确切，更要求剂量恰当，因此必须充分了解小儿的用药特点，掌握药物性能、作用机制、毒副作用、适应证和禁忌证，以及精确的剂量计算和适当的用药方法。

一、小儿不同发育阶段的用药特点

小儿处于生理和代谢过程迅速变化的阶段，对药物具有特殊的反应。儿童发育可分为新生儿期、婴幼儿期和儿童期 3 个阶段，出生后 28 天内为新生儿期；出生后 1 个月至 3 岁为婴幼儿期；3～12 岁为儿童期。小儿在不同生长发育阶段存在不同的用药特点。

（一）新生儿期用药特点

新生儿的组织器官及生理功能尚未发育成熟，体内酶系统亦不十分健全，对于药物的吸收、分布、代谢、排泄等体内过程，不同于其他年龄组儿童，更不同于成人。为了使新生儿安全有效地用药，必须熟悉新生儿药动学的特点。

1. 药物的吸收

（1）局部用药　新生儿体表面积相对较成人大，皮肤角化层薄，局部用药透皮吸收快而多。尤其在皮肤黏膜有破损时，局部用药过多可致中毒。可引起中毒的药物有硼酸、水杨酸、萘甲唑啉，故要防止透皮吸收中毒。

（2）口服　用药方面新生儿胃黏膜尚未发育完全，胃酸分泌少，使不耐酸的口服青霉素吸收较完全。胃排空的时间较长，磺胺等主要在胃内吸收的药物吸收较完全。

（3）注射　皮下或肌内注射可因周围血循环不足而影响吸收分布，一般新生儿不采用。静脉给药吸收最快，药效也可靠，但必须考虑到液体容量、药物制剂和静脉输注液体的理化性质以及输注的速度。大多数静脉用药可由护士给药；但戊巴比妥钠、地西泮等作用剧烈的药物在使用时有引起急性中毒的可能，应由医师配合。另外，普萘洛尔、维拉帕米等少数药物较一般药物更易引起危险，故给药更应慎重。

2. 药物的分布　新生儿总体液量占体重的 80%（成人为 60%），较成人高，因此水溶性药物在细胞外液稀释后浓度降低，排出也较慢。早产儿的卡那霉素分布容积较成熟儿小，因此血药峰浓度较成熟儿高，易造成卡那霉素中毒，对听神经和肾功能造成影响。

影响药物分布最重要的因素是血浆蛋白与药物结合的程度。新生儿的血浆蛋白浓度较低，加之新生儿的白蛋白为胎儿白蛋白，与药物的结合力低，药物游离型比重大，浓度高，易发生药物中毒。如新生儿使用苯巴比妥容易中毒，是由于婴幼儿血浆蛋白结合药物能力差，游离的苯巴比妥血药浓度过高所致。

某些药物如磺胺药、吲哚美辛、苯妥英钠、水杨酸盐、维生素 K、安钠咖、毛花苷丙等可与血浆胆红素竞争血浆蛋白，使血中游离胆红素增加。新生儿血脑屏障尚未形成完全，胆红素易进入脑细胞内，导致核黄疸，甚至引起死亡。

新生儿的组织中脂肪含量低，脂溶性药物不易与之充分结合，使血中游离药物浓度高，容易发生中毒。

3. 药物的代谢　新生儿的酶系统尚不成熟和完备，某些药物代谢酶分泌量少且活性不足，诸如水解作用、氧化作用和还原作用等生化反应能力弱，药物代谢缓慢，血浆半衰期延长。如新生儿应用氯霉素后，由于缺乏葡萄糖醛酸转移酶，不能与葡萄糖醛酸结合成无活性的代谢物，导致血浆中游离的氯霉素增多，使新生儿皮肤呈灰色，引起灰婴综合征；新霉素也有抑制葡萄糖醛酸转移酶的作用而引起高胆红素血症；磺胺药、硝基呋喃类药也可使葡萄糖醛酸转移酶缺乏的新生儿出现溶血，所以新生儿用药时要考虑到肝药酶的成熟情况。如新生儿黄疸不退，说明其肝药酶尚未发挥充分的解毒作用，应及时给予肝药酶诱导剂（如苯巴比妥）产生酶促作用，使胆红素排出，黄疸消退。

4. 药物的排泄　新生儿肾脏有效循环血量及肾小球滤过率较成人低 30%～40%，对青霉素的廓清率仅及 2 岁儿童的 17%。很多药物因新生儿的肾小球滤过能力低而影响排泄，致使血浆药物浓度高，半衰期也延长，此种情况在早产儿更显著，甚至可随日龄而改变。所以，一般新生儿用药量宜少，用药间隔时间应适当延长。新生儿肾功能的成熟过程需要 8～12 个月才能达到成人水平。

（二）婴幼儿期的用药特点

婴幼儿期的药物代谢比新生儿期显著成熟，但从其解剖生理特点来看，发育依然尚未完全，用药仍需予以注意。

1. 口服给药时以糖浆剂为宜　口服混悬剂在使用前应充分摇匀；维生素 AD 滴剂绝不能给熟睡、哭吵的婴儿喂服，以免引起油脂吸入性肺炎。

2. 注射给药　由于婴儿吞咽能力差，且大多数不肯配合家长喂药，在必要时或对垂危患儿可采用注射方法，但肌内注射可因局部血液循环不足而影响药物吸收，故常用静脉注射和静脉滴注。

3. 镇静剂使用　婴幼儿期神经系统发育未成熟，患病后常有烦躁不安、高热、惊厥，可适当加用镇静剂。对镇静剂的用量，年龄愈小，耐受力愈大，剂量可相对偏大。但是，婴幼儿使用吗啡、哌替啶等麻醉药品易引起呼吸抑制，不宜应用。氨茶碱有兴奋神经系统的作用，使用时也应谨慎。

（三）儿童期的用药特点

1. 儿童期的小儿正处在生长发育阶段，新陈代谢旺盛，对一般药物的排泄比较快。

2. 注意预防水、电解质平衡紊乱。儿童期对水及电解质的代谢功能还较差，如长期或大量应用酸碱类药物，更易引起平衡失调，应用利尿剂后也出现低钠、低钾现象，故应间歇给药，且剂量不宜过大。

3. 糖皮质激素类药应慎用。一般情况下尽量避免使用肾上腺皮质激素，如可的松、泼尼松等；雄激素长期应用使骨骺闭合过早，影响生长发育。

4. 骨和牙齿发育易受药物影响。四环素可引起牙釉质发育不良和牙齿着色变黄，妊娠、哺乳期妇女及 8 岁以下儿童禁用四环素类抗生素。动物试验证实氟喹诺酮类药可影响幼年动物软骨发育，导致承重关节损伤，因此应避免用于 18 岁以下的儿童。

二、小儿用药注意事项

药师应了解小儿不同发育时期的解剖生理特点、药物的特殊反应，严格掌握用药指征，坚持合理用药，才能取得良好疗效。

1. 严格掌握剂量，注意间隔时间　由于小儿的年龄、体重逐年增加，体质强弱各不同，用药的适宜剂量也有较大的差异。近年来肥胖儿童比例增高，根据血药浓度测定发现，传统的按体重计算剂量的方法，往往血药浓度过高，因此必须严格掌握用药剂量。同时，还要注意延长间隔时间，切不可给药次数过多、过频。在疗效不好或怀疑过量时，应通过测定血药浓度来调整给药剂量和间隔时间。

2. 根据小儿特点，选好给药途径　一般来说，能吃奶或耐受经鼻饲给药的婴幼儿，经胃肠给药较安全，应尽量采用口服给药。新生儿皮下注射容量很小，药物可损害周围组织且吸收不良，故不适用于新生儿。早产儿皮肤很薄，多次肌内注射可发生神经损伤，最好不用。较大的婴幼儿，循环较好，可用肌内注射。婴幼儿静脉给药，一定要按规定速度滴注，切不可过快过急，要防止药物渗出引起组织坏死。要注意不断变换注射部位，防止反复应用同一血管引起血栓静脉炎。另外，婴幼儿皮肤角化层薄，药物很易透皮吸收，甚至中毒，切不可涂敷过多过厚，用药时间不宜过长。

三、药物的选择

选择药物的主要依据是小儿年龄、病种和病情，同时要考虑小儿对药物的特殊反应和药物的远期影响。

1. 抗生素　小儿容易患感染性疾病，故常用抗生素等抗感染药物。药师既要掌握抗生素的药理作用和用药指征，更要重视其毒副作用。对个体而言，除抗生素本身的毒副作用以外，过量使用抗生素还容易引起肠道菌群失衡，使体内微生态紊乱，引起真菌或耐药菌感染；对群体和社会来讲，广泛、长时间地滥用广谱抗生素，容易产生微生物对药物的耐药性，进而对人们的健康产生极为有害的影响。临床应用某些抗生素时必须注意其毒副作用，如肾毒性、对造血功能的抑制作用等。

2. 肾上腺皮质激素　短疗程用于过敏性疾病、重症感染性疾病等；长疗程则用于治疗肾病综合征、血液病、自身免疫性疾病等。哮喘、某些皮肤病则提倡局部用药。在使用中必须重视其副作用：①短期大量使用可掩盖病情，故诊断未明确时一般不用；②较长期使用可抑制骨骼生长，影响水、盐、蛋白质、脂肪代谢，引起血压增高和库欣综合征；③长期使用除以上副作用以外，尚可导致肾上腺皮质萎缩，降低免疫力使病灶扩散；④水痘患儿禁用激素，以防加重病情。

3. 退热药　一般使用对乙酰氨基酚和布洛芬，剂量不宜过大，可反复使用。

4. 镇静止惊药　在患儿高热、烦躁不安、剧咳不止等情况下可考虑给予镇静药。发生惊厥时可用苯巴比妥、水合氯醛、地西泮等镇静止惊药。婴儿不宜使用阿司匹林，以免发生 Reye 综合征。

5. 镇咳止喘药　婴幼儿一般不用镇咳药，多用祛痰药口服或雾化吸入，使分泌物稀释、易于咳出。哮喘患儿提倡局部吸入 β_2 受体激动剂类药物，必要时也可用茶碱类，但新生儿、小婴儿慎用。

6. 止泻药　对腹泻患儿不主张用止泻药，除用口服补液疗法防治脱水和电解质紊乱外，可适当使用保护肠黏膜的药物，或辅以含双歧杆菌或乳酸杆菌的制剂以调节肠道微生态环境。小儿便秘一般不用泻药，多采用调整饮食和松软大便的通便法。

四、药物剂量计算

儿童用药剂量较成人更须准确，可按以下方法计算。

1. 按体重计算　是最常用、最基本的计算方法，可算出每日或每次需用量：每日（次）剂量=患儿体重（kg）×每日（次）每千克体重所需药量。须连续应用数日的药，如抗生素、维生素等，都按每日剂量计算，再分2～3次服用；临时对症用药如退热、催眠药等，常按每次剂量计算。患儿体重应以实际测得值为准。年长儿按体重计算如已超过成人量则以成人量为上限。

2. 按体表面积计算　此法较按年龄、体重计算更为准确，因其与基础代谢、肾小球滤过率等生理活动的关系更为密切。小儿体表面积计算公式为：<30kg小儿的体表面积（m^2）=体重（kg）×0.035+0.1；>30kg小儿体表面积（m^2）=[体重（kg）−30]×0.02+1.05。

3. 按年龄计算　剂量幅度大、不需十分精确的药物，如营养类药物等可按年龄计算，比较简单易行。

4. 从成人剂量折算　小儿剂量=成人剂量×小儿体重（kg）/50，此法仅用于未提供小儿剂量的药物，所得的剂量一般都偏小，故不常用。

采用上述任何方法计算的剂量，还必须与患儿具体情况相结合，才能得出比较确切的药物用量，如新生儿或小婴儿肾功能较差，一般药物剂量宜偏小；但对新生儿耐受较强的药物如苯巴比妥，则可适当增大用量；重症患儿用药剂量宜比轻症患儿大；须通过血脑屏障发挥作用的药物，如治疗化脓性脑膜炎的磺胺类药或青霉素类药物剂量也应相应增大。用药目的不同，剂量也不同，如阿托品用于抢救中毒性休克时的剂量要比常规剂量大几倍到几十倍。

知识链接

2016年10月4日，国家食品药品监督管理总局官网发布"食药安全 科学生活"药品篇之不是所有带"小儿"字样的药物，都适用于各年龄阶段的小儿。

儿童身体发育尚不成熟，对药物耐受性差，部分药物在成人身上只有轻微的副作用，在小儿身上却会放大成严重的毒副反应。

1岁以下儿童禁用含金刚烷胺成分的药品。小儿氨酚烷胺颗粒（如"优卡丹""好娃娃"）、小儿复方氨酚烷胺片、氨金黄敏颗粒（"迪龙"）等药物都含有金刚烷胺，由于尚不清楚成分金刚烷胺在1岁以下儿童身上的安全性和有效性，故1岁以下儿童禁用这类药品。因此不是所有带"小儿"字样的药物，都适用于各年龄阶段的小儿。

8岁以下儿童禁用四环素类，18岁以下儿童禁用喹诺酮类药物。四环素类药物如多西环素、米诺环素，长期使用可使儿童牙齿黄染并可能终身不退，还会影响儿童的骨质发育，导致骨骼生长迟缓，故8岁以下儿童禁用四环素类药物。喹诺酮类药物如诺氟沙星、左氧氟沙星（"××沙星"）可能引起儿童软骨损害，影响骨骼发育，故18岁以下儿童禁用喹诺酮类药物。儿童用药除了看疗效，还应从儿童生长发育的角度考虑用药安全性。

12岁以下儿童禁用退烧药尼美舒利。退烧药尼美舒利可造成儿童肝脏和中枢神经系统损伤，故说明书记载"儿童用药：禁止12岁以下儿童使用"。

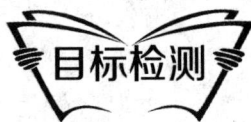

目标检测

一、A 型选择题

1. 易与新生儿血浆蛋白结合的药物有（　　）

    A. 地高辛　　　　　　　B. 磺胺　　　　　　　C. 苯巴比妥　　　　　　D. 苯妥英钠

    E. 氨苄西林

2. 新生儿肾功能成熟过程一般需要多长时间才能达到成人水平（　　）

    A. 3～4 个月　　　　　B. 5～8 个月　　　　　C. 8～12 个月　　　　D. 12～18 个月

    E. 18～24 个月

3. 下列关于小儿用药的叙述错误的是（　　）

    A. 绝不能给睡熟、哭吵或挣扎的婴儿喂药，以免引起吸入性肺炎

    B. 婴儿常用静脉注射或静脉滴注的方法给药

    C. 不可将肠溶片或控释片压碎给药

    D. 儿童正处于生长发育阶段，新陈代谢旺盛，因此可长期大量使用酸碱类药物

    E. 雄激素长期应用常使骨骼闭合过早，影响生长和发育

4. 关于儿童使用抗生素下列叙述正确的是（　　）

    A. 儿童可安全使用四环素

    B. 儿童感冒可普遍使用抗生素

    C. 因庆大霉素无需做皮试、方便，故儿童感染性疾病可首选

    D. 大部分儿童感染性腹泻使用抗生素既不能缩短病程也不能减轻症状

    E. 喹诺酮类抗菌药应作为婴幼儿的主导抗菌药

5. 新生儿禁用的药物不包括（　　）

    A. 氯霉素　　　　　　　B. 去甲万古霉素　　　　C. 磺胺　　　　　　　D. 新生霉素

    E. 苯巴比妥

二、B 型选择题

[1～2]

    A. 核黄疸　　　　　　　B. 灰婴综合征　　　　　C. 新生儿溶血　　　　D. 高胆红素血症

    E. 耳、肾毒性

1. 新生儿应用氯霉素可引起（　　）

2. 新生儿应用卡那霉素可引起（　　）

[3～6]

    A. 四环素类药　　　　　B. 地西泮　　　　　　　C. 阿司匹林　　　　　D. 呋喃妥因

    E. 左氧氟沙星

3. 新生儿禁用（　　）

4. 1 岁以下幼儿禁用（　　）

5. 8 岁以下儿童禁用（　　）

6. 18 岁下儿童禁用（　　）

三、X 型选择题

1. 关于小儿发育阶段下列说法正确的是（　　）

    A. 小儿发育可分为新生儿期、婴幼儿期、儿童期和少年期

B. 新生儿期为出生后 28 天内

C. 婴幼儿期为出生后 1 个月～3 岁

D. 儿童期为 3～12 岁

E. 少年期为 12～16 岁

2. 可促进新生儿黄疸或核黄疸发生的药物有（   ）

A. 安钠咖　　　　　　B. 磺胺　　　　　　C. 维生素 K_1　　　　　　D. 青霉素

E. 地西泮

3. 小儿用药应注意（   ）

A. 绝不滥用，尤其注意不能滥用抗生素、维生素、解热镇痛药及丙种球蛋白

B. 严格掌握剂量，注意用药间隔，必要时监测血药浓度

C. 选择适当的给药途径，为了防止婴幼儿哭闹，静脉滴注要快

D. 对能吃奶的孩子尽量采用口服给药

E. 较大的婴幼儿，循环较好，可用肌肉注射

4. 下列几种药小儿用量可相对偏大的是（   ）

A. 苯巴比妥　　　　　B. 安钠咖　　　　　C. 氨茶碱　　　　　D. 巴比妥

E. 吗啡

（王春玲）

任务二　老年人用药指导

学习目标

1. **知识目标**：掌握老年人用药基本原则及慎用的药物；熟悉老年人药动学和药效学特点；了解老年人生理变化特点。

2. **能力目标**：会制定和评价老年人的药物治疗方案。

3. **素养目标**：关心老年患者，提高老年患者用药安全性。

案例导入

案例：患者，女，78 岁，临床诊断：冠心病，心律紊乱，房颤加扑动，心功能Ⅳ级，慢性支气管炎，肺心病，风湿性心脏病。给予双氢氯噻嗪 25mg，10%氯化钾 10ml，维拉帕米（异搏定）40mg，一日 3 次；地高辛 0.25mg，一日 1 次。患者用药 8 天后开始恶心、呕吐，胃纳极差，厌食等。急查心电图显示洋地黄效应，房颤，测血钾 3.3mmol/L，地高辛血药浓度大于 4μg/L。

思考：该患者用药是否合理？为什么？

随着社会发展和医学的进步，人类寿命正在延长，人口老龄化日益明显。按照当今学术界公认标准，当 60 岁以上人口占总人口的 10%或 65 岁以上人口占总人口的 7%时，则意味着这一国家或地区已经开始进入老龄化社会。截止 2015 年底，我国 60 岁及以上老年人口已达 2.22 亿，占总人口的 16.1%，其中 65 岁及以上人口约 1.44 亿，占总人口的 10.5%。据预测，我国 2020 年 60 岁以上老年人口将达到 2.5 亿，2050 年老龄化人口将占总人口的 35%。因此，我国已经步入老龄化社会，且将

越来越严重。

由于老年人在生理、心理等到方面均处于衰退状态，许多老年人同时患有多种疾病，通常为慢性病，需长期治疗。根据国家卫计委家庭司发布的《健康老龄化——中国老年健康产业发展的挑战与机遇》报告，目前中国有近 1.5 亿老年人患有慢性病，60 岁以上老年人有 2/3 时间处于"带病生存"状态，2003 年老年人群患病率为 50.1%，2013 年为 71.8%。故老龄患者是一个非常庞大的用药群体。

临床研究表明，药物不良反应发生率随年龄增长而增加，主要原因是：①老年人基础疾病较多，用药品种较多，而且用药时间较长，容易出现药物相互作用和药物蓄积；②老年人的药动学特性发生改变，药物的生物转化减慢，血药浓度通常保持在较高水平，不良反应可能增加；③随年龄增加，体内稳态机制变差，药物效应相应增强；④老年人各系统，尤其是中枢神经系统对多种药物的敏感性增高；⑤人体的免疫机制随年龄增加而发生改变，可能出现变态反应。

了解老年人各系统、器官和组织的生理、生化功能和病理变化特征性，熟悉老年人药动学和药效学的改变特点，对于正确使用药物，减少或避免药物不良反应以及药源性疾病尤为重要。

一、老年人生理变化

（一）某些机体成分的变化

1. 老年人局部循环差及肌肉萎缩、血流减少，使肌内、皮下注射的药物吸收速率下降。

2. 总体液和细胞外液与体重比例减小，体内脂肪比例增加，使脂溶性药物如地西泮等更易分布到脂肪组织中，使其分布容积增大，亲水性药物如对乙酰氨基酚等分布容积减小，血药浓度增加。

3. 血浆蛋白结合率降低，蛋白含量降低使蛋白结合率高的药物如普萘洛尔等药物血中游离型药物浓度增高。

（二）心血管系统功能改变

老年人心血管系统功能减退，压力感受器的反射调节功能降低，心脏和自主神经系统反应障碍，利尿药、硝酸酯类抗高血压药等在正常血药浓度即可引起直立性低血压。老年人心脏对儿茶酚胺的最大反应性降低，对β受体阻滞药作用减弱。另外老年人凝血能力减弱，对洋地黄类强心苷十分敏感。

（三）中枢神经系统功能减退

老年人脑血流量少，酶活性减弱或靶组织中受体数目和结合力降低，神经递质代谢和功能减退，均可影响药效，如氯丙嗪、巴比妥类和地西泮易引起老年人精神错乱和共济失调等不良反应，因此老年人应用中枢抑制药时应减量。

（四）肝脏的变化

肝血流量，每年递减 0.3%～1.5%，60 岁的老年人约减少 40%～50%，肝脏变小，对药物的代谢功能下降。老年人一般多数有高脂血症，动脉硬化的促进因子，促使肝脏脂肪沉积，损伤肝脏功能。

（五）肾脏的变化

用对氨基马尿酸测定肾血流量，在 40 岁以后，呈直线下降，90 岁老年人约为 20 岁青年人的 1/2；肾有效血流量大约每年减少 1%；肾小球管分泌功能随年龄增加而下降，特别是 50 岁以后下降较快，80 岁仅达 50%左右。

（六）胃肠道的变化

老年人胃肠活动减弱，主要表现在：①胃酸分泌减少，对弱酸性药物的吸收可能减少，对弱碱性药物则可能吸收增多；②消化道黏膜吸收面积减少，肠内液体量也相应减少，不易溶解的药物吸收减慢；③肠、肝血流量减少使地高辛等某些药物的吸收明显减少。

二、老年人药动学特点

（一）吸收

老年人胃肠道肌肉纤维萎缩，张力降低，胃排空延缓，胃酸分泌减少，如 80 岁左右老年人平均胃酸缺乏可达 35%～45%，胃液 pH 升高，改变了药物的溶解和解离度，一些酸性药物解离部分增多，吸收减少，胃排空时间延迟，小肠黏膜表面积减少，心输出量降低和胃肠动脉硬化而致胃肠道血流减少，有效吸收面积减少。胃肠功能的变化对被动扩散方式吸收的药物几乎没有影响，如阿司匹林、对乙酰氨基酚、复方磺胺甲基异恶唑等。但对于按主动转运方式吸收的药物，如维生素 B_1、维生素 B_6、维生素 B_{12}、维生素 C、铁剂、钙剂等需要载体参与吸收的药物则吸收减少，营养素的吸收也减少。

（二）分布

人的有效组织体积随年龄增长而减少，脂肪与体重的比例逐渐增大。老年人细胞内液减少，功能减退，脂肪组织增加，而总体液及非脂肪组织减少，使药物分布容积减少。加上心肌收缩无力，心血管灌注量减少，故影响药物的分布。血浆蛋白含量减低，直接影响药物与蛋白的结合，使游离药物浓度增加，作用增强。如华法林的蛋白结合率高，因老年人血浆蛋白降低，使血中具有活性的游离药物比结合型药物多，常规用量就有造成出血的危险。

（三）代谢

肝脏是药物代谢和解毒的主要场所，老年人由于肝脏重量的减少，肝细胞和肝血流量下降，酶的合成减少，活性降低，药物代谢减慢，半衰期明显延长，代谢能力明显降低，容易受药物损害。老年人肝药酶合成减少，酶的活性降低，药物转化速度减慢，半衰期延长，如利多卡因、苯巴比妥、咖啡因、普萘洛尔、哌唑嗪、氯丙嗪、哌替啶、阿司匹林等。肝细胞合成白蛋白的能力降低，血浆白蛋白与药物结合能力也降低，游离型药物浓度增高，药物效应增强。如普萘洛尔造成的肝性脑病，就是因为血液中游离普萘洛尔增多，造成心输出量减少，供应脑组织的血流量减少，引起大脑供血不足出现头晕、昏迷等症状。

（四）排泄

肾脏是药物排泄的主要器官，由于肾脏血管硬化，血流减少，老年人肾脏功能仅为年轻人的一半，而且老年人的某些慢性疾病也可减少肾脏的灌注，这些因素均可影响到药物排泄，使药物在体内蓄积，容易产生不良反应或中毒。肾小球随年龄增长而逐渐纤维化，当老年人使用经肾排泄的常规治疗药物时，容易出现蓄积中毒，特别是使用地高辛、氨基糖苷类抗生素、苯巴比妥、四环素类、头孢菌素类、磺胺类、普萘洛尔、锂盐等药物时，应慎重。

三、老年人的药效学特点

（一）对中枢神经系统药物的敏感性增高

老年人大脑重量减轻、脑血流量减少、高级神经功能亦衰退。因此，对中枢神经系统药物特别敏感，包括镇静催眠药、抗精神病药、抗抑郁药、镇痛药等，特别是在老年人缺氧、发热时更为明显。在地西泮血药浓度相似的情况下，老年人易出现精神运动障碍的不良反应，而年轻人则没有。所以老年人出现精神紊乱首先要排除中枢神经系统药物所致。

（二）对抗凝血药的敏感性增高

老年人对肝素和口服抗凝血药非常敏感，一般治疗剂量即可引起持久的血凝障碍，并有自发性内出血的危险。例如 70 岁以上患者使用华法林的剂量为 40～60 岁患者的 30%，相似血药浓度的华法林，老年人的维生素 K 依赖性凝血因子合成抑制作用更强。对抗凝血药敏感性增高的原因可能是：①肝脏合成凝血因子的能力下降；②饮食中维生素 K 含量不足或维生素 K 的胃肠道吸收障碍引起维生素 K 相对缺乏；③血管的病理改变，包括血管壁变性，弹性纤维减少，血管弹性减少而使止血反应发生障碍。

（三）对利尿药、抗高血压药的敏感性增高

老年人心血管系统与维持水电解质平衡的内环境的稳定功能减弱，一方面使各种利尿药与抗高血压药的药理作用增强，另一方面使许多药物包括吩噻嗪类、β受体阻断药、血管扩张药、左旋多巴、三环类抗抑郁药、苯二氮䓬类与利尿药可引起直立性低血压，其发生率与严重程度均较青壮年为高。

（四）对β受体激动剂与阻断剂的敏感性降低

老年人心脏肾上腺素β受体敏感性降低，对β受体激动剂与阻断剂的反应均减弱。

四、老年用药的基本原则

（一）优先治疗原则

老年人由于生理衰老、病理变化，常患有多种慢性疾病，且病情往往复杂多变，用药时应当明确治疗目标，权衡利弊，抓住主要矛盾，避免用药不当导致病情恶化或产生严重不良反应。

（二）用药简单原则

老年人用药应少而精，一般合用药物控制在3~4种以内，减少合并使用类型、作用、不良反应相似的药物，适合使用长效制剂以减少用药次数，同时应从近期和远期疗效结合上综合考虑选药。

（三）用药个体化原则

一般老年患者的初始剂量应由从小剂量开始，逐渐达到个体的最适量，通常为成人剂量的1/2或3/4，有条件的，可开展血药浓度监测，以合理地调整剂量。对于需长期服用药物的老年人来说，应定期监测肝、肾功能及电解质、酸碱平衡状态。注意药物相互作用。

（四）注意饮食调节原则

老年人大多是负氮平衡代谢，加之由于疾病，往往有消瘦、贫血、低蛋白血症等，影响药物的治疗，应重视食物营养成分的选择和搭配，从而更好发挥药物的疗效。如高脂血症患者，通过调整饮食结构、改善生活方式，可取到良好效果；老年性糖尿病患者应控制饮食以保证降血糖药物的疗效。

五、老年人慎用的药物

（一）神经系统药

1. 抗胆碱药　除一般不良反应外，可引起老年人神志障碍，同时使用两种以上抗胆碱药可能会增加不良反应。

2. 非甾体抗炎药　对于老年患者更易引起胃肠道和肾脏并发症，血容量减少的患者可出现肾功能衰竭，与利尿药或抗高血压药合用时可减弱疗效，与ACEI合用时易出现高血钾，与抗凝药合用极易引起出血。

3. 吗啡　老年人易产生吗啡蓄积作用，可使用口服速释吗啡制剂，首次剂量要小，以后逐渐增加，治疗癌症转移患者疼痛可以加大剂量，并辅以其他的镇痛药，当达到最佳剂量时可以改用缓释吗啡制剂，每日分两次服用，使用中出现便秘者应适当服用泻药。

4. 镇静催眠药　老年人感觉较为迟钝，反应性降低，应用此类药更易发生不良反应，地西泮在老年人体内的半衰期延长，应延长给药的间隔时间，同时老年人对地西泮的中枢抑制作用更敏感，应用时需谨慎，巴比妥类药物中枢抑制作用时间延长，不宜常规应用。

5. 抗精神失常药　老年人常用的此类药物有吩噻嗪类、丁酰苯类、苯甲酰胺类抗精神病药及三环类抗抑郁药，应用时应合理调整剂量，并积极防止不良反应的发生。

（二）心血管系统用药

1. 地高辛　是治疗充血性心力衰竭的常用药物，由于老年人肾功能减退，应减小其维持剂量，一般给予成人剂量的1/2或1/4，同时监测血药浓度，避免发生中毒。

2. 中枢性降压药　易产生体位性低血压甚至晕厥，应慎用，避免同时服用可能引起体位性低血压的其他药物，在开始长期治疗前应测量卧位和立位血压，并有规律地复查。

3. 口服抗凝血药　开始使用抗凝血药时剂量要小，各药物间的相互作用使老年人出血的危险性增大，用药期间注意监测是否有出血倾向。

（三）影响内分泌及代谢药

1. 放射性碘 放射性碘治疗甲状腺功能亢进疗效确切，但有可能加重老年人甲亢症状的危险，放射治疗后用抗甲状腺药能迅速降低甲状腺功能，能减轻甲亢的多种并发症。

2. 胰岛素、口服降血糖药 胰岛素、口服降血糖药是治疗 2 型糖尿病的重要药物，应从小剂量开始，逐渐递增，防止产生低血糖反应。

（四）抗生素类

由于老年人组织器官呈生理性退行性变，免疫功能也见减退，一旦感染，在应用抗菌药物时需注意以下事项。

1. 老年人肾功能呈生理性减退，按一般常用量接受主要经肾排出的抗菌药物时，由于药物自肾排出减少，导致在体内积蓄，血药浓度增高，容易有药物不良反应的发生。因此老年患者，尤其是高龄患者接受主要自肾排出的抗菌药物时，应按轻度肾功能减退情况减量给药可用正常治疗量的 2/3 至 1/2。

2. 老年患者宜选用毒性低并具杀菌作用的抗菌药物，青霉素类、头孢菌素类等β–内酰胺类为常用药物，毒性大的氨基糖苷类、万古霉素、去甲万古霉素等药物应尽可能避免应用，有明确应用指征时在严密观察下慎用，同时应进行血药浓度监测，并据此调整剂量，使给药方案个体化，以达到用药安全有效的目的。

（五）其他药物

1. 氨茶碱 氨茶碱松弛支气管平滑肌，用于治疗慢性支气管炎和心源性哮喘，主要在肝脏代谢，老年人由于肝药酶活性下降，易出现中毒反应，应用时应从小剂量试用，并仔细询问氨茶碱的用药史，发现有胃部不适或兴奋失眠时，可用复方氢氧化铝片、地西泮等药物来缓解或停药。

2. β受体阻断药滴眼剂 用于眼内压长期缓慢升高的老年患者，窦性心动过缓、房室传导阻滞、慢性呼吸衰竭的患者应慎用；正在使用钙通道阻滞剂（特别是维拉帕米）强心苷、β受体阻断药或抗心律失常药（如胺碘酮、丙吡胺、奎尼丁）的患者不宜使用β受体阻断药滴眼剂。

3. 利尿药 利尿药可能的不良反应有水钠代谢紊乱和急性肾功能不全，老年患者同时使用非甾体抗炎药和 ACEI 有引起少尿性急性肾功能不全的危险，在治疗前、治疗过程中要经常测量体重、血糖、肌酐和血电解质浓度，并及时调整剂量或暂时停止治疗。

六、老年患者用药注意事项

老年人医源性疾病的最常见原因是不适当用药。老年人药品不良反应发生率高，其根源也是不适当用药或错误用药。因此，老年人用药应从以下几方面加以注意。

（一）不用或少用药物

老年人除急症或器质性病变外，一般应尽量少用药物。老年人的用药原则是应用最少药物和最低有效量来治疗。一般合用的药物控制在 3～4 种，因为作用类型相同或副作用相似的药物合用在老年人常更易产生不良反应。例如抗抑郁药、抗精神病药、抗胆碱药、抗组胺药均有抗胆碱作用，他们的作用可相加而产生不良反应，出现口干、视物模糊、便秘、尿潴留和各种神经精神症状。

（二）合理选择药物

根据老年人的生理特点，合理选择下列药物。

1. 抗菌药物 由于致病微生物不受人体衰老的影响，因此抗菌药物的剂量一般不必调整，但需注意老年人生理特点，其体内水分少，肾功能差，容易在与青年人的相同剂量下造成高血药浓度与毒性反应。对肾与中枢神经系统有毒性的抗菌药物，如链霉素、庆大霉素，应尽量不用，此类药更不可联合应用。

2. 肾上腺糖皮质激素 老年人常有关节痛，如类风湿性关节炎、肌纤维炎，因而服可的松类药，而老年人常患有骨质疏松，再用此类激素，可引起骨折和股骨头坏死，尤其是股骨颈骨折，故应尽量不用，更不能长期大剂量治疗，如必须应用，须补充钙剂及维生素 D。

3. 非甾体抗炎药 吲哚美辛、保泰松、安乃近等，容易损害肾脏；而出汗过多又易造成老年人虚脱。

4. 利尿药 利尿药虽可以降压，但不可利尿过猛，否则会引起有效循环血量不足和电解质紊乱。噻嗪类利尿剂不宜用于糖尿病和痛风患者。老年人在降压过程中容易发生直立性低血压，应注意观察血压变化，不能降得太低或过快。最好不用利血平，因其能加重老年人的抑郁症状。

（三）选择适当的剂量

用药个体化是当今药物治疗的重要原则，对老年人尤其如此。一般来说，老年人初始用药应从小剂量开始，逐渐增加到最合适的剂量，每次增加剂量前至少要间隔 3 个血浆半衰期。假如用到成年人剂量时仍无疗效，则应该对老年人进行治疗浓度监测，以分析疗效不佳的原因，根据不同情况调整给药次数、给药方式或换用其他药物。这样的剂量原则，对主要由原型经肾排泄的药物、安全性差的药物以及多种药物同时合用更为重要。另外，老年人药物清除率下降，为了避免药物在体内蓄积中毒，在临床上可以：①减少每次给药剂量；②延长每次给药间隔时间；③二者都改变。

（四）药物治疗要适度

老年人高血压大多有动脉粥样硬化的因素，使血压降至 135/85mmHg 左右即可，如更低会影响脑血管及冠状动脉的灌注，甚至诱发缺血性脑卒中。室性早搏如控制到完全消失，势必要用大剂量抗心律失常药，这类药都有较大的副作用。能控制到偶发室性早搏 2～3 次/分钟，则适可而止。患急性疾病的老年人，病情好转后应及时停药，不要长期用药。例如两年没有癫痫发作的患者仍在服用抗癫痫药就无必要。如需长期用药时，应定期检查用药情况是否与病情需要相符，同时定期检查肝、肾功能，以便及时减量或停药。例如，心肌梗死后合并暂时性心衰以及有窦性心律的代偿性心衰患者长期服用地高辛、高血压患者长期服用抗高血压药或利尿药。

（五）注意药物对老年人其他疾病的影响

老年人常患有多种慢性病，例如同时患有青光眼、男性前列腺增生、中枢神经系统疾病，而在老年人中枢神经系统疾病的药物治疗中，有不少药物具有抗胆碱作用，如不加注意，可引起尿潴留和青光眼恶化。

（六）提高老年人用药依从性

老年人依从性差有许多原因，如缺乏护理人员与亲友的监督；患者行动不方便；有时老年人打不开包装容器；老年人理解、记忆力差，视力不佳，听力减退；药物标记不清晰；更重要的原因是患者同时应用多种药物，特别是外形相似的药物，常常造成服错药。临床研究发现依从性差与年龄无关，而与用药品种多少密切相关，即用药品种越多，依从性越差。依从性差导致药物的疗效明显降低，可使病情加重与恶化，需要更大剂量或更强的治疗药物，从而出现严重毒性。提高老年患者的依从性，有以下方面值得注意：①老年患者的治疗方案应尽可能简化，便于患者领会接受；并要耐心向患者解释清楚，必要时写出简单明了的说明；②药物制剂以糖浆剂或溶液剂较好，因为片剂或胶囊剂有时难以吞咽；③药物的名称与用法应写清楚，难记的名称可用形象化的颜色、编号或名称来代表；④药瓶要便于打开使用，剩余的药品要妥善保管，过期的药品不可使用；⑤家属、亲友、邻居应对患老年性痴呆、抑郁症或独居的老年患者用药进行督查。

知识链接

老年人潜在不适当用药 Beers 标准

美国老年医学会——2015 年 10 月 8 日

表 1 老年人应避免合用的药物

药物/分类	相互作用药物及种类	理由	推荐	循证级别	推荐强度
血管紧张素转化酶抑制剂（ACEI)类药物	阿米洛利、氨苯蝶啶	增加高钾血症风险	避免常规使用，仅用于使用 ACEI 药物合并低钾血症患者	中	强
抗胆碱能药物	抗胆碱能药物	增加认知功能下降风险	避免使用，最少种类使用	中	强
抗抑郁药物	≥2 种中枢神经系统药物	增加跌倒风险	避免 3 种及以上中枢神经系统药物使用，最少种类使用	中	强
抗精神病药物	≥2 种其他中枢神经系统药物	增加跌倒风险	避免 3 种及以上中枢神经系统药物使用，最少种类使用	中	强
苯二氮䓬类药物及苯二氮䓬受体激动剂	≥2 种其他中枢神经系统药物	增加跌倒和骨折风险	避免 3 种及以上中枢神经系统药物使用，最少种类使用	高	强
糖皮质激素	非甾体抗炎药（NSAIDs）	增加消化性溃疡和消化道出血风险	避免使用；如不能避免使用，加用消化道保护	中	强
锂盐	ACEI 类药物，襻利尿剂	毒性增加	避免使用，监测锂浓度	中	强
阿片受体激动剂类镇痛药	>2 种中枢神经系统活性药物	增加跌到风险	避免使用 3 种以上中枢神经系统活性药物；减少中枢药物种类	高	强
周围型α₁受体阻断药	袢利尿剂	增加老年女性尿失禁风险	除非情况允许，避免用于老年女性	中	强
茶碱	西咪替丁	增加茶碱中毒风险	避免使用	中	强
华法令	NSAIDs	增加出血风险	尽可能避免，合用时密切监测出血情况	高	强

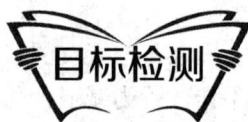

目标检测

一、A 型选择题

1. 下列属于老年患者宜选用的抗菌药物类型是（　　　）

　A. 头孢菌素类　　　　B. 氨基糖苷类　　　　C. 磺胺类　　　　D. 万古霉素类

　E. 大环内酯类

2. 下列提高老年患者用药依从性措施中错误的是（　　　）

　A. 治疗方案应尽量简化并详细给患者介绍

　B. 尽量选择服用方便的药物剂型，如片剂

　C. 药物名称及用法用量要交代清楚

　D. 家属、医护人员要注意对老年患者进行用药督查

　E. 老年人应用地西泮因半衰期延长，应延长给药间隔时间

3. 老年人药物清除率下降，为了避免药物在体内蓄积中毒，在临床上可以（　　　）

　A. 减少每次给药剂量　　　　　　　　B. 延长每次给药间隔时间

C. A+B

D. 增加运动

E. 多喝水

4. 老年人高血压大多使血压降至（　　　）左右即可

A. 135/85 mmHg　　　　B. 130/80 mmHg　　　　C. 120/90 mmHg　　　　D. 130/90 mmHg

E. 以上都不是

5. 老年人初始用药应从小剂量开始，逐渐增加到最合适的剂量，每次增加剂量前至少要间隔（　　　）个血浆半衰期

A. 1　　　　　　　　B. 2　　　　　　　　C. 3　　　　　　　　D. 4

E. 5

（薛　强）

任务三　妊娠期和哺乳期妇女用药指导

学习目标

1. 知识目标：掌握妊娠期和哺乳期女性用药注意事项；熟悉药物对妊娠期致畸危险性分级和药物在乳汁的排泄规律；了解妊娠期药动学特点和药物对胎儿不同发育时期的影响。

2. 能力目标：能对妊娠期和哺乳期女性进行用药指导，接受用药咨询及进行相关知识的宣传工作。

3. 素养目标：关心妊娠期和哺乳期患者，提高用药依从性。

案例导入

> **案例**：患者，女，40岁，产前检查一切正常，前往某爱婴医院自然分娩，在生育胎儿过程中实施外阴侧切术，术中患者疼痛难忍，医生给予可待因镇痛，5天后患者出院回家坐月子，持续母乳喂养13天，母亲发现婴儿嘴唇发绀，急送医院，最后经抢救无效死亡。
>
> **思考**：1. 可待因是否可用于分娩止痛？有哪些药物可用于分娩止痛？
>
> 　　　2. 该婴儿死亡的原因是什么？

妊娠期和哺乳期是女性人生中一段特殊时期，孕产妇体内的各器官系统会发生一系列适应性的生理改变，而这些改变可能引起药物疗效的改变，并且孕产妇与胎儿、乳儿联系非常紧密，母体用药会不同程度地影响胎儿或乳儿。因此，在有效治疗孕产妇自身疾病的同时必须考虑保证胎儿和乳儿的安全。

一、妊娠期妇女用药

（一）妊娠期药动学特点

妊娠期由于母体生理变化以及激素的影响，药物在孕妇体内的吸收、分布、代谢和排泄过程，均与非妊娠期有较大不同。

1. 药物的吸收　妊娠期间，早孕反应可减少药物的吸收，同时由于大量雌激素和孕激素的分泌，使得胃酸分泌减少，导致胃内 pH 升高，影响弱酸和弱碱性药物的解离和吸收（弱酸性药物吸收减少，弱碱性药物吸收增多）。胃肠蠕动减弱，使口服药物的吸收延缓，达峰时间延长，药峰浓度降低。妊娠后期由于肺潮气量和每分钟通气量明显增加，使吸入性药物吸收增加。

2. 药物的分布　在整个怀孕期间孕妇体重可增加 10～20kg，其中脂肪的增加，可增加脂溶性药物的

分布容积。妊娠期间血容量、体液含量均有不同程度的增加，导致许多药物的分布容积增大，药物被稀释，血药浓度将低于非妊娠期。因妊娠期血浆容积增大，形成生理性血浆蛋白的浓度相对较低，同时体内很多蛋白被内源性激素所占据，导致药物与蛋白结合减少，游离型药物增多，药效增强，进入胎盘的药物和不良反应增多。

3. 药物的代谢 妊娠期间，雌激素和孕激素水平增高可改变肝药酶活性，可提高肝对某些药物的代谢能力，也可降低对某些药物的代谢而产生累积。如孕酮会诱导肝脏 CYP2D6 和 CYP3A4 酶活性增加，会加快某些药物如苯妥英钠的代谢，而孕酮和雌二醇对 CYP1A2 酶的竞争性抑制作用，可导致茶碱、咖啡因等药物在肝内的代谢减慢。

4. 药物的排泄 妊娠期肾血流量几乎增加 1 倍，肾小球滤过率增加 2/3，可降低经肾排泄的药物浓度，但可增加药物的肾排出量。妊娠晚期仰卧位时肾血流减少可使经肾排出的药物作用时间延长。

妊娠期影响药动学的指标变化见表 8-1。

表 8-1 妊娠期影响药动学的指标变化

药动学指标	变化趋势
吸收	
胃酸分泌	↓
胃肠蠕动	↓
肺功能	↑
分布	
脂肪含量	↑
血容量	↑
血浆蛋白含量	↓
代谢	
肝药酶 CYP2D6/CYP3A4	↑
肝药酶 CYP1A2	↓
排泄	
肾血流量	↑（孕晚期↓）

（二）药物对孕妇的影响

妊娠期女性由于生理性变化对某些药的反应影响异于非妊娠期，用药有可能对孕妇本身产生不良影响。妊晚期服用阿司匹林可引起过期妊娠、产程延长和产后出血。此外，女性在妊娠期对泻药、利尿药和刺激性较强的药物比较敏感，可能引起早产或流产，应注意。

（三）药物在胎盘的转运

在整个妊娠期，胎盘是连接母体与胎儿的重要纽带，起着重要的物质交换作用，因此胎盘也是母体和胎儿之间药物传递的器官，大部分药物可通过被动转运方式通过胎盘屏障进入胎儿体内。药物透过胎盘屏障受到很多因素的影响，如药物的脂溶性、分子大小、与血浆蛋白结合能力、酸碱性等。一般情况，亲脂性药物比水溶性药物更容易透过胎盘；分子量<500 的药物容易穿透胎盘，分子量<1000 的药物转运速度较慢，而分子量>1000 的药物，如胰岛素和肝素则没有明显的胎盘转运；药物的血浆蛋白结合率越高，透过胎盘的药量越少，因药物与血浆蛋白结合，分子量变大，不易通过胎盘；由于胎儿体内 PH 略高于母体，呈相对碱性，因此弱碱性药物更容易穿透胎盘。

（四）药物对胎儿不同发育时期的影响

1. 受精后 2 周左右 此阶段胚胎尚无细胞及器官分化，药物对胚胎的影响是"全或无"的关系，即要么受精卵流产，胚胎死亡，要么没有影响，正常发育成个体，几乎见不到药物的致畸作用。

2. 受精后3周至3个月 此阶段为胚胎器官分化形成期，胎儿心脏、神经系统、呼吸系统、四肢、性腺及外阴相继开始分化发育，因此属于药物致畸的高度敏感期。此期如胚胎接触毒物，最易发生先天性畸形。药物对胎儿的致畸作用可表现为形态，也可表现为功能。在敏感期药物的致畸作用与器官形成的顺序也有关系，妊娠3～5周，中枢神经系统、心脏、肠、骨骼及肌肉等均处于分化期，致畸药物在此期间可影响上述器官或系统；在妊娠34～39天期间接触毒物，可致无肢胎儿；在43～47天接触毒物，可致胎儿拇指发育不全及肛门直肠狭窄。如在药物致畸的高度敏感期内使用沙利度胺（反应停）可引起胎儿肢体、耳、内脏畸形；雌激素、孕激素和雄激素常引起胎儿性发育异常；叶酸拮抗剂如甲氨蝶呤，可致颅骨和面部畸形、腭裂等；烷化剂如氮芥类药物引起泌尿生殖系异常，指趾畸形等。

3. 妊娠3个月至足月 此阶段为胎儿形成期，是胎儿发育的最后阶段，器官形成过程已大体完成，除中枢神经系统或生殖系统可因有害药物而致畸外，其他器官一般不受药物影响，但近几年对胎儿体格发育的测定有很大进展，因而有可能观察到药物对胎儿生长发育的影响。现认为普萘洛尔、泼尼松及中枢神经抑制药均可影响胎儿发育，并要特别重视妊娠后半期对胎儿发育的危害性。

（五）药物对妊娠期致畸危险性分级

在评价药物妊娠期使用的安全性时，可参考美国FDA颁布的药物对妊娠的危险性等级分级的标准。FDA根据对动物和人类所具有的致畸危险程度，将药物分为五级，供临床选择孕期用药的参考。在临床选药时，一般认为A和B级药物是安全的，可以安全选用；C级药物没有明确证明对胎儿有害，但需谨慎使用；D级药物已经通过人体实验对胎儿有害，但在评估治疗益处大于治疗风险前提下可以选用；X级药物确定可以致畸，妊娠期女性禁用。常见药物的妊娠期致畸危险性等级见表8-2。

🔒 **知识链接**

美国FDA对妊娠期的药物危险性分级标准

A级（安全）：在有对照组的妊娠女性研究中，在妊娠前3个月的妇女未见到对胎儿危害的迹象（并且也没有对其后6个月的危害性的证据），可能对胎儿的影响极小。

B级（相对安全）：在动物繁殖性研究中（但无孕妇的对照研究），未见到对胎儿的影响。在动物繁殖性研究中表现为有副作用（较不育轻），这些副作用并未在妊娠3个月的妇女得到证实（也没有对其后6个月的危害性的证据）。

C级（相对危险）：在动物的研究证实对胎儿的副作用（致畸或杀死胚胎），但并未在对照组的妇女进行研究，或没有在妇女和动物并行地进行研究。本类药物只有在权衡对孕妇的好处大于对胎儿的危害之后，方可应用。

D级（危险）：有对人类胎儿危害性的肯定证据，尽管有危害性，但孕妇用药后有绝对的好处（例如孕妇受到死亡的威胁或患有其他严重的疾病而没有其他更安全的药物或其他药物无效）时可用。

X级（绝对危险）：对动物或人的研究表明它可使胎儿异常。或根据经验认为药物对胎儿有危险，或对孕妇或胎儿均有害，而且该药物应用于孕妇时其危险性明显大于益处。本类药物禁用于妊娠或将妊娠的患者。

有些药物在不同的孕期应用，选择不同的剂量及用药时间等，对胎儿的危害不同，在级别后加"/"，并注明危险级别。如吗啡在孕期属B类，但足月时、长期或大量用药则为D类，则标为"B/D"。

表 8-2　常见药物的妊娠期致畸危险性等级

药物分类	危险等级	具体药品
抗感染药	B	青霉素类、头孢菌素类、氨曲南、美罗培南、厄他培南、头孢美唑、头孢西丁、红霉素、阿奇霉素、林可霉素、克林霉素、多黏菌素 B、呋喃妥因、甲硝唑、乙胺丁醇、克霉唑
	C	亚胺培南/西司他汀、庆大霉素、阿米卡星、环丙沙星、洛美沙星、左氧氟沙星、氧氟沙星、司帕沙星、诺氟沙星、克拉霉素、复方磺胺甲恶唑（B/C）、甲氧苄啶、呋喃唑酮、异烟肼、利福平、对氨基水杨酸钠、酮康唑、咪康唑、氟康唑、伊曲康唑、制霉菌素、利奈唑胺、阿昔洛韦、金刚烷胺、阿糖腺苷
	D	卡那霉素、链霉素、四环素、伏立康唑、奎宁、乙胺嘧啶
	X	利巴韦林
抗高血压药	B	肼屈嗪、甲基多巴
	C	可乐定、哌唑嗪、利血平、依那普利、培哚普利、替米沙坦
镇静催眠药	B	苯巴比妥
	C	异戊巴比妥、司可巴比妥、奥沙西泮、硝西泮
	D	地西泮、氯氮卓、阿普唑仑、咪达唑仑、劳拉西泮
	X	艾司唑仑、三唑仑
阿片类镇痛药	B	可待因、吗啡、哌替啶、美沙酮
	C	曲马多、喷他佐辛、芬太尼
解热镇痛抗炎药	B	对乙酰氨基酚、布洛芬（B/D）、吲哚美辛（B/D）
	C	阿司匹林（C/D）、塞来昔布、美洛昔康
抗组胺药	B	氯苯那敏
	C	苯海拉明、异丙嗪
作用于消化系统的药物	B	西咪替丁、甲氧氯普胺、复方樟脑酊（B/D）
	C	奥美拉唑、溴丙胺太林、颠茄、甘油、液体石蜡、碱式碳酸铋
	X	米索前列醇
作用于呼吸系统的药物	B	特布他林、氯化铵
	C	氨茶碱、麻黄碱、沙丁胺醇
降血糖药	B	胰岛素
抗肿瘤药物	D	博来霉素、环磷酰胺、顺铂、阿糖胞苷、噻替哌、柔红霉素、氟尿嘧啶、甲氨蝶呤、长春新碱
维生素类	A	叶酸（A/C）、维生素 A（A/X）、维生素 B_1（A/C）、维生素 B_2（A/C）、维生素 B_6（A/C）、维生素 B_{12}（A/C）、维生素 C、（A/C）、维生素 D（A/C）、维生素 E（A/C）
性激素类	X	雌二醇、己烯雌酚、炔雌醇、炔诺酮、甲炔诺酮、米非司酮、达那唑、氢甲睾素
其他	X	碘化钠、碘甘油、香豆素类、沙利度胺

（六）妊娠期女性用药注意事项

1. 了解不同药物在妊娠期对胎儿的影响，安全选药　处于妊娠期的患者应尽量避免使用不必要的药品以及保健品。尤其处于药物致畸高度敏感期时，用药要特别谨慎，可以推迟治疗的应尽量推迟治疗。如确定需要使用药物治疗时，应遵循以下原则，尽可能选择对孕妇及胎儿安全的药物。

（1）能用一种药物时应避免联合用药，可遵循"能口服、不注射；复方制剂不首选"的原则。对于作用温和的中药，由于成分复杂，使用时也必须在医生或药师指导下正确使用，不能擅自服药。

（2）根据药物对胎儿影响程度，从选择对胎儿影响最小的药物开始选用，的确需要加强疗效者再更换其他相对危险的药物。

（3）尽量不选用缺乏药物对胎儿影响数据的新药，尽量选用安全且疗效肯定的老药。

（4）注意剂量调整应遵循由低到高的原则，使用剂量调节至能控制病情的最小有效量，同时注意用药时间不宜过长。有条件的地方应注意监测孕妇血药浓度，以便及时调整给药剂量，这样既可保证母体有效的血药浓度，又可保证胎儿体内的浓度不致太高。

2. 谨慎使用可引起子宫收缩的药物　麦角胺、麦角新碱等也可引起子宫强直性收缩，其作用亦较持久。临床上主要用于产后出血，但在胎盘娩出前禁用此药，否则可引起胎儿窒息死亡。垂体后叶素、缩宫素等药物小剂量即可使子宫阵发性收缩，大剂量可使子宫强直性收缩，用此类药引产则有子宫破裂之危险，使用时需特别谨慎，严格把握其适应证和禁忌证。对催产素有禁忌证的产妇绝对不能应用，对适用缩宫素的产妇，应用时也要特别谨慎，如发现子宫收缩过强、过频，或胎心异常时，应立即停用。

3. 权衡利弊，不滥用抗菌药　对疑似细菌感染的孕妇，必须进行详细症状、体征及必要的实验室检查，尤其是细菌学检查，只有明确或高度怀疑细菌感染时才可使用抗菌药，最好是根据药敏试验结果选药。疑似真菌感染者，应作真菌培养，选用相应的抗真菌药物。致病菌尚未明确时，可在临床诊断的基础上凭经验选用安全有效的抗菌药物，其原则是首先考虑对患者的利弊，并注意药物对胎儿的影响。对致病菌不明的重症感染患者，可以联合用药。

二、哺乳期妇女用药

（一）药物在乳汁中的排泄

几乎所有药物均能进入乳汁被婴幼儿摄取，但在乳汁中的含量仅为母亲摄入量的 1%～2%，故一般不会给乳儿带来危害。但少数药物在乳汁中的排泄量较大，如甲硝唑、异烟肼、红霉素和磺胺类药物在乳汁中的浓度可达到乳母体内血药浓度的 50%左右，可造成乳儿体内蓄积引起中毒，乳母在服用时应充分考虑对乳儿的危害，避免滥用。

影响药物排泄到乳汁的因素包括药物分子量、脂溶性、血浆蛋白结合率、酸碱性等。一般认为分子量<120 的药物极易在血浆和乳汁中达到分布平衡；分子量<300 的药物易通过被动转运方式穿过乳腺上皮细胞；分子量>600 的药物则不易进入乳汁。血浆蛋白结合率高的药物大多以结合型药物存在，不能进入乳汁中，只有游离型药物才能转运到乳汁中。由于乳汁中脂肪含量比血浆高，因此脂溶性、解离度低的药物容易通过乳汁排泄。血浆 pH 为 7.4，乳汁 pH 为 7.1，因此弱碱性药物相对弱酸性药物更容易进入乳汁。当然，药物在乳汁中排泄量还与乳母所服用药物剂量、给药途径、用药频率等因素有关。

（二）哺乳期女性常见禁用和慎用的药物

哺乳期女性常见禁用和慎用的药物见表 8-3 和表 8-4。

表 8-3　哺乳期女性禁用的药物

药品种类或名称	对乳儿的影响和表现
锂盐（抗躁狂症药）	乳儿血液含量显著升高，锂中毒，抑制发育
I^{131}（放射性制剂）	放射性损害
甲氨蝶呤、环磷酰胺等（抗肿瘤药）	抑制生长发育，抑制免疫
异烟肼（抗结核药）	损害肝脏
甲巯咪唑（抗甲状腺药）	抑制婴儿甲状腺功能
磺胺嘧啶（人工合成抗菌药）	溶血性贫血，新生儿黄疸
氯霉素（抗菌药）	抑制骨髓造血，灰婴综合征
红霉素（抗菌药）	高乳汁排泄，药物中毒
链霉素（抗菌药）	耳毒性，不可逆性耳聋
米索前列醇、克林霉素	婴幼儿重型腹泻
可卡因	中枢神经过度兴奋

表 8-4　哺乳期女性慎用的药物

药品种类或名称	对乳儿的影响和表现
阿司匹林	凝血时间延长，出血倾向
溴化物	嗜睡、皮疹
过量骨化醇（维生素 D_2）	高钙血症
地西泮	嗜睡、高胆红素血症
三环类抗抑郁药	排泄量大，婴儿特别敏感
巴比妥类	嗜睡
西咪替丁	抑制乳儿胃酸分泌、中枢兴奋
吲哚美辛	大剂量使用可导致乳儿代谢性酸中毒
抗组胺药	乳儿代谢慢，易蓄积中毒
口服避孕药	男婴乳房女性化，女婴阴道上皮增生
普萘洛尔	低血压、低血糖、呼吸抑制及心率减慢
甲苯磺丁脲	低血糖
阿托品	高热、瞳孔散大、兴奋
大黄、番泻叶等含蒽醌类物质	乳儿腹泻

（三）哺乳期妇女用药注意事项

1. 选药慎重，权衡利弊　在用药前充分考虑药物对母亲和乳儿有哪些作用和危害，要进行利弊权衡。如非必要，尽量不用；如所用药物利大于弊则可以用药，但要谨慎应用。

2. 非用不可，慎选药物　如哺乳期的母亲患病必须用药时，注意选择对母亲和乳儿危害和影响小的药物，疗程不要过长，剂量不要过大，在用药过程中要注意观察药物对乳母和乳儿的影响。如乳母患泌尿道感染时，不应使用磺胺类药物，可用氨苄西林代替，这样既可有效地治疗乳母泌尿道感染，又可减少药物对乳儿的危害。

3. 适时哺乳，防止蓄积　用药期间避免在乳母血药浓度高峰期间哺乳，可在乳母用药前哺乳，并尽可能将下次哺乳时间间隔 4 小时以上，以避开在血药浓度高峰期哺喂婴儿。避免使用长效药物及多种药物联合应用，尽量选用半衰期短的药物，可以减少药物在乳儿体内蓄积的机会。

4. 代替不行，人工哺育　如果乳母必须使用某种对乳儿危害较大的药物，没有其他可以代替的药物进行治疗时，则应停止哺乳，暂时实行人工喂养。

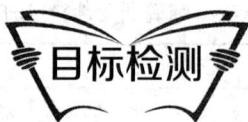

目标检测

一、A 型选择题

1. 妊娠期内对药物致畸高度敏感时间是（　　）
　　A. 受精后 2 周左右　　　　　　　　　　　B. 受精后 3 周至 3 个月
　　C. 妊娠 4～6 个月　　　　　　　　　　　D. 妊娠 7～8 月
　　E. 妊娠 9 个月以后

2. 以下不是美国 FDA 对妊娠期的药物危险性分级的是（　　）
　　A. A 级　　　　　　　B. B 级　　　　　　　C. C 级　　　　　　　D. D 级
　　E. E 级

3. 下列妊娠期女性用药注意事项中，不正确的是（　　）
　　A. 了解不同药物在妊娠期对胎儿的影响，安全选药

B. 谨慎使用可引起子宫收缩的药物

C. 权衡利弊，在妊娠期绝不滥用抗菌药

D. 为确保胎儿安全，在妊娠期绝不使用任何药物

E. 必须用药时，从选择对胎儿影响最小的药物开始

4. 一般情况下，以下药物在乳汁中排泄较少的是（　　　）

A. 弱碱性药物　　　　　　　　　　　B. 分子量较小的药物

C. 水溶性药物　　　　　　　　　　　D. 血浆蛋白结合率低的药物

E. 分子量大的药物

5. 哺乳期女性用药正确的是（　　　）

A. 尽量选用短效药物　　　　　　　　B. 尽量选用长效药物

C. 尽量选用半衰期长的药物　　　　　D. 尽量选用缓释药物

E. 尽量选用控释药物

二、X 型选择题

1. 以下药物有明确的致畸作用的是（　　　）

A. 沙利度胺　　　　　　　　　　　　B. 胰岛素

C. 己烯雌酚　　　　　　　　　　　　D.米非司酮

E. 米索前列醇

2. 下列属于哺乳期妇女用药注意事项的是（　　　）

A. 选药慎重，权衡利弊　　　　　　　B. 非用不可，慎选药物

C. 适时哺乳，防止蓄积　　　　　　　D. 代替不行，人工哺育

E. 凡药皆毒，绝不使用

（郑小红）

任务四　肝功能不全患者用药指导

学习目标

1. 知识目标：掌握肝功能不全患者的用药指导；熟悉肝功能不全患者用药原则；了解肝脏疾病对药物体内过程和药效学的影响。

2. 能力目标：能对肝功能不全患者提供用药咨询、用药指导以及患者的宣传教育和用药教育。

3. 素养目标：提高肝功能不全患者用药依从性。

案例导入

案例：患者，男，75 岁，患冠心病伴高血压 30 余年，血压最高时达 180/100mmHg。长期服用硝苯地平 20mg，每日 2 次；依那普利 10mg，每日 1 次；血压控制尚可。近日因患者出现上呼吸道感染，医生给予琥乙红霉素 0.5g，每日 3 次。随后，患者诉出现阵发性头晕、黑矇就诊，查 BP 80/50mmHg，因拟诊心衰入院，后用多巴胺静滴维持血压。

思考：患者出现"阵发性头晕、黑矇就诊，查 BP 80/50mmHg"的原因是什么？

一、肝脏在药物体内过程中的作用

肝脏是人体最大的多功能实质性器官，已知其功能达 150 多种，由于肝的高血流量以及含有大部分活性代谢酶，肝脏几乎参与体内一切物质的代谢过程，是机体最大的代谢、解毒器官，也是最重要的药物代谢部位，对药物在体内的分布、代谢、排泄等过程均有重要影响。

药物代谢可以有肝内代谢与肝外代谢之分，肝外代谢的部位包括血浆、胃肠道、肺、皮肤、肾脏或其他细胞组织，但肝脏是多药物代谢的主要场所，大多数药物的体内过程都与肝脏有关。药物除少数可自发产生代谢反应外，绝大多数的药物代谢都是细胞内特异酶催化的反应，这些参与药物代谢的酶被称为药物代谢酶或药酶。肝脏不仅是药物代谢酶的合成场所，也是药物代谢酶最集中的器官。大多数药物的代谢都在肝脏内由肝药酶催化完成。

口服药物经消化道吸收后由门静脉进入肝脏，在肝脏代谢后会使得进入体循环的原形药物减少，这种作用被称为肝脏的首过效应或称首关效应。肝脏的首关效应是许多药物口服生物利用度低的重要原因之一。由其他给药途径给予的药物则可经血液循环进入肝脏而被代谢。

肝脏在药物体内过程中的另一重要作用是将药物经胆汁排泄。胆汁排泄是药物肾外排泄中最主要的途径，胆汁由肝细胞分泌产生，经毛细胆管、小叶间胆管、左右胆管汇总入肝总管，在释放至十二指肠前，在胆囊中储存和浓缩。

二、肝脏疾病对药物体内过程的影响

肝脏疾病时，有效肝细胞总数、肝脏药酶活力、肝血流量、血浆蛋白浓度、肝细胞对药物的摄取与排泄以及胆汁排泄等都受到影响，从而显著地影响部分药物的体内过程。

药物的肝清除率主要取决于肝血流量及肝药酶活性，肝脏疾病通过使肝血流减少、肝药酶绝对量减少或活力降低而使药物的肝清除率降低，延长药物在体内的停留时间。药物的体内过程与其在体内的存在状态有关，肝脏疾病通过对肝脏蛋白合成与贮存功能的影响，影响药物的蛋白结合，导致药物吸收、分布、代谢和排泄过程受到影响。

1. 肝脏疾病对药物吸收的影响　肝脏疾病可因胃肠激素（如肠泌素、胰高血糖素、缩胆囊肽或促胃动素等）的减少而导致胃排空的延迟。一些药物（如呋塞米）因肝硬化而致吸收延迟。一些药物（如红霉素）则因能增加胃肠激素分泌，可以加速肝硬化患者的胃排空。

2. 肝脏疾病对药物分布的影响　肝硬化患者产生水肿或腹水时，亲水性药物的分布容积增加。因此，肝硬化患者需要药物迅速起效时，亲水性药物（如β-内酰胺类抗生素或地高辛）的用量必须增加。肝硬化患者虽可使呋塞米和β-内酰胺类（如头孢他啶或头孢丙烯）的体内清除率减低，然而，这些患者的水肿或腹水对亲水性药物的分布影响更明显，导致清除率影响的临床意义减小。

3. 肝脏疾病对药物代谢的影响　肝脏病变时肝脏蛋白合成受到影响，肝药酶绝对量减少。肝药酶绝对量减少导致肝病患者体内药物的血浆消除半衰期显著延长；一些药物的首过代谢被解除，血药浓度可能升高；多剂量给药后药物在体内蓄积，稳态血药浓度有异常升高的危险（表8-5）。无论是原发性肝病还是继发性肝病，都可能对肝脏造成不同程度的损害。肝硬化时，肝清除率一般均降低，但在患急性病毒性肝炎时对肝脏消除能力并不一定产生影响，有些药物清除率下降，半衰期延长，有些药物则可能没有改变。由于药物代谢的结果是不同的，因此，肝脏对药物代谢的影响有可能增加药物毒性，也有可能降低药物疗效。

表 8-5　肝脏疾病对药物消除半衰期的影响

类别	药物
$t_{1/2}$ 延长的药物	对乙酰氨基酚、异戊巴比妥、羧苄西林、氯霉素、环己巴比妥、异烟肼、利多卡因、地西泮、林可霉素、哌替啶、普鲁卡因酰胺、茶碱
$t_{1/2}$ 不受影响的药物	氨苄西林、氯丙嗪、秋水仙碱、复方新诺明、双香豆素、洋地黄毒甙、地高辛、劳拉西泮、奥沙西泮、对氨基水杨酸、保泰松、水杨酸

4. 肝脏疾病对药物蛋白结合产生的影响　严重慢性肝脏疾病常同时伴有药物蛋白结合率降低，游离型药物浓度增加可使表观分布容积增加。肝病时药物与血浆蛋白结合减少的原因可能是：①肝病时血浆白蛋白及 $α_1$-酸性糖蛋白合成降低；②血浆蛋白结合部位减少；③内源性抑制物蓄积，如血浆中游离脂肪酸、胆红素与尿素等在肝病时增多。这些内源性抑制物能与药物竞争血浆蛋白的结合部位，从而降低了药物与血浆蛋白的结合。

5. 肝脏疾病对药物胆汁排泄的影响　肝脏的胆汁排泄是肾外排泄中最主要的途径，某些药物的原型或其代谢产物可迅速地经过主动转运系统从胆汁排出。在肾功能不全时，原以肾排泄的药物也会使胆汁排泄部分增加。肝脏疾病时，由于进入肝细胞的药物减少，或由于肝细胞贮存或代谢药物的功能降低，还可能由于从肝细胞到胆汁的主动转运过程发生障碍，都会部分地或完全地阻断某些药物从胆汁排泄。

三、肝脏疾病对药物药效学的影响

慢性肝功能损害的患者由于肝功能损害而影响药物的吸收、分布、血浆蛋白结合率、药酶数量和活性以及排泄，结果导致药物作用和药理效应发生改变。在慢性肝功能损害时，由于药代动力学发生改变，药物的药理效应可表现为增强或减弱。慢性肝病时，血浆白蛋白合成减少，药物的蛋白结合率下降，在应用治疗范围的药物剂量时，游离血药浓度相对升高，不仅使其药理效应增强，也可能使不良反应的发生率相应增加。例如临床上在慢性肝病患者中给予巴比妥类药物往往诱发肝性脑病，即与肝功能损害时药效学的改变有关。

四、肝功能不全患者用药原则

肝功能不全会导致物质代谢障碍：引起患者食欲不振、恶心、厌油腻、腹痛、腹胀、呕吐等消化道症状表现；引起患者体内的胆红素升高，出现"三黄"症状即脸黄、尿黄、巩膜发黄；对雌激素的灭活下降，患者体内的雌激素堆积引起肝掌和蜘蛛痣；导致血小板数量及功能异常，患者会出现牙龈出血、鼻出血症状。

目前常用的肝脏生化功能的检测虽然不能反映肝脏对药物的代谢和消除能力，但临床上遇到肝功能损害的患者，在选择药物时一定要重视并考虑，如患者使用此类药物是否会增加肝脏损害程度、是否会发生药物相互作用而增加药物毒性、是否对药物的体内过程产生影响等，需注意以下几点。

1. 明确诊断，合理选药。
2. 避免或减少使用肝脏毒性大的药物。
3. 注意药物相互作用，特别应避免肝毒性的药物合用。
4. 肝功能不全而肾功能正常的患者可选用肝毒性小，并且从肾脏排泄的药物。
5. 初始用药宜小剂量，必要时进行治疗药物监测（TDM），做到给药方案个体化。
6. 定期检查肝功能，及时调整治疗方案。

五、肝功能不全患者的用药指导

肝脏因疾病而导致肝功能变化，影响药物的体内过程，进而影响临床用药的安全性与有效性。这一观点是药学与医学工作者的共识。然而，由于肝脏功能的多样性、肝脏疾病的多样性，造成了肝脏疾病对药物体内过程影响的复杂化。无论是局部肝病还是转移性肝病，都可能由多种疾病造成，而每一种疾病对肝脏均可能造成不同组织、不同程度的损害。由不同原因引起的肝病，半衰期受影响的药物也各不相同，如在急性病毒性肝炎时，苯巴比妥和保泰松的半衰期不变，但在肝硬化时，其半衰期却明显延长。有资料显示，阻塞性黄疸时，药物消除减慢，尤其是某些以胆汁排泄为主要消除途径的药物。

随着对肝脏疾病状态下临床用药的深入研究，将有可能获得一些有用的剂量调整方法。但是，目前处理肝病患者的用药问题，最佳方法仍是考虑患者的临床反应、药物体内过程特点，结合用药经验和TDM。只有在非常必要时才用药，尤其是对肝脏有毒的药物。如有可能，应尽量选用不在肝脏清除及对肝脏无毒的药物，选用肾排泄为主的同类药代替。对肝脏有毒的药物最好能在严密的肝功能测定监护下应用，调整剂量时应要考虑到在用药过程中患者可能发生的药动学改变，并加强对患者的药效学观察。肝功能不全时宜小心应用或更换的药物见表8-6。

表8-6　肝功能不全时宜小心应用或更换的部分药物

分类	不宜用药物	更换药物或措施
全身麻醉药	氯乙烷	其他全身麻醉药
镇静药	氯氮䓬	奥沙西泮
抗精神病药	氯丙嗪	小心用药
抗抑郁药	米帕明类	小心用药
抗惊厥药	苯妥英	小心用药
成瘾性镇痛药	吗啡、哌替啶	小心用药
解热镇痛药	阿司匹林、对乙酰氨基酚、保泰松	小心用药
降血糖药	甲苯磺丁脲	小心用药
抗菌药	氯霉素	其他抗生素
抗结核药	利福平	其他抗结核药
抗癌药	巯嘌呤、阿糖胞苷、甲氨蝶呤、氟尿嘧啶	减量或换其他药

肝功能不全患者在应用下述各类药物时尤其需注意给药方案的调整。

1. 降压药　主要经肝代谢的降压药，如吲达帕胺和卡维地洛，严重肝功能不全的患者要禁用。替米沙坦不得用于胆汁淤积、胆道阻塞性疾病或严重肝功障碍的患者，因为替米沙坦绝大部分通过胆汁排泄，而这些患者对该药的清除率可能降低，故该药应慎用于轻中度肝功能不全患者。部分由肝脏代谢的降压药，如比索洛尔、氨氯地平、福辛普列钠、多沙唑嗪，肝病患者应慎用。肝硬化患者氯沙坦的血浆浓度明显增加，故对有肝功能损害病史的患者应该考虑使用较低剂量。非洛地平、哌唑嗪，肝功能不全时也应减量。

2. 降脂药　他汀类药物经口服后对肝脏有高度的选择性，其在肝脏中的浓度明显高于其他非靶性组织，大部分在肝脏进行广泛的首过吸收，随后经胆汁排泄。他汀类对肝功能的影响主要表现为转氨酶增高，发生率为0.5%～2.0%，多在用药3～12个月内发生，与剂量有关，减量或停药后可逆转，再用药或换用其他他汀，转氨酶一般不会再次升高。无症状性的剂量依赖性的肝酶水平升高主要与胆固醇降低本身有关，因此继续用药后升高的肝酶水平会逐渐下降。胆汁瘀积性或混合性肝损害，以及罕有急性肝衰竭发生则比较少见。但在活动性肝脏疾病或无法解释的血清转氨酶持续升高者仍应禁用。贝特类降脂药吉非贝齐，肝功能不全者禁用，因该药可促进胆固醇排泄增多，使原已较高的胆固醇水平降低，故原发性胆汁性肝硬化的患者禁用。烟酸类降脂药阿昔莫司，口服后可被完全迅速地吸收，血药浓度在2小时内达到峰值，半衰期约为2小时，不与血浆蛋白结合，不被代谢，从尿中排出，肝病患者可以使用，但应定期检查肝功能。

3. 抗菌药物　患者选择抗菌药物时，除应考虑抗感染治疗的一般原则外，还应考虑肝功能不全患者使用此类抗菌药物是否会增加肝脏损害程度、是否会发生药物相互作用增加毒性或对药物动力学等体内过程的影响等。对肝脏有损伤的抗生素很多，在严重肝脏疾病时，四环素类、依托红霉素、利福霉素、两性霉素 B、灰黄霉素、异烟肼、对氨基水杨酸和磺胺类药物都应禁用。其他如氯霉素、红霉素、卡那霉素、庆大霉素、羧苄青霉素和头孢菌素族在应用中应严密观察毒副反应，若肝衰竭伴有肾功能减退时，剂量应适当减少。谨慎使用影响凝血功能的药物，如拉氧头孢、头孢哌酮等。

4. 口服降血糖药　磺脲类降糖药如格列本脲、格列齐特，主要是在肝脏代谢，因此严重肝功能不全者要禁用，轻中度肝功能不全者要慎用。双胍类药物不在肝脏代谢，但对肾脏功能的影响较大，合并有肾功能不全的肝病患者应注意。非磺脲类胰岛素促分泌剂瑞格列奈、那格列奈等也主要是在肝脏代谢及排泄，因此对严重肝功能不全者要禁用，轻中度肝功能不全者要慎用。α–葡萄糖苷酶抑制剂如阿卡波糖，由于自身不吸收，对全身的不良反应相对较小，但有报道个别患者会引起较重的肝损害。噻唑烷二酮类中对此类药物肝损害的报道相对较多，如曲格列酮因引起严重的肝损害已在欧美各国停止使用，因此肝病患者应用此类药物要谨慎。

5. 安眠药、镇痛药和麻醉药　严重肝病患者对于常用的安眠药、镇痛药和镇静药几乎都不易耐受，甚至诱发肝性脑病，特别在有些肝昏迷先兆症状时，如烦躁、不安、躁动等，必须注意，应禁用镇静药。吗啡类镇痛药在肝病患者也应禁用，这是由于吗啡大部分在肝脏代谢，60%～70%通过与葡萄糖醛酸结合而排泄，肝硬化患者对吗啡的敏感性增加，即使给予正常剂的 1/3～1/2，也可诱发肝性脑病的症状和脑电图的改变。除吗啡、巴比妥类药物外，哌替啶、芬太尼、水合氯醛、可待因、氯丙嗪、甲喹酮和亲神经安定剂均应禁用。异丙嗪、安定、利眠宁在一般性肝病时可以控制使用，但不宜长用，有肝昏迷先兆时，以禁用为宜。对肝病患者，乙醚、氯仿、氟烷等麻醉药应避免。

6. 利尿剂　噻嗪类利尿剂（双氢克尿噻、氯噻酮、环戊甲噻嗪等）、呋塞米、利尿酸钠等在治疗腹水时可造成血钾过低和代谢性碱中毒，使肌肉和肾脏的氨产生增加，有诱发肝性脑病的危险，若同时补充钾盐或同时服用保钾利尿药（螺内酯或氨苯喋啶），可使这种副作用减少。此外，在几种利尿剂联合应用时，应注意排钠排水过多造成血容量下降，脱水和低钠血症，导致肾功能衰竭和肝性脑病。

7. 口服避孕药　胆汁排泄障碍是肝脏疾病患者对药物发生毒性反应的重要原因之一。口服避孕药是一类甾体药物制成的制剂，这类药物（如甲睾酮、雌激素等）可能影响胆汁分泌，尤其是对已有胆汁淤积（如原发性胆汁性肝硬化）患者。口服避孕药应禁用于有妊娠胆汁淤积史者、原发性胆性肝硬化、良性家族性复发性胆汁淤积症或 Dubin–Johnson 综合征者。由于长期服用避孕药可增加某些肝病（如肝静脉栓塞、胆囊结石、肝脏腺瘤和肝细胞癌等）的发生率，所以慢性肝病患者应尽量避免服用避孕药，以免在发生这些并发症后出现诊断方面的问题。

8. 解热镇痛药　解热镇痛药又称非甾体抗炎药（NSAID），临床应用广泛，但其不良反应发生率较高。几乎所有的解热镇痛药均可致肝损害，从轻度的肝酶升高到严重的肝细胞致死。对乙酰氨基酚大剂量长期使用可致严重肝毒性，尤以肝坏死最常见。舒林酸和双氯芬酸也可致肝损害。因此长期使用这类药物时，要定期做肝功能检查。

9. 糖皮质激素　严重肝功能不全的患者，由于药物在肝脏中转化代谢发生障碍，而可的松和泼尼松只有在体内分别转化为氢化可的松和泼尼松龙时才能生效，因此，严重肝功能不全的患者，不宜选用可的松和泼尼松，而只宜使用氢化可的松和泼尼松龙或地塞米松。

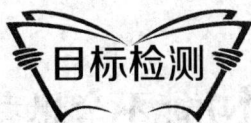

🙰 目标检测 🙰

一、A 型选择题

1. 肝脏疾病对药物蛋白结合产生的影响是（　　）

　A. 药物蛋白结合率降低，游离型药物浓度增加

　B. 药物蛋白结合率降低，游离型药物浓度减少

　C. 药物蛋白结合率升高，游离型药物浓度增加

　D. 药物蛋白结合率升高，游离型药物浓度降低

　E. 以上均不正确

2. 严重肝病时，可诱发肝性脑病的症状和脑电图改变的药物（　　）

    A. 头孢呋辛   B. 吗啡   C. 5-氟尿嘧啶   D. 乙胺丁醇
    E. 呋塞米

3. 严重肝功能不全的患者，不宜选用的激素类药物是（　　　）
    A. 氢化可的松   B. 氢化泼尼松   C. 地塞米松   D. 可的松
    E. 倍他米松

4. 下列药物半衰期不受肝脏疾病影响的是（　　　）
    A. 对乙酰氨基酚   B. 氯霉素   C. 地塞米松   D. 氯丙嗪
    E. 茶碱

5. 肝功能不全时宜更换的药物（　　　）
    A. 苯妥英钠   B. 阿司匹林   C. 吗啡   D. 氯丙嗪
    E. 甲氨蝶呤

6. 严重肝脏疾病时，可以应用但需严密观察毒副反应的抗菌药物（　　　）
    A. 利福霉素   B. 灰黄霉素   C. 异烟肼   D. 庆大霉素
    E. 磺胺甲恶唑

二、X 型选择题

1. 肝功能不全患者用药原则（　　　）
    A. 明确诊断，合理选药
    B. 避免使用对肝脏毒性大的药物
    C. 应避免肝毒性的药物合用
    D. 肝功能不全而肾功能正常的患者可选用对肝毒性小，并且从胆汁排泄的药物
    E. 给药方案个体化

2. 药物的肝清除率主要取决于（　　　）
    A. 肝血流量   B. 胆汁排泄   C. 药物剂型   D. 首过效应
    E. 肝药酶活性

3. 肝病时药物与血浆蛋白结合减少的原因可能是（　　　）
    A. 肝病时血浆白蛋白及 α_1-酸性糖蛋白合成降低
    B. 血浆蛋白结合部位减少
    C. 内源性抑制物蓄积
    D. 肝药酶绝对量增加
    E. 内源性抑制物合成减少

（刘小东）

任务五　肾功能不全患者用药指导

学习目标

    1. 知识目标：掌握肾功能不全患者的用药指导的基本原则和要求；熟悉肾功能不全患者的给药方案调整；了解肾脏疾病对药物体内过程的影响。

    2. 能力目标：能对肾病患者提供用药咨询、用药指导以及患者的宣传教育和用药教育。

    3. 素养目标：关心肾病患者，提高患者用药依从性。

案例： 患者，女，72 岁，因感冒、发烧、胸闷入院。患者既往高血压病史 20 余年，服用的降压药物为吲达帕胺（2.5mg/d）和硝苯地平缓释片（20mg/d）。入院体检：体温 38.8℃，血压 150/110mmHg。胸片示：肺部可见大片状密度增高影，考虑肺部感染。血常规：白细胞计数为 $15.8 \times 10^9/L$，中性粒细胞百分比为 76%。肾功能：血尿素氮（BUN）8.1mmol/L，血肌酐（Cr）125μmol/L。

思考： 1. 根据以上指标，建议患者采取何种治疗措施，用药有何调整？

　　　　2. 请对患者今后的治疗和生活进行合理用药指导和健康教育。

　　肾脏是人体的主要排泄器官，通过排泄体内代谢产物、毒物和药物，合成和释放肾素与促红细胞生成素，调节细胞外液量和血浆渗透压，维持机体的水、电解质和酸碱平衡。因此，人体肾脏功能的完整性在保持机体内环境稳定中具有重要作用。当各种病因引起肾功能严重障碍时，人体内环境就会发生紊乱，其主要表现为代谢产物在体内积蓄，水、电解质和酸碱平衡紊乱，并伴有尿量和尿质的改变以及肾脏内分泌功能障碍引起一系列病理、生理变化，这就是肾功能不全。肾功能不全患者不但容易产生药物体内蓄积，由于体内各种内环境紊乱还使患者对药物的毒性更敏感，从而也使患者的药物中毒发生率增加，因此，临床对该类患者的用药应小心谨慎。

　　在肾脏的冠状切面上可见肾实质分为皮质与髓质，皮质接受 90% 的供血，髓质接受 6%～10% 的供血。肾单位是肾脏的基本功能单位，主要包括肾小球和肾小管。每个肾脏拥有约 100 万个肾单位。每分钟约有 1200ml 血液流经肾脏，经肾小球滤过、肾小管重吸收和分泌形成尿液。肾小球滤过率（GFR）作为评价肾功能的常用指标之一，在肾脏疾病条件下的临床用药中有重要的参考意义。肾损伤通常指构成肾单位的肾小球和肾小管损伤，可导致肾功能失常。一般来说，肾单位损伤 50%，氮代谢物开始在体内潴留，肾浓缩能力减退，可能出现多尿症；肾单位损伤 80% 以上时，则可出现尿毒症。肾脏有很强的代偿能力，单侧肾切除术后，残余肾的 GFR 能增加 40%～60%，常规临床试验结果可能仍然是正常值。肾功能改变只有在肾单位严重缺失和损伤，不能发挥作用时才能通过肾功能检测指标检测出来。

一、肾脏疾病对药物体内过程的影响

　　肾脏疾病条件下，药物吸收、分布、代谢、排泄以及机体对药物的敏感性均可能受到影响。

（一）肾脏疾病对药物吸收的影响

　　肾脏疾病对药物吸收主要是继发影响。肾衰竭常伴有脱水和脱盐，影响肌肉和肠壁的血液灌流，有可能减小药物的吸收速率。另外肾衰竭时的低钾血症会显著影响到胃肠道的正常运动，氨的含量增加而使胃内 pH 升高，常伴有恶心、呕吐、腹泻等胃肠道症状，从而影响药物的吸收和生物利用度。如维生素 D 羟化不足，可导致肠道钙吸收减少。慢性尿毒症患者伴有胃肠功能紊乱，如腹泻、呕吐，这些均减少药物的吸收。

（二）肾脏疾病对药物分布的影响

　　一般肾脏疾病可以通过以下几种不同的机制来影响药物的分布。

　　1. 影响药物的解离状态　肾功能不全引起酸中毒时，酸碱平衡发生变化可影响药物解离型的比例，从而间接影响药物的分布。比如，酸中毒时非解离型的水杨酸分子增加，其分子极性变小，有较高的脂溶性，使水杨酸进入中枢神经系统的药量变大，因而，抗风湿剂量的阿司匹林可引起较大的中枢神经系统毒性。

　　2. 影响药物与血浆蛋白的结合　肾功能损害能改变药物与血浆蛋白的结合率。一般而言，酸性药物血浆蛋白结合率下降（呋塞米、苯妥英钠）；而碱性药物血浆蛋白结合率不变（普萘洛尔、箭筒毒碱）或降低（地西泮、吗啡）。蛋白结合率下降的机制可能涉及以下三个方面：①尿毒症或肾病综合征时常伴发的低蛋白血症，使血浆白蛋白含量降低；②血浆白蛋白组成或结构改变，导致药物与血浆蛋白结合位点减少或亲和力下降；③尿毒症患者体内的药物代谢产物积蓄、或内源性物质的变化，使蛋白结合抑制剂增多，与药物蛋白结合过程产生竞争抑制，降低药物蛋白结合率。

3. 影响药物在脂肪组织中的分布　尿毒症时因食物摄入减少、吸收障碍、分解代谢亢进，易并发营养不良及脂肪分解增加，加之酸中毒时弱酸性药物非解离型量增加，可使药物以脂溶性状态增加在脂肪组织中的分布。临床在尿毒症患者使用硫喷妥钠等脂溶性强、脂肪组织分布比较广的药物时，剂量均应减少，以免药物蓄积过量。此外，由于肾功能损害导致血-脑屏障功能受损，进入中枢的药量增加，这是慢性尿毒症患者应用镇静催眠药时中枢抑制效应明显增强的重要原因。

（三）肾脏疾病对药物代谢的影响

肾脏是一个仅次于肝脏的药物生物转化器官，肾小管上皮细胞中含有的细胞色素 P450、葡萄糖醛酸转移酶和硫酸转移酶等酶类，在正常情况下参与某些药物的分解转化。肾脏疾病影响药物代谢的机制，除涉及肾小球滤过率下降引起药物及其代谢产物排泄减少导致积蓄外，尿毒症毒素以及继发的各种内环境紊乱也可干扰肝脏代谢酶功能。

肾脏疾病时由于肾脏排泄药物及其代谢物的作用减退，某些药物（如别嘌醇、普鲁卡因胺等）或其具有药理作用的代谢产物可在体内潴留。因此，为了确保用药的安全性，不仅要知道原形药物的药理作用，还要了解其代谢物的作用。在肾脏疾病时尽量避免应用代谢产物有活性作用的药物。

此外，肾脏疾病可影响肝脏的药物代谢，使其代谢速度和代谢途径发生变化。尿毒患者肝脏氧化药物的速度减慢，Ⅰ相代谢酶活性降低，肝脏细胞色素 P450 量减少。临床研究结果显示，肾功能不全时氧化、还原及水解等Ⅰ相代谢反应减慢，但苯妥英钠是一个例外，尿毒症时苯妥英钠代谢加快，常用剂量难以控制癫痫发作。Ⅱ相代谢受肾脏功能影响不显著，但乙酰化反应速度往往减慢，如奎尼丁的乙酰化反应减慢等。

（四）肾脏疾病对药物排泄的影响

肾功能不全时药物的肾脏排泄速度减慢或者清除量降低，主要经肾脏排泄的药物及其活性代谢产物易在体内积蓄，致使药物的血浆半衰期延长，使药效提高，甚至发生毒性反应。肾脏疾病对药物排泄的影响，可能的机理包括：肾小球滤过减少、肾小管分泌减少、肾小管重吸收增加及肾血流量减少等。

肾小管分泌过程为主动转运机制，需要载体的参与。由于受载体数目的限制，分泌过程可能发生竞争抑制现象。非解离型的弱酸、弱碱性药物在近曲小管和远曲小管可被动重吸收，药物及其代谢物的被动重吸收主要依赖尿流速度和尿 pH。尿毒症时，机体内源性有机酸的蓄积，可抑制弱酸性药物及弱酸性的代谢物的解离，影响在尿液中的存在状态，增加其重吸收，使排泄减少。

尿毒症患者在使用如青霉素类、头孢菌素类、磺胺类抗微生物药以及甲氨蝶呤、丙磺舒等弱酸性药物时，因分泌减少、重吸收增加，排泄速度减慢，此影响在临床上可能比有效肾单位减少所致的后果更严重。因此，尿毒症患者应用酸性药物时必须调整剂量。

肾脏疾病对药物排泄过程的影响中，需注意活性代谢物排泄过程改变导致的临床后果。如氯贝丁酯的活性代谢产物氯苯氧异丁酸在肾衰患者体内明显蓄积，由于其骨骼肌毒性，导致肾衰患者使用该药时可产生严重的肌无力和肌触痛。又如，尿毒症患者使用镇痛药物哌替啶，可因为具有致惊作用的代谢物去甲哌替啶排泄减慢而发生震颤、抽搐及惊厥。再如，吗啡的活性代谢产物吗啡-6-葡萄糖醛酸结合物在肾衰患者体内蓄积，它可透过血脑屏障、且与脑组织的结合能力强于吗啡，临床上不仅可产生强大的镇痛作用，而且可出现呼吸抑制、精神紊乱及低血压等不良反应。

（五）肾脏疾病对机体药物敏感性的影响

尿毒症患者常伴有电解质及酸碱平衡紊乱，如低血钾可降低心脏传导性，因而增加洋地黄类、奎尼丁、普鲁卡因胺等药物的传导抑制作用；酸血症和肾小管酸中毒可对抗儿茶酚胺的升压作用。这些现象是药物敏感性发生改变的典型例子。

无论药物分布的改变，还是机体敏感性的改变，肾功能损害时机体对药物的反应性均可能发生改变。因此，临床应用时应予以考虑。

二、肾功能不全患者的用药原则

1. 明确诊断，合理选择药物。
2. 避免或减少使用肾毒性大的药物。
3. 注意药物相互作用，特别注意避免与有肾毒性的药物合用。
4. 肾功能不全而肝功能正常的患者可选用双通道（肝肾）排泄的药物。
5. 根据肾功能不全的情况调整给药剂量和给药间隔时间，必要时进行治疗药物监测（TDM），设计个体化给药方案。

三、肾功能不全患者的用药指导

当肾功能不全患者必须使用主要经肾脏排泄并具有明显的肾毒性药物时，应按肾功能损害程度严格调整剂量，有条件的可做血药浓度监测，实行个体化给药。剂量调整通常采用减量法、延长给药时间和两者结合的三种方式。减量法即将每次剂量减少，而用药间隔不变，该法的血药浓度波动幅度较小。延长给药间隔即每次给药剂量不变，但间隔延长，血药浓度波动大，可能影响疗效。

（一）根据肌酐清除率调整给药方案

1. 负荷剂量的调整 在肾衰的情况下，药物的表观分布容积并没有降低，所以对大多数药物来说，肾衰并不需要调节药物的负荷剂量。但是少数药物在肾衰时表观分布容积发生变化。如地高辛在肾衰时表观分布容积可能降低 25%～50%，这时则应调节负荷剂量。

2. 维持剂量的调整 对主要依靠肾脏排泄而消除的药物来说，可用调节剂量或给药间隔时间的两种方法来维持治疗所需的平均稳态血药浓度不变。若在调整给药方案时须同时考虑稳态时谷浓度及峰浓度的大小，则可由血清肌肝浓度先估算出肌酐清除率，然后用药动学公式计算给药剂量或给药间隔。

（二）肾功能不全患者经血液透析后药物剂量的调整

透析是将蓄积的药物或代谢产物从体内扩散到透析液的人工方法。常用的透析方法有腹膜透析和血液透析，两种方法有相同的原理，尿毒症患者的血液或体液在和透析液平衡的过程中，药物及其代谢物经扩散进入透析液中，并被除去。血液透析是高效排除药物的方法，当用药过量或中毒须迅速从体内除去药物时，血液透析是常用方法。

1. 影响透析的因素 透析的次数和方式对进行血液透析患者的给药剂量有很大的影响，一般地说，血液透析去除药物的效果受如下因素的影响，当选用透析去除药物时，应该仔细地考虑这些因素。

（1）水溶性差或脂溶性药物不能被透析。如格鲁米特，因其水溶性很差，不能被透析除去。

（2）蛋白结合由于透析是被动扩散过程，与蛋白结合牢固的药物不能被透析。如盐酸普萘洛尔的蛋白结合率达 94%，透析效果非常差。

（3）分子量＜500 的药物才容易被透析。例如万古霉素的分子量为 1800，其透析效果很差。

（4）分布容积大的药物分布广泛的药物透析较慢，因为透析的血液体积是限速因素。例如，地高辛的表观分布容积为 250～300L，分布于组织中的药物一般很难透析出去。

2. 透析率 在接受药物治疗的尿毒症患者进行透析时，药物去除的速度取决于血液流经透析机的速度和肾透析机的功效，透析率用于描述药物从肾透析机去除的效率，也称透析清除率。透析率的意义与肾清除率相似，它表示单位时间将药物完全清除的血量（ml/min）。

（三）肾功能不全患者抗菌药物剂量的调整

主要由肝胆系统排泄或由肝脏代谢，或经肾脏和肝脏系统同时排泄的抗菌药物用于肾功能不全者，维持原治疗剂量或剂量略减，此类药物主要包括大环内酯类、利福平、多西环素、克林霉素类等。

主要由肾脏排泄，药物本身无肾毒性，或仅有轻微肾毒性的抗菌药物，肾功能减退者可应用，但剂量需适当调整，此类药物主要包括青霉素和头孢菌素类的大多数药物，如青霉素、阿莫西林、美洛西林、头孢唑啉、头孢氨苄、头孢拉定、头孢西丁、头孢他啶、头孢唑肟等，氧氟沙星等氟喹诺酮类药物无明显肾毒性或仅有轻微肾毒性，但由于主要经肾脏排泄，肾功能不全时可在体内明显聚集，药物半衰期明显延长，因此应适当调整剂量。

肾毒性抗菌药物避免用于肾功能不全者，如确有指证使用该类药物时，需进行血药浓度监测，据此调整给药方案，达到个体化给药，也可以根据肾功能减退程度减量给药，疗程中需严密监测患者肾功能情况，如氨基糖苷类、万古霉素、多黏菌素等。此类药物在肾功能不全时其体内的积聚明显增加，血药浓度的升高常引起耳、肾毒性，因此，一般感染应避免使用，必须选用时，即使肾功能损害属轻度亦需严格减量。

肾毒性严重，肾功能不全者忌用的抗菌药物，此类药物主要包括四环素类、呋喃类、萘啶酸等，四环素、土霉素的应用可加重氮质血症，呋喃类和萘啶酸可在体内严重积聚，引起神经系统毒性反应，故肾功能不全者忌用。

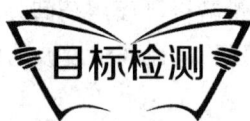

目标检测

一、A 型选择题

1. 以下情况不影响药物分布的是（　　　）
   - A. 酸中毒
   - B. 低蛋白血症
   - C. 营养不良及脂肪分解增加
   - D. 血－脑屏障功能受损
   - E. 肾小管重吸收增加

2. 评价肾功能最重要的指标是（　　　）
   - A. 肾血流量
   - B. 肾小管滤过率
   - C. 肾排泄率
   - D. 肾小球滤过率
   - E. 肾小管重吸收率

3. 肾功能不全时，下列药物用药时需要减少剂量的是（　　　）
   - A. 所有的药物
   - B. 主要从肾排泄的药物
   - C. 主要在肝代谢的药物
   - D. 自胃肠吸收的药物
   - E. 以上都不对

4. 肾功能不全时可应用，无需调整剂量的药物是（　　）
   - A. 万古霉素
   - B. 四环素
   - C. 呋喃妥因
   - D. 利福平
   - E. 左氧氟沙星

二、X 型选择题

1. 肾脏疾病对药物排泄的影响，可能的机理包括（　　　）
   - A. 肾小球滤过减少
   - B. 肾小管分泌减少
   - C. 肾小管重吸收减少
   - D. 肾小管重吸收增加
   - E. 肾血流量减少

2. 以下有关肾功能不全患者用药原则的叙述中，正确的是（　　　）
   - A. 明确诊断，合理选药
   - B. 避免或减少使用肾毒性大的的药物

C. 肾功能不全而肝功能正常的患者可选用双通道（肝肾）排泄的药物

D. 注意药物相互作用，特别应避免有肝毒性的药物合用

E. 根据肾功能不全的情况调整给药剂量和给药间隔时间，必要时进行 TDM，设计个体化给药方案

3. 以下病症中，腹膜透析的适应证是（　　　）

A. 急性肾衰　　　　　　　　　　　　　　B. 慢性肾衰

C. 高钙血症　　　　　　　　　　　　　　D. 高尿酸血症

E. 急性药物中毒

（谭　娇）

任务六　驾驶员用药指导

学习目标

1. **知识目标**：掌握驾驶员应慎用的药物。

2. **能力目标**：会制定和评价驾驶员的药物治疗方案。

3. **素养目标**：关心驾驶员患者，提高驾驶员患者用药安全性。

案例导入

> **案例**：据报道，某年国庆期间凌晨 5 点某民警接到报警：在沪昆高速东往西方向发生追尾事故，接警后民警迅速赶至现场。民警到达事故现场后，发现被撞车辆驾驶员能某严重昏迷不醒，但无明显受伤情况，事发现场后车驾驶人告诉民警，前车一直在走"S"型，情况非常危急，然后突然降速停车，导致事故发生。民警在现场怎么都叫不醒前车驾驶人，经过检查，发现驾驶人身上没有伤痕也没有酒味，排除事故受伤和喝酒导致昏迷。为了将事情调查清楚，民警将当事人带回队部进行尿检，发现也没有毒驾嫌疑，一直到上午驾驶人清醒后告诉民警，他开车前吃了 4 片感康。
>
> **思考**：1. 感康中含有哪些成分，驾驶员开车前能不能服用？
>
> 　　　　2. 驾驶员用药需要注意哪些问题？

近年来随着人民生活水平的提高，越来越多的家庭购买汽车，截至 2018 年 9 月，全国机动车保有量达 3.22 亿辆，其中汽车 2.35 亿辆；机动车驾驶人达 4.03 亿人，其中汽车驾驶人达 3.63 亿人，驾驶员的数量呈暴发性增长，驾驶员安全用药显得格外重要。驾驶员（包括驾驶汽车、飞机、车船，操作机械、农机具手和高空作业人员）常因服药后影响其正常反应，出现不同程度的疲倦、嗜睡、困乏和精神不振、视物模糊、辨色困难、多尿、平衡力下降等，都会影响人的反应能力，容易出现危险和人身事故。医师、药师应指导驾驶员了解这方面的知识，以确保驾驶员的用药安全。

一、驾驶员应慎用的药物

（一）可引起驾驶员嗜睡的药物

1. 抗过敏药　这类药物为 H_1 受体拮抗剂，可拮抗致敏物组胺的作用，拮抗组胺引起的局部毛细血管扩张和通透性增加。目前临床有第一、第二两代药物供临床使用，常用的第一代药物有苯海拉明、异丙嗪、曲吡那敏、氯苯那敏等；第二代药物有西替利嗪、阿司咪唑、氯雷他定、阿伐斯汀、左卡巴斯汀和咪唑斯汀等。第一代有明显的镇静和抗胆碱作用，表现出困倦、嗜睡等反应，驾驶员工作期间不宜使

用。第二代药物多数无中枢抑制作用。

2. 抗感冒药 多为复方制剂，组方中有解热镇痛抗炎药、鼻黏膜血管收缩药、抗过敏药等，前者可缓解感冒患者的头痛、发热等症状，后两者可缓解感冒患者的鼻塞、打喷嚏、流鼻涕和流泪等症状，其中很多感冒药含有第一代 H_1 受体拮抗剂，患者用后表现为乏力、困倦、嗜睡等中枢抑制现象。

3. 镇静催眠药 所有的镇静催眠药对中枢神经都有抑制作用，可诱导睡眠，还有后遗效应，驾驶员工作期间不宜使用。

4. 抗偏头痛药 苯噻啶服后可有嗜睡和疲乏。

5. 质子泵抑制剂 奥美拉唑、兰索拉唑、泮托拉唑服后偶见有疲乏、嗜睡等反应。

（二）可使驾驶员出现眩晕或幻觉的药物

1. 镇咳药 右美沙芬为非成瘾性中枢镇咳药，偶有头晕、轻度嗜睡等反应。喷托维林（咳必清）对咳嗽中枢有直接抑制作用，并具有轻度阿托品样作用和局部麻醉作用，服药后可出现头晕、眼花、全身麻木等反应。那可汀为外周镇咳药，有时可引起轻度嗜睡和头痛。

2. 解热镇痛药 双氯芬酸服后可出现腹痛、呕吐、眩晕，发生率约 1%，极个别患者可出现感觉或视觉障碍、耳鸣。

3. 抗病毒药 金刚烷胺可刺激大脑与精神活动有关的多巴胺受体，服后有幻觉、精神错乱、眩晕、嗜睡、视力模糊等反应。

4. 抗血小板药 双嘧达莫因扩张血管可出现头痛、眩晕。

5. 钙离子拮抗剂 氟桂利嗪扩张血管常使人有抑郁感、嗜睡、四肢无力、倦怠或眩晕。

（三）可使驾驶员视物模糊或辨色困难的药物

1. 解热镇痛药 布洛芬服后偶见有头晕、头痛，少数人可出现视力降低和辨色困难；另吲哚美辛可出现视力模糊、耳鸣、色视。

2. 解除胃肠痉挛药 阿托品、东莨菪碱、山莨菪碱等 M 受体阻断药可扩大瞳孔、使睫状肌调节麻痹，导致驾驶员视近物不清或模糊。东莨菪碱可持续 3～5 天，阿托品可持续 1 周。东莨菪碱还可抑制中枢，引起嗜睡。

3. 扩张血管药 二氢麦角碱除偶发呕吐、头痛外，还使视力模糊而看不清路况。

4. 抗心绞痛药 硝酸甘油服用后可出现视力模糊。

5. 抗癫痫药 卡马西平、苯妥英钠、丙戊酸钠在发挥抗癫痫病作用的同时，可引起视力模糊、复视或眩晕，使驾驶员看路面或视物出现重影。抗精神病药利培酮服用后偶见头晕、视力模糊、注意力下降等反应。

（四）可使驾驶员出现定向力障碍的药物

1. 镇痛药 哌替啶注射后偶致定向力障碍、幻觉。

2. 抑酸药 雷尼替丁、西咪替丁、法莫替丁等 H_2 受体拮抗剂可抑制胃酸的分泌，同时引起幻觉、定向力障碍。

3. 避孕药 长期服用避孕药可使视网膜血管发生异常，出现复视、对光敏感、疲乏、精神紧张，并使定向能力发生障碍，左右不分。

（五）可导致驾驶员多尿或多汗的药物

1. 利尿药 呋塞米、氢氯噻嗪、阿米洛利及复方制剂服后尿液排出过多，尿意频繁，影响驾驶，还出现口渴、头晕、视力改变。

2. 抗高血压药 利血平氨苯蝶啶片（北京降压 0 号）服用后也使尿量增多，尿意频繁，影响驾驶；吲达帕胺服后 3 小时产生利尿作用，4 小时后作用最强，出现多尿、多汗或尿频。哌唑嗪服后出现尿频、尿急。

二、防范措施

由于驾驶员服药后出现不良反应的时间和程度不易控制，对驾驶员来说，生病时既要服药，又要保证驾驶安全，因此，采取必要的防范措施，坚持合理用药就显得格外重要。

1. 开车前 4 小时慎用上述药物，或服后休息 6 小时再开车。

2. 注意复方制剂中有无对驾驶能力有影响的成分，尤其是感冒药中大多含有同种成分的抗过敏药和解热镇痛药，应避免重复应用。如新康泰克中含有盐酸伪麻黄碱、马来酸氯苯那敏等；感康中含有对乙酰氨基酚、盐酸金刚烷胺、人工牛黄、咖啡因、马来酸氯苯那敏等；快克中含有对乙酰氨基酚、盐酸金刚烷胺、马来酸氯苯那敏、人工牛黄、咖啡因等。这些感冒药均含有抗过敏作用的氯苯那敏和解热镇痛作用的对乙酰氨基酚。

3. 对易产生嗜睡的药物，服用的最佳时间为睡前半小时，既减少对日常生活带来的不便，也能促进睡眠。有些感冒药分为日片或夜片，如日夜百服宁片、白加黑感冒片，日片不含抗过敏药，极少引起嗜睡，在白天宜服用日片，晚上服用夜片。

4. 改用替代药，如过敏时尽量选用对中枢神经抑制作用小的第二代 H_1 受体拮抗剂如阿司咪唑、氯雷他定、阿伐斯汀等。感冒时选用不含镇静成分和第一代 H_1 受体拮抗剂的日片。

5. 糖尿病患者在注射胰岛素和服用降糖药后注意休息，并随身携带糖果或点心，如血糖过低或头晕、眼花、手颤，可进食少量食物或巧克力、水果糖等预防低血糖。

6. 禁饮酒或含酒精饮料，乙醇除了导致"酒驾"外，可增强镇静催眠药、抗精神病药等中枢抑制药的药效甚至引起中毒。

7. 注意药品的通用名和商品名，有时同一药品有不同的商品名，尤其是感冒药，商品名不同，但含有相同的成分，需要向患者交代清楚，避免重复使用。

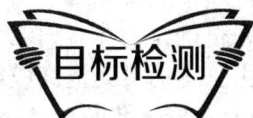

目标检测

A 型选择题

1. 下列属于驾驶员患者可选用的抗过敏药是（　　　）
   A. 苯海拉明　　　　B. 异丙嗪　　　　C. 曲吡那敏　　　　D. 阿司咪唑
   E. 氯苯那敏

2. 下列药物中可使驾驶员出现定向力障碍的是（　　　）
   A. 二氢麦角碱　　　B. 雷尼替丁　　　C. 氢氯噻嗪　　　　D. 阿托品
   E. 东莨菪碱

3. 下列药物中可使驾驶员出现视物模糊的是（　　　）
   A. 哌替啶　　　　　B. 西咪替丁　　　C. 氢氯噻嗪　　　　D. 阿托品
   E. 奥美拉唑

4. 驾驶员应用下列哪种药物可导致尿量增加（　　　）
   A. 卡马西平　　　　B. 西咪替丁　　　C. 呋塞米　　　　　D. 东莨菪碱
   E. 奥美拉唑

5. 可使驾驶员视物模糊或辨色困难的药物不包括（　　　）
   A. 布洛芬　　　　　B. 东莨菪碱　　　C. 雷尼替丁　　　　D. 硝酸甘油
   E. 二氢麦角碱

（邓建华）

任务七　运动员用药指导

1. **知识目标:** 掌握运动员用药指导;了解兴奋剂的概念和分类。
2. **能力目标:** 会制定和评价运动员的药物治疗方案。
3. **素养目标:** 关心运动员患者,指导运动员患者合理用药。

◎ **案例导入**

> **案例:** 早在 1993 年的 3 月,一条新闻吸引了全世界体育界的目光:加拿大短跑运动员本·约翰逊被终身禁赛。这距离 1988 年他在汉城奥运会上获得男子 100 米短跑金牌仅仅过去了 5 年。禁赛的理由是由于从他当场排出的尿液中查出了兴奋剂——合成代谢类固醇的残留物。
> **思考:** 1. 运动员为什么不能使用兴奋剂呢?
> 　　　　2. 兴奋剂为什么能起作用,又有什么危害?
> 　　　　3. 兴奋剂有哪些种类?

一、兴奋剂的概念和分类

兴奋剂是指运动员参赛时禁用的药物,具体是指能起到增强或辅助增强自身体能或控制能力,以达到提高比赛成绩的某些药物或生理物质。兴奋剂作为体育词汇使用时,与临床医学中的"兴奋剂"并不完全一致,而是一个约定俗成的概念,系由于运动员为提高成绩而最早服用的药物大多属于兴奋性药物而得名。兴奋剂在英语中称"Dope",有毒品、麻醉药的含义,1964 年 10 月在东京由国际运动医学联合会召开的国际兴奋剂会议上被正式采纳。尽管后来被禁用的其他类型药物并不都具有兴奋性(如利尿药),甚至有的还具有抑制性(如β受体阻断药),但国际上对禁用药物仍习惯沿用兴奋剂的称谓。因此,如今通常所说的兴奋剂不再是单指那些起兴奋作用的药物,而实际上是对禁用药物的统称。

兴奋剂的品种不断增多,国际奥委会的禁用药物目录已达 100 余种,分为以下六类。

1. 精神刺激剂 如麻黄碱及其衍生物和盐类、苯丙胺和它的相关衍生物及其盐类、胺苯唑、戊四唑、尼可刹米、咖啡因类。这类刺激剂是最早禁用的一批兴奋剂,也是最原始意义上的兴奋剂,因为只有这一类兴奋剂对神经肌肉的药理作用才是真正的"兴奋作用"。20 世纪 70 年代以前,运动员所使用的兴奋剂主要都属于这一类。1960 年罗马奥运会和 1972 年慕尼黑奥运会上所查出来的使用兴奋剂就有苯丙胺、麻黄碱、去甲伪麻黄碱和尼可刹米。

2. 合成类固醇 如甲睾酮、苯丙酸诺龙、司坦唑醇、癸酸诺龙等,亦叫同化激素,多数为雄性激素的衍生物,品种繁多。是使用频率最高范围最广的一类兴奋剂。此类药物通过口服或注射,可促进肌肉的增长,同时会干扰运动员体内自然激素的平衡,产生一些严重的副作用。

3. 利尿剂 如呋塞米、依他尼酸、螺内酯(安体舒通)等。用利尿剂除了可以通过快速排除体内水分,减轻体重外,还可以通过增加尿量,尽快减少体液和排泄物中其他兴奋剂代谢产物,加速其他兴奋剂及其他代谢产物的排泄,以此造成药检的假阴性结果。

4. 麻醉性镇痛剂 包括阿片生物碱类、人工合成类镇痛药以及大麻制品,如吗啡、尼可吗啡、海洛因、羟考酮、羟吗啡酮、可待因、哌替啶、芬太尼、美沙酮等。这类药物具有很强的镇痛效果,还具有镇静和抗焦虑的作用,但容易成瘾,一旦停药产生戒断综合征。

5. 肽激素类 如人生长激素、生长激素释放肽类、生长激素促分泌剂类（GHS）、促红细胞生成素（EPO）或重组人促红素（rhEPO）、促性腺激素、胰岛素类、血管内皮生长因子（VEGF）等。

6. β受体阻断药 如阿替洛尔、比索洛尔、美托洛尔、噻吗洛尔等，这类药物作为降压药、抗心律失常药在临床上广泛使用。通过阻断心脏的β受体，引起心率减慢，作为兴奋剂，正是利用其对心率的控制作用，用于稳定运动员心率的波动。在滑雪、射击、射箭、水下运动、高尔夫、台球、飞镖等比赛中禁用。

二、兴奋剂的危害

运动员使用兴奋剂后一方面会引起不良后果，另一方面会影响体育比赛的公平性，应指导运动员禁用或慎用。

1. 精神刺激剂 如麻黄碱能提高运动员的呼吸功能，改善血液循环，增强供氧能力，并能振奋精神，但长期服用，会有头痛、心慌、焦虑、失眠、耳鸣、颤抖等不良反应。严重中毒时，会因心力衰竭和呼吸衰竭而死亡。

2. 合成类固醇 因能促使体格强壮、肌肉发达、增强暴发力，并缩短体力恢复时间，故常被短跑、游泳、投掷、摔跤、柔道、健美、自行车、滑雪、橄榄球等运动员使用。但它潜在有较大的毒副反应：男性长期应用，会导致阳痿、睾丸萎缩、精子生成减少，甚至无精而影响生育；女性长期应用，可导致月经紊乱、闭经和不孕，同时还会出现男性化症状，如多毛、长胡须、声音变粗、脱发、性功能异常等，即使停药也不可逆转。更为严重的是，不论男女，均会诱发高血压、冠心病、心肌梗死与脑动脉硬化和脑血管破裂，以及引起肝肾功能损害。

> **知识拓展**
>
> ### 麻黄碱与兴奋剂
>
> 麻黄碱主要来自麻黄科植物草麻黄、中麻黄或木贼麻黄的生物碱。麻黄碱的中枢神经兴奋作用比肾上腺素强很多，既能兴奋大脑皮层及皮层下中枢，使精神兴奋；又可缩短巴比妥类催眠时间，兴奋中脑、延髓呼吸中枢和血管运动中枢。服用麻黄碱后可以明显增强运动员的兴奋程度，使运动员不知疲倦，超水平发挥，但对运动员本人有极大的伤害。因此，这类药品属于国际奥委会严格禁止使用的兴奋剂。和麻黄碱类似的还有甲基麻黄碱、伪麻黄碱，在很多感冒药中含有伪麻黄碱，因此运动员一定要慎用含麻黄碱类成分的感冒药。

3. 利尿剂 在体育运动中，按体重级别参赛的运动员在称体重前，使用利尿剂快速减轻体重以参加较小级别的比赛；或在兴奋剂检查时使用利尿剂降低尿液中违禁物质的浓度。但易造成运动员严重脱水、电解质紊乱、肾衰竭。

4. 麻醉性镇痛剂 这类药物能使运动员情绪高涨、斗志昂扬，还能产生欣快感，能忍受竞技造成的伤痛，并提高攻击力，常被游泳和长跑选手使用。但用量大时，会出现中毒症状，呼吸快而浅、血压上升、呼吸困难和药物依赖等，严重时会因呼吸麻痹而死亡。由于镇痛作用，掩盖伤口的情况，可导致伤口进一步恶化。

5. 肽激素类 如人生长激素的作用是刺激骨骼、肌肉和组织的生长发育，其危害表现为手、足、脸以及内部器官的不正常发育，常被田径、举重等选手使用。促红细胞生成素导致肝功能和心脏功能衰竭，并将引起糖尿病，常被自行车、赛艇、短跑和长跑选手使用。

6. β受体阻断药 这类药物能消除运动员比赛前的紧张心情，还有一定的镇静效果，射击、体操、滑雪、赛车等项目的运动员用后，可降低血压、减慢心率、减少心肌耗氧量，增加人体平衡功能、增强运动耐力，使之正常或超常发挥竞技水平，取得良好成绩。但滥用此类药物，会引起心动过缓、低血压、头晕、失眠、抑郁、幻觉，严重者可诱发支气管哮喘。若长期使用后突然停药，还会引起反跳现象，如引起心动过速、心肌梗死，甚至猝死。

三、指导运动员合理用药

按照国家要求，兴奋剂目录内的药品必须在包装标识或产品说明书上明确标注"运动员慎用"字样。但现阶段仅有极少部分药品在外包装上注明"运动员慎用"，部分药品仅在说明书的注意事项一栏注有"运动员慎用"，还有部分禁用清单上的药品没有任何标识。导致部分运动员在不知情的情况下，使用了禁用清单的药物从而造成取消比赛成绩甚至不能参加比赛等严重后果，所以指导运动员合理用药非常重要。

首先，药师在调配运动员处方时严格做到"四查十对"。在为运动员服务的时候，当审核出处方中含有兴奋剂目录内的禁用药品时，要严格核对运动员的治疗用药豁免批准书，严格按照豁免书批准的药物、剂量进行审核和发放药品，并做好运动员的用药交代，叮嘱运动员按照规定用药。处方要求由 2 名以上的药师经严格核对后签字，如有兴奋剂目录内药品的处方，将与豁免书复印件一并保存，处方单独存放 2 年。

其次，药师要加强相关知识的教育培训。加强药师的反兴奋剂教育，使药师熟悉并掌握禁用物质及禁用方法等相关信息。对各治疗药品一定要明确了解其药物成分，尤其是常用的降血压药物中可能含有利尿剂成分、常用的感冒药中有可能含有的麻黄碱类成分、某些纯中药制剂中可能含有的非天然的违禁成分等，以避免疏忽或错误用药。

知识链接

运动员治疗用药豁免申请

为保护运动员的身心健康，为保证运动员生病后得到及时安全的治疗，当医师认为使用不在禁用清单之列的替代药物不能得到满意的疗效时，可以进行"治疗用药豁免申请（TUE）"，即申请使用禁用清单中规定的禁用物质或方法。世界反兴奋剂机构（WADA）相继制定了"治疗用药豁免指南"及批准程序的国际标准。2009 年国际体育总局发布了《运动员治疗用药豁免管理办法》，并于 2013 年进行了修订。必须具有需使用某种禁用物质或禁用方法的书面医疗证明，才可以申请治疗用药豁免。申请表格内容包括运动员信息、医学信息、药品详情、医务人员声明、运动员声明、注释；还要提供明确的诊断依据、所申请禁用药物的临床依据、用药方案等。还有一种"简易治疗用药豁免申请"，这种申请表格内容较 TUE 表格相对简单，但仅限于 β_2 受体激动剂沙丁胺醇、沙美特罗、福莫特罗、特布他林的吸入使用，以及糖皮质激素非系统性给药（如关节内、关节周围、腱周围、硬膜、皮下注射及吸入使用），同时国家反兴奋剂组织和（或）WADA 可以随时审查任何简易治疗用药豁免申请。

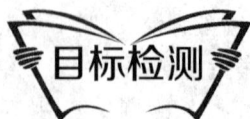

目标检测

A 型选择题

1. 下列属于运动员应慎用的降压药是（　　　）

A. 氯沙坦　　　　　　　B. 沙丁胺醇　　　　　　C. 氢氯噻嗪　　　　　　D. 阿司咪唑

E. 吗啡

2. 下列药物中是运动员应慎用的镇痛剂是（　　　）

A. 沙丁胺醇　　　　　　B. 雷尼替丁　　　　　　C. 氢氯噻嗪　　　　　　D. 阿托品

E. 美沙酮

3. 下列药物中可消除运动员比赛前的紧张心情，而被射击运动员使用的是（　　　）

A. 沙丁胺醇　　　　　　B. 雷尼替丁　　　　　　C. 氢氯噻嗪　　　　　　D. 阿替洛尔

E. 阿托品

4. 举重运动员应用下列药物可迅速降低体重的是（　　　）

A. 卡马西平　　　　　　B. 西咪替丁　　　　　　C. 呋塞米　　　　　　　D. 东莨菪碱

E. 奥美拉唑

5. 可使体格强壮、肌肉发达、增强暴发力，并缩短体力恢复时间的是（　　　）

A. β受体阻断药　　　　B. 麻醉性镇痛剂　　　　C. 合成类固醇　　　　　D. 精神刺激剂

E. 肽激素类

（邓建华）

附录一 中华人民共和国处方管理办法
（卫生部令第 53 号）

《处方管理办法》已于 2006 年 11 月 27 日经卫生部部务会议讨论通过，现予发布，自 2007 年 5 月 1 日起施行。

第一章 总 则

第一条 为规范处方管理，提高处方质量，促进合理用药，保障医疗安全，根据《执业医师法》、《药品管理法》、《医疗机构管理条例》、《麻醉药品和精神药品管理条例》等有关法律、法规，制定本办法。

第二条 本办法所称处方，是指由注册的执业医师和执业助理医师（以下简称医师）在诊疗活动中为患者开具的、由取得药学专业技术职务任职资格的药学专业技术人员（以下简称药师）审核、调配、核对，并作为患者用药凭证的医疗文书。处方包括医疗机构病区用药医嘱单。

本办法适用于与处方开具、调剂、保管相关的医疗机构及其人员。

第三条 卫生部负责全国处方开具、调剂、保管相关工作的监督管理。

县级以上地方卫生行政部门负责本行政区域内处方开具、调剂、保管相关工作的监督管理。

第四条 医师开具处方和药师调剂处方应当遵循安全、有效、经济的原则。

处方药应当凭医师处方销售、调剂和使用。

第二章 处方管理的一般规定

第五条 处方标准（附件 1）由卫生部统一规定，处方格式由省、自治区、直辖市卫生行政部门（以下简称省级卫生行政部门）统一制定，处方由医疗机构按照规定的标准和格式印制。

第六条 处方书写应当符合下列规则：

（一）患者一般情况、临床诊断填写清晰、完整，并与病历记载相一致。

（二）每张处方限于一名患者的用药。

（三）字迹清楚，不得涂改；如需修改，应当在修改处签名并注明修改日期。

（四）药品名称应当使用规范的中文名称书写，没有中文名称的可以使用规范的英文名称书写；医疗机构或者医师、药师不得自行编制药品缩写名称或者使用代号；书写药品名称、剂量、规格、用法、用量要准确规范，药品用法可用规范的中文、英文、拉丁文或者缩写体书写，但不得使用"遵医嘱"、"自用"等含糊不清字句。

（五）患者年龄应当填写实足年龄，新生儿、婴幼儿写日、月龄，必要时要注明体重。

（六）西药和中成药可以分别开具处方，也可以开具一张处方，中药饮片应当单独开具处方。

（七）开具西药、中成药处方，每一种药品应当另起一行，每张处方不得超过 5 种药品。

（八）中药饮片处方的书写，一般应当按照"君、臣、佐、使"的顺序排列；调剂、煎煮的特殊要求注明在药品右上方，并加括号，如布包、先煎、后下等；对饮片的产地、炮制有特殊要求的，应当在药品名称之前写明。

（九）药品用法用量应当按照药品说明书规定的常规用法用量使用，特殊情况需要超剂量使用时，应当注明原因并再次签名。

（十）除特殊情况外，应当注明临床诊断。

（十一）开具处方后的空白处划一斜线以示处方完毕。

（十二）处方医师的签名式样和专用签章应当与院内药学部门留样备查的式样相一致，不得任意改动，否则应当重新登记留样备案。

第七条　药品剂量与数量用阿拉伯数字书写。剂量应当使用法定剂量单位：重量以克（g）、毫克（mg）、微克（μg）、纳克（ng）为单位；容量以升（L）、毫升（ml）为单位；国际单位（IU）、单位（U）；中药饮片以克（g）为单位。

片剂、丸剂、胶囊剂、颗粒剂分别以片、丸、粒、袋为单位；溶液剂以支、瓶为单位；软膏及乳膏剂以支、盒为单位；注射剂以支、瓶为单位，应当注明含量；中药饮片以剂为单位。

第三章　处方权的获得

第八条　经注册的执业医师在执业地点取得相应的处方权。

经注册的执业助理医师在医疗机构开具的处方，应当经所在执业地点执业医师签名或加盖专用签章后方有效。

第九条　经注册的执业助理医师在乡、民族乡、镇、村的医疗机构独立从事一般的执业活动，可以在注册的执业地点取得相应的处方权。

第十条　医师应当在注册的医疗机构签名留样或者专用签章备案后，方可开具处方。

第十一条　医疗机构应当按照有关规定，对本机构执业医师和药师进行麻醉药品和精神药品使用知识和规范化管理的培训。执业医师经考核合格后取得麻醉药品和第一类精神药品的处方权，药师经考核合格后取得麻醉药品和第一类精神药品调剂资格。

医师取得麻醉药品和第一类精神药品处方权后，方可在本机构开具麻醉药品和第一类精神药品处方，但不得为自己开具该类药品处方。药师取得麻醉药品和第一类精神药品调剂资格后，方可在本机构调剂麻醉药品和第一类精神药品。

第十二条　试用期人员开具处方，应当经所在医疗机构有处方权的执业医师审核、并签名或加盖专用签章后方有效。

第十三条　进修医师由接收进修的医疗机构对其胜任本专业工作的实际情况进行认定后授予相应的处方权。

第四章　处方的开具

第十四条　医师应当根据医疗、预防、保健需要，按照诊疗规范、药品说明书中的药品适应证、药理作用、用法、用量、禁忌、不良反应和注意事项等开具处方。

开具医疗用毒性药品、放射性药品的处方应当严格遵守有关法律、法规和规章的规定。

第十五条　医疗机构应当根据本机构性质、功能、任务，制定药品处方集。

第十六条　医疗机构应当按照经药品监督管理部门批准并公布的药品通用名称购进药品。同一通用名称药品的品种，注射剂型和口服剂型各不得超过2种，处方组成类同的复方制剂1~2种。因特殊诊疗需要使用其他剂型和剂量规格药品的情况除外。

第十七条　医师开具处方应当使用经药品监督管理部门批准并公布的药品通用名称、新活性化合物的专利药品名称和复方制剂药品名称。

医师开具院内制剂处方时应当使用经省级卫生行政部门审核、药品监督管理部门批准的名称。

医师可以使用由卫生部公布的药品习惯名称开具处方。

第十八条　处方开具当日有效。特殊情况下需延长有效期的，由开具处方的医师注明有效期限，但有效期最长不得超过3天。

第十九条　处方一般不得超过7日用量；急诊处方一般不得超过3日用量；对于某些慢性病、老年病或特殊情况，处方用量可适当延长，但医师应当注明理由。

医疗用毒性药品、放射性药品的处方用量应当严格按照国家有关规定执行。

第二十条 医师应当按照卫生部制定的麻醉药品和精神药品临床应用指导原则，开具麻醉药品、第一类精神药品处方。

第二十一条 门（急）诊癌症疼痛患者和中、重度慢性疼痛患者需长期使用麻醉药品和第一类精神药品的，首诊医师应当亲自诊查患者，建立相应的病历，要求其签署《知情同意书》。

病历中应当留存下列材料复印件：

（一）二级以上医院开具的诊断证明；

（二）患者户籍簿、身份证或者其他相关有效身份证明文件；

（三）为患者代办人员身份证明文件

第二十二条 除需长期使用麻醉药品和第一类精神药品的门（急）诊癌症疼痛患者和中、重度慢性疼痛患者外，麻醉药品注射剂仅限于医疗机构内使用。

第二十三条 为门（急）诊患者开具的麻醉药品注射剂，每张处方为一次常用量；控缓释制剂，每张处方不得超过 7 日常用量；其他剂型，每张处方不得超过 3 日常用量。

第一类精神药品注射剂，每张处方为一次常用量；控缓释制剂，每张处方不得超过 7 日常用量；其他剂型，每张处方不得超过 3 日常用量。哌醋甲酯用于治疗儿童多动症时，每张处方不得超过 15 日常用量。

第二类精神药品一般每张处方不得超过 7 日常用量；对于慢性病或某些特殊情况的患者，处方用量可以适当延长，医师应当注明理由。

第二十四条 为门（急）诊癌症疼痛患者和中、重度慢性疼痛患者开具的麻醉药品、第一类精神药品注射剂，每张处方不得超过 3 日常用量；控缓释制剂，每张处方不得超过 15 日常用量；其他剂型，每张处方不得超过 7 日常用量。

第二十五条 为住院患者开具的麻醉药品和第一类精神药品处方应当逐日开具，每张处方为 1 日常用量。

第二十六条 对于需要特别加强管制的麻醉药品，盐酸二氢埃托啡处方为一次常用量，仅限于二级以上医院内使用；盐酸哌替啶处方为一次常用量，仅限于医疗机构内使用。

第二十七条 医疗机构应当要求长期使用麻醉药品和第一类精神药品的门（急）诊癌症患者和中、重度慢性疼痛患者，每 3 个月复诊或者随诊一次。

第二十八条 医师利用计算机开具、传递普通处方时，应当同时打印出纸质处方，其格式与手写处方一致；打印的纸质处方经签名或者加盖签章后有效。药师核发药品时，应当核对打印的纸质处方，无误后发给药品，并将打印的纸质处方与计算机传递处方同时收存备查。

第五章 处方的调剂

第二十九条 取得药学专业技术职务任职资格的人员方可从事处方调剂工作。

第三十条 药师在执业的医疗机构取得处方调剂资格。药师签名或者专用签章式样应当在本机构留样备查。

第三十一条 具有药师以上专业技术职务任职资格的人员负责处方审核、评估、核对、发药以及安全用药指导；药士从事处方调配工作。

第三十二条 药师应当凭医师处方调剂处方药品，非经医师处方不得调剂。

第三十三条 药师应当按照操作规程调剂处方药品：认真审核处方，准确调配药品，正确书写药袋或粘贴标签，注明患者姓名和药品名称、用法、用量，包装；向患者交付药品时，按照药品说明书或者处方用法，进行用药交待与指导，包括每种药品的用法、用量、注意事项等。

第三十四条 药师应当认真逐项检查处方前记、正文和后记书写是否清晰、完整，并确认处方的合法性。

第三十五条　药师应当对处方用药适宜性进行审核，审核内容包括：

（一）规定必须做皮试的药品，处方医师是否注明过敏试验及结果的判定；

（二）处方用药与临床诊断的相符性；

（三）剂量、用法的正确性；

（四）选用剂型与给药途径的合理性；

（五）是否有重复给药现象；

（六）是否有潜在临床意义的药物相互作用和配伍禁忌；

（七）其他用药不适宜情况。

第三十六条　药师经处方审核后，认为存在用药不适宜时，应当告知处方医师，请其确认或者重新开具处方。

药师发现严重不合理用药或者用药错误，应当拒绝调剂，及时告知处方医师，并应当记录，按照有关规定报告。

第三十七条　药师调剂处方时必须做到"四查十对"：查处方，对科别、姓名、年龄；查药品，对药名、剂型、规格、数量；查配伍禁忌，对药品性状、用法用量；查用药合理性，对临床诊断。

第三十八条　药师在完成处方调剂后，应当在处方上签名或者加盖专用签章。

第三十九条　药师应当对麻醉药品和第一类精神药品处方，按年月日逐日编制顺序号。

第四十条　药师对于不规范处方或者不能判定其合法性的处方，不得调剂。

第四十一条　医疗机构应当将本机构基本用药供应目录内同类药品相关信息告知患者。

第四十二条　除麻醉药品、精神药品、医疗用毒性药品和儿科处方外，医疗机构不得限制门诊就诊人员持处方到药品零售企业购药。

第六章　监督管理

第四十三条　医疗机构应当加强对本机构处方开具、调剂和保管的管理。

第四十四条　医疗机构应当建立处方点评制度，填写处方评价表（附件2），对处方实施动态监测及超常预警，登记并通报不合理处方，对不合理用药及时予以干预。

第四十五条　医疗机构应当对出现超常处方3次以上且无正当理由的医师提出警告，限制其处方权；限制处方权后，仍连续2次以上出现超常处方且无正当理由的，取消其处方权。

第四十六条　医师出现下列情形之一的，处方权由其所在医疗机构予以取消：

（一）被责令暂停执业；

（二）考核不合格离岗培训期间；

（三）被注销、吊销执业证书；

（四）不按照规定开具处方，造成严重后果的；

（五）不按照规定使用药品，造成严重后果的；

（六）因开具处方牟取私利。

第四十七条　未取得处方权的人员及被取消处方权的医师不得开具处方。未取得麻醉药品和第一类精神药品处方资格的医师不得开具麻醉药品和第一类精神药品处方。

第四十八条　除治疗需要外，医师不得开具麻醉药品、精神药品、医疗用毒性药品和放射性药品处方。

第四十九条　未取得药学专业技术职务任职资格的人员不得从事处方调剂工作。

第五十条　处方由调剂处方药品的医疗机构妥善保存。普通处方、急诊处方、儿科处方保存期限为1年，医疗用毒性药品、第二类精神药品处方保存期限为2年，麻醉药品和第一类精神药品处方保存期限为3年。

处方保存期满后，经医疗机构主要负责人批准、登记备案，方可销毁。

第五十一条 医疗机构应当根据麻醉药品和精神药品处方开具情况，按照麻醉药品和精神药品品种、规格对其消耗量进行专册登记，登记内容包括发药日期、患者姓名、用药数量。专册保存期限为3年。

第五十二条 县级以上地方卫生行政部门应当定期对本行政区域内医疗机构处方管理情况进行监督检查。

县级以上卫生行政部门在对医疗机构实施监督管理过程中，发现医师出现本办法第四十六条规定情形的，应当责令医疗机构取消医师处方权。

第五十三条 卫生行政部门的工作人员依法对医疗机构处方管理情况进行监督检查时，应当出示证件；被检查的医疗机构应当予以配合，如实反映情况，提供必要的资料，不得拒绝、阻碍、隐瞒。

第七章 法律责任

第五十四条 医疗机构有下列情形之一的，由县级以上卫生行政部门按照《医疗机构管理条例》第四十八条的规定，责令限期改正，并可处以5000元以下的罚款；情节严重的，吊销其《医疗机构执业许可证》：

（一）使用未取得处方权的人员、被取消处方权的医师开具处方的；

（二）使用未取得麻醉药品和第一类精神药品处方资格的医师开具麻醉药品和第一类精神药品处方的；

（三）使用未取得药学专业技术职务任职资格的人员从事处方调剂工作的。

第五十五条 医疗机构未按照规定保管麻醉药品和精神药品处方，或者未依照规定进行专册登记的，按照《麻醉药品和精神药品管理条例》第七十二条的规定，由设区的市级卫生行政部门责令限期改正，给予警告；逾期不改正的，处5000元以上1万元以下的罚款；情节严重的，吊销其印鉴卡；对直接负责的主管人员和其他直接责任人员，依法给予降级、撤职、开除的处分。

第五十六条 医师和药师出现下列情形之一的，由县级以上卫生行政部门按照《麻醉药品和精神药品管理条例》第七十三条的规定予以处罚：

（一）未取得麻醉药品和第一类精神药品处方资格的医师擅自开具麻醉药品和第一类精神药品处方的；

（二）具有麻醉药品和第一类精神药品处方医师未按照规定开具麻醉药品和第一类精神药品处方，或者未按照卫生部制定的麻醉药品和精神药品临床应用指导原则使用麻醉药品和第一类精神药品的；

（三）药师未按照规定调剂麻醉药品、精神药品处方的。

第五十七条 医师出现下列情形之一的，按照《执业医师法》第三十七条的规定，由县级以上卫生行政部门给予警告或者责令暂停六个月以上一年以下执业活动；情节严重的，吊销其执业证书：

（一）未取得处方权或者被取消处方权后开具药品处方的；

（二）未按照本办法规定开具药品处方的；

（三）违反本办法其他规定的。

第五十八条 药师未按照规定调剂处方药品，情节严重的，由县级以上卫生行政部门责令改正、通报批评，给予警告；并由所在医疗机构或者其上级单位给予纪律处分。

第五十九条 县级以上地方卫生行政部门未按照本办法规定履行监管职责的，由上级卫生行政部门责令改正。

第八章 附 则

第六十条 乡村医生按照《乡村医生从业管理条例》的规定，在省级卫生行政部门制定的乡村医生基本用药目录范围内开具药品处方。

第六十一条 本办法所称药学专业技术人员，是指按照卫生部《卫生技术人员职务试行条例》规定，取得药学专业技术职务任职资格人员，包括主任药师、副主任药师、主管药师、药师、药士。

第六十二条 本办法所称医疗机构，是指按照《医疗机构管理条例》批准登记的从事疾病诊断、治疗活动的医院、社区卫生服务中心（站）、妇幼保健院、卫生院、疗养院、门诊部、诊所、卫生室（所）、急救中心（站）、专科疾病防治院（所、站）以及护理院（站）等医疗机构。

第六十三条 本办法自 2007 年 5 月 1 日起施行。《处方管理办法（试行）》（卫医发〔2004〕269 号）和《麻醉药品、精神药品处方管理规定》（卫医法〔2005〕436 号）同时废止。

附件 1

处方标准

一、处方内容

1. 前记：包括医疗机构名称、费别、患者姓名、性别、年龄、门诊或住院病历号，科别或病区和床位号、临床诊断、开具日期等。可添列特殊要求的项目。

麻醉药品和第一类精神药品处方还应当包括患者身份证明编号，代办人姓名、身份证明编号。

2. 正文：以 Rp 或 R（拉丁文 Recipe"请取"的缩写）标示，分列药品名称、剂型、规格、数量、用法用量。

3. 后记：医师签名或者加盖专用签章，药品金额以及审核、调配，核对、发药药师签名或者加盖专用签章。

二、处方颜色

1. 普通处方的印刷用纸为白色。

2. 急诊处方印刷用纸为淡黄色，右上角标注"急诊"。

3. 儿科处方印刷用纸为淡绿色，右上角标注"儿科"。

4. 麻醉药品和第一类精神药品处方印刷用纸为淡红色，右上角标注"麻、精一"。

5. 第二类精神药品处方印刷用纸为白色，右上角标注"精二"。

附录二　处方常用拉丁文缩写与中文对照表

摘自《执业药师必备手册》

缩　写	拉丁文	中　文
aa.	Ana	各
a.c.	Ante cibos	饭前
a.d.	Ante decubitum	睡前
a.h.	Alternis horis	每 2 小时，隔 1 小时
a.j.	Ante jentaculum	早饭前
a.m.	Ante meridiem	上午，午前
a.p.	Ante parndium	午饭前
a.u.agit	Ante usum agitetur	使用前振荡
Abs.febr.	Absente febri	不发烧时
Ad.（add）	Ad	到、为、加至
Ad us. ext	Ad usum externum	外用
Ad us. int.	Ad usum internum	内服
Alt. die.（a.d.）	Alternis diebus（alterno die）	隔日
Amp.	Ampulla	安瓶（瓿）
Abt. ccen.	Ante coenam	晚饭前
Aq.	Aqua	水
Aq. bull	Aqua bulliens	开水，沸水
b.i.d.	Bis in die	每日 2 次
Caps. gelat.	Capsula gelatinosa	胶囊
Collum.	Collunarium	洗鼻剂
Collut.	Collutorium	漱口剂
Collyr.	Collyrium	洗眼剂
Co.	Compcitus	复方的
Ccen.	Coena	晚饭
c.t.	Cutis testis	皮试
d.	Da，dentur	给与，须给与
d.d	De die	每日
d.i.d	Dies in dies	每日，日日
Deg.	Deglutio	吞服
Dieb. alt	Diebus alternis	间日，每隔一日
Dil.	Dilue，dilutus	稀释，稀的
Dim.	Dimidius	一半
Div. in p.	Divide in partes	分……次服

续表

缩　写	拉　丁　文	中　文
Em.（emuls）	Emulsum，emulsio	乳剂
Ext	Externus	外部的
Feb. urg	Febri urgente	发烧时
g.，gm.	Gramma，grammata	克
h.	Hora	小时
h. d.	Hora decubitus	睡觉时，就寝时
h..s.	Hora somni	睡觉时
h.s.s	Hora somni sumendus	睡觉服用
Hod.	Hodie	今日
In.d	In die	每日
Inj.	Injectio	注射剂
i.h.	Injectio hypodermatca	皮下注射
i.m.	Injectio muscuosa	肌内注射
i.v.	Injectio venosa	静脉注射
Liq.	Liquor，liquidus	溶液，液体的
Lit.	Litrum	升
Mist.	Mistura	合剂
Ml.	Millilitrum	毫升
Mg.	Milligramma	毫克
N	Nocte	夜晚
n. et. m	Nocte et mane	在早晚
Neb.	Nebula	喷雾剂
o. d.	Omni die	每日
O. D.	Oculus dexter	右眼
O. L.	Oculus laevus	左眼
O. S.	Oculus sinister	左眼
O. U.	Oculi utrigue	双眼
Om. bid.	Omni biduo	每两日
Om. d.（o. d.）	Omni die	每日
Om. hor.（o. h.）	Omni hora	每小时
Om. man.	Omni mane	每日早晨
Om. moc.（o. n.）	Omni nocte	每日晚上
p. c.	Post cibos	饭后
p. o.	Per os	口服
p. j.	Post jentaculum	早饭后
p. m.	Post meridiem	午后
p. prand.	Post prandium	午饭后
Pcoen.	Post coenam	晚饭后
Pro us. ext	Pro usu externo	外用

续表

缩　写	拉丁文	中　文
Pro. us. int.	Pro usu interno	内用，内服
p. r. n.	Pro kre nata	必要时
q. d.	Quaque die	每日
q. i. d.	Quarter in die	每日 4 次
q. h.	Quaque hora	每一小时
q. 4. h.	Quaque 4 hora	每 4 小时
q. n.	Quante nocte	每日晚上
q. s.	Quantum sufficit	足够量
q. s.	Quantum satis	足够量，适量
q. semih.	Quaque semihora	每半小时
Rp.	Recipe	取
s.（sig.）	Signa，signetur	标记，指示
s. i. d	Semel in die	每日 1 次
s. o. s	Si opus（est）sit	需要时
Ser.（syr.）	Sirupu，ssyrupus	糖浆
Solyt.	Solytio	溶液
Semih.	Semihora	半小时
Stat.（st）	Statim	立刻，立即
Supp.	Suppositouium	栓剂
t. i. d.	Ter in die	每日 3 次
t.（tr.）	Tinctura	酊剂
Tab.	Tabella	片剂
Ug.（ung.）	Unguentum	软膏
Us. int.	Usus internus	内服
Ut dict	Ut dictum	依照嘱咐
Vesp.	Vespere	晚上

附录三 处方中容易混淆的中文药名对照表

处方中容易混淆的中文药名对照表

阿拉明（间羟胺，抗休克的血管活性药）	可拉明（尼可刹米，中枢神经兴奋药）
安妥明（氯贝丁酯，调节血脂药）	安妥碘（普罗碘胺，眼科用药）
阿司咪唑（抗过敏药）	阿苯达唑（驱虫药）
普鲁卡因（局麻药）	普鲁卡因胺（抗心律失常药）
异丙嗪（抗组胺药）	氯丙嗪（抗精神病药）
乙酰胺（氨乙酸胺中毒解毒药）	乙琥胺（抗癫痫药）
氟尿嘧啶（抗肿瘤药）	氟胞嘧啶（抗真菌药）
阿糖腺苷（抗病毒药）	阿糖胞苷（抗肿瘤药）
他巴唑（甲巯咪唑，抗甲状腺药）	地巴唑（抗高血压药）
消心痛（硝酸异山梨酯，抗心绞痛药）	消炎痛（吲哚美辛，非甾体抗炎药）
潘生丁（双嘧达莫，护心绞痛药）	潘特生（泛硫乙胺，调节血脂药）
止血芳酸（氨甲苯酸，止血药）	止血环酸（止血药）
舒必利（抗精神病药）	硫必利（用于舞蹈症、抽动-秽语综合征及老年性精神病）
舒血宁（银杏叶制剂，脑血液循环改善药）	舒脑宁（属二氢麦角生物碱复合物，脑功能改善药）
利福平（抗感染药物）	利血平（降压药物）
右旋糖酐（扩容药物）	右旋糖酐铁（补铁药物）
克拉霉素（大环内酯类抗感染药物）	克林霉素（林可霉素类抗感染药物）
磷霉素（抑制细胞壁合成的抗菌药）	链霉素（氨基糖苷类抗菌药物）
布桂嗪（镇痛药）布嘌嗪（利尿剂）	布嘌嗪（利尿剂）
普鲁卡因（局麻药）	普鲁卡因胺（抗心律失常药）
氯吡格雷（预防动脉粥样硬化血栓形成事件）	奥扎格雷（用于治疗急性血栓性脑梗死和脑梗死所伴随的运动障碍）
芦丁片、复方芦丁片（主要用于脆性增加的毛细血管出血症）	曲克芦丁片（用于闭塞性脑血管病中心性视网膜炎、梗塞前综合征等）
特利加压素（用于胃肠道和泌尿生殖系统的出血）	去氨加压素（治疗中枢性尿崩症）
氟西汀（抗抑郁药）	长春西汀（周围血管舒张药）
山莨菪碱（解除平滑肌痉挛）	东莨菪碱（用于麻醉前给药，震颤麻痹，晕动病，躁狂性精神病，解除平滑肌痉挛）都是抗胆碱药
左旋多巴（抗震颤麻痹药）	多巴胺（抗休克的血管活性药物）

安定（地西泮，抗焦虑药）	安坦（盐酸苯海索，抗帕金森病药）	安宁（甲丙氨酯，催眠药）
柔红霉素（抗肿瘤药物）	罗红霉素（抗感染药物）	地红霉素（抗感染药物）

氟康唑、酮康唑、咪康唑均为抗真菌药物

司莫司丁、尼莫司丁、卡莫司丁、罗莫司丁均为抗肿瘤药

尼莫地平、尼群地平、尼卡地平、尼索地平均为钙通道阻滞剂

泼尼松、泼尼松龙、甲泼尼龙均为肾上腺皮质激素

（苏湲淇 整理）

287

附录四 听似药品目录

听似药品目录

序号	药品名称	规格	序号	药品名称	规格
1	清热散结胶囊	0.33g×36	23	氨甲环酸氯化钠注射液	1g
2	消乳散结胶囊	0.4g×60	24	氨甲苯酸注射液	100mg
3	疏血通注射液	2ml	25	苯磺酸氨氯地平片	5mg×14
4	注射用血塞通（络泰）冻干	400mg	26	苯磺酸左旋氨氯地平片	2.5mg×14
5	普伐他汀钠片	20mg×10	27	依降钙素注射液	10U
6	辛伐他汀片	20mg×10	28	鲑降钙素注射液	20μg
7	炔雌醇环丙孕酮片	1片×21	29	盐酸多巴胺注射液	20mg
8	屈螺酮炔雌醇片	3mg×21	30	盐酸多巴酚丁胺注射液	20mg
9	戊酸雌二醇片	1mg×21	31	吸入用布地奈德混悬液	1mg
10	戊酸雌二醇片/雌二醇环丙孕酮片	1片×21	32	布地奈德福莫特罗粉吸入剂	160μg
11	金嗓利咽胶囊	0.4g×18	33	厄贝沙坦氢氯噻嗪片	1片×7
12	金嗓散结胶囊	0.4g×18	34	氯沙坦钾/氢氯噻嗪片	62.5mg×7
13	注射用苄星青霉素	120万U	35	盐酸利托君片	10mg×10
14	注射用青霉素钠	80万U	36	盐酸利可君片	20mg×32
15	接骨七厘片	0.3g×60	37	注射用重组人尿激酶原	5mg
16	跌打七厘片	0.3g×27	38	注射用尿激酶	10万U
17	硝苯地平缓释片	20mg×20	39	丙泊酚注射液	0.2g
18	硝苯地平控释片	30mg×7	40	丙泊酚中/长链脂肪乳注射液	0.2g
19	盐酸二甲双胍缓释片（Ⅱ）	0.5g×20	41	脂肪乳注射液	250ml
20	盐酸二甲双胍缓释片（德艾欣）	0.5g×30	42	中/长链脂肪乳注射液（C8~24）	250ml
21	注射用尖吻蝮蛇血凝酶	1单位	43	聚乙二醇4000散剂	10g×10
22	注射用矛头蝮蛇血凝酶	1单位	44	复方聚乙二醇电解质散（Ⅱ）	68.56g

参考答案

项目一　药学服务概述

任务一　A 型选择题　1. C　2. E　X 型选择题　1. ABCDE　2. ACD

任务二　A 型选择题　D　X 型选择题　1. ABCDE　2. ABCDE

任务二　A 型选择题　1. E　2. D　X 型选择题　1. ABCDE　2. BC

项目二　药学信息服务与用药教育

任务一　A 型选择题　1. D　2. C　3. D　X 型选择题　ABCDE

任务二　A 型选择题　1. E　2. D　X 型选择题　1. ABCDE　2. ABCDE　3. ABCDE

任务三　A 型选择题　1. A　2. B　3. E　4. D　5. D　X 型选择题　1. ABCDE　2. ABCD

　　　　3. BCE　4. ABC　5. ABCDE　6. ABCDE　判断题　1. √　2. ×　3. ×　4. √　5. ×

项目三　用药安全与不良反应监测

任务一　A 型选择题　1. D　2. E　3. A　4. D

任务二　A 型选择题　1. A　2. B　3. A　4. C　5. B　6. D　7. B　B 型选择题　1. B　2. A

　　　　3. D　4. B　5. D　6. C　7. E　8. A　X 型选择题　1. ABCDE　2. ABCDE　3. BCDE

任务三　A 型选择题　1. A　2. B　3. D　B 型选择题　1. D　2. C　3. E　4. E　5. B　6. A

　　　　X 型选择题　1. ABCE　2. BCD　3. ABCDE

任务四　A 型选择题　1. C　2. D　3. B　B 型选择题　1. B　2. E　3. D　4. A　5. E　6. C　7. B

　　　　X 型选择题　1. ABCDE　2. ABDE　3. ABCD　4. ABCDE

项目四　处方调剂

任务一　A 型选择题　1. D　2. A　3. C　B 型选择题　1. D　2. E

任务二　A 型选择题　1. B　2. A　3. C　B 型选择题　1. B　2. A　3. C　4. B

任务三　A 型选择题　1. E　2. D　3. C　B 型选择题　1. B　2. C　3. D　4. E

　　　　X 型选择题　1. ABCD　2. ACE　3. BCE

任务四　A 型选择题　1. A　2. C　B 型选择题　1. E　2. D　3. B　4. A　5. D　6. A

　　　　7. B　8. C

项目五　常用医学检查指标的解读

任务一　A 型选择题　1. C　2. B　3. D　4. B　5. C　6. B　7. A　8. A

　　　　X 型选择题　1. ABCD　2. ACDE

任务二　A 型选择题　1. D　2. C　3. A　4. D　5. E　6. A　7. A　8. C

　　　　X 型选择题　1. ABC　2. ABDE

任务三　A 型选择题　1. B　2. D　3. C　4. D　5. A　6. D　7. D　8. D　9. C　10. B

项目六　常见疾病的用药指导

任务一　A 型选择题　1. B　2. C　3. C　4. A　X 型选择题　1. ABCDE　2. ACD

任务二　A型选择题　1. B　2. C　3. D　4. B　5. B　6. C　X型选择题　1. ABCDE　2. ABCD

任务三　A型选择题　1. C　2. C　B型选择题　1. C　2. F　3. D　4. E　5. B　6. A　7. B
8. B　9. B　10. B　11. C　X型选择题　1. ABCDE　2. ABCDE

任务四　A型选择题　1. D　2. B　3. D　4. D　5. A　6. E　7. E　B型选择题　1. D　2. F
3. E　4. A　5. B　X型选择题　1. ABCE　2. ABCD

任务五　A型选择题　1. C　2. A　3. B　B型选择题　1. C　2. B　3. A　4. E　5. B　6. A
7. C　8. D　9. C　10. A　11. B　X型选择题　1. ABCD　2. ABCDE

任务六　A型选择题　1. B　2. C　3. E　B型选择题　1. E　2. B　3. C　4. A　5. D

任务七　A型选择题　1. C　2. E　3. E　4. B　5. D　6. A　7. D　8. A
X型选择题　1. ABCD　2. ABCDE

任务八　A型选择题　1. C　2. A　3. C　4. C　5. D　6. D　7. E　8. D　9. E　10. A　11. D
12. D　13. C　14. D　B型选择题　1. B　2. D　3. D　4. B　5. B
X型选择题　1. ABD　2. ABCE

任务九　A型选择题　1. C　2. C　3. E　4. A　X型选择题　1. ACE　2. ACE

任务十　A型选择题　1. E　2. A　3. C　X型选择题　1. ABCDE　2. ABCDE

任务十一　A型选择题　1. B　2. D　3. C　4. C　B型选择题　1. A　2. B
X型选择题　1. ABCDE　2. ABCDE

任务十二　A型选择题　1. E　2. A　X型选择题　1. ABCD　2. ABE　3. ABCDE

任务十三　A型选择题　1. A　2. C　3. E　4. E　5. A　6. B　7. C
X型选择题　1. BCDE　2. AC

任务十四　A型选择题　1. D　2. D　3. C　4. E　5. C　6. B　7. E　8. B　9. B　10. D　11. E
12. B　13. C　14. E　15. D　X型选择题　1. ABCDE　2. BCDE　3. ABC

任务十五　A型选择题　1. D　2. B　3. A　4. C　5. E

项目七　常见症状的自我药疗

任务一　A型选择题　1. C　2. E　B型选择题　1. E　2. C　3. B　4. D
X型选择题　1. ACDE　2. ABCD　3. ABCDE

任务二　A型选择题　1. A　2. E　3. E　4. C　5. B

任务三　A型选择题　1. B　2. A　3. C　4. D　X型选择题　1. ABCE　2. ACDE　3. ABCDE
4. ABCE　5. ABD　6. BCD

任务四　A型选择题　1. D　2. E　3. C　4. E　X型选择题　1. BCD　2. ABC　3. ABCDE
4. ABCD

任务五　A型选择题　1. A　2. A　3. B　B型选择题　1. C　2. B　3. A　4. D　5. A　6. B
X型选择题　1. ABCDE　2. ABCDE

任务六　A型选择题　1. A　2. D　3. A　4. A　5. C　6. C　7. C
X型选择题　1. ABCD　2. ACDE

任务七　A型选择题　1. B　2. D　3. D　4. D　5. E　6. E
X型选择题　1. ACD　2. ACD　3. AD

任务八　A型选择题　1. E　2. C　3. C　4. A　5. D　6. E　X型选择题　1. ABCE　2. ABCD

项目八　特殊人群用药指导

任务一　A型选择题　1. B　2. C　3. D　4. D　5. E　B型选择题　1. B　2. E　3. D　4. C
5. A　6. E　X型选择题　1. BCD　2. ABC　3. ABDE　4. AD

任务二　A 型选择题　1. A　2. B　3. C　4. A　5. C

任务三　A 型选择题　1. B　2. E　3. D　4. E　5. A　X 型选择题　1. ACDE　2. ABCD

任务四　A 型选择题　1. C　2. A　3. D　4. D　5. E　6. D

　　　　X 型选择题　1. ABCE　2. AE　3. ABC

任务五　A 型选择题　1. E　2. D　3. B　4. D　X 型选择题　1. ABDE　2. ABCE　3. ABE

任务六　A 型选择题　1. D　2. B　3. D　4. C　5. C

任务七　A 型选择题　1. C　2. E　3. D　4. C　5. C

参考文献

［1］邓庆华，苏湲淇. 常见疾病用药指导. 北京：中国医药科技出版社，2014.

［2］罗跃娥. 药理学. 第 2 版. 北京：人民卫生出版社，2013.

［3］国家食品药品监督管理总局执业药师资格认证中心. 2018 年执业药师资格考试应试指南：药学专业知识（二）. 北京：中国医药科技出版社，2018.

［4］国家食品药品监督管理总局执业药师资格认证中心. 2018 年执业药师资格考试应试指南：药学综合知识与技能. 北京：中国医药科技出版社，2018.

［5］罗跃娥，樊一桥. 药理学. 第 3 版. 北京：人民卫生出版社，2018.

［6］杨宝峰，陈建国. 药理学. 第 9 版. 北京：人民卫生出版社，2018.